"十三五"国家重点图书出版规划项目

上海高校服务国家重大战略出版工程

毕业后医学教育出版工程

Surgery

CASE STUDY

名誉总主编　王振义 汤钊猷

总　主　编　黄　红 李宏为

执行总主编　张　勘

住院医师规范化培训示范案例丛书

住院医师规范化培训
外科示范案例

本册主编：沈柏用　邓侠兴

副主编：沈周俊　刘志宏　朱良纲

组织编写：上海市卫生与计划生育委员会
　　　　　上海市医药卫生发展基金会
　　　　　上海市住院医师规范化培训事务中心

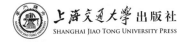上海交通大学出版社
SHANGHAI JIAO TONG UNIVERSITY PRESS

内容提要

本书以外科专业住院医师规范化培训要求为大纲,针对外科临床工作中遇到的实际病例为切入点,以解剖要点、诊断要点及治疗要点为参考,详细介绍了外科系统常见病和多发病的临床诊断思路及诊疗规范。本书旨在通过对 103 个典型案例的讨论,培养读者"理论联系实际,举一反三"的临床诊疗思路。本书的读者对象主要是外科学专业住院医师规范化培训学员,也可供外科学专业本科生、研究生以及从事外科临床工作的医师等使用。

图书在版编目(CIP)数据

住院医师规范化培训外科示范案例/沈柏用,邓侠兴主编.—上海:上海交通大学出版社,2016(2020 重印)

(住院医师规范化培训示范案例丛书)

ISBN 978-7-313-14628-1

Ⅰ.①住…　Ⅱ.①沈…②邓…　Ⅲ.①外科学—医师—岗位培训—自学参考资料

Ⅳ.①R6

中国版本图书馆 CIP 数据核字(2016)第 049947 号

住院医师规范化培训外科示范案例

主　　编：沈柏用　邓侠兴

出版发行：上海交通大学出版社　　　　　　地　　址：上海市番禺路 951 号

邮政编码：200030　　　　　　　　　　　　电　　话：021-64071208

印　　制：苏州越洋印刷有限公司　　　　　经　　销：全国新华书店

开　　本：889mm×1194mm　1/16　　　　　印　　张：26.75

字　　数：780 千字

版　　次：2016 年 5 月第 1 版　　　　　　　印　　次：2020 年 5 月第 3 次印刷

书　　号：ISBN 978-7-313-14628-1

定　　价：128.00 元

"住院医师规范化培训示范案例"
丛书编委会名单

本书编委会名单

主　　编　　沈柏用　　邓侠兴

副 主 编　　沈周俊　　刘志宏　　朱良纲

编写人员名单（按汉语拼音顺序）

陈　杰	陈　凯	陈海珍	陈俊佶	陈俏峰	程东峰
戴　军	杜海磊	费　健	耿志超	韩　意	韩丁培
郝　平	何　威	何竑超	何永刚	黄　粱	金佳斌
匡　洁	乐　飞	李　花	李　宁	凌　云	刘文韬
刘远滨	陆　晔	马　迪	马君俊	闵　东	闵　东
潘睿俊	庞澄宇	任家俊	芮文斌	邵　远	邵堂雷
施　源	史　霆	隋　亮	孙福康	孙延军	王浩飞
王俊青	王伟仑	吴志翀	夏　怡	项　捷	谢俊杰
徐　洪	徐才祺	许臻晔	薛邦德	严　超	杨秋蒙
杨孝清	杨中印	叶庭均	於　平	张　弢	张翀宇
张荣明	赵菊平	钟　鸣	钟　山	周　翔	朱　坚
朱　愉	朱思吉	朱正伦	祝　宇	宗　可	宗　瑜

学术秘书　　马　迪

序

Forword

住院医师规范化培训是毕业后医学教育的第一阶段，是医生成长的必由之路，是提高医疗技术和服务水平的需要，也是提升基层医疗机构服务能力，为基层培养好医生，有效缓解"看病难"的重要措施之一，是深化医药卫生体制改革的重要基础性工作。

自2010年以来，在市政府和国家卫计委的大力支持和指导下，上海根据国家新一轮医改精神，坚持顶层设计，探索创新，率先实施与国际接轨的住院医师规范化培训制度，并把住院医师规范化培训合格证书作为全市各级公立医院临床岗位聘任和晋升临床专业技术职称的必备条件之一。经过6年多的探索实践，上海市已构建了比较完善的组织管理、政策法规、质控考核、支撑保障等四大体系，在培养同质化、高水平医师队伍方面积累了一定的经验，也取得了初步成效。

因一直立足于临床一线，对医生的培养特别是住院医师规范化培训工作有切身体验，我曾希望编写一套关于"住院医师规范化培训"的教材。如今，由上海市卫生计生委牵头组织编写的这套"住院医师规范化培训示范案例"丛书书稿已出炉，不觉欣然。丛书以住培期间临床真实案例为载体，按照诊疗流程展开，强调临床思维能力的培养，病种全、诊疗方案科学严谨、图文并茂，是不可多得的临床诊疗参考读物，相信会对住院医师临床思维能力和技能培训有很大帮助。这套图书是上海医疗界相关专家带教经验的传承，也是上海6年来住院医师培养成果的集中展示。我想这是上海住院医师规范化培训工作向国家交出的一份阶段性答卷，也是我们与其他兄弟省市交流的载体；它是对我们过去医学教育工作的一种记录和总结，更是对未来工作的启迪和激励。

借此机会，谨向所有为住院医师规范化培训工作做出卓越贡献的工作人员和单位，表示衷心的感谢，同时也真诚希望这套丛书能够得到学界的认可和读者的喜爱。我期待并相信，随着时间的流逝，住院医师规范化培训的成果将以更加丰富多彩的形式呈现给社会各界，也将愈发彰显出医学教育功在当代、利在千秋的重大意义。

是为序。

王振义

2016年3月

前言

Preface

2013 年 7 月 5 日,国务院 7 部委发布《关于建立住院医师规范化培训制度的指导意见》,要求全国各省市规范培训实施与管理工作,加快培养合格临床医师。到 2020 年,在全国范围内基本建立住院医师规范化培训制度,形成较为完善的政策体系和培训体系,所有新进医疗岗位的本科及以上学历临床医师均接受住院医师规范化培训,使全国各地新一代医师的临床诊疗水平和综合能力得到切实提高与保障,造福亿万人民群众。

上海自 2010 年起在全市层面统一开展住院医师规范化培训工作,在全国先试先行,政府牵头、行业主导、高校联动,进行了积极的探索,积累了大量的经验,夯实了上海市医药卫生体制改革的基础,并积极探索上海住院医师规范化培训为全国服务的途径,推动了全国住院医师规范化培训工作的开展。同时,上海还探索住院医师规范化培训与临床医学硕士专业学位研究生教育相衔接,推动了国家医药卫生体制和医学教育体制的联动改革。上海的住院医师规范化培训制度在 2010 年高票入选年度中国十大最具影响力医改新举措,引起社会广泛关注。

医疗水平是关系国人身家性命的大事,而住院医师规范化培训是医学生成长为合格医生的必由阶段,这一阶段培训水平的高低直接决定了医生今后行医执业的水平,因此其重要性不言而喻,它肩负为我国卫生医疗事业培养大批临床一线、具有良好职业素养的医务人员的历史重任。要完成这一历史重任,除了构建合理的培养体系外,还需要与之相配套的文本载体——教材,才能保证目标的实现。目前国内关于住院医师规范化培训方面的图书尚不多见,成系统的、以临床能力培养为导向的图书基本没有。为此,我们在充分调研的基础上,及时总结上海住院医师规范化培训的经验,编写一套有别于传统理论为主的教材,以适应住院医师规范化培训工作的需要。

本套图书主要围绕国家和上海市出台的《住院医师规范化培训细则》规定的培训目标和核心能力要求,结合培训考核标准,以《细则》规定的相关病种为载体,强调住院医师临床思维能力的构建。

本套图书具有以下特点:

(1) 体系科学完整。本套图书合计 23 册,不仅包括内、外、妇、儿等 19 个学科(影像分为超声、放射、核医学 3 本),还包括《住院医师法律职业道德》和《住院医师科研能力培养》这两本素质教育读本,体现了临床、科研与医德培养紧密结合的顶层设计思路。

（2）编写阵容强大。本套图书的编者队伍集聚了全上海的优势临床医学资源和医学教育资源，包括瑞金医院、中山医院等国家卫生计生委认定的"住院医师规范化培训示范基地"，复旦大学"内科学"等15个国家临床重点学科，以及以一批从医30年以上的医学专家为首的、包含1000多名临床医学专家的编写队伍，可以说是上海各大医院临床教学科研成果的集中体现。

（3）质量保障严密。本套图书编写由上海市医师协会提供专家支持，上海市住院医师规范化培训专家委员会负责审核把关，构成了严密的质量保障体系。

（4）内容严谨生动，可读性强。每本图书都以病例讨论形式呈现，涵盖病例资料、诊治经过、病例分析、处理方案和基本原则、要点与讨论、思考题以及推荐阅读文献，采取发散性、启发式的思维方式，以《住院医师规范化培训细则》规定的典型临床病例为切入点，详细介绍了临床实践中常见病和多发病的标准诊疗过程和处理规范，致力于培养住院医师"密切联系临床，举一反三"的临床思维推理和演练能力；图书彩色印刷，图文并茂，颇具阅读性。

本套图书的所有案例都来自参编各单位日常所积累的真实病例，相关诊疗方案都经过专家的反复推敲，丛书的出版将为广大住院医师提供实践学习的范本，以临床实例为核心，临床诊疗规范为基础，临床思维训练为导向，培养年轻医生分析问题、解决问题的能力，培养良好的临床思维方法，养成人文关怀情操，必将促进上海乃至国内住院医师临床综合能力的提升，从而为我国医疗水平的整体提升打下坚实的基础。

本套图书的编写得到了国家卫生与计划生育委员会刘谦副主任、上海市浦东新区党委书记沈晓明教授的大力支持，也得到了原上海第二医科大学校长王一飞教授，王振义院士，汤钊猷院士，戴尅戎院士的悉心指导，上海市医药卫生发展基金会彭靖理事长和李宣海书记为丛书的出版给予了大力支持，此外，上海市卫生与计划生育委员会科教处、上海市住院医师规范化培训事务中心以及各住院医师规范化培训基地的同事都为本套图书的出版做出了卓越贡献，在此一并表示感谢！

本套图书是上海医疗卫生界全体同仁共同努力的成果，是集体智慧的结晶，也是上海多年住院医师规范化培训成效的体现。在住院医师规范化培训已全国开展并日渐广为接受的今天，相信这套图书的出版会在培养优秀的临床应用型人才中发挥应有的作用，为我国卫生事业发展做出积极的贡献。

"住院医师规范化培训示范案例"编委会

编写说明

Instructions

现代外科学传入中国已有百余年，经过外科学专业人员的不懈努力和推动，外科学已步入了快速发展期。近年来，随着我国各级政府对外科学的高度关注和大力支持，外科学正面临一个千载难逢的发展机遇，急需大量经规范化培训的外科医师。

作为上海市第一批住院医师规范化培训基地，2015年瑞金医院被国家卫计委评选为国家级住院医师规范化培训示范基地，而其中外科学基地拥有博士研究生导师31名、硕士研究生导师32名。瑞金医院坚持专业化管理、带教师资队伍持续建设、住院医师素质教育是基础，具有较完善的住院医师培训管理组织、规章制度和培训体系，可满足外科住院医师规范化培训的临床技能实践，探索外科学住院医师规范化培训的培养模式，加强外科学的系统教学以及规范化的临床技能的培养，使住院医师能掌握扎实的基础理论、系统的外科知识和临床操作技能，熟悉相关专业知识，具有较强的外科临床工作能力，为社会输送临床基础扎实、知识面广、综合素质高的应用型人才。

原先的培训模式存在一定的缺陷与不足，主要表现为：不同生源的医学生接受的外科学教育不规范，缺乏标准的专业教学和临床技能训练；缺乏外科学住院医师规范化培训基地，医学生从学校毕业后再由所在医院进行培训，培训的数量有限，层次不一，不能为全社会提供好的外科医师。目前，通过对外科学住院医师培训制度进行改革，制定规范化培训大纲，实施临床技能考核，从而提高外科学住院医师的实际操作能力和解决临床实际问题的能力。

2010年后上海地区启动住院医师规范化培训工程，外科学位列19个临床类培训专业之中，标志着上海地区的外科学住院医师培养工作进入了一个新的层次。在外科学住院医师规范化培训模式中，学员进入到外科学培训基地接受统一培训，加强外科学基础知识和临床技能的学习和考核。经统一考核合格后再就业。每年接受外科培训的住院医师人数将远远多于先前的培训模式，可为社会输送大批专业人才。迄今为止，瑞金医院共培养学员700余人，毕业学员500余人。因此，为提高外科学住院医师规范化培训质量，解决缺乏专门培训教材的困难，急需有效、标准、专业的培训教材来配套规范化培训工程。

本书作为外科医学住院医师规范化培训配套教材，具有以下特点：一是参编人员均为各外科系统骨干教师，常年从事临床第一线以及医学教育工作，均具有丰富的临床工作经验和教学经验。

二是全书以规范化病例形式呈现,选自临床上典型的外科病例,涵盖外科医学的常见病和多发病,临床思维成熟,外科诊疗思路清晰,处理规范;三是编写方式上与现有的教学工具书不同,以典型临床病例为切入点,结合外科疾病及手术学的特点,通过解剖要点、诊断要点、治疗要点等"三要点"详细介绍了外科医学临床实践中常见病和多发病的标准外科诊疗过程和处理规范。四是本书采用单一病例讨论独立成章节的编写方法,相关同类疾病又相对集中,致力于培养读者"密切联系临床,举一反三"的临床思维推理和演练能力。

临床外科思维的基本原则是明确疾病的临床诊断与鉴别诊断、手术指征以及规范化治疗方案。上海市外科医学专业住院医师规范化培训的大纲要求培训学员能掌握外科医学常见病和多发病的临床诊疗思维和技能操作。考核采用客观结构式临床考核的方式,分为临床思维考核和临床操作技能考核两部分,对临床基础知识和临床思维的考核将贯穿各站考试中。本书的编写初衷是希望培养读者掌握外科医学的规范化临床诊疗和思维方法,以顺利完成住院医师规范化培训。读者阅读时应从临床推演的视角去思考,而不再以原有的定式思维方式来学习。

本书的读者对象比较广,虽然本书的编写主要为配合上海市住院医师规范化培训工作,供外科医学专业规范化培训学员使用,但是本书也可供准备报考本专业住院医师培训的本科生、研究生以及相关临床专业的住院医师和研究生,或是本专业相关临床医务人员使用。

希望本书的出版能够给广大热爱外科医学事业的医务人员带来一定的帮助,为上海地区乃至全国其他地区外科医学专业住院医师规范化培训工作提供规范化培训教材,为我国蓬勃发展的外科事业的人才培养尽一份力,从而造福于千千万万的外科疾病患者。如能由此引起学术争鸣,让更多的热心人士来参与外科临床教学工作,此乃本书出版之幸事!

由于时间仓促,本书的编写可能有错漏和不当之处,敬请读者不吝指教!

本书的出版得到了上海市住院医师规范化培训工作联席会议办公室和上海交通大学出版社的资助,特此致谢!

沈柏用　副院长　主任医师　博士生导师

上海交通大学医学院附属瑞金医院外科

2015 年 3 月

目 录

Contents

皮脂腺囊肿

一、病历资料

1. 现病史

患者,男性,48岁,因"发现左颈部肿块1年余"就诊。患者一年前无意中发现左颈部胸锁乳突肌外缘有一小肿块,大小约1.5 cm×1.0 cm,触之质韧无痛,无波动感,与周围界限清楚,患者自述当时无任何症状,未予特殊处理。近9个月,患者自觉肿块有增大趋势,无发热、肿胀等症状。发病以来,患者的食欲、睡眠、大小便均正常,体重无明显变化。

2. 既往史

无颈部外伤手术史,无高血压、糖尿病等慢性疾病史。

3. 体格检查

患者HR 73次/min, R 18次/min, BP 135 mmHg/80 mmHg(1 mmHg=0.133 kPa),T 37.2℃。神清,精神可,心肺听诊无殊。患者左颈部胸锁乳突肌外侧可扪及一类圆形肿块,质韧、无压痛、无波动感,与周围组织边界清楚,活动度可,表面无红肿发热,淋巴结未及肿大。

4. 实验室和影像学检查

(1)血常规和尿常规检查结果正常,肝肾功能、电解质、凝血相关检测(DIC全套)结果均正常。

(2)心电图示:HR 73次/min,窦性心律。

(3)胸片正位片示:两肺纹理增多模糊,心影增大,主动脉迂曲。

(4)颈部超声提示:左颈部胸锁乳突肌外侧皮下见一个11 mm×10 mm×12 mm弱回声区,形态尚规则,边界清;诊断意见:颈部皮下囊性占位,考虑左颈部皮脂腺囊肿可能。

二、诊治经过

(1)入院后初步诊断:左颈部皮脂腺囊肿。

(2)入院后完善术前常规检查,如血常规、肝肾功能电解质、凝血指标。

(3)入院第2天,术前告知患者本人及其家属手术的必要性及术后可能引起的感染、出血等并发症及术后复发的可能性,患者表示理解并签署手术知情同意书。患者在局部麻醉下对其行左颈部皮脂腺囊肿切除术,术后第1天出院。术后病理报告示"左颈部皮脂腺囊肿"。

三、病例分析

1. 病史特点

（1）男性，48岁，因"发现左颈部肿块1年余"来院就诊。

（2）无颈部手术及外伤史。

（3）体检阳性发现：颈部可扪及一类圆形肿块，质韧、无压痛、无波动感，与周围组织边界清楚，活动度可，表面无红肿发热，淋巴结未及肿大。

（4）实验室和影像学检查：B超提示左颈部胸锁乳突肌外侧皮下见 11 mm×10 mm×12 mm 弱回声区，形态尚规则，边界清；诊断意见为"左颈部皮下囊性占位，考虑皮脂腺囊肿可能"。

2. 诊断及诊断依据

（1）诊断：左颈部皮脂腺囊肿。

（2）诊断依据。①发现左颈部肿块1年余，近期逐渐增大。②既往史：否认颈部外伤手术史。③B超提示左颈部皮脂腺囊肿可能。④体格检查：颈部可扪及一类圆形肿块，质韧、无压痛、无波动感，与周围组织边界清楚，活动度可，表面无红肿发热，淋巴结未及肿大。

3. 鉴别诊断

（1）皮样囊肿。

（2）表皮样囊肿。

（3）脂肪瘤。

四、处理方案和基本原则

1. 治疗方案

术前予以备皮，在1%利多卡因局部浸润麻醉后行左颈部皮脂腺囊肿切除术。术中完整切除囊肿，保持包膜完整，肿块送石蜡病理，逐层关闭切口（见图1-1）。嘱患者定时换药。

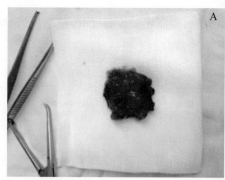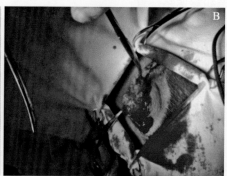

图1-1 左颈部皮脂腺囊肿切除术

A. 完整切除的皮脂腺囊肿；B. 皮脂腺囊肿手术切除中

2. 手术指征

患者尚无感染症状，一般情况良好，既往病史未发现有合并症，同时行术前检查，患者无明显手术禁忌证。患者目前存在的症状已影响患者的生活质量，考虑无明显禁忌证，遂予手术切除。

五、要点与讨论

1. 主要特点

正常皮肤由表皮、真皮和皮下组织构成,并含有附属器官(汗腺、皮脂腺、指甲、趾甲)以及血管、淋巴管、神经和肌肉等(见图1-2)。其中,皮脂腺是一种可以产生脂质的泡状腺体,分布广泛,存在于除掌趾和指趾屈侧以外的全身皮肤,头面及胸背上部等处皮脂腺较多,绝大部分皮脂腺开口于毛囊上部。

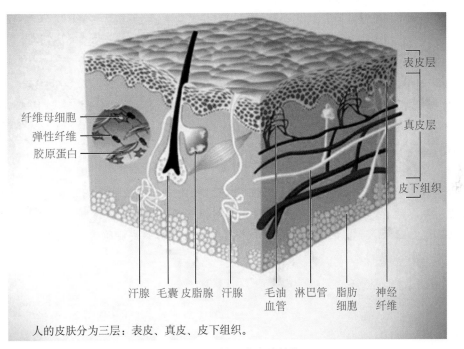

图1-2　人的正常皮肤结构

皮脂腺囊肿又名粉瘤或粉刺,是由于皮肤中皮脂腺囊管开口闭塞或狭窄而引起的皮脂分泌物潴留淤积,腺体逐渐增大而形成。它位于皮肤浅层,成圆球状,部分可突出皮肤表面。一般体积不大,小的犹如米粒,导管口有少许黑色痂皮,即俗称的粉刺。大者可如花生米或鸡蛋状,生长缓慢。囊内充满白色粉膏状的皮脂腺分泌物和破碎的皮脂腺细胞,及大量胆固醇结晶,有恶臭味。囊壁为上皮细胞构成,没有角化现象。

皮脂腺囊肿可发生在任何年龄,但以青春发育期最易发生,好发于头面、背臀等部位,是一个或多个柔软或较坚实的圆球体,表面常与皮肤有粘连,但基底可移动。表面皮肤上有时可查到一个开口小孔,挤压时有少许白色粉状物挤出。

皮脂腺囊肿可存在多年而没有自觉症状。但易感染,化脓破溃,并易复发。皮脂腺囊肿偶见并发癌变,发生率为 $2.2\%\sim4\%$,多数转化为基底细胞癌,少数则成为鳞癌。

皮脂腺囊肿的诊断主要依靠临床表现,与皮肤有开口相沟通、开口处有黑色痂皮,基本上可以诊断为皮脂腺囊肿,但是有时难以与皮样囊肿、表皮样囊肿相鉴,多数依靠术后的病理诊断。

2. 治疗方法

(1)保守治疗:绝大部分皮脂腺囊肿可以经保守治疗后自行消退,物理治疗如冰敷对于缓解因局部感染导致的红、肿、热、痛有很好的效果。若囊肿引起的感染进一步发展形成全身性炎症,此时应积极应用抗生素治疗控制感染,一般均可控制。而对于处在面部危险三角的皮脂腺囊肿,应尽量避免挤压,因为挤压后可能导致海绵窦的感染,继而引起颅内感染。

(2)手术治疗:对于保守治疗未能控制的感染性皮脂腺囊肿,外科主张在控制炎症后再进行摘除手术。同时,对于那些影响患者生活质量的无症状性皮脂腺囊肿,手术治疗是最佳的选择。在手术时应根据囊肿所在的位置选择最佳的切口,尽量在完整切除的基础上最大限度地不影响生活质量,一般原则是顺皮纹方向,在与囊肿粘连的皮肤位置及其导管开口周围作一梭形切口,连同囊肿一并摘除。如已并发感染,在四周组织发生粘连时,手术时应彻底完整地摘除囊肿。皮脂腺囊肿的囊壁较薄,极易破碎,最好应完整摘出,否则易残留囊壁组织,导致囊肿复发。一些新的方法诸如内窥镜下摘除囊肿,可以最大限度地避免出现瘢痕。

六、思考题

1. 皮脂腺囊肿应与哪些疾病相鉴别?
2. 皮脂腺囊肿是否会恶变?

七、推荐阅读文献

1. 吴阶平,裘法祖.黄家驷外科学[M].5版,北京:人民卫生出版社,1996.
2. 王悦书,李春雨,张君,等.皮脂腺囊肿恶变1例报告[J].中国实验诊断学,2002,6(5):360.
3. 解其伟,赵桂云.GX-Ⅲ多功能电离子手术治疗机钻孔治疗皮脂腺囊肿52例报告[J].中西医结合皮肤性病杂志,2003,2(4):205.

(宗 可 杨中印 费 健)

案例 2
脂 肪 瘤

一、病历资料

1. 现病史

患者,男性,66岁,因"发现全身多发皮下肿物30余年"入院。30余年前,患者偶然发现右上肢前臂及腕部皮下肿块2～3枚,最大者直径约1 cm,未予以特殊治疗,30年来右上肢肿块数量逐渐增多,大小缓慢增大,且全身多处形成大小不等类似皮下肿块,以四肢为主,尤以双上肢前臂为甚。患者平素无特殊不适,现患者因皮下肿块影响美观而就诊。自发病以来,患者神清,精神可,生命体征平稳,胃纳、睡眠可,二便无殊,体重无明显改变。

2. 既往史

患者否认高血压、糖尿病、冠心病史,否认心脑血管意外病史,否认过敏史,否认手术输血史。自述40余年前患有急性甲型病毒性肝炎,后痊愈,具体治疗情况不详。

3. 体格检查

患者 T 36.7℃,HR 78 次/min,R 18 次/min,BP 132 mmHg/74 mmHg。患者神清,精神可,心肺听诊无殊。双上肢前臂可见多发皮下肿物,肿物直径 0.5～2.0 cm 不等,呈椭圆形,位置表浅,质软,边界清,活动度高,无压痛,表面皮肤温度颜色正常(见图2-1)。另见双下肢及背部多枚类似皮下肿物,直径 0.5～1.5 cm 不等。

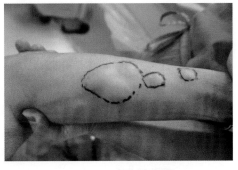

图 2-1 右上肢肿块

4. 实验室和影像学检查

(1)入院后血常规和尿常规检测结果正常。

(2)肝肾功能、电解质和DIC全套检测均正常。

(3)心电图示:HR 78 次/min,窦性心律。

(4)胸片正位片示:两肺纹理增多模糊,心影增大,主动脉迁曲。

(5)脊柱侧弯退变。

(6)2周前外院B超检测示:右前臂多发高回声团块,呈椭圆形,边界清楚,包膜回声不明显,内部回声均匀,后方回声无明显变化,彩色多普勒血流显影示肿块内无血流信号。考虑脂肪瘤可能。

二、诊治经过

（1）初步诊断：躯干及四肢皮下肿物（脂肪瘤可能，多发）。

（2）诊治经过：入院后完善术前常规检查，血常规、肝肾功能电解质、DIC 等指标均无异常，心电图及胸片无特殊。因患者双上肢前臂皮下肿物多年，逐渐增大、增多，且影响美观，存在手术指征；且患者平素体健，无高血压、糖尿病、冠心病等基础疾病，已排除手术禁忌证。术前予以禁食、备皮。入院后第 5 天患者在全身麻醉下行双前臂皮下肿物切除术。术中摘除肿物共计 10 枚，直径 0.5～2 cm 不等（见图 2-2）。术后患者切口予加压包扎。患者术后恢复可，遂于 5 d 后出院。手术切口均为可吸收缝线缝合，无须拆线（见图 2-3）。

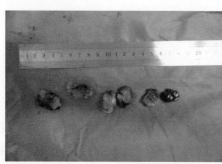 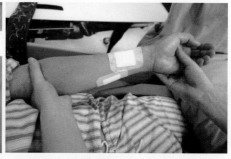

图 2-2　术中切除肿物的标本　　　　图 2-3　术后患者切口情况良好

（3）术前谈话：术前与患者及其家属沟通，告知考虑术后病理为脂肪瘤可能极大，存在术后局部复发及全身再次复发可能性，故本次手术仅切除双前臂体积较大及影响美观的肿物，家属表示理解同意并签字。

三、病例分析

1. 病史特点

（1）患者男性，66 岁。因"发现全身多发皮下肿物 30 余年"来院就诊。此次因肿块逐渐增大、增多，且影响美观就诊。

（2）患者平素体健，否认高血压、糖尿病、冠心病史，40 余年前曾患有甲型病毒性肝炎史。

（3）患者体检发现双上肢前臂皮下肿物多枚，最大者直径约 2 cm。肿物质软、边界清、活动度高，表面皮肤温度颜色正常。另见双下肢及背部亦存在多枚类似皮下肿物，直径 0.5～1.5 cm 不等。

（4）实验室和影像学检查：外院体表 B 超考虑右前臂皮下肿物为脂肪瘤可能大。

2. 诊断及诊断依据

（1）诊断：四肢及躯干皮下脂肪瘤（多发）。

（2）诊断依据：①患者存在全身多发皮下肿物病史 30 余年，肿物数量逐渐增多，体积逐渐增大。②查体可见双上肢皮下肿物多枚，直径 0.5～2.0 cm 不等，呈椭圆形，位置表浅，质软，边界清，活动度高，无压痛。双下肢、背部也可见多发类似皮下肿物，大小 0.5 cm 至 1.5 cm 不等。③术前 B 超证实右前臂皮下肿物为实质性团块，考虑脂肪瘤可能。④最终术后病理结果证实为脂肪瘤。

3. 鉴别诊断

（1）皮脂腺囊肿。

（2）血管瘤。

（3）纤维瘤。

（4）神经纤维瘤。

四、处理方案和基本原则

1. 手术指征

患者双上肢前臂皮下肿物病史多年，且肿物数量逐渐增多，体积逐渐增大，影响美观，故存在手术切除指征。术前常规检查排除手术及麻醉禁忌。

2. 手术方案

拟对患者行双上肢前臂皮下肿物切除术，患者取平卧位，常规双上肢前臂消毒铺巾，三角巾包裹手掌置于手架台。于肿块表面沿皮纹切开皮肤，分离皮下组织，完整切除肿块，严密止血后可吸收缝线缝合皮肤切口，纱布覆盖，绷带加压包扎。摘除肿块共计 10 枚，直径 0.5～2 cm 不等。

3. 术后处理

手术为 Ⅰ 类切口，术后未予抗生素治疗。术后患者生命体征稳定，无恶心呕吐、头痛头晕、疼痛等不适。术后 6 h 给予开放饮食。术后第 1 天患者恢复良好，切口敷料干洁，去除加压包扎后未见明显渗出渗血，故予当日出院。术后随访患者切口愈合良好。

五、要点与讨论

1. 解剖要点

（1）大体：脂肪瘤是由成熟脂肪细胞构成的常见浅表良性肿瘤，可发生于任何年龄，多发生在 30～50 岁。好发于体表皮下脂肪组织，前臂、大腿、腰背部多见。亦可发生于后腹膜、肺、肝脏、胃肠道、颅内、椎管内等。肿瘤生长缓慢，极少恶变。皮下脂肪瘤大体形态表现为球形、结节状或分叶状，质软有弹性，有包膜，不与表面皮肤粘连，可推动。

（2）病理：肿瘤切面为淡黄色，由薄层纤维膜包裹成熟脂肪小叶而成，包膜菲薄、完整，脂肪细胞大小形态一致，内有小梁分隔的脂肪小叶。小叶间有分支纤维组织及毛细血管，纤维组织丰富则成为纤维脂肪瘤，而血管丰富的脂肪瘤称为血管脂肪瘤。

2. 诊断要点

皮下脂肪瘤的诊断主要依靠临床触诊，典型表现为质软肿块，活动度高，边界清晰。当触诊不典型、肿块较小时可采用 B 超、CT、MRI 等影像学手段。显然，超声在此方面的应用远远超过 CT 和 MRI。

脂肪细胞在超声中为中等低回声，毛细血管及纤维素性血栓则表现为高回声。因此血管脂肪瘤在超声中主要表现为皮下脂肪层高回声肿块，高于周围脂肪组织回声。普通脂肪瘤由于大部分为成熟脂肪细胞，仅有少量纤维组织将瘤体分隔，无明显血管增生，没有纤维素性血栓。超声表现为低回声或等回声团块，与周围脂肪组织相似。

在 CT 上，脂肪瘤需与脂肪肉瘤鉴别。脂肪肉瘤好发于后腹膜，占后腹膜肿瘤的 33%，有近似成熟脂肪细胞到原始梭形、圆形间叶细胞组成，反映胚胎组织发育的不同阶段，是最常见的后腹膜原发性恶性肿瘤，CT 值不完全是脂肪密度，大多为正值。而脂肪瘤 CT 值为脂肪密度，低密度内有条索状高密度影，CT 值为负值。

在 MRI 上，脂肪瘤与脂肪肉瘤也有不同表现。与脂肪瘤相比，脂肪肉瘤体积多较大，脂肪成分较少，多有 2 个及以上厚分隔、结节以及片状非脂肪成分，且强化明显。

3. 治疗要点

非手术治疗包括体外超声吸脂,肿胀吸脂法等,但手术治疗仍是首选治疗方案。在皮肤表面做与皮纹一致的切口,以免术后瘢痕挛缩,影响美容或肢体功能。面部的脂肪瘤可采用类似整容的手术方法。多发性脂肪瘤常无完整包膜,且沿周围组织结构间隙生长,不易切除干净,故手术强调达到美容效果,不以完全切除为目的。术后加压包扎,不留死腔,防止血肿及渗出液的聚集。

六、思考题

1. 试述非常见部位脂肪瘤(如内脏脂肪瘤)的诊断要点。
2. 简述多发脂肪瘤的合理手术范围。
3. 脂肪瘤与脂肪肉瘤如何鉴别?
4. 试述目前脂肪瘤的最新非手术治疗方法。

七、推荐阅读文献

1. 蒋智佳,孙晋津,李衍训,等.腹膜后巨大髓脂肪瘤1例报告[J].天津医药,2014,42(4):328 - 328.

2. 宋新宇,曾凡军,陈世雄,等.肺内脂肪瘤一例报告[J].天津医药,2014,42(1):4 - 4.

3. 胡少辉,沈雄山.肝脏少见实性良性占位性病变诊治体会[J].临床外科杂志,2013(7):572 - 573.

4. 董昶三,胡继盛,孔瑞,等.十二指肠脂肪瘤致十二指肠套叠一例[J].中华普通外科杂志,2014,29(9):730.

5. 丛春莉,苏秉忠.肠脂肪瘤31例诊治分析[J].现代消化及介入诊疗,2014,19(2):128 - 129.

6. 劳长娣,元建鹏,谢明伟.18例颅内脂肪瘤CT诊断[J].中国临床医学影像杂志,2013,24(11):808 - 809.

7. 刘东康,韩波,孔德生,等.颈胸段椎管内脂肪瘤分类及手术治疗[J].中华医学杂志,2014,94(19):1448 - 1451.

8. 熊华花,李泉水,许晓华,等.浅表血管脂肪瘤的超声影像特征及病理成像基础研究[J].中国超声医学杂志,2012,28(4):341 - 344.

9. Salam GA. Lipoma excision [J]. American family physician, 2002,65(5):901 - 906.

10. Neville A, Herts BR. CT characteristics of primary retroperitoneal neoplasms [J]. Crit Rev Comput Tomogr, 2004,45(4):247 - 270.

11. 张朝晖,孟悛非,邓德茂.软组织脂肪瘤与分化良好型脂肪肉瘤的MRI鉴别[J].中华放射学杂志,2008,41(10):1096 - 1099.

(任家俊　李　花)

案例 3
血 管 瘤

一、病历资料

1. 现病史

患者,女性,66岁,因"发现左侧臀部肿物 20 余年伴受压后疼痛,近期加重半年"入院。患者于 20 余年前自行发现左侧臀部有一肿块,当时疼痛不明显、生长缓慢,故未予治疗,近半年来自觉肿物逐渐增大,局部压痛明显。一年前患者曾就诊于上海某三甲医院,查 MRI 示:左臀部血管瘤,部分血管畸形。自发病以来,患者神清,精神可,胃纳可,夜眠可,二便无殊,近期体重无明显变化。

2. 既往史

患者高血压史 10 余年,最高 BP 180 mmHg/100 mmHg,平素口服吲达帕胺 2.5 mg qd,坎地沙坦 4 mg qd 治疗,血压控制范围(150～120)mmHg/(90～80)mmHg。11 年前患者曾因乳腺良性肿瘤在外院行左乳切除术。否认糖尿病、冠心病和传染病史,否认输血史、过敏史和家族重大遗传疾病史。

3. 体格检查

T 37.1℃, HR 80 次/min, R 21 次/min, BP 120 mmHg/80 mmHg。神清,精神可,心肺听诊无殊。腹软,未及压痛反跳痛,肝脾肋下未及。肠鸣音正常,双下肢不肿。左臀可及一直径约 10 cm 类圆形肿块,质韧,压痛(+),未及搏动感,肿块部位较深活动度差,边界尚清,皮温正常,肿块表面稍高于皮肤,并可见少量曲张静脉分布于皮肤,听诊未及血管杂音(见图 3-1)。

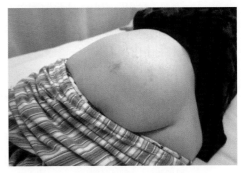

图 3-1 术前肿块表面可及曲张静脉

4. 实验室和影像学检查

(1)术前血常规和尿常规检测结果正常。

(2)空腹血糖、肝肾功能、电解质、DIC 全套检查结果均正常。

(3)心电图示:T 波变化。

(4)胸片正位片示:两肺纹理增多增粗,左侧胸膜增厚。

(5)心脏超声示:升主动脉近端增宽,LVEF 为 70%。

(6)术前 1 个月,在外院行左髋关节 MRI 检查示:左臀部血管瘤(部分血管畸形)。本院术前行左髋关节 MRI 检查示:左侧臀部脂肪及肌肉间隙内迂曲条形点状异常信号,拟血管源性病变可能大,蔓

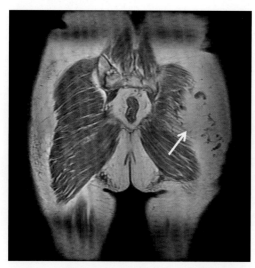

图 3-2 术前 MRI 示左侧臀部占位性病变(白色箭头所指处)

状血管瘤待排(见图 3-2)。

(7) 术前本院 B 超示:左侧臀部所指处皮下软组织实质性团块,脂肪瘤可能,长约 10 cm,厚约 2.6 cm。

二、诊治经过

(1) 初步诊断:左臀部肿物(脂肪瘤可能,血管瘤可能),高血压 3 级。

(2) 诊治经过:入院后完善术前常规检查,血常规、肝肾功能、电解质、凝血功能以及心电图、胸片、心脏 B 超等检查结果均显示正常。患者自述左臀部肿块多年,近半年压痛加重。外院 MRI 检查考虑该肿块血管瘤伴血管畸形。本院 B 超则考虑该肿块脂肪瘤可能(长约 10 cm,厚约 2.6 cm)。本院髋关节 MRI 检查后则考虑肿块血管源性病变可能大,蔓状血管瘤待排。术前请骨科医师会诊,认为肿瘤包膜相对不完整、紧贴臀大肌,但尚存在间隙,术中切除可能引起肌肉表面渗血,术中需严密止血,必要时可请骨科医师在手术台上一并处理,术后切口下局部加压包扎。肿瘤与主要血管、神经及肌腱无明显联系,无手术禁忌。术前谈话中与患者及其家属沟通,说明肿瘤性质不明,可能与深部肌肉关系密切,术中需请骨科医师一同进行手术,术后存在创面渗血感染等风险,患者及家属表示理解并签字。遂于在全身麻醉(全麻)下行左臀部肿物切除术,完整切除肿瘤,术后创面留置引流管两根,负压引流,取平卧位并加压包扎压迫臀部创面。术后病理结果显示"血管瘤"。患者术后恢复良好,拔除引流管后出院。

三、病例分析

1. 病史特点

(1) 女性,66 岁,因"发现左侧臀部肿物 20 余年伴压痛,近半年加重"来院就诊。患者发现臀部肿物时间较长,之前未予治疗处理,近半年局部压痛加重。

(2) 既往存在高血压史,口服降压药物可控制。

(3) 体检发现左臀可及一隆起型肿块,质软,边界不清,压痛(+),肿块表面可见少量曲张静脉,听诊未及血管杂音。该肿物体积较大,且位置较深,与臀部深层次肌肉关系密切,普通触诊无法估计肿块大小及活动度,术前肿瘤性质不明确。

(4) 辅助检查:体表 B 超提示臀部肿块直径 10 cm 左右,位置较深,考虑脂肪瘤。MRI 则提示肿瘤内存在迂曲异常血管信号,考虑血管瘤可能大。

2. 诊断及诊断依据

(1) 诊断:左臀部血管瘤,高血压 3 级。

(2) 诊断依据:①患者存在臀部肿物病史 20 余年,近半年局部压痛加重。②术前体检可于左臀部皮下扪及一质软肿块,位置较深,边界不清,表面可见少量曲张静脉。③术前超声证实皮下实质性团块,MRI 示肿块血管源性病变可能大,蔓状血管瘤待排。④最终术后病理结果证实为血管瘤。

3. 鉴别诊断

(1) 脂肪瘤。

(2) 皮脂腺囊肿。

（3）纤维瘤。

（4）神经纤维瘤。

四、处理方案及基本原则

1. 手术指征

患者臀部肿物病史多年，肿物体积较大，近半年局部压痛加重，故存在手术切除指征。术前常规检查排除手术及麻醉禁忌。

2. 手术方案

患者拟行左臀部肿物切除术。术前 MRI 显示肿瘤位置较深体积较大，故需切除部分皮肤组织（见图 3 - 3）。术中发现肿瘤与皮下脂肪组织及臀大肌分界不清，故完整切除后创面大，臀大肌表面渗血、渗液多，术后切口下皮瓣与肌肉间隙容易积液，故予止血纱布填塞，留置两套引流，加压包扎切口。切除后肿瘤切面呈黄色脂肪组织，可见血管走行较多（见图 3 - 4）。

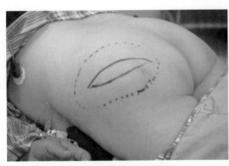
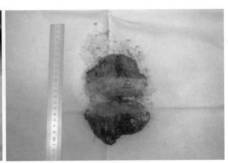

图 3 - 3　术前预先标记皮瓣游离范围及部分切除皮肤范围　　图 3 - 4　手术切除标本

3. 术后处理

患者为Ⅰ类手术切口，故未予抗生素治疗。术后第 1 天予开放饮食。常规切口换药，加压包扎，嘱患者取平卧位利于积液引流及创面加压。术后第 3 天引流量小于 20 ml 时，予拔除引流管。术后 11 d 患者回院随访拆线，切口愈合良好。

五、要点与讨论

血管瘤（Hemangioma）是一种常见的体表肿瘤，多见于皮肤、皮下组织及内脏，也有少数病例出现于腹膜后间隙、肠系膜、乳腺及耳道。近年来，有人将血管瘤根据其内皮细胞增殖活跃程度及稳定情况分为血管瘤（hemangioma）和血管畸形（vascular malformation）。通常，血管瘤按结构可分为三类：毛细血管瘤（capillary hemangioma）、海绵状血管瘤（angiocavernoma）及蔓状血管瘤（racemosum hemagioma）。

1. 解剖要点

毛细血管瘤多见于婴儿，大多数是女性，出生后皮肤出现红点、红斑，瘤体境界分明，压之可褪色，放手后恢复红色。海绵状血管瘤多见于皮下组织或肌肉内，肿块质软、境界不清，有时可有钙化结节。蔓状血管瘤由较粗的迂曲血管构成，可发生于皮下、肌肉及骨骼，范围较大，可见蜿蜒血管，并可闻及血管杂音。本例患者可归为蔓状血管瘤。

2. 诊断要点

血管瘤的诊断依赖超声、DSA、CT、MRI等检查，其中彩色超声方便快捷，能显示浅表软组织肿块内部结构（囊性或实性）及周边关系。多普勒血管超声显像还可以显示血管瘤内动、静脉血流，对鉴别血管瘤的类型具有一定意义。DSA属于介入技术，能显示周围动静脉畸形异常血管团的范围大小，且为诊断和治疗兼具的技术。CTA则可以从三维结构上明确病灶的部位、大小、形态以及与周围组织的关系。MRI是无创性检查，对于病灶定位能力不如CTA，但对病灶内组织成分定性较准确。本例中即存在术前超声怀疑肿块为脂肪瘤，MRI则提示为血管源性可能，最终病理结果证实MRI诊断更准确。

3. 治疗要点

血管瘤治疗方案包括手术治疗及非手术治疗两部分。非手术治疗包括皮质醇类激素治疗、经皮穿刺局部硬化剂注射、激光治疗、干扰素治疗、DSA栓塞治疗等。通过手术将血管瘤完整切除仍是根治的主要方法。手术应尽可能切除病灶，以免复发。对于病变范围广、部位深而无法完全切除者，可采取手术与非手术联合治疗的方案。术前行DSA超选择性供瘤动脉栓塞联合手术切除是治疗巨大蔓状血管畸形最有效的方法。

六、思考题

1. 试述血管瘤的分类及各类的临床预后。
2. 试述血管瘤的影像学诊断技术及其各自特点。
3. 试述目前血管瘤非手术治疗最新进展及各自的适应证。

七、推荐阅读文献

1. 陈孝平,石应康,邱贵兴.外科学[M].14版.北京：人民卫生出版社,2005：209.

2. Godar M, Yuan Q, Shakya R, et al. Mixed capillary venous retroperitoneal hemangioma [J]. Case Rep Radiol, 2013,2013：258352.

3. Kobayashi H, Kaneko G, Uchida A. Retroperitoneal venous hemangioma [J]. Int J Urol 2010,17(6)：585-586.

4. Kinoshita T, Naganuma H, Yajima Y. Venous hemangioma of the mesocolon [J]. AJR Am J Roentgenol, 1997,169(2)：600-601.

5. Kim SH, Lee JH, Kim DC, et al. Subcutaneous venous hemangioma of the breast [J]. J Ultrasound Med, 2007,26(8)：1097-1100.

6. Jin SG, Kim MJ, Park JM, et al. A case of subcutaneous hemangioma presenting as a preauricular sinus [J]. Korean J Audiol, 2013,17(1)：32-34.

7. Moore GF, Johnson PJ, McComb RD, et al. Venous hemangioma of the internal auditory canal [J]. Otolaryngol Head Neck Surg, 1995,113(3)：305-309.

8. 付时章,杨晓楠,殷国前.体表血管瘤及血管畸形的诊断治疗进展[J].广西医学,2005,27(11)：1793-1796.

9. 郭媛媛,舒畅.血管瘤与血管畸形的治疗：附863例报告[J].中国普通外科杂志,2009,18(6)：572-574.

（任家俊）

疖

一、病历资料

1. 现病史

患者,男性,20 岁,因"左侧肩背部硬结伴疼痛 1 d"来院就诊。患者 3 d 前发现左侧肩背部一硬结,触碰硬结时自觉疼痛明显。患者发病以来无明显发热、肌肉酸痛等不适主诉。

2. 既往史

患者否认高血压、糖尿病等慢性病史,否认手术外伤史。

3. 体格检查

左肩胛区见一直径 0.8 cm 的圆锥形隆起硬结,硬结及周围皮肤可见红肿,中央区可见黄白色脓点形成,未溃破,局部皮温稍增高,可及压痛,无明显波动感。

4. 实验室和影像学检查

血液分析和常规检查未见明显异常。

二、诊治经过

(1) 初步诊断:左肩胛区疖。

(2) 诊治经过:来院后在其脓头顶部涂抹石炭酸,配合使用莫匹罗星软膏、金黄散等。嘱患者不应挤压,以免引起感染扩散,告知患者定期换药;若局部治疗效果欠佳或自觉症状加重,应即来院就诊,必要时不排除手术引流的可能。经 1 周治疗后,患者来院复诊,病灶已无明显红肿及压痛。

三、病例分析

1. 病史特点

(1) 男性,20 岁,因发现左侧肩背部一硬结,自觉疼痛 1 d 后来院就诊。

(2) 体检阳性发现:左肩胛区一直径 0.8 cm 硬结伴红肿,中央区脓点形成,局部皮温稍增高,有压痛,无波动感。

(3) 实验室检查:脓液细菌学培养提示金黄色葡萄球菌。

2. 诊断及诊断依据

(1) 诊断:左肩胛区疖。

（2）诊断依据：①发现硬结 3 d，疼痛 1 d；②硬结及周围皮肤可见红肿伴有压痛，中央区脓点形成，局部皮温稍增高。

3. 鉴别诊断

（1）皮脂腺囊肿。

（2）痈。

（3）过敏性皮疹。

四、处理方案及理由

1. 局部治疗

局部早期外敷鱼石脂软膏等；已有脓头时，可在其顶部点涂抹石炭酸；辅以物理疗法减轻疼痛和促进吸收；有波动感时，应及早切开引流。

2. 全身治疗

一般无须全身治疗，但对疖病患者，应根据病因进行相应全身治疗。

五、要点与讨论

1. 诊断要点

疖是一种毛囊及其所属皮脂腺的急性化脓性感染，常扩展到周围皮下组织，好发于头面部、颈部、大腿及臀部，上肢及腰背部也较为常见。青少年等皮脂腺代谢旺盛者及个人卫生状况欠佳者易发。若反复在多部位同时发生多个疖肿，可合并有脓肿形成及组织坏死，称为疖病。疖病容易复发且可在家庭成员及亲密接触者间传播。金黄色葡萄球菌是最常见的致病菌。肛门生殖器部位的复发性疖可继发于厌氧菌感染。5％为无菌性，由异物反应所致。青壮年易发，易感因素包括长期携带金黄色葡萄球菌、糖尿病、肥胖、不良的卫生习惯以及免疫缺陷状态。

发病初为毛囊口脓疱，局部红、肿、痛，为呈圆锥形隆起的炎性硬结；数日后，炎症中央区因组织坏死而变软，逐渐出现黄白色小脓栓；再数日后，可自行破溃，脓栓脱落，排出脓液，炎症逐渐消失（见图 4-1）。感染扩散时可引起淋巴管炎及淋巴结炎。该病患者一般无明显的全身症状，若发生在血液丰富的部位，全身抵抗力减弱时，可引起不适、畏寒、发热、头痛和厌食等毒血症状。

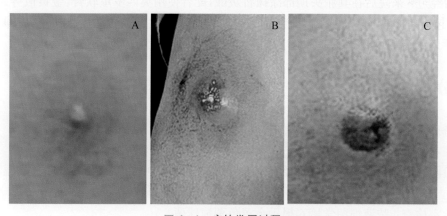

图 4-1　疖的发展过程

A. 脓疱；B. 脓栓；C. 脓栓脱落，排出脓液对疖病患者应做脓栓细菌学检查,并进一步检查是否有免疫功能低下及糖尿病等造成的皮肤功能损害的内分泌变化。

2. 解剖要点

对所谓"危险三角区"(见图 4 - 2)的上唇周围和鼻部疖不可挤压,否则感染容易沿内眦静脉和眼静脉进入海绵状静脉窦(见图 4 - 3),引起化脓性海绵状静脉窦炎,可出现疼痛、高热、昏迷,甚至危及生命。

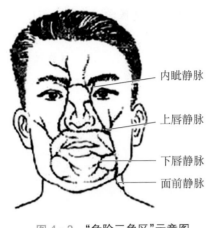

图 4 - 2　"危险三角区"示意图

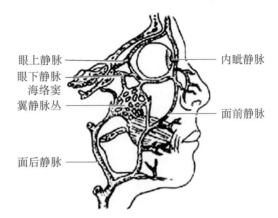

图 4 - 3　疖挤压后容易感染的途径

3. 治疗要点

(1) 局部治疗:①早期外敷蓉浮膏、鱼石脂软膏、金黄散、莫匹罗星软膏等,已有脓头时可在其顶部点涂抹石炭酸。②物理疗法:应用热敷、紫外线、红外线、超短波、透热疗法等可以减轻疼痛及促进吸收。③手术治疗:有波动感时,应及早切开引流。

(2) 全身治疗:一般无须全身治疗,但对疖病患者,应根据病因进行相应全身治疗。对以下四种情况应系统应用抗生素。①病灶位于鼻周、鼻腔、外耳道或"危险三角区"。②大的或复发性疖。③皮损周围有蜂窝织炎。④皮损局部治疗无反应。⑤应给予青霉素、头孢类、大环内酯类和克林霉素等对致病菌敏感的药物。

(3) 健康宣教:告知患者"危险三角区"的上唇周围和鼻部疖不可挤压。①一般以局部治疗为主,除了使用传统药物外,磺胺嘧啶银冷霜、0.75%碘酊、那氟沙星等喹诺酮类抗菌药对于疖的局部治疗均有裨益,且以山莨菪碱、75%乙醇辅助外用可提高疗效。②从预防角度而言,应避免同疖病患者的密切接触,勿共用衣物及贴身物品,注意局部清洁卫生,保护已出现的浅表外伤。

六、思考题

1. 疖的易感人群及好发部位有哪些?
2. 疖有哪些常用治疗方法?
3. 疖的抗生素应用指征是什么?

七、推荐阅读及参考文献

1. 朱正纲,彭承宏. 实用普外科医师手册[M]. 上海:上海科学技术出版社,2013:182.
2. Ibler KS, Kromann CB. Recurrent furunculosis-challenges and management: a review [J].

Clin Cosmet Investig Dermatol，2014，7：59－64.

3．汤兰，梁长申.磺胺嘧啶银冷霜用于疖的治疗[J].护理学杂志：外科版，2006，5：23.

4．于秀菊.0.75％碘酊用于毛囊炎及疖的治疗[J].社区医学杂志，2005，8：87－88.

5．Narayanan V，Motlekar S，Kadhe G，et al. Efficacy and Safety of Nadifloxacin for Bacterial Skin Infections：Results from Clinical and Post-Marketing Studies [J]. Dermatol Ther（Heidelb），2014，4（2）：233－248.

6．张令宇，马文峰.疖的诊治[J].中国实用乡村医生杂志，2004，11（9）：1－2.

7．徐德春，姜玉臣.浅谈疖与疖病的临床诊治与预防[J].按摩与康复医学，2010，6：71.

（许臻晔　史　霆）

案例 5

痈

一、病历资料

1. 现病史

患者,男性,60 岁。因"发现背部肿块伴疼痛、发热 3 d"就诊,患者热型为弛张热,最高 T 38.8℃。发病以来,患者睡眠、大小便均正常,体重无明显变化。患者育有一女,体健。

2. 既往史

患者糖尿病病史 20 余年,未经正规糖尿病治疗,无手术外伤史。

3. 体格检查

患者神清,精神可,背部于右肩胛角处见一肿块,直径约 7 cm,表面有多个脓头,肿块表面及周边皮肤红肿,皮温增高,触痛明显,波动感可疑阳性。

4. 实验室和影像学检查

(1) 血常规:WBC 为 13.4×10^9/L,中性粒细胞比例为 86%,随机血糖浓度 16.8 mmol/L,白蛋白水平 26 g/L。

(2) 背部肿块超声:临床所指处肿块为低回声,已部分液化。

二、诊治经过

(1) 初步诊断:背部痈。

(2) 术前准备:入院后予以术前检查,由于患者是全麻手术,在时间允许的情况下需完善术前心肺功能检查;与患者家属充分沟通患者的病情,说明手术的目的和预期效果以及可能的并发症和各种不良预后的可能性。

(3) 手术治疗:急诊在静脉麻醉下行背部痈切开引流术,行"十"字切口并切除部分坏死皮瓣,术中引流出约 100 ml 白色脓液及部分固体坏死组织,抽取脓液做细菌、真菌培养和药敏;钝性分离脓肿间隔,并用过氧化氢溶液反复冲洗,充分引流后留置碘仿纱条。术后予以换药和广谱抗生素治疗并控制血糖,待细菌培养报告出来后应用敏感的抗生素治疗。术后对脓液进行细菌培养,为金黄色葡萄球菌。

三、病例分析

1. 病史特点

（1）男性，60 岁，因发现背部肿块伴疼痛、发热 3 d 来院就诊。

（2）有糖尿病病史，未经正规治疗。

（3）体检阳性发现：背部于右肩胛角处见一肿块，直径约 7 cm，表面有多个脓头，肿块表面及周边皮肤红肿，皮温增高，触痛明显，波动感可疑阳性。

（4）辅助检查：背部肿块超声显示为低回声，已部分液化。患者有急诊手术指征且无明显反指征，行"背部痈切开引流术"。

2. 诊断与诊断依据

（1）诊断：背部痈。

（2）诊断依据：①发现背部肿块伴疼痛、发热 3 d；②有糖尿病病史；③背部右肩胛角处有一直径约 7 cm 的肿块，表面有多个脓头，肿块表面及周边皮肤红肿，皮温增高，触痛明显，波动感可疑阳性；④背部肿块超声为低回声，已部分液化。

3. 鉴别诊断

（1）疖：单个毛囊及其所属皮脂腺的急性化脓性感染，常扩展至皮下组织。病原体多为金黄色葡萄球菌，表皮葡萄球菌。好发部位：颈背部、脸、臀部、大腿、腹股沟、乳房和腋下（见图 5-1）。

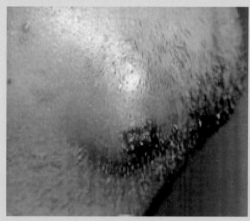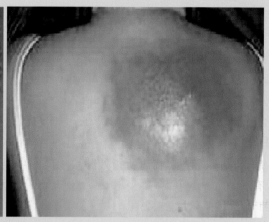

图 5-1　面部疖　　　　　　　图 5-2　背部痈

（2）痈：多个相邻毛囊及其所属皮脂腺、汗腺的急性化脓性感染，或由多个疖融合而成。好发于厚韧皮肤部位——颈项、背部（多个小脓头）（见图 5-2），感染的范围和组织坏死的深度均较疖严重并伴剧烈的疼痛。痈较疖更易引起全身中毒症状甚至脓毒血症危及生命。

（3）气性坏疽：患处常有捻发感、引流物可有恶臭，细菌培养为革兰阳性杆菌。

（4）皮脂腺囊肿并发感染：有红肿痛，既往病史就有较长时间的原型无痛肿物，表面如常。

四、处理方案及理由

1. 治疗方案

背部痈切开引流术。术中钝性分离脓腔内间隔，抽取脓液做培养，过氧化氢溶液反复冲洗后用生理盐水冲洗,充分引流后留置碘仿纱条。术后予以换药、静脉滴注广谱抗生素和控制血糖的治疗。

2. 手术指征

单纯抗生素保守治疗痈的效果不佳且已有全身中毒症状(WBC 增高、发热),有急诊切开引流指征。术后要同时治疗基础疾病糖尿病和根据药敏试验结果运用抗生素治疗,否则感染难以控制,伤口难以愈合。积极换药的目的是保持创面干净,有利于伤口愈合,并且有利于观察伤口。

五、要点与讨论

1. 诊断要点

根据患者的病史(痈的患者以老年人居多,往往有糖尿病史或者其他可能导致免疫力低下的病史)和体格检查、相关辅助检查鉴别患者是疖、痈还是皮脂腺囊肿继发感染等。

2. 治疗方法

发病初期仅有红肿和少许脓点时,可用鱼石脂软膏、金黄散等敷贴,或仅有红肿时涂布碘附。同时全身用药,争取缩小病变范围。如全身出现高热等中毒症状,或已出现多个脓点、表面紫褐色或已破溃流脓,必须及时切开引流。在静脉麻醉下做"十"字型切开(见图 5-3),避免"井"字型切开,切口线应超越脓肿皮肤边缘。脓腔内充分清理坏死组织和分隔,避免无效腔形成;脓腔内放置生理盐水纱条或凡士林纱布,外加干纱布绷带加压包扎。术后注意创面渗血,及时更换敷料,每日换药,促进肉芽生长。待炎症控制后,较大创面皮肤无法愈合则需行植皮手术。特别需要强调的是,如合并糖尿病的患者必须有效控制血糖。

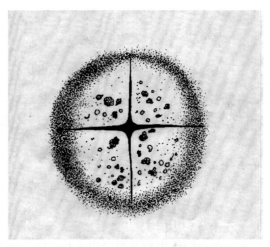

图 5-3　痈的"十"字切口

3. 小贴士

切开引流手术时切口线应超越脓肿皮肤边缘,必须做到引流充分,用手指或其他器械钝性分离脓腔内间隔,用抗厌氧菌效果较好的过氧化氢溶液反复冲洗后再用生理盐水冲洗,然后置入纱条引流;若创面较大,有少量渗血,可将纱条填塞得较为紧密一些,这样可以在引流的同时起到止血的作用。碘仿纱布的抗菌和止血效果尤为突出,术后当天和第一天可以应用。

六、思考题

1. 疖、痈、皮脂腺囊肿继发感染三者如何鉴别? 从病史和体格检查方面进行阐述。
2. 痈的切开引流指征和引流手术的要点(注意点)是什么?

七、推荐阅读文献

1. 吴木潮,肖辉盛,张少玲. 2 型糖尿病合并痈 28 例临床分析[J]现代医学,2006,6(2):35-36.
2. 陈孝平.外科学[M].8 版.北京:人民卫生出版社,2013:115.

(於　平)

案例 6

丹 毒

一、病历资料

1. 现病史

患者,男性,55 岁,因"1 d 前出现左侧小腿中下段皮肤大块红斑,呈火烧样疼痛,伴有发热、头晕、头痛"就诊,患者长期患有足癣,习惯至洗脚房泡脚,未予专业治疗。体温 38.3℃。询问病史,患者 2 d 前足癣发作,至洗脚房泡脚。

2. 既往史

患者糖尿病史 5 年,日常口服降糖药,未自测血糖。

3. 体格检查

左小腿中下段大块红斑,触之疼痛明显,边界清晰,压之褪色,松压后恢复,表面略高于正常皮肤,无皮肤坏死、水疱,腘窝及腹股沟未及淋巴结肿大。

4. 实验室及影像学检查

(1) 血常规:WBC 为 11.3×10^9/L,中性粒细胞比例为 79.5%,Hb 水平为 167 g/L,PLT 计数为 298×10^9/L。

(2) 其余检查正常。

二、诊治经过

(1) 初步诊断:左下肢丹毒。

(2) 治疗方法:局部红肿处予以 50% 硫酸镁湿敷,予以青霉素抗感染治疗,嘱患者注意休息,抬高患肢,穿宽松鞋裤,并予以患者酮康唑乳膏治疗足癣。治疗 10 d 后,患者症状均已缓解,复查血常规正常,空腹血糖浓度为 7.9 mmol/L,继续予以青霉素治疗 3 d。同时,嘱咐患者至皮肤科门诊正规治疗足癣,至内分泌科门诊调整药物控制血糖浓度。

三、病例分析

1. 病史特点

(1) 左下肢红肿疼痛伴发热 1 d。

(2) 有长期足癣史和糖尿病史。

（3）在外泡脚后出现左小腿大块红斑，灼烧样疼痛，边界清晰，压之褪色，松压后恢复，表面略高于正常皮肤，无坏死、水疱等，有全身症状，未及肿大淋巴结。

（4）血常规示 WBC 和中性粒细胞比例升高。

2. 诊断及诊断依据

（1）诊断：左下肢丹毒。

（2）诊断依据：①中年男性，长期患有足癣，糖尿病史 5 年，血糖控制情况不详。②泡脚后出现左侧小腿中下段皮肤大块红斑，边界清晰，略高于正常皮肤表面，压之褪色，松压后恢复，有灼烧样疼痛，无坏死、水疱等，未及肿大淋巴结，伴有体温升高、头晕、头痛，无其他不适主诉或异常体征。③血常规示 WBC 和中性粒细胞比例轻度增高。

3. 鉴别诊断

（1）接触性皮炎。

（2）急性蜂窝组织炎。

（3）多形日光疹。

（4）血管神经性水肿。

（5）类丹毒。

四、处理方案及基本原则

患者左下肢丹毒诊断明确，局部予以硫酸镁湿敷并予以青霉素全身抗感染治疗，待症状及检验结果均恢复正常后继续使用青霉素治疗 3 d。患者患丹毒考虑由足癣继发感染引起，故予以外用抗真菌药，并嘱患者至皮肤科门诊治疗足癣。患者有糖尿病史，复查空腹血糖浓度升高，故嘱其至内分泌门诊控制血糖浓度。

五、要点与讨论

1. 诊断要点

丹毒起病急，患者常有头痛、畏寒、发热症状。局部表现为片状红疹，颜色鲜红，中间较淡，边缘清楚，略隆起。手指轻压可使红色消退，但松压后红色即很快恢复。在红肿向四周蔓延时，中央的红色消退、脱屑，颜色转为棕黄。红肿区有时可发生水疱，局部有烧灼样痛，附近淋巴结常肿大、疼痛。足癣或血丝虫感染可引起下肢丹毒反复发作，有时还可导致淋巴水肿，甚至发展为象皮肿。

2. 解剖要点

丹毒是皮肤和黏膜网状淋巴管的急性炎症。其特点是蔓延很快，很少有组织坏死或化脓，伴有全身反应，治愈后易复发。致病菌为 β-溶血性链球菌，好发部位为下肢和面部。

3. 治疗要点

患者应卧床休息，抬高患处。局部及周围皮肤用 50% 硫酸镁湿敷或 3% 碘酊涂擦。全身使用磺胺药或青霉素治疗，并在全身和局部症状消失后仍继续使用 3～5 d，以免再发。对复发性丹毒，可用小剂量 X 线照射，0.5～1 Gy/次，每 2 周一次，共 3～4 次。如伴有手癣、足癣应将其治愈，以避免丹毒复发；还应注意隔离，防止交叉感染。

六、思考题

1. 丹毒的主要起病原因是什么？
2. 丹毒的局部治疗措施有哪些？
3. 预防丹毒反复发作的措施有哪些？

七、推荐阅读文献

1. Way LW，Deherty GM. Current Surgical Diagnosis & Treatment ［M］. 11th ed. New York：The McGraw-Hill Companies，2003.

2. Sabiston DC，Lyerly HK. Textbook of surgery：the biological basis of modern surgical practice ［M］. 15th ed. Philadephia：WB Saunders Company，1997.

3. Russel RCG，Norman S. Short Practice of surgery ［M］. 24th ed. Oxford：Oxford University Press Inc，2004.

4. 石美鑫. 实用外科学［M］. 2 版. 北京：人民卫生出版社，2002.

5. 王正国. 创伤外科学［M］. 上海：上海科技出版社，2002.

6. Peitzman AB，Rhodes M，Schwab CW，et al. The Trauma Manual. 2nd ed. Philadephia：Lippincott Williams & Wilkins Inc，2002.

7. McLatchie GR，Leaper DJ. Oxford handbook of clinical surgery. 2nd ed. Oxford：Oxford University Press，2002.

8. Greaves I,Johnson G. Practical emergency medicine ［M］. London：Arnold，2002.

9. Pearson FG，Deslauries J，Hiebers CA，et al. Thoracic surgery ［M］. New York：Churchill Livingstone Inc，1995.

10. Torre DM，Jevtic J，Sebastian JL，et al. Using pocket cards to help students learn physical examination techniques ［M］. Med Educ，2004,38(5)：549－550.

11. Van-Klei WA，Grobbee DE，Rutten CL，et al. Role of history and physical examination in preoperative evaluation ［J］. Eur J Anaesthesiol，2003,20(8)：612－618.

12. Elliot DL，Goldberg L. The history and physical examination casebook ［J］. Philadelphia，USA：Lippincott Williams & Wilkins，1997.

13. Talley NJ. Clinical examination：a systematic guide to physical diagnosis ［M］. 4th ed. Oxford：Blackwell Science，2001.

14. Swarts MH. Textbook of physical diagnosis ［M］. 4th ed. Philadelphia：WB Saunders Co Ltd，2002.

15. Wilkerson L，Lee M. Assessing physical examination skill of senior medical students：knowing how versus knowing when ［J］. Acad Med，2003,78(10 Suppl)：S30－S32.

16. Schwind CJ，Boehler ML，Folse R，et al. Development of physical examination skills in a third-year surgical clerkship ［J］. Am J Surg，2001,181(4)：338－340.

（王伟仑　潘睿俊）

浅部急性淋巴管炎和急性淋巴结炎

一、病历资料

1. 现病史

患者,女性,22岁,因"右手掌外伤 2 d 余,前臂出现红线伴疼痛 1 d"就诊。患者外出游玩时右手掌被树枝划伤,当时未予重视,以创可贴覆盖,2 d 后患者更换创可贴时发现伤口未愈合,并有少量淡灰色渗液,以自来水洗净后仍以创可贴覆盖。1 d 后患者发现右前臂近手腕处出现多条纵向走形的红线,有压痛,遂至医院就诊。患者体温正常,无头晕、头痛、乏力等症状。

2. 既往史

患者既往体健。

3. 体格检查

右前臂处见多条红线,质硬,肘窝处有轻微压痛;可触及数枚肿大淋巴结,质韧、活动度可、未融合成团、无波动感。

4. 实验室检查

血常规检查结果显示:WBC 为 $7.42 \times 10^9/L$,中性粒细胞比例为 67.2%,Hb 水平为 128 g/L,PLT 计数为 $254 \times 10^9/L$。

二、诊治经过

(1) 初步诊断:右前臂急性淋巴管炎、急性淋巴结炎。

(2) 治疗经过:予患者手掌皮肤破损处清创处理,予以头孢拉定片剂口服,嘱患者注意休息,抬高患肢。5 d 后,患者复查,症状基本缓解。

三、病例分析

1. 病史特点

患者为年轻女性,手部皮肤破损未及时处理,局部感染后上臂出现多条纵向走行的红线,压之较硬,有压痛,肘窝可及数枚肿大淋巴结,轻微压痛,活动度可,未融合成团。患者体温正常,无其他全身症状。

2. 诊断与诊断依据

(1) 诊断：右前臂急性淋巴管炎,急性淋巴结炎。

(2) 诊断依据：患者皮肤破损后未予以处理,发生局部感染,对应淋巴引流区域出现有压痛而硬的红线,引流淋巴结肿大,有轻微压痛。

3. 鉴别诊断

(1) 丹毒。

(2) 结核性淋巴炎。

(3) 猫抓病。

四、处理方案及基本原则

予以清创原发感染灶。患者肿大淋巴结未融合形成脓肿,且无全身表现,故予以口服抗生素,并嘱其注意休息、抬高患肢。

五、要点与讨论

1. 诊断要点

急性淋巴管炎多发于致病菌从损伤破裂的皮肤或黏膜侵入,或从其他感染性病灶,如疖、足癣等处侵入,经组织的淋巴间隙进入淋巴管内,引起淋巴管及其周围的急性炎症。致病菌常为金黄色葡萄球菌和溶血性链球菌。淋巴管炎往往累及所属淋巴结,引起急性淋巴结炎,如上肢、乳腺、胸壁、背部和脐以上腹壁感染,可引起腋部淋巴结炎;下肢、脐以下腹壁、会阴和臀部的感染,可以发生腹股沟部淋巴结炎;头、面、口腔、颈部和肩部感染,可以引起颌下及颈部的淋巴结炎。

2. 解剖要点

急性淋巴结炎分为网状淋巴管炎和管状淋巴管炎,丹毒即为网状淋巴管炎;管状淋巴管炎常见于四肢,而以下肢为多,常伴有手足癣感染。

管状淋巴管炎可分为深、浅两种,浅层淋巴管受累,常常出现一条或多条"红线",硬而有压痛。深层淋巴管受累,不出现红线,但患肢出现肿胀、有压痛。两种淋巴管炎都可以产生全身不适、畏寒、发热、头痛、乏力和食欲减退等症状。

急性淋巴结炎,轻者仅有局部淋巴结肿大和略有压痛,常能自愈。较重者,局部有红、肿、痛、热,并伴有全身症状。通过及时治疗,红肿即能消退,但有时由于瘢痕和组织增生,可遗留一小硬结;炎症扩散至淋巴结周围,几个淋巴结即可粘连成团,也可发展成脓肿。此时,剧痛加剧,局部皮肤暗红、水肿、压痛明显。

3. 治疗要点

为预防急性淋巴结炎的发生,应及时处理损伤。治疗主要是对原发病灶(如扁桃体炎、龋齿、手指感染及足癣感染等)的处理。抗菌药物的应用、休息和抬高患肢,均有利于早期愈合。急性淋巴结炎已形成脓肿时,应做切开引流。

六、思考题

1. 急性淋巴管炎的发病原因和临床表现是什么?

2. 急性淋巴结管炎的治疗原则是什么?

七、推荐阅读文献

1. Way LW, Deherty GM. Current Surgical Diagnosis & Treatment [M]. 11th ed. New York: The McGraw-Hill Companies, Inc, 2003.

2. Sabiston DC, Lyerly HK. Textbook of surgery: the biological basis of modern surgical practice [M]. 15th ed. Philadephia: WB Saunders Company, 1997.

3. Russel RCG, Norman S. Short Practice of surgery [M]. 24th ed. Oxford: Oxford University Press Inc, 2004.

4. 石美鑫. 实用外科学[M]. 2 版. 北京: 人民卫生出版社, 2002.

5. 王正国. 创伤外科学[M]. 上海: 上海科技出版社, 2002.

6. Peitzman AB, Rhodes M, Schwab CW, et al. The trauma manual [M]. 2nd ed. Philadephia: Lippincott Williams & Wilkins Inc, 2002.

7. McLatchie GR, Leaper DJ. Oxford handbook of clinical surgery [M]. 2nd edition. Oxford: Oxford University Press, 2002.

8. Greaves I, Johnson G. Practical Emergency Medicine [M]. London: Arnold. 2002, 269 - 281.

9. Pearson FG, Deslauries J, Hiebers CA, et al. Thoracic surgery. New York: Churchill Livingstone Inc, 1995.

10. Torre DM, Jevtic J, Sebastian JL, et al. Using pocket cards to help students learn physical examination techniques [J]. Med Educ, 2004, 38(5): 549 - 550.

11. Van-Klei WA, Grobbee DE, Rutten CL, et al. Role of history and physical examination in preoperative evaluation [J]. Eur J Anaesthesiol, 2003, 20(8): 612 - 618.

12. Elliot DL, Goldberg L. The history and physical examination casebook [M]. Philadelphia: Lippincott Williams & Wilkins, 1997.

13. Talley NJ. Clinical examination: a systematic guide to physical diagnosis [M]. 4th ed. Oxford: Blackwell Science, 2001.

14. Swarts MH. Textbook of physical diagnosis [M]. 4th ed. Philadelphia: WB Saunders Co Ltd, 2002.

15. Wilkerson L, Lee M. Assessing physical examination skill of senior medical students: knowing how versus knowing when [J]. Acad Med, 2003, 78(10 Suppl): S30 - S32.

16. Schwind CJ, Boehler ML, Folse R, et al. Development of physical examination skills in a third-year surgical clerkship [J]. Am J Surg, 2001, 181(4): 338 - 340.

（王伟仑　潘睿俊）

案例 8

急性蜂窝织炎

一、病历资料

1. 现病史

患者，男性，23岁，因"颈部擦伤 5 d，皮肤红肿、疼痛伴寒战、发热数小时"就诊。5 d 前，患者颈部擦伤，以清水冲洗后未予特殊处理。前日夜间，患者颈部擦伤处周围皮肤疼痛，无局部红肿、皮温升高、发热等，未予重视。今日下午出现寒战、发热、头痛，至医院急诊时，患者出现口唇肿胀，伴有声音嘶哑、呼吸困难。发病以来，患者食欲减退、睡眠差，二便正常，体重无明显变化。患者无腹痛、腹泻、呕吐、咳嗽、咳痰、胸痛、口唇发绀等，活动自如，意识清晰。

2. 既往史

患者既往体健。

3. 体格检查

T 39.4℃，HR 86 次/min，BP 115 mmHg/63 mmHg。患者神清，精神萎靡，擦伤处周围皮肤剧痛、红肿、皮温升高，局部不适范围广，累及全颈部及下颌，中心颜色较深周围颜色较淡，无波动感。

4. 实验室及影像学检查或特殊检查

（1）血常规：WBC 为 15.4×10^9/L，中性粒细胞比例为 91.5%，Hb 水平为 149 g/L，PLT 计数为 365×10^9/L。

（2）血气分析：pH 值为 7.31，PaO_2 为 80 mmHg，$PaCO_2$ 为 60 mmHg，HCO_3^- 浓度为 24.4 mmol/L。

（3）其余检查结果均正常。

二、诊治经过

（1）初步诊断：颈部急性蜂窝织炎、喉头水肿。

（2）治疗经过：患者收入急诊病房，紧急行气管插管，机械通气，以 50% 硫酸镁局部外敷，复方氨基比林肌注退热，甲硝唑、青霉素抗感染，补液营养支持。3 d 后患者体温恢复正常，局部疼痛缓解，皮温皮色正常，口唇肿胀消退，予以拔除气管插管后无呼吸困难，复查血常规显示 WBC 正常，动脉血气分析正常。予以患者出院，嘱其注意休息，并继续口服头孢拉定片 3 d。

三、病例分析

1. 病史特点

男性,23 岁,因颈部擦伤后高热、局部红肿热痛就诊,局部不适范围广,累及全颈部及下颌,中心颜色较深、周围颜色较淡,无波动感,后出现口唇水肿、声音嘶哑、呼吸困难。辅助检查示 WBC 和中性粒细胞比例升高,呼吸性酸中毒。

2. 诊断与诊断依据

(1) 诊断:颈部急性蜂窝织炎、喉头水肿。

(2) 诊断依据:患者皮肤损伤后局部感染,引起局部红肿、剧痛、皮温升高,局部不适范围广,累及全颈部及下颌,中心颜色较深、周围颜色较淡,出现体温升高、寒战、头痛、WBC 升高等现象,提示急性蜂窝织炎。感染灶位于颈部,造成口唇水肿、声音嘶哑、呼吸困难及轻度呼吸性酸中毒提示喉头水肿。

3. 鉴别诊断

(1) 丹毒。

(2) 坏死性筋膜炎。

(3) 气性坏疽。

四、处理方案及基本原则

喉头水肿应在患者清醒情况下及时行气管插管,延迟插管可引起局部水肿及患者缺氧加重,增加插管难度,可能引起咽喉部出血。针对蜂窝织炎,以局部外敷、应用广谱抗生素治疗为主,必要时予以退热药物。

五、要点与讨论

1. 诊断要点

急性蜂窝织炎因致病菌的种类与毒性、患者的全身状况、感染的原因与部位深浅不同,其临床表现各异。浅表的急性蜂窝织炎,局部明显红肿、剧痛,并向四周迅速扩大,病变区与正常皮肤无明显分界,病变中央部分常因缺血发生坏死。如果病变部位组织松弛,如面部、腹壁等处,则疼痛轻。深部的急性蜂窝织炎,局部红肿多不明显,常常只有水肿和深部压痛,但病情严重,全身症状明显,有高热、寒战、头痛、全身无力、WBC 升高等现象。口底、颌下和颈部的急性蜂窝织炎,可发生喉头水肿和压迫气管,引起呼吸困难甚至窒息;炎症有时还可蔓延到纵隔。由厌氧性链球菌、拟杆菌和多种肠道杆菌感染产气所引起的蜂窝织炎,又称捻发音性蜂窝织炎,可发生在被肠道或泌尿道内容物所污染的会阴部和腹部伤口,局部可检出捻发音,蜂窝组织炎和筋膜出现坏死,且伴有进行性皮肤坏死,脓液恶臭,全身症状严重。

2. 解剖要点

急性蜂窝织炎是皮下、筋膜下、肌间隙或深部蜂窝组织的一种急性弥漫性化脓性感染。其特点是病变不易局限,扩散迅速,与正常组织无明显界限。本病常见的是皮下疏松结缔组织的急性细菌感染。致病菌主要是溶血性链球菌、金葡菌、大肠埃希菌、厌氧菌等,亦可为混合感染。炎症可由软组织损伤后的感染引起,亦可由局部化脓性感染灶直接扩散或经淋巴、血流传播而发生。溶血性链球菌引起的急性蜂窝织炎,由于链激酶和透明质酸酶的作用,病变扩展迅速,可引起组织广泛坏死,重者可引起脓毒症。病变附近淋巴结常受累肿大。葡萄球菌引起的蜂窝织炎,由于凝固酶的作用则比较容易局限为脓肿。

3. 治疗要点

患者应注意休息,局部用热敷、中药外敷或理疗,也可用紫外线后超短波治疗;适当加强营养,适当给予止痛退热药物,应用磺胺药或广谱抗生素治疗。如经上述处理仍不能控制感染扩散者,应做广泛的多处切开引流。口底及颌下的急性蜂窝织炎,经短期积极的抗生素治疗无效时,即应及早切开减压,以防喉头水肿,压迫气管而窒息致死;手术中有时会发生喉头痉挛,应提高警惕,并做好急救准备。对捻发音性蜂窝织炎应及早做广泛的切开引流,切除坏死组织,伤口用3%过氧化氢溶液冲洗和湿敷。

六、思考题

1. 急性蜂窝织炎与丹毒的临床表现有哪些不同?
2. 头面部的急性蜂窝织炎的治疗原则有哪些?
3. 捻发音性蜂窝织炎的病因、临床表现和治疗原则是什么?

七、推荐阅读文献

1. Way LW, Deherty GM. Current Surgical Diagnosis & Treatment [M]. 11th ed. New York: The McGraw-Hill Companies, Inc, 2003.

2. Sabiston DC, Lyerly HK, MD. Textbook of surgery: the biological basis of modern surgical practice [M]. 15th ed. Philadephia: WB Saunders Company, 1997.

3. Russel RCG, Norman S. Short Practice of surgery [M]. 24th ed. Oxford: Oxford University Press Inc, 2004.

4. 石美鑫. 实用外科学[M]. 2版. 北京:人民卫生出版社,2002.

5. 王正国. 创伤外科学[M]. 上海:上海科技出版社,2002.

6. Peitzman AB, Rhodes M, Schwab CW, et al. The Trauma Manual [M]. 2nd ed. Philadephia: Lippincott Williams & Wilkins Inc, 2002.

7. McLatchie GR, Leaper DJ. Oxford Handbook of Clinical Surgery [M]. 2nd ed. Oxford: Oxford University Press, 2002.

8. Greaves I, Johnson G. Practical Emergency Medicine [M]. London: Arnold, 2002.

9. Pearson FG, Deslauries J, Hiebers CA, et al. Thoracic Surgery [M]. New York: Churchill Livingstone Inc, 1995.

10. Torre DM, Jevtic J, Sebastian JL, et al. Using pocket cards to help students learn physical examination techniques [J]. Med Educ, 2004,38(5): 549-550.

11. Van-Klei WA, Grobbee DE, Rutten CL, el al. Role of history and physical examination in preoperative evaluation [J]. Eur J Anaesthesiol, 2003,20(8): 612-618.

12. Elliot DL, Goldberg L. The history and physical examination casebook [M]. Philadelphia: Lippincott Williams & Wilkins, 1997.

13. Nicholas J, Talley. Clinical examination: a systematic guide to physical diagnosis [M]. 4th ed. Oxford: Blackwell Science, 2001.

14. Swarts MH. Textbook of physical diagnosis [M]. 4th ed. Philadelphia: WB Saunders Co Ltd, 2002.

15. Wilkerson L, Lee M. Assessing physical examination skill of senior medical students: knowing how versus knowing when [J]. Acad Med, 2003,78(10 Suppl): S30-S32.

16. Schwind CJ, Boehler ML, Folse R, et al. Development of physical examination skills in a third-year surgical clerkship [J]. Am J Surg, 2001,181(4): 338-340.

(王伟仑　潘睿俊)

案例 9

特殊感染

一、病历资料

1. 现病史

患者,女性,69 岁,因"反复发热 1 周,右下腹疼痛 3 d,神志改变 2 d"入院。入院前 1 周无显著诱因下出现发热,伴有纳差,无显著胸闷、咳嗽、咳痰、排便习惯未有显著改变。体温最高 37.7℃,自行服"感冒药"未有好转。入院前 3 天主诉右下腹疼痛,并出现精神萎靡,低热 38℃左右,入院前 2 天出现嗜睡,遂至我院急诊治疗。经检查后考虑右侧腹壁严重感染,伴全身中毒症状,予以抗生素及补液治疗,后患者发热 40℃,WBC 至 20×10⁹/L,同时伴有血压下降至 80 mmHg/40 mmHg,予以多巴胺(5 μg·kg⁻¹·min⁻¹)后升高至 100 mmHg/60 mmHg。CT 检查发现右侧腹壁至大腿广泛渗出伴气体形成。诊断为"感染性休克、皮肤软组织感染(气性坏疽可能)、高血压、糖尿病、脑梗死后遗症"收治入院。

患者发病以来排尿较少,入院后 24 h 尿量约 800 ml,未有解便。

2. 既往史

高血压 10 年,口服氨氯地平 5 mg qd 控制,维持在 120 mmHg/85 mmHg。糖尿病病史 5 年,拜糖平控制,血糖控制范围不详。2 年前脑卒中,遗留右侧下肢瘫痪,近 1 年长期卧床,较少下床活动。

3. 体格检查

T 39℃,BP 110 mmHg/55 mmHg(多巴胺 5 μg·kg⁻¹·min⁻¹),RR 23 次/min,P 110 次/min,神志欠清,昏睡,消瘦,皮肤巩膜无黄染,球结膜无水肿。胸廓无畸形,双肺呼吸音粗,背部可及少量细湿啰音,HR 110 次/min,律不齐,第一心音强弱不齐。腹平软,肠鸣音弱,右下腹压痛,左侧腹无压痛、反跳痛和肌紧张,肝脾未及。右侧腹壁水肿,皮温较高,红肿,可及皮下捻发感。足背动脉搏动良好。生理反射存在,病理反射未引出。

4. 实验室和影像学检查

(1) 血常规:WBC 22×10⁹/L,中性粒细胞比例 98%,PLT 90×10⁹/L,Hb 90 g/L。

(2) 肝肾功能:总胆红素 30 μmol/L,直接胆红素 12 μmol/L,总蛋白 56 g/L,白蛋白 18 g/L,丙氨酸氨基转移酶(ALT)7 IU/L,门冬氨酸氨基转移酶(AST)20 IU/L,尿素氮 11 μmol/L,肌酐 90 μmol/L。

(3) 血电解质浓度:Na⁺ 128 mmol/L,K⁺ 3.56 mmol/L,Cl⁻ 90 umol/L。

(4) 氨基末端利钠肽前体(NT-proBNP)900 pg/ml,肌红蛋白 640 肌酸激酶 1 000 IU/L 肌钙蛋白 T(cTnT)0.2 ng/ml。

(5) 活化部分凝血活酶时间(APTT)39 s。

(6) 糖化血红蛋白 10。

(7) 胸部+腹部+盆腔 CT 显示:双肺背部少许渗出样改变,叶间裂水肿,少量胸腔积液,腹腔内肠腔充气扩张,结肠内容物多,未见腹腔内游离气体相关征象,右侧腹壁内大量渗出伴气泡形成,向上达到肋弓处,向下延续至右侧大腿根部。

(8) 乳酸浓度 6 mmol/L。

(9) 血气分析:pH值 7.33, SB 17 mmol/L, AB 16 mmol/L, $PaCO_2$ 3.0 kPa, PaO_2 98 kPa, BE -6 mmol/L。

(10) 心电图:房颤,心室率 110~150 次/min, ST - T 改变。

二、诊治经过

1. 初步诊断

(1) 感染性休克。

(2) 皮肤软组织感染(腹壁气性坏疽可能)。

(3) 肺炎。

(4) 低蛋白血症。

(5) 严重电解质紊乱(低钠)。

(6) 高血压。

(7) 糖尿病。

(8) 脑梗死后遗症。

2. 诊治经过

予以急诊手术清创。术中见右腹壁皮下、筋膜及肌肉广泛坏死。术中患者已出现血压偏低,予以使用补液、血管活性药物维持循环,患者脓液培养见大肠埃希菌、屎肠球菌、产气荚膜梭菌,予以碳氢酶烯+甲硝唑+达托霉素针对治疗,并予以血管活性药物应用、扩容纠酸、机械通气、血液滤过等支持治疗,同时创面予以大量过氧化氢溶液冲洗,但整体治疗效果不佳,患者逐渐出现多脏器功能衰竭。术后第7天患者心跳呼吸停止,宣告死亡。

三、病例分析

1. 病史特点

(1) 女性,69 岁,有发热、神智改变、低血压。存在基础疾病高血压、糖尿病、脑卒中后遗症。

(2) 体检发现:右侧腹壁水肿,少量捻发感。

(3) 实验室和影像学检查:WBC 高,中性粒细胞比例增高为主,肌红蛋白及肌酸激酶升高,低蛋白血症,腹部影像学见显著渗出及气泡。

2. 诊断与诊断依据

(1) 诊断:①感染性休克;②皮肤软组织感染(腹壁气性坏疽);③肺炎;④低蛋白血症;⑤严重电解质紊乱(低钠);⑥高血压;⑦糖尿病;⑧脑梗死后遗症。

(2) 诊断依据:①老年女性,急性起病;②有发热、神志改变;③查体:右侧腹壁水肿,皮温升高,可及皮下捻发感,有房颤、金属瓣膜音、肺底细湿啰音等体征,使用血管活性药物维持血压;④辅助检查:WBC升高、乳酸升高、肌红蛋白及肌酸激酶升高,CT 见显著腹壁渗出伴气体形成,少量肺内渗出;⑤脓液培养见大肠埃希菌、屎肠球菌、产气荚膜梭菌。

四、处理方案及理由

(1) 该患者血常规提示细菌感染,CT 影像学提示腹壁下渗出伴有气体,病灶明确,首先考虑外科清创,术后需要抗生素继续治疗,方案为碳氢酶烯＋甲硝唑＋达托霉素,患者肾功能受损,根据估计肌酐清除率调节剂量;同时局部使用过氧化氢溶液冲洗。

（2）患者处于感染性休克状态,需要维持循环情况,予以液体治疗,同时维持机体水电解质酸碱平衡。

（3）患者术后呼吸功能恢复差、循环情况不佳,需要机械通气及血管活性药物支持。

（4）患者术前出现横纹肌溶解,术中明确肌肉损伤,同时感染性休克导致急性肾损伤、出现少尿,需要使用 CRRT 维持肾功能。

（5）患者全身炎症反应明显、能量消耗大,应及时使用营养支持治疗,可根据情况留置胃管或空肠管,并使用肠内或肠外营养。

五、要点与讨论

气性坏疽是以局部水肿、产气、肌肉坏死及全身中毒为特征的感染性疾病,其中产气荚膜梭菌为最多见病原菌。另外,在人和动物的肠道广泛定植的厌氧杆菌、大肠埃希菌、沙门氏菌、肺炎克雷伯菌也可以产气。气性坏疽可发生于战争及灾难的创伤后患者,也可有手术后发生或自发性发生的病例。在结肠腺癌、恶性肿瘤、糖尿病患者中自发性病例较多。

气性坏疽诊断主要依据微生物检查及手术中所见。创面涂片可见到粗大革兰氏阳性杆菌,培养进一步确定为梭状菌属。创面及手术标本中往往可见合并其他细菌的情况,且有约 50% 的患者创面难以培养到梭状菌属。ELISA 及 RT－PCR 检测可有助于明确诊断。手术所见主要表现为带血性的浆液性渗出,伴有气体溢出及肌肉坏死（可表现为苍白、电刺激后无收缩）;术中病理也有助于明确诊断;另外 LDH 及肌酸激酶升高有助于判断肌肉病变的发生;影像学检查如 CT、X 线片有助于发现含气病灶并判断肌层是否存在气体;其他的实验室检查则与严重感染患者相仿。

气性坏疽的治疗主要依靠手术清创。手术需尽快进行、充分引流,尽可能清除坏死的组织及肌肉,必要时需要截肢。抗生素主要选用青霉素 240 万 IU/d 静滴,青霉素过敏的患者可选择庆大霉素或甲硝唑。但由于患者往往伴有其他病原菌的感染,故仍然需要联合其他抗生素治疗。富氧环境对气性坏疽有较好的疗效,可以有效清除细菌并有助于组织修复,故可局部使用过氧化氢溶液冲洗或高压氧治疗。

气性坏疽患者往往出现严重脓毒血症甚至感染性休克,其多脏器功能改变以及相应的支持治疗与严重感染患者相似,可按照脓毒血症相关指南予以处理。

六、思考题

1. 气性坏疽患者的抗生素使用需要注意哪些方面?
2. 气性坏疽手术治疗的过程中需要注意哪些防护措施?
3. 对气性坏疽的治疗有哪些进展?

七、推荐阅读文献

1. 陈孝平.外科学(供临床医学 8 年制及 7 年制使用)[M].2 版.北京:人民卫生出版社,2010:194－195.

2. Wang Y, Hao P, Lu B, et al. Causes of infection after earthquake, China, 2008 [J]. Emerg Infect Dis, 2010,16(6):974－975.

3. Dellinger RP, Levy MM, Rhodes A, et al. Surviving sepsis campaign: International guidelines for management of severe sepsis and septic shock: 2012 [J]. Critical care medicine, 2013,41(2):580－637.

（钟 鸣 闵 东）

案例 10
感染性休克

一、病历资料

1. 现病史

患者,男性,60岁。因"食管癌术后1周,胸闷气促半天"入院。患者1个月前因吞咽困难来院检查,诊断为食管癌。在本院胸外科行食管中下段癌根治术＋食管-胃左胸顶吻合术,术后患者切口愈合良好,无明显渗出,但出现乏力及食欲欠佳,于术后1周出院。出院当天,患者进食流质后出现胸闷气促,随即来我院急诊科就诊,下午患者 T 39℃,出现急性呼吸衰竭,R 35 次/min,SPO₂ 80%,HR 140 次/min,律齐,BP 60 mmHg/40 mmHg,伴四肢厥冷,即刻行经口插管、机械通气后转入重症医学科病房继续治疗。

2. 既往史

糖尿病史10余年,血糖控制可。

3. 体格检查

镇静中,T 39.5℃,HR 150 次/min,律齐,动脉压 60 mmHg/40 mmHg,平均动脉压 56 mmHg,CVP 3 mmHg。两肺呼吸音粗,遍布干湿啰音,口插管机械通气中,FiO₂ 100%,PEEP 12 cmH₂O,测定 SPO₂ 95%,经口插管可吸出较多褐色液体。腹隆,未见肠型蠕动波,触软,未及压痛和反跳痛,肠鸣音弱,胃肠减压引流出黄色液体。尿量少,20 ml/h,色深。皮肤湿冷,可见花斑。

4. 实验室检查

血常规:WBC 为 17×10^9/L,中性粒细胞比例为90%,Hb 为 160 g/L,血细胞比容为 50%,PLT 计数为 100×10^9/L,乳酸浓度为3.6 mmol/L;血气分析:pH 值为 7.25,PaO₂ 为 80 mmHg,PaCO₂ 为 40 mmHg,SPO₂ 为 96%。血钠浓度为 150 mmol/L,血钾浓度为 3.5 mmol/L,血氯浓度为 105 mmol/L;总胆红素水平正常,肌酐浓度为 110 μmol/L;血糖浓度为15 mmol/L。

5. 影像学检查

胸片显示两肺弥漫性渗出增加,呈毛玻璃样改变(见图 10-1)。

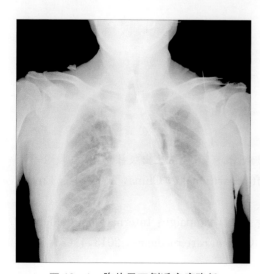

图 10-1 胸片示双侧透亮度降低

二、诊治经过

1. 初步诊断

感染性休克、食管癌术后。

2. 治疗经过

入院后予以液体复苏、维持机械通气治疗治疗,CVP 纠正至 8 mmHg、HCT 降低至 35% 后血压仍未见改善,即刻予以去甲肾上腺素 0.3 μg/(kg·min)提升血压至 120 mmHg/70 mmHg 维持组织灌注,尿量可恢复至 0.5 ml/(kg·h)以上。留取血液、痰液、尿液标本行细菌真菌培养,标本留取以后即刻予以亚胺培南 0.5 g q6h 静脉滴注抗感染。同时严密监控血糖浓度,予以胰岛素控制血糖浓度在 7.8 mmol/L 左右。

入院第 2 天体检,发现因使用呼吸机患者食道内持续气体涌出,考虑气管食管瘘可能,遂行支气管镜检查,发现左主支气管分支后部可见一瘘口样病灶,表面有黄灰色坏死物质附着。为进一步明确诊断行胃镜检查,发现胃食管吻合口处有一直径约 0.4 cm 的瘘口(见图 10-2);胃小弯侧近胃底有一瘘口,表明覆盖较多脓苔,稠厚,注射生理盐水后气管内可有液体呛出,在瘘口处放置支架予以封闭,另放置空肠营养管一根,早期启动肠内营养,逐步增量至 2 000 kcal/d。入院 2 周后,患者一般生命体征平稳,考虑身体状况可以耐受手术,遂于全麻下行气管瘘修补术＋胸膜纤维板剥离术＋纵隔脓腔清创引流术,置胸腔引流管一根。术后患者发热 38.5℃,胸腔引流液培养见热带假丝酵母菌及铜绿假单胞菌,根据药敏结果改用伏立康唑及左氧氟沙星抗感染,患者一般状况逐步好转,于入院后 42 d 脱离呼吸机,转入普通病房继续治疗,后平稳出院。

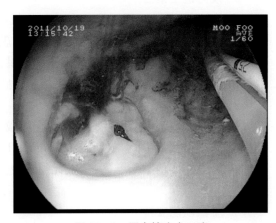

图 10-2　胃食管吻合口瘘

三、病例分析

1. 病史特点

(1) 患者男性,60 岁,之前因食管癌行手术治疗。

(2) 出现全身炎症反应综合征(systemic inflammatory response syndrome,SIRS)。

(3) 存在感染灶、低血压(收缩压<90 mmHg)、高血糖、器官功能障碍、组织灌注低下。

(4) 胃食管吻合口瘘形成纵隔脓肿,继而脓肿破溃至气管,形成气管食管瘘,虽引起了危及生命的呼吸衰竭,但其本质为脓肿引流,故患者感染症状得到一定缓解,为后续治疗争取了时间。

2. 诊断及诊断依据

(1) 诊断:食管癌术后气管食管瘘、感染性休克、多脏器功能障碍(multiple organ dysfunction syndrome,MODS)。

(2) 诊断依据:①食管癌术后 1 周;②持续高热、伴呼吸衰竭以及血流动力学不稳定,BP 60 mmHg/40 mmHg,少尿以及皮肤花斑形成提示组织灌注不良;补液复苏治疗无效,须使用血管活性药物才能维持有效灌注;③存在多脏器功能障碍(急性呼吸衰竭、肾前性肾功能障碍);④入院后证实存在气管食管瘘,胃内容物积聚于纵隔内形成感染灶,继而穿破气管壁从气道内涌出(明确感染灶)。

3. 鉴别诊断

(1) 低容量性休克。

（2）神经性休克。

（3）梗阻性休克。

（4）心源性休克。

四、处理方案及理由

1. 液体治疗

患者入院时存在低血压及组织低灌注体征,故采用晶体、胶体补液(以最大 30 ml/kg 进行液体复苏)以恢复有效循环容量,证实有效容量恢复以后组织灌注仍未改善则提示有使用血管活性药物的指征。根据 2012 年拯救严重脓毒症和感染性休克治疗国际指南,一线血管活性药物为去甲肾上腺素,故首选该药增加患者的血管张力。

2. 及时抗生素治疗

患者入院时存在 SIRS 反应,伴有组织低灌注及脏器功能障碍,考虑感染性休克,故在收治 1 h 以内及时使用广谱抗生素(亚胺培南)覆盖以降低患者的病死率。但是在抗生素治疗前应尽量留取各体液、组织标本进行培养,为以后抗生素降阶梯提供目标。该患者在疾病后期出现铜绿假单胞菌及热带假丝酵母菌感染,抗生素方案做出调整,最终患者感染治愈。

3. 维持内环境稳定

患者虽然有糖尿病病史,但由于存在应激性高血糖,其血糖水平远远超出平时控制水平,因此需要胰岛素强化治疗控制血糖浓度在 7.8 mmol/L 左右。患者存在代谢性酸中毒为组织低灌注、乳酸含量增加所致,且 pH 值不低于 7.25,故无须碳酸氢钠溶液纠酸,予以恢复组织灌注后代谢性酸中毒可自行缓解。

4. 脏器功能支持

患者发病初期已发生 ARDS,因此治疗过程中完全通过机械通气以及一定 PEEP 水平维持氧合,直至全身感染症状去除、营养状况改善以后才脱离呼吸机。患者发病初期存在 AKI,但 AKI 随着组织灌注的改善而逐步缓解,故无须进行 CRRT,维持内环境稳定即可。

5. 控制感染灶

患者发病初期大量呕吐,其实质为纵隔内脓肿导致气管壁破溃,纵隔内脓肿随后得以引流,一定程度上改善了患者的感染症状(本案例的特殊性)。更重要的是患者存在食管瘘,如不进行控制感染状况无法得到根本缓解,结合患者初期生命体征不稳定无法耐受手术这一特点,故选择气管镜下封堵食管瘘制,感染才能得以控制,从而为进一步外科治疗以根本解除食管气管瘘创造了条件。在第二次手术后,由于患者的根本问题得到解决,继而恢复状况良好。

五、要点与讨论

1. 疾病分类

按严重程度可分为脓毒症(sepsis)、严重脓毒症(severe sepsis)和感染性休克(septic shock)。脓毒症为感染及其引起的全身反应;严重脓毒症指脓毒症导致的器官功能障碍或组织灌注不良或低血压;感染性休克指充分的液体复苏后仍然存在组织低灌注(由感染导致的低血压、乳酸水平升高或少尿)。

2. 发病原因

脓毒症可以由任何部位的感染引起。其病原微生物包括细菌、真菌、病毒及寄生虫等,血培养是重要的筛查工具,但并非所有的脓毒症患者都有引起感染的病原微生物的阳性血培养结果,仅约 45% 的感染性休克患者可获得阳性血培养结果。

脓毒症常发生在有严重疾病的患者中,如严重烧伤、多发伤、外科手术后等患者。脓毒症也常见于慢性疾病的患者,如糖尿病、慢性阻塞性气管炎、白血病、再生障碍型贫血和尿路结石。

3. 发病机制

脓毒症的根本发病机制尚未明了,涉及复杂的全身炎症网络效应、基因多态性、免疫功能障碍、凝血功能异常、组织损伤及宿主对不同感染病原微生物及其毒素的异常反应等多个方面,与机体多系统、多器官病理生理改变密切相关,脓毒症的发病机制仍需进一步阐明。

4. 临床表现

(1) SIRS 的表现:指具有 2 项或 2 项以上的下述临床表现。①T>38℃或<36℃;②HR>90 次/min;③R>20 次/min 或 $PaCO_2$<32 mmHg;④外周血 WBC>12×10^9/L 或<4×10^9/L 或未成熟细胞比例>10%。

(2) 脓毒症患者一般都会有 SIRS 的一种或多种表现,最常见的有发热、心动过速、呼吸急促和外周血 WBC 增加。但 2001 年"国际脓毒症专题讨论会"认为 SIRS 诊断标准过于敏感,特异性不高,因此将脓毒症分为 3 类:①原发感染灶的症状和体征;②SIRS 的表现;③脓毒症进展后出现的休克及进行性多功能不全表现。

5. 疾病诊断

(1) 由于认为既往"感染+SIRS 表现"的诊断指标过于敏感,目前临床上诊断成人脓毒症要求有明确感染或可疑感染加上以下指标。

① 全身情况:发热(>38.3℃)或低体温(<36℃);心率增快(>90 次/min);呼吸增快(>30 次/min);意识改变;明显水肿或液体正平衡>20 ml/kg,持续时间超过 24 h;高血糖症(血糖>7.7 mmol/L)而无糖尿病史。

② 炎症指征:WBC 增多(>12×10^9/L)或 WBC 减少(<4×10^9/L)或未成熟细胞比例>10%;血浆 CRP>正常值 2 个标准差;血浆降钙素原>正常值 2 个标准差。

③ 血流动力学指标:低血压(收缩压<90 mmHg、平均动脉压<70 mmHg 或成人收缩压下降>40 mmHg,或低于年龄正常值之下 2 个标准差);SvO_2>70%;心脏指数>3.5 L/(min·m^2)。

④ 器官功能障碍指标:氧合指数(PaO_2/FiO_2)<300;急性少尿(尿量<0.5 ml·kg^{-1}·h^{-1});肌酐浓度上升(>44.2 μmol/L);凝血功能异常(国际化标准值>1.5 或活化部分凝血时间>60 s);肠麻痹:肠鸣音消失;PLT 计数减少(<100×10^9/L);高胆红素血症(总胆红素>70 mmol/L)。

⑤ 组织灌注指标:高乳酸血症(>1 mmol/L);毛细血管再充盈时间延长或皮肤出现花斑。

(2) 严重脓毒症:合并出现组织功能障碍表现的脓毒症,包括①脓毒症导致的低血压;②乳酸超过实验室正常值上限;③充分液体复苏后尿量<0.5 ml·kg^{-1}·h^{-1}超过 2 h;④急性肺损伤;⑤肌酐浓度>176.8 μmol/L;⑥总胆红素>34.2 μmol/L;⑦PLT 计数<100×10^9/L;⑧凝血异常:国际标准化率>1.5。

(3) 感染性休克:其他原因不可解释的以低血压为特征的急性循环衰竭状态,是严重脓毒症的一种特殊类型。包括①收缩压<90 mmHg 或收缩压较原基础值减少>40 mmHg 至少 1 h,或依赖输液及药物维持血压,平均动脉压<60 mmHg;②毛细血管再充盈时间>2 s;③四肢厥冷或皮肤花斑;④高乳酸血症;⑤尿量减少。

6. 治疗

(1) 早期复苏:在最初 6 h 内复苏达标。

(2) 脓毒症的筛查和质量改进。

(3) 诊断:用药前获取标本培养。

(4) 抗生素治疗:早期广谱抗生素覆盖,根据培养结果降阶梯治疗。

（5）感染源控制：尽早控制感染源，严重感染需控制感染源时，应采用对生理损伤最小的有效干预措施，注意感染预防。

（6）合理的液体治疗：根据血流动力学参数调整液体治疗。

（7）血管活性药物：充分液体复苏后仍不能维持灌注的应使用血管活性药物，首选去甲肾上腺素。

（8）强心治疗：充分液体治疗及血管活性药物使用后仍存在低心排的患者可使用多巴酚丁胺，最大剂量 20 μg/(kg·min)。

（9）激素治疗：难治性休克可采用小剂量激素，氢化可的松不超过 200 mg/d。

（10）血制品使用：血红蛋白<70 g/L 时输注红细胞使之达到 70~90 g/L。

（11）机械通气：当脓毒症引发 ARDS 时采用机械通气。

（12）机械通气患者：小剂量持续或间断镇静。

（13）血糖控制：血糖控制目标为<10 mmol/L，并避免低血糖发生。

（14）连续肾脏替代治疗。

（15）预防深静脉血栓。

（16）预防消化性溃疡。

（17）营养：可耐受的情况下给予经口饮食或肠内营养，避免全肠外营养。

六、思考题

1. 感染性休克常见哪些脏器功能障碍？该患者出现了哪些器官功能障碍，针对措施是什么？
2. 为提高感染性休克患者的氧输送有哪些措施？
3. 如何判断疗效？
4. 近年来血流动力学监测技术有哪些改进？

七、阅读文献

Philip DR，Levy MM，Andrew MB，et al. Surviving Sepsis Campaign：International guidelines for management of severe sepsis and septic shock：2012[J]. Critical Care Medicine，2013，41（2）：580－637.

（闵 东 钟 鸣）

案例 11

蛇 咬 伤

一、病历资料

1. 现病史

患者,男性,52岁,因"半小时前在田间劳动时不慎被毒蛇咬伤右手食指"入院。当时,患者即感疼痛伴出血,自行用清水冲洗并用力挤出毒血,自诉为暗红色血液。随后出现右手食指肿胀,迅速向上延伸,遂用布条扎紧手腕部,由家属送来本院急诊。

2. 既往史

平素体检,无慢性病史;无手术外伤史。

3. 体格检查

BP 140 mmHg/90 mmHg, R 22 次/min, HR 80 次/min。神志清晰,无胸闷气促,无恶心呕吐,两眼视力模糊,无明显复视。全身皮肤无黄染,肝脾肋下未触及,全腹无压痛反跳痛,肠鸣音正常。双上肢、下肢肌张力正常,生理反射存在,未引出病理征。右手食指伸侧见齿印二处,间距约 0.5 cm,局部皮肤淤紫,有渗血,右前臂中段以下肿胀明显。

4. 实验室及影像学检查或特殊检查

(1) 心电图检查提示:T 波变化。

(2) 胸片提示:两肺纹理增多。

(3) 血常规:WBC 为 12.8×10^9/L, RBC 4.1×10^{12}/L, PLT 271×10^9/L, 中性粒细胞比例为 84%。

(4) 血生化检查:血糖浓度为 6.86 mmol/L, 肌酐浓度为 127 mmol/L, 血钠浓度为 128 mmol/L, 血氯浓度为 80.7 mmol/L, 血钙浓度为 2.02 mmol/L。

(5) 血气分析:正常。

(6) 尿分析:可见血尿,尿潜血(+++)。

(7) DIC:INR 为 2.11, APTT 为 40 s, PT 为 14 s。

(8) 心肌蛋白检测:乳酸脱氢酶水平为 245 IU/L, 肌酸激酶水平为 320 IU/L, CK - MB 水平为 4.9 ng/ml, 肌红蛋白定量为 76 ng/ml, 肌钙蛋白水平为 0.93 ng/ml。

二、诊治经过

(1) 入院初步诊断:毒蛇咬伤。

（2）入院后予以血常规、尿常规检验，行血气分析、心肌蛋白全套、心电图等检查，并予清创、抗蝮蛇毒血清注射等即刻治疗处理。入院后第 2 天 14：00 检查，发现患者肿势已超过肩关节，达左侧颈肌、前胸、后背部亦肿，测血压、脉搏、呼吸尚属正常；心功能检查提示肌酸激酶水平升高至 320 IU/L，考虑到心功能受到损害。如果膈肌麻痹将影响呼吸功能，患者有生命危险。后又连续肌注抗蝮蛇毒血清 6 000 IU，联合应用抗胆碱酯酶和肌肉兴奋药新斯的明 1 mg/次静注，地塞米松 10 mg 静脉滴注。

（3）患者病情加重、四肢躯干肿胀明显，决定行四肢切开减压。术前与患者家属交代病情，说明目前病情的严重性及进展，术后可能会引起感染或坏死等并发症，家属表示理解并签字。遂于当晚行四肢切开减压，术后转入重症监护病房。入院第 3 天晚间，患者出现呼吸功能障碍，SPO_2 和 $PaCO_2$ 进行性下降，无尿，遂急行气管插管呼吸机辅助通气，使 SPO_2 维持在 97%～99%，并进行血液透析治疗。应用肠内营养混悬液（百普力）胃管鼻饲，常规抗感染，维持电解质平衡。每日加强床边换药，防止切口感染。后患者病情逐渐稳定，尿量增加，并能逐步脱机拔管，恢复饮食，3 周后康复出院。

三、病例分析

1. 病史特点
（1）男性，52 岁，因"右手指被毒蛇咬伤半小时"来院就诊。
（2）查体：右手食指伸侧见齿印二处，间距约 0.5 cm，局部皮肤淤紫，有渗血，右前臂中段以下肿胀明显。
（3）辅助检查：尿液分析可见血尿，尿潜血（＋＋＋）；心肌酶谱水平升高。

2. 诊断及诊断依据
（1）诊断：毒蛇咬伤。
（2）诊断依据：①有被毒蛇咬伤确切病史。②患肢肿胀伴部分破溃。③心肌和肾功能损害表现。④体格检查：四肢肌张力正常，生理反射存在，未引出病理征。右手食指伸侧见齿印 2 枚，间距约 0.5 cm，局部皮肤淤紫，有渗血；右手肿胀，肿势延至右小臂中段。⑤辅助检查：尿液分析可见血尿，尿潜血（＋＋＋），心肌酶谱水平升高。

3. 鉴别诊断
（1）蜈蚣咬伤。
（2）蝎子蛰伤。
（3）蜂蛰伤。

四、处理方案

（1）致伤后立即进行过氧化氢溶液冲洗伤口，同时在近心端用注射器 7 号针头点刺，挤出毒血，消毒纱布进行过氧化氢溶液湿敷。

（2）肌注精制破伤风抗毒素 1 500 IU、抗蝮蛇毒血清 6 000 IU、地塞米松 10 mg。

（3）胰蛋白酶 2 000 IU 加 0.5% 普鲁卡因 10 ml，在牙痕中心周围注射达肌肉层或结扎上端进行套式封闭。

（4）切开减张、气管插管、血液透析以及肠内营养支持治疗。

五、要点与讨论

1. 诊断要点
蛇咬伤要考虑并明确以下问题：

（1）是否蛇咬伤？首先必须明确除外蛇咬伤的可能性，其他动物也能咬伤人，如蜈蚣等，但后者致伤的局部均无典型的蛇伤牙痕。

（2）是否为毒蛇？主要靠特殊的牙痕、局部伤情及全身表现来区别。毒蛇咬伤后，伤口局部常留有一对或 3～4 个毒牙痕迹，且伤口周围明显肿胀及疼痛或麻木感，局部有瘀斑、水泡或血泡，全身症状也较明显。无毒蛇咬伤伤后，局部可留两排锯齿形牙痕。

（3）是哪种蛇咬伤？准确判断何种毒蛇致伤比较困难，从局部伤口的特点，可初步将神经毒的蛇伤和血液毒的蛇伤区别开来。再根据特有的临床表现和参考牙距及牙痕形态，可进一步判断毒蛇的种类。如眼镜蛇咬伤患者的瞳孔常常缩小，蝰蛇咬伤后半小时内可出现血尿，蝮蛇咬伤后可出现复视。

蝮蛇（agkistrodon halys）在我国分布最广，除青藏高原、华南外，各省都有分布。蝮蛇咬伤人体后毒液进入体内，毒液为神经毒及血清毒，亦即混合毒素。蛇咬伤后局部症状较明显，即感觉疼痛，逐渐加重，有麻木感，并伤口周围皮肤迅速出现红肿，向近侧肢体扩散，肢体常有水疱、出血（见图 11 - 1）。全身症状发展也较快，有头晕头痛、周身疼痛、四肢无力、恶心呕吐、胸闷等症状，病情发展最终可出现心力衰竭、呼吸停止，造成死亡的主要原因为神经毒素。

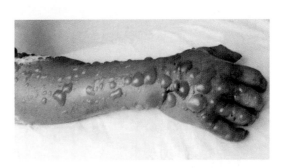

图 11 - 1　被蝮蛇咬伤后的右手臂

2. 治疗要点

蝮蛇咬伤后，应尽早采取有效措施，防止毒液吸收，主要措施有捆绑、冰敷和制动等。进一步应促进毒素的排出和抑制其破坏功能，主要措施有吸出蛇毒、彻底清创及应用胰蛋白酶破坏和分解蛇毒；并立即应用抗蝮蛇毒血清，其特异性高，效果确切，且应用越早疗效越好。此外，支持治疗也非常重要，毒蛇咬伤后的数日内病情较重，中毒症状明显，常伴有不同程度的水电解质紊乱和休克，严重者会出现呼吸衰竭、心力衰竭、急性肾功能衰竭、溶血性贫血等并发症，因而积极的全身支持治疗非常重要。血压低时应及时给予输血和补液、抗休克治疗，呼吸受到抑制时进行辅助性呼吸。肾上腺皮质激素及抗组织胺类药物的应用，对中和毒素和减轻毒性症状有一定的作用。全身抗感染药物对防治局部组织坏死很重要，注射精制破伤风抗毒素可以预防破伤风的发生。

注意不要因已经及时肌注抗蝮蛇毒血清而掉以轻心，要密切观察患者的各项生命体征和局部症状，如病情变化要及时抢救。

六、思考题

1. 毒蛇咬伤有哪些特异性的临床表现？
2. 毒蛇咬伤的误区是什么？
3. 蛇毒的致病机制是什么？

七、推荐阅读文献

1. 胡淑琴，赵尔宓. 中国动物图谱：两栖类-爬行类[M]. 北京：科学出版社，1987.

2. Gornitskaia OV, Platonova TN, Volkov GL. Enzymes of snake venoms [M]. Ukr Biokhim Zh，2003，75(3)：22 - 32.

（杨中印）

案例 12

犬 咬 伤

一、病历资料

1. 现病史

患者,男性,5岁,因"右踝犬咬伤后半月余"入院。患者诉于2004年7月21日在家中被幼犬咬伤右外踝部,有皮肤破损但无明显出血,当时未行伤口清洗和消毒,先后于21日、24日和27日注射狂犬病疫苗3次。8月1日开始,患者出现发热、烦躁不安,体温反复波动于38℃左右,最高达40.5℃。第2天起行走无力,进而发展至完全不能行走,排尿费力,须导尿,逐渐有情绪易激惹表现,于8月6日下午收入院。患者自发病以来无意识不清、头痛、呕吐,无全身抽搐及大小便失禁,无皮疹,无恐水、恐风、恐声现象。

2. 既往史

患者无特别既往史。

3. 体格检查

神清,查体不能配合。瞳孔等大等圆,直径约3 mm,对光反射灵敏,眼球时有向右上凝视,余颅神经未见异常。双肺呼吸音清,未闻及干湿性啰音。HR 90次/min,律齐,未闻及杂音。肝脾肋下未触及,双上肢肌力4～5级,双下肢肌力2级,双上肢有不自主舞动和抖动。腹壁反射和提睾反射消失,双上肢腱反射稍减退,双下肢腱反射和病理反射均未引出。脑膜刺激征阴性。脊柱四肢无畸形,全身皮肤未见瘢痕。

4. 实验室和影像学检查

(1) 入院第2天,脑电图示:双侧广泛性弥漫性慢波,无 α 波;散见 β 波,频率为20～22 Hz,波幅10～20 mV;散见较多 δ 波,频率为3.5～5.0 Hz;枕叶 g 波较多,波幅60～180 mV。腰穿脑脊液检查:压力150 mmH$_2$O;压腹试验提示椎管欠通畅;脑脊液常规:清亮,单个核细胞占比73%,多个核细胞占比27%,RBC 60×10^6/L,WBC 为170×10^6/L;脑脊液生化指标:糖浓度2.54 mmol/L,Cl$^-$浓度123.8 mmol/L,蛋白水平516 mg/L。

(2) 入院第5天,头颅 MRI 平扫示:双侧基底节区及双侧大脑脚、桥脑背侧呈异常信号影,T1WI为较低信号,T2WI、水抑制序列及 DWI 弥散成像为较均匀的高信号影,双侧对称性,以核团受累为主,其余结构未见异常表现(见图12-1)。结论:双侧基底节区及脑干对称性病变,考虑脑炎可能性大。

(3) 血常规:WBC 为15.8×10^9/L,RBC 3.8×10^{12}/L,PLT 计数288×10^9/L,中性粒细胞比例为89%。

(4) 血清生化:血糖浓度为2.86 mmol/L,肌酐浓度为55 mmol/L,血钠浓度为120 mmol/L,血氯浓度为80.7 mmol/L,血钙浓度为2.22 mmol/L,肌酸激酶水平为258 IU/L,乳酸脱氢酶水平为328 IU/L。

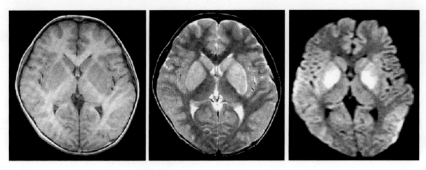

图 12-1 头颅 MRI 示：双侧基底节区及双侧大脑脚、桥脑背侧呈异常信号影，T1WI 为较低信号，T2WI 水抑制序列及 DWI 弥散成像为较均匀的高信号影，双侧对称性，以核团受累为主。

（5）乙脑 IgG 抗体检测阴性。

二、诊治经过

（1）入院初步诊断：病毒性脑脊髓炎、狂犬病可能。

（2）患者入院后给予大剂量激素治疗，病情仍迅速发展，入院第 4 天四肢肌力降为 0 级，四肢腱反射和病理反射均消失，体温高达 39.6℃，出现浅昏迷及持续数分钟抽搐，于入院第 6 天出现呼吸、循环衰竭，经过心肺复苏抢救无效，宣告死亡。病理检查见神经元胞质内嗜酸性病毒包涵体（Negri 小体）；RT-PCR 检测证实狂犬病病毒核酸阳性。

三、病例分析

1. 病史特点

（1）男性，5 岁，因"发热伴烦躁 5 d"来院就诊。

（2）体检阳性发现：双上肢肌力 4～5 级，双下肢肌力 2 级，双上肢有不自主舞动和抖动；腹壁反射和提睾反射消失。

（3）辅助检查：RT-PCR 检测证实狂犬病病毒核酸阳性。

（4）病理检查：神经元胞质内嗜酸性病毒包涵体（Negri 小体）；神经组织变性坏死、软化灶形成，胶质细胞增生形成胶质结节；噬神经细胞现象；血管周围淋巴细胞呈袖套状浸润（见图 12-2）。

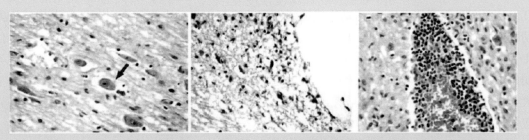

图 12-2 镜下见嗜酸性包涵体、神经组织变性坏死及淋巴细胞血管周围浸润 HE×40

2. 诊断及诊断依据

（1）诊断：犬咬伤后狂犬病。

（2）诊断依据：①有犬类接触及犬伤史；②高热伴四肢无力；③MRI 见双侧基底节区及脑干对称性

病变,以核团受累为主;④病理检查见 Negri 小体;⑤体格检查:双上肢肌力 4~5 级,双下肢肌力 2 级,双上肢有不自主舞动和抖动。腹壁反射和提睾反射消失,双上肢腱反射稍减退,双下肢腱反射和病理反射均未引出。

3. 鉴别诊断

(1) 破伤风。

(2) 病毒性脑膜炎。

(3) 假性狂犬病。

四、处理方案及基本原则

(1) 对病人施行严格隔离,专人护理保持所处环境安静。

(2) 详细告知家属病情及可能的病情进展,签署病危通知单。

(3) 对伤口进行局部处理:对于局部伤口的局部处理(见图 12-3):以化学或物理手段清除感染处狂犬病毒是有效的防护措施。因此,迅速对可能已感染狂犬病毒的所有咬伤处和抓伤处进行局部处理很重要。建议采用的急救程序包括立即用肥皂和水、洗涤剂、聚维酮碘消毒剂或可杀死狂犬病毒的其他溶液彻底冲洗和清洗伤口 15 min 以上。

(4) 积极应对出现的各种全身症状,防治各种并发症:镇静、解痉、调节水电解质平衡、控制脑水肿。

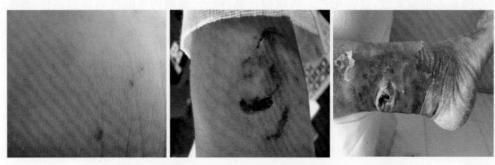

图 12-3 犬咬伤患者的Ⅱ类伤口、Ⅲ类伤口、Ⅲ类伤口伴感染

五、要点与讨论

狂犬病是一种人畜共患疾病(由动物传播到人类的疾病),由狂犬病病毒引起。狂犬病感染家畜和野生动物,然后经过与传染性物质(通常是唾液)密切接触,通过咬伤或抓伤传至人。狂犬病潜伏期通常为 1~3 个月,短则不到 1 周,长则 1 年以上。狂犬病最初症状是发热,伤口部位常有疼痛或有异常原因不明的颤痛、刺痛或灼痛感(感觉异常)。人类通常在被已受感染的动物深度咬伤或抓伤后染上狂犬病。犬类是狂犬病的主要宿主和传播者,几乎是造成亚洲和非洲人类狂犬病所有死亡病例的感染源。该病也可通过感染性物质(通常为唾液)直接接触人体黏膜或新近皮肤破损处传染。

1. 诊断要点

(1) 流行病学史:有被犬、猫或其他宿主动物舔、咬史。

(2) 临床症状:①愈合的咬伤伤口或周围感觉异常、麻木发痒、刺痛或蚁走感。出现兴奋、烦躁、恐惧,对外界刺激如风、水、光、声等异常敏感。②"恐水"症状,伴交感神经兴奋性亢进(流涎、多汗、心率快、血压增高),继而肌肉瘫痪或颅神经瘫痪(失音、失语、心律不齐)。

（3）实验室检查。①免疫荧光抗体法检测抗原：发病第 1 周内取唾液、鼻咽洗液、角膜印片、皮肤切片，用荧光抗体染色，狂犬病病毒抗原阳性。②存活 1 周以上者做血清中和试验或补体结合试验检测抗体、效价上升者，若曾接种过疫苗，中和抗体效价需超过 1∶5 000。③死后脑组织标本分离病毒阳性或印片荧光抗体染色阳性或脑组织内检到 Negri 小体。

（4）临床诊断病例：具备（1）＋（2）中的任一条。

（5）确诊病例：临床诊断病例＋（3）中的任一条。

2. 治疗要点

对于狂犬病目前无有效治疗方案，故以对症支持治疗为主。对患者实行严格隔离，并派专人护理。同时，对局部伤口进行彻底清洁和消毒，并积极应对出现的各种并发症，做好对症处理，防治各种并发症，如镇静、解痉、调节水电解质平衡、控制脑水肿。

六、思考题

1. 狂犬病的病因和诊断标准是什么？

2. 十日观察法的内容和依据是什么？

3. 如何正确判断狗咬伤的暴露程度及接触后的预防措施有哪些？

七、推荐阅读文献

1. 胡学强，陆正齐. 对急性播散性脑脊髓炎的再认识[J]. 中华神经科杂志，2010，42（1）：7 - 10.

2. Blanton JD, Palmer D, Christian KA, et al. Rabies surveillance in the United States during 2007 [J]. JAVMA, 2008,233(6)：884 - 896.

3. 张玲霞，周先志. 现代传染病学[M]. 2 版. 北京：人民军医出版社，2010.

（陈俏峰　庞澄宇　费　健）

案例 13

结节性甲状腺肿

一、病历资料

1. 现病史

患者,女性,61 岁,因"右颈前区肿大 10 年,压迫不适感数月"入院。22 年前患者曾接受左侧甲状腺次全切除术,术后病理为结节性甲状腺肿,未服用甲状腺素片治疗。10 年前 B 超检查再次发现右侧甲状腺结节,长期随访。数月来患者自觉颈部压迫不适,活动后有气促。来院复查,B 超提示双侧结节性甲状腺肿,右侧一结节大小为 68 mm×37 mm×52 mm。患者否认下列症状:声音嘶哑、吞咽困难、呼吸困难、饮水呛咳、心悸、多汗、纳亢、消瘦等。为进一步手术治疗,门诊拟"结节性甲状腺肿"收治入院。患者发病以来,精神好、胃纳好、夜眠好、二便正常。

2. 既往史

患者否认高血压、糖尿病和心脏病史,否认传染病史、遗传病史和过敏史。

3. 体格检查

患者神清,颈前下方见陈旧手术瘢痕,右颈前部肿大。触诊:右侧甲状腺Ⅲ度肿大,可触及一直径 6 cm 的肿块,质地软,随吞咽活动;左侧未触及明显肿块。气管轻度左偏。颈部未触及肿大淋巴结,未闻及血管杂音。

4. 实验室和影像学检查

甲状腺 B 超检查(见图 13 - 1)提示:右侧甲状腺形态肿大,双侧甲状腺见多个不均质回声、低回声及混合回声,左侧之一为 18 mm×14 mm×12 mm,右侧之一为 68 mm×37 mm×52 mm,形状呈椭圆形,内部回声不均匀,边界尚清,内部未见明显点状强回声,CDFI 未见明显异常血流信号,考虑结节性甲状腺肿。双侧颈部未见明显异常肿大淋巴结。甲状腺增强 CT 检查(见图 13 - 2)提示:甲状腺右叶增大,峡部增厚,内见多发结节低密度影,右叶者较大,密度不均,大小约 4.7 cm×4.2 mm,平扫 CT 值 34～67 HU,增强扫描呈不均匀强化,CT 值 67～138 HU。右侧甲状腺见弧形钙化影。气管略向左侧移位,左侧腺叶内见多枚低密度影,边界光滑。双侧颈部多发淋巴结显示。

二、诊治经过

(1) 入院初步诊断:复发性结节性甲状腺肿。

(2) 入院后予以完善术前常规检查,血常规、肝肾功能、甲状腺功能、电解质、心电图、心超、胸片无异常。耳鼻咽喉科会诊示双侧声带活动正常。入院后第 2 天全麻下行右侧甲状腺全切除术,术中行冰

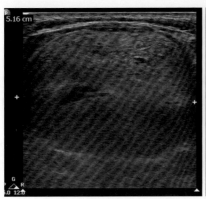 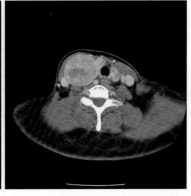

图 13-1　甲状腺 B 超示右侧甲状腺　　图 13-2　甲状腺增强 CT 示两侧腺
　　　　　形态肿大　　　　　　　　　　　　　叶内见多发结节低密度影

冻切片,病理检查结果示右结节性甲状腺肿;术后行石蜡切片,病理检查结果示右结节性甲状腺肿。术后当天,予预防性补钙治疗。术后患者无声音嘶哑、饮水呛咳、呼吸困难,无手足麻木、抽搐等症状。术后第 1 天,血钙浓度为 2.17 mmol/L(正常值 2.00～2.75 mmol/L),甲状旁腺激素(PTH)浓度为 60.9 pg/ml(正常值 15.0～68.3 pg/ml)。患者恢复顺利出院,予口服左甲状腺素钠片(优甲乐)每日 25 μg 逐渐增量至 100 μg,2 个月后复查甲状腺功能。

三、病例分析

1. 病史特点

(1) 女性,61 岁,因"右颈前区肿大 10 年,压迫不适感数月"来院就诊。

(2) 22 年前行左侧甲状腺次全切除术,病理为结节性甲状腺肿。

(3) 体检阳性发现:右甲状腺Ⅲ度肿大,可触及一直径 6 cm 肿块,表面光滑,随吞咽活动,气管轻度左偏。

(4) 辅助检查:甲状腺 B 超示两侧腺叶多发不均质回声、低回声及混合回声,右侧为主。回声内部不均匀,边界尚清,符合结节性甲状腺肿表现。

(5) 甲状腺增强 CT:甲状腺右叶增大,峡部增厚,两叶内见多发结节低密度影,右叶肿块大,边界清,内部密度不均;右侧甲状腺内见弧形钙化影;气管略向左侧移位。

2. 诊断及诊断依据

(1) 诊断:结节性甲状腺肿。

(2) 诊断依据:①20 余年前甲状腺切除术史,术后病理提示结节性甲状腺肿;②术前甲状腺 B 超提示结节性甲状腺肿,颈部未见异常肿大淋巴结;③查体:右侧甲状腺大,可触及巨大肿块,表面光滑,活动度可,颈部未触及肿大淋巴结。

3. 处理方案

(1) 手术:巨大甲状腺肿逐渐增大出现压迫症状时,应考虑手术治疗。

(2) 药物:优甲乐替代治疗,术后 6～8 周复查甲状腺功能,根据甲状腺功能调整剂量。优甲乐不但可弥补因甲状腺部分切除后造成的甲状腺激素分泌不足,还可以起到抑制 TSH 分泌的作用,进而消除 TSH 升高对残余甲状腺刺激增生的作用。

四、要点与讨论

1. 解剖要点

正常甲状腺是一均质结构，20～30 g。甲状腺肿即指甲状腺体积增加或内部形态发生变化。从功能上可将甲状腺肿分为非毒性甲状腺肿(单纯性甲状腺肿)和毒性甲状腺肿，非毒性甲状腺肿形态上又可分为弥漫性甲状腺肿(diffuse goiter)和结节性甲状腺肿(nodular goiter)；从起因上可分为地方性、散发性、代偿性，缺碘是引起地方性甲状腺肿的主要因素。对于碘缺乏地区，为预防甲状腺肿应推广加碘盐。碘是合成甲状腺素的原料，在碘缺乏的情况下甲状腺素合成也会不足，机体为维持正常生理功能会负反馈调节，引起 TSH 分泌增强，促进甲状腺上皮增生，加速甲状腺肿发展。结节性甲状腺肿在病理学上曾被认为是弥漫性甲状腺肿进一步发展的结果，其特点是在腺体肿大的基础上形成大小不等的结节，具有特征性的结节样外观。原因是甲状腺滤泡胶质潴留形成结节，同时由于血循环不良，结节内可发生退行性病变，引起囊肿形成(可发生囊内出血)和局部纤维化、钙化等。但目前在非碘缺乏区见到的结节性甲状腺肿很多先表现为单个和多个胶质样结节，腺体肿大并不明显，随着结节自身体积的增大表现为甲状腺肿大。统计资料显示，女性甲状腺结节发病率是男性的 3～6 倍。对于在非碘缺乏区碘摄入过多，是否导致甲状腺结节发病率增加仍不清楚，需要进一步的流行病学研究以明确两者的关系。

2. 诊断要求

结节性甲状腺肿患者可因不同原因来院就诊。由于经济发达地区参与健康体检人群增多，被查出有甲状腺结节的人明显增多。许多患者的结节仅能通过超声探查到而无法触及；部分患者因结节内出血导致肿物迅速增大或疼痛而就诊，可在颈部看到并触及有张力的囊性肿块，肿块一般随吞咽而上下活动。病程长缓慢生长的结节性甲状腺肿可压迫气管、食管、血管、神经等而引起一系列症状。压迫气管较常见，一侧压迫可导致气管向对侧移位，双侧巨大甲状腺肿可将气管压成扁平状，患者往往有活动后气促的症状。气管长期受压严重者可发生软化，引起呼吸困难；压迫食管时可导致吞咽不适。当肿块巨大向下延伸形成胸骨后甲状腺肿，可压迫颈部静脉导致头颈部静脉回流障碍，可见颈部、胸前表浅静脉明显扩张。对甲状腺结节的影像学检查首选 B 超。有经验的超声科医生可对结节良恶性做出初步判断。与结节性甲状腺肿相鉴别诊断的主要是甲状腺腺瘤和甲状腺恶性肿瘤，US-FNAC 有助于明确结节的性质。结节性甲状腺肿超声表现为双侧多发大小不等的无回声或以实质性和液性回声交错的混合性回声团块，边界规则清晰，可伴或不伴声晕或斑块状强回声，这种粗大的钙化灶与甲状腺癌的细小钙化灶表现是不同的。对巨大甲状腺肿，疑有气管压迫或胸骨后甲状腺肿时，应行颈部 CT 或 MRI 检查，了解其与周围器官的关系，有助于术前风险评估。结节性甲状腺肿一般不引起甲状腺功能异常，但少部分会发生功能亢进，也称继发性甲亢。因此，对甲状腺多发结节患者应定期检查甲状腺功能。

3. 治疗要点

无压迫症状且甲状腺功能正常的结节性甲状腺肿通常无须手术治疗，对此类患者可给予每日口服 25～50 μg 优甲乐，可轻度抑制 TSH 分泌，每 3～6 个月复查甲状腺 B 超。该方法对体积较大的结节疗效不明显。对于产生压迫症状如气管受压(如本例患者)、吞咽困难、声音嘶哑、继发甲亢或出于美容需要等，应考虑手术切除。手术范围根据甲状腺病变范围决定，但应切除所有异常甲状腺组织，一侧腺叶全切除或次全切除是合适的术式。建议术后给予适量左甲状腺素钠片，有利于减少复发。如双侧甲状腺均被病变组织占据，则需行甲状腺次全切除，患者术后需长期服药。结节性甲状腺肿如仅行结节摘除或一侧腺叶部分切除术，残留甲状腺组织易复发。但如切除组织过多，会产生医源性甲状腺功能减退，术前应与患者充分沟通。因此，把握结节性甲状腺肿手术指征及切除范围显得尤为重要。

结节性甲状腺肿易复发，再次手术对术者技术要求较高。同侧再次手术因原手术区域粘连，增加残余腺体解剖游离的难度。旁腺组织的辨识和保护也比较困难，要特别注意尽可能保留疑似旁腺的组织。

再次手术喉返神经损伤风险也较高,术前一定要做声带检查,以判断前次手术是否有神经损伤,在切除残余腺体前要尽可能解剖显露喉返神经,从而有效避免神经损伤。

五、思考题

1. 甲状腺良、恶性肿瘤鉴别需注意哪些方面?
2. 结节性甲状腺肿的手术指征有哪些?
3. 结节性甲状腺肿的手术范围如何确定?

六、推荐阅读文献

1. Blum M, Hussain MA. Evidence and thoughts about thyroid nodules that grow after they have been identified as benign by aspiration cytology [J]. Thyroid,2003,(07):637 - 641

2. Braverman LE, Utiger RD. The Thyroid [M]. Lippincott:Williams Wilkins, 2000. 866 - 871.

3. Knudsen N, Laurberg P, Perrild H. Risk factors for goiter and thyroid nodules [J]. Thyroid, 2002,(10):879 - 889

4. Cooper DS, Doherty GM,Haugen BR. Revised American Thyroid Association management guidelines for patients with thyroid nodules and differentiated thyroid cancer [J]. Thyroid,2009,19 (11):1167 - 1214.

(陈海珍)

案例 14

甲状腺癌

一、病历资料

1. 现病史

患者,女性,30岁,因"健康体检时被发现右侧甲状腺肿块"入院。1个月前,患者在健康体检时被医生触及右侧甲状腺肿块,同时甲状腺超声检查发现右侧甲状腺有一肿块。患者无任何不适症状,无颈部疼痛,无吞咽梗阻感,无纳亢,无心悸,无怕热多汗症状。

2. 既往史

患者幼年时患扁桃体炎;无手术外伤史;月经正常;无肿瘤家族史。

3. 体格检查

甲状腺无肿大,右侧腺叶中部可触及一结节,直径约1 cm,质地偏硬,边界不清,肿块无触痛,可随吞咽上下活动。两侧颈部未触及肿大淋巴结。

4. 实验室和影像学检查

甲状腺功能在正常范围,甲状腺自身抗体 TGAb、TpoAb 水平均正常。超声提示右侧甲状腺探一8 mm×9 mm×6 mm 偏低回声结节,边界不规则,无包膜,内含点状强回声,拟 TI-RADS 4C 类。颈部Ⅵ区可见数枚肿大淋巴结。

二、诊治经过

(1) 初步诊断:右甲状腺肿块、甲状腺癌可能。

(2) 诊治经过:该患者来我院甲状腺专科门诊就诊,医生建议其接受 US-FNAC 检查。检查结果为:右甲状腺结节穿刺见到恶性细胞,符合甲状腺乳头状癌。该患者被建议手术治疗并被普外科收治。术前常规检查无手术禁忌证,耳鼻喉科会诊提示双侧声带活动正常。术前与患者本人及家属谈话,告知手术方式及风险等内容,次日患者在全麻下接受右甲状腺腺叶全切除+峡部切除+右侧中央区淋巴结清扫。术中见右侧腺叶切面中部一硬质肿块,直径约1 cm,标本切面无包膜,未侵犯甲状腺包膜。气管前上及前下方均见肿大淋巴结。左侧腺叶大小质地均正常,未触及结节。术中冰冻病理报告为"右侧甲状腺乳头状癌",术后石蜡病理报告进一步证实气管前下方淋巴结4枚中2枚见癌转移,右侧甲状腺旁及气管食管沟淋巴结4枚中1枚见癌转移,喉前淋巴结2枚无癌转移。患者术后顺利恢复出院,遵医嘱服用优甲乐。

三、病例分析

1. 病史特点

（1）年轻女性，体检时偶然发现无症状甲状腺结节。

（2）体检：右甲状腺中部可及一质硬结节，颈部未触及肿大淋巴结。

（3）辅助检查：甲状腺超声提示右侧腺叶内 8 mm×9 mm×6 mm 偏低回声结节，拟 TI‐RADS 4C。Ⅵ区可见数枚肿大淋巴结。US‐FNAC 提示：右甲状腺乳头状癌。

2. 诊断及诊断依据

（1）诊断：右甲状腺乳头状癌，临床分期 $cT_1N_1M_0$，Ⅰ期。

（2）诊断依据：①右侧甲状腺可触及质硬肿块；②超声提示肿块有恶性结节的征象；③US‐FNAC 提示甲状腺乳头状癌。

3. 鉴别诊断

（1）甲状腺腺瘤。

（2）结节性甲状腺肿。

（3）慢性淋巴细胞性甲状腺炎。

四、处理方案及理由

（1）手术是根治甲状腺乳头状癌的唯一手段，由于患者肿块较小，且位于腺体内，故选择行患侧腺叶全切除＋峡部切除＋患侧中央区淋巴结清扫。术后病理证实为 $T_1N_1M_0$。

（2）由于 TSH 被认为是刺激甲状腺滤泡上皮增生及肿瘤细胞生长的重要激素，术后予左旋甲状腺素片口服，可有效降低 TSH 水平，起到抑制作用。

五、要点与讨论

1. 解剖要点

手术解剖的要点和难点是识别并保护喉返神经，避免其损伤。另外，保护甲状旁腺组织也很重要。喉返神经发自两侧迷走神经，左侧起始于主动脉弓前，绕主动脉弓下方，沿气管食管沟上行，在环甲关节后方进入喉部，前支分布于喉内的内收肌，后支分布于喉内的外展肌；右侧喉返神经自右锁骨下动脉前方由右迷走神经分出，向下绕此动脉，然后沿气管食管沟上行，到环甲关节后方入喉。左侧喉返神经颈段与气管平行，右侧喉返神经颈段斜行进入气管食管沟，且位置较左侧深。喉返神经在与甲状腺下动脉交汇处及进入环甲膜时容易受到损伤。各种物理损伤，如器械、热损伤、过度牵拉等均会引起不同程度的声音嘶哑。喉返神经可能在甲状腺下动脉分支中间、深部或者少数情况下分支浅面穿行，故术中处理甲状腺下动脉或其分支时，应仔细解剖辨识纵行的神经。正确辨识是保护甲状旁腺的基础。一般上旁腺位置较固定，位于甲状腺背侧中上三分之一处，其下方数毫米便是喉返神经入喉前的走行标志。下旁腺位置有一定变异，多位于甲状腺下极下方或外下侧，与甲状腺包膜紧贴。真正的旁腺腺体呈黄褐或红褐色，仅数毫米大小，呈扁椭圆形或不规则形，周围常被覆少量脂肪组织，因此在上述部位看到脂肪组织就要考虑存在旁腺可能。

2. 诊断要点

国内甲状腺癌已跃至女性常见癌前列。其发病率明显升高似乎是许多国家的普遍现象。近 20 年来,韩国甲状腺癌检出率增加了 15 倍,已成为该国发病率居首的癌症,被认为与甲状腺超声检查有关。甲状腺癌分四种类型,其中乳头状癌(PTC)和滤泡状癌(FTC)被列为分化良好型癌(DTC)。这两种癌预后均十分良好,其中又以 PTC 最常见,约占所有新诊断甲状腺癌的 90%。对于局限于腺体内的且无明显淋巴结转移的 PTC,20 年的生存率超过 95%。髓样癌(MTC)来源于滤泡旁 C 细胞,分泌降钙素,是 MTC 的特异性肿瘤标志物。部分髓样癌患者可检测出血清中癌胚抗原升高。甲状腺未分化癌预后极差,确诊时多数无法手术切除,是一种致死性癌。甲状腺癌临床上以颈部肿块为表现,一般无明显症状,肿瘤生长较缓慢。短期迅速增大的实质性肿块要考虑恶性可能。当出现声音嘶哑症状时,要考虑肿瘤侵犯喉返神经。由于超声检查的普及,目前多数甲状腺癌被确诊时肿块较小,很多无法触及。PTC 十分容易发生颈淋巴结转移,发生率为 30%～60%,但不一定能被触及。超声仍是目前首选的影像检查。当疑有肿瘤侵犯周围组织,术前应行颈部增强 CT 检查,有助于了解周围器官受累及颈淋巴结转移情况。FNAC 是术前判断甲状腺结节良恶性质的可靠方法。对于那些深部肿块或不可触及的结节,更适合采取 US‐FNAC 达到术前诊断的效果。FNAC 细胞病理学结果分为腺癌或可疑腺癌、滤泡状或许特尔肿瘤、滤泡状病变性质不明、甲状腺淋巴瘤、良性病变(结节性甲状腺肿、胶质样结节、增生性结节、桥本甲状腺炎)、标本量不足(无法诊断)等 6 个类型。国内许多大型医疗机构已开展了 US‐FNAC,对于直径小于 5 mm 的小结节诊断准确性也达到 80% 以上。建议对超声影响表现可疑(低回声、形态不规则、边界不清、有细小钙化灶等)的结节进行 FNAC,可明确诊断,且有助于术前合理制定术式。如所在医院尚未开展细胞学诊断,则仍需通过术中快速冰冻病理检查判断肿块良恶性,并决定手术范围。

3. 治疗要点

PTC 主要靠手术切除能获得治愈,术式选择正逐渐呈现多样化及个体化。甲状腺切除范围主要依据与肿瘤预后相关的风险因素决定,包括年龄(>45 岁)、肿瘤大小(直径>4 cm)、侵犯包膜或有肌肉气管侵犯、分化度低、有淋巴结转移及早期远处转移。对于术前或术中评估有上述一项或多项危险因素的患者,建议行甲状腺全切除或近全切除术(患侧腺叶全切除＋对侧腺叶次全切除)。由于 PTC 中央区(Ⅵ区)淋巴结转移率较高,国内资料报道可达 52%,且被认为是淋巴结转移的首站,建议在切除甲状腺同时常规行Ⅵ区淋巴结清扫。也有学者认为仅在术中发现Ⅵ区淋巴结肿大时做该区清扫。清扫范围包括甲状软骨以下、胸骨切迹以上及颈总动脉内侧区域间所有淋巴脂肪组织,即包括喉前、气管前至前上纵隔及病灶侧甲状腺旁及气管食管沟淋巴结,因此,全程解剖喉返神经是必需的。由有经验的外科医生进行并不增加手术并发症。对于有明确的颈侧区淋巴结转移患者,应同时行颈侧区淋巴结清扫(包括Ⅱ、Ⅲ、Ⅳ、Ⅵ区)。对于低风险的年轻单侧癌患者,如肿块局限于腺体内,直径≤2 cm,可更多选择做患侧腺叶切除＋峡部切除＋中央区淋巴结清扫的术式。因为只要有条件进行随访,如果对侧再次出现肿瘤仍有机会再次手术获得治愈。行单侧切除的益处不但可减少并发症发生的风险,还可减轻年轻患者需终身服药的心理压力。正如本例患者所接受的术式。全甲状腺切除＋中央区淋巴结清扫的术式易引起术后暂时性的旁腺功能减退,发生率可达 20%～30%,患者因低血钙出现面部或手足的强直感和麻木感,重者可发生面部肌肉及手足抽搐。一般建议术后预防性地给予 10% 葡萄糖酸钙 20 ml 静脉滴注,次日起可予口服钙剂,多数患者的低钙症状可在数日至数周内消失。要尽量避免永久性甲状旁腺功能减退,因此,术中保护甲状旁腺尤为重要。应注意鉴别甲状腺周围的淋巴结及甲状旁腺,前者质地较硬,后者较软。术中如怀疑完全游离了甲状旁腺,应切取一小部分送冰冻病理检查以明确为甲状旁腺组织,然后将其余甲状旁腺切成 0.5 mm 大小的碎块植入颈前肌中。

DTC 术后辅助治疗主要包括抑制治疗及放射性核素治疗。服用优甲乐能抑制 TSH,被认为可减少复发。目前观点认为抑制服药剂量也有个体化的调整。对于老年患者、有心脏疾患者,低风险肿瘤建议部分抑制,即将 TSH 维持在接近正常范围低限值水平(0.1～0.5 mIU/L)。对于明显腺体外侵犯,有无法切除的残余癌肿组织或多发淋巴结转移患者,建议患者术后行[131]I 治疗。

六、思考题

1. 当临床上触及甲状腺肿块时,应该进行哪些辅助检查?
2. 为什么对 DTC 患者甲状腺切除范围存在争论,不同术式的优缺点有哪些?
3. 中央区淋巴结清扫对预后是否有价值?

七、推荐阅读文献

1. Ahn HS, Kim HJ, Welch HG. Korea's thyroid-cancer "epidemic"—screening and over diagnosis [J]. N Engl J Med,2014,371(19):1765-1767.

2. Davies L,Welch HG. Thyroid cancer survival in the United States:observational data from 1973 to 2005 [J]. Arch Otolaryngol Head Neck Surg,2010,136(5):440-444.

3. Layfield LJ,Cibas ES,Gharib H,et al. Thyroid aspiration cytology:current status [J]. CA Cancer J Clin,2009,59(2):99-110.

4. 甲状腺结节和分化型甲状腺癌诊治指南[J].中国肿瘤临床,2012,39(17):1249-1272.

(何永刚)

案例 15
甲状旁腺功能亢进症

一、病历资料

1. 现病史

患者,女性,51岁,因"头晕伴乏力2周"来院就诊。入院前2周,患者无明显诱因下出现头晕、乏力。既往无明显头痛、胸闷气促、肢体麻木,无多饮多尿史。来院就诊测得 BP 200 mmHg/110 mmHg,血钙浓度明显升高,收入内分泌科病房。

2. 既往史

有溃疡性直肠炎史,间断服用"美沙拉嗪"。无传染病史,有剖宫产手术史,47岁时绝经,无高血压家族史。

3. 体格检查

甲状腺无明显肿大,右叶中部可触及一直径约1.5 cm结节,质地中等,边界尚清,无触痛,可随吞咽上下活动。两侧颈部未触及肿大淋巴结。

4. 实验室和影像学检查

生化检查发现血钙浓度明显高于正常,最高达 3.27 mmol/L;血磷浓度为 0.69 mmol/L(正常范围 0.80～1.60 mmol/ml),多次测得 PTH 水平明显升高,最高达 887 pg/ml(正常范围 15～65 pg/ml)。24 h 尿钙总量 12.52 mmol(正常范围 2.5～7.5 mmol)。肾功能正常,肾上腺皮质功能正常。影像学检查:颈部超声提示右甲状腺叶内多发混合性回声,最大之一 14 mm×8 mm,拟 TI-RADS 3 类。右侧腺叶下极后方一低回声病灶,大小 22 mm×8.2 mm,呈椭圆形,边缘光整,考虑为旁腺瘤。颈部 CT 提示"右下旁腺肿瘤,右甲状腺肿块"(见图 15-1)。^{99m}Tc-MIBI 提示 2 h 延时相右颈部核素浓聚。腹部 CT 示双侧肾上腺体部结节样增生,胰腺无异常。颅脑 MRI 提示:垂体形态饱满。腹部 B 超提示:双肾囊性灶,考虑肾囊肿。骨密度检测提示骨质疏松。

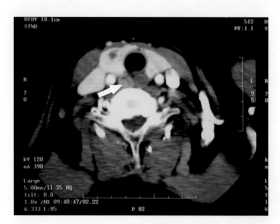

图15-1 颈部增强 CT 提示右侧下旁腺肿瘤(箭头所指处)及右甲状腺肿块

二、诊治经过

(1) 初步诊断：高钙血症、原发性甲状旁腺功能亢进症(PHPT)、高血压。

(2) 诊治经过：住内分泌科期间，予降钙素 200 IU，每日两次皮下注射，另每日予 3 000 ml 生理盐水补液及利尿降压药处理。诊断为原发性甲状旁腺功能亢进症，右侧旁腺瘤，转入外科病房手术治疗。术前与患者本人及家属谈话，告知手术方案及风险。患者在全麻下接受了右甲状腺腺叶切除＋右下甲状旁腺瘤切除术。术中探查见右甲状腺腺叶中部一硬质肿块，直径约 1 cm，腺叶下极气管食管沟内发现一枚红褐色椭圆状质软肿块，有包膜，符合术前定位诊断。右侧上甲状旁腺区及左侧上下甲状旁腺区未发现增生甲状旁腺组织。沿包膜完整切除肿瘤，大小约 2.5 cm×1.5 cm×0.8 cm，重 2.6 g，术中冰冻示"甲状旁腺肿瘤"。术后第 1 天查血钙浓度为 2.54 mmol/L，PTH 水平为 8 pg/ml。术后第 4 天查血钙浓度为 2.08 mmol/L，血磷浓度为 0.99 mmol/L。石蜡病理报告示"右甲状旁腺腺瘤，右结节性甲状腺肿，部分滤泡上皮增生"。

三、病例分析

1. 病史特点

(1) 中老年女性，起病以高血压症状为表现。

(2) 体检：右甲状腺中部可及一质硬结节，颈部未触及肿大淋巴结。

(3) 辅助检查：高血钙(＞3 mmol/L)，低血磷(0.69 mmol/L)，PTH 水平上升明显。24 h 尿钙总量 12.52 mmol(正常范围 2.5~7.5 mmol)。颈部超声：右甲状腺多发混合性回声，最大者达 14 mm×8 mm，右甲状腺下极内侧一低回声病灶，大小 22 mm×8.2 mm，考虑为旁腺瘤。颈部 CT 提示"右下旁腺肿瘤，右甲状腺肿块"。^{99m}Tc-MIBI 提示 2 h 延时相右颈部核素浓聚灶。

2. 诊断及诊断依据

(1) 诊断：①PHPT、右侧甲状旁腺腺瘤；②右结节性甲状腺肿；③高血压；④慢性溃疡性直肠炎；⑤肾囊肿。

(2) 诊断依据：该例中 PHPT 的诊断依据为①高钙及低磷血症；②PTH 水平明显升高；③超声提示右下旁腺腺瘤；④^{99m}Tc-MIBI 旁腺相显示右颈部核素浓聚灶。

3. 鉴别诊断

应与其他引起血钙浓度升高的疾病鉴别，如家族性低尿钙性高血清钙、肿瘤性高血钙等，也要鉴别是腺瘤还是增生引起的甲状旁腺功能亢进。

四、处理方案及理由

(1) 术前处理：降血钙，通过输注大量生理盐水并配合利尿剂使用增加尿钙排除，缓解高血钙；肌注降钙素，促进骨骼吸收钙质。本例患者由于同时存在右侧甲状腺结节，故同期行右侧甲状腺切除。

(2) 手术切除旁腺病变是目前治疗 PHPT 唯一有效的方法。

五、要点与讨论

1. 解剖要点

甲状旁腺很小,位于甲状腺附近,呈圆形或椭圆形,通常有 4 个,左右各一对,为扁椭圆形小体,棕黄色,长 3~8 mm,宽 2~5 mm,高 0.5~2 mm,每个重 35~50 mg。均贴附于甲状腺侧叶的后缘,位于甲状腺被囊之外,有时也可埋藏于甲状腺组织中。一般上旁腺位于甲状腺侧叶后缘中部附近处;下旁腺则在甲状腺下动脉的附近,约位于腺体后部下 1/3 处。

2. 诊断要点

PHPT 是指与血清离子钙水平异常相关的 PTH 分泌失调。PTH 功能是调节血钙浓度的最重要激素,它通过主要靶组织(如骨和肾脏)上的 PTH 受体发挥调节的作用。PTH 升高的总体作用是引起血钙浓度升高。高血钙曾是诊断 PHPT 最重要的生化依据,但是血钙正常可以出现在 PHPT 的各个阶段。PHPT 通常是一种长期稳定的疾病,极少有特异性症状,因此仅有少数患者可以通过疾病特异的症状和体征而确诊。20 世纪 70 年代以来,随着自动血钙测定技术广泛应用,PHPT 的典型表现部分地发生了变化。过去患者常有广泛骨质疏松和纤维囊性骨炎引起的骨骼症状,另一部分患者常伴有复发性肾结石,甚至导致肾功能不全。而目前在西方国家,临床症状和体征已不是 PHPT 患者就诊的主要原因。复发性肾结石、肾功能损伤、低应力性骨折在 PHPT 患者中非常少见。目前很难明确原发性PHPT 是散发的(非家族性)还是具有遗传性。要询问患者是否有高血钙家族史,是否有 PHPT 相关的遗传综合征肿瘤。家族性 PHPT 最常见于 1 型多发性内分泌肿瘤(MEN-1),这是一种罕见疾病,包括甲状旁腺、垂体及胰腺内分泌瘤。

PHPT 还可能出现肌肉症状,表现为乏力、嗜睡、肌肉无力。部分患者出现精神症状,最常见的表现是情感改变和神经衰弱,患者常感疲劳、乏力、焦虑,还要注意 PHPT 患者高血压发病率增加。本例患者的临床特点是因高血压症状而就诊的。PHPT 也引起心脏功能紊乱,如左心室肥大和舒张末期容量增加、心电图异常等。

高达 80% 以上 PHPT 由单个甲状旁腺腺瘤引起,术前必须完成定性和定位诊断。PTH 升高是必需的生化指标。患者同时表现有持续高血钙及低血磷。术前定位诊断对保证探查成功率是十分重要的。超声以其非损伤性、廉价、快速易行和敏感性较高等优点,已成为首选检查技术。US-FNAC 更有助于持续性或复发性甲状旁腺功能亢进并发现颈部可疑肿块的情况。CT 是其次选择的定位手段,由于甲状旁腺病变通常较小,故需使用 5 mm 及以下的薄层扫描以克服部分容积效应和提高小病变的显示能力。核素显像可作为 PHPT 的功能性病变定位初查方法,目前主要有减影技术和双时相技术。双时相核素显像检查技术原理是注入 ^{99m}Tc-MIBI 示踪剂,甲状旁腺病变组织摄取示踪剂的时间要早于甲状腺,并且廓清示踪剂的速度迟于甲状腺,可保留 2~3 h。因此,可通过注入示踪剂后早期成像和 2~3 h 后的延迟成像识别出甲状旁腺病变,表现为病灶早期获取示踪剂并持续显像直至延迟期。该显像技术已逐渐取代锝-铊混合示踪剂的减影显像技术。核素显像检查对甲状旁腺病变有较高的敏感性(甲状旁腺瘤为 93%,甲状旁腺增生敏感性为 60%);其主要缺点是空间分辨力差,最大分辨力为 7~8 mm,因而难以识别小于 500 mg 的病变腺体。MRI 在 PHPT 病灶定位诊断中显示出很高的价值,尤其是其不需使用对比剂即能显示大血管流空现象,因此对纵隔内异位甲状旁腺病变的发现和确定十分敏感,已成为持续性或复发性甲状旁腺功能亢进的主要定位方法之一。

3. 治疗要点

外科手术是目前治疗各种程度 PHPT 唯一有确切疗效的治疗方法。由于目前无症状的轻度PHPT 检出率升高,欧美国家对大部分仅血钙浓度轻度升高的患者倾向采用非手术治疗和随访。对于血钙浓度高于 3.0 mmol/L 的患者,同时出现以下任何情况时,建议手术治疗:①肌酐清除率下降≥

30%；②尿钙排泄率≥400 mg/24 h；③骨总量比同龄正常人低 2 个标准差；④年龄<50 岁；⑤近期有肾结石发作史；⑥明显的神经肌肉和精神症状；⑦无法进行或不愿进行随访监测。

甲状旁腺瘤探查成功率的提高明显受益于影像学技术的发展。目前绝大多数甲状旁腺肿瘤均可于术前明确病灶位置，因此术中较易找到病变腺体，缩小手术切口，缩短手术时间，并且术中一旦发现符合术前定位的腺瘤，允许不做其余部位甲状旁腺的探查。切除甲状旁腺肿瘤时，要做到连同包膜完整切除。肿瘤切除后应送冰冻病理检查，可帮助鉴别是腺瘤还是增生。增生和腺瘤有时术中冰冻病理较难鉴别，要考虑探查其余甲状旁腺区。有条件的医院可以开展术中快速 PTH 检测，可有效判断是否存在残余病变。如果一侧甲状腺同时有病变，应同时行该侧甲状腺切除。游离和切除甲状旁腺瘤时，要注意避免损伤喉返神经，建议常规解剖喉返神经并予保护。

六、思考题

1. PHPT 的诊断依据是什么？
2. PHPT 术前定位诊断方法有哪些，各有何优缺点？
3. 哪些遗传性疾病可出现 PHPT？

七、推荐阅读文献

1. Press DM，Siperstein AE，Berber E，et al. The prevalence of undiagnosed and unrecognized primary hyperparathyroidism：a population-based analysis from the electronic medical record [J]. Surgery，2013，154(6)：1232 - 1237.

2. Bilezikian JP，Brandi ML，Eastell R，et al. Guideline for the management of asymptomatic primary hyperparathyroidism：summary statement from the Fourth International Workshop [J]. J Clin Endocrinol Metab，2014，99(10)：3561 - 3569

3. Udelsman R，Pasieka JL，Sturgeon C，et al. Surgery for asymptomatic primary hyperparathyroidism：proceedings of the third international worshop [J]. J Clin Endocrinol Metab，2009，94(2)：366 - 372

（何永刚）

案例 16

纤维囊性乳腺病

一、病历资料

1. 现病史

患者，女性，32岁，已婚未孕。因"自觉左乳疼痛不适半年"来本院门诊就诊。患者半年前自觉左乳胀痛不适，月经来潮前 2~3 d 开始疼痛，无固定部位，月经来潮后缓解。疼痛时左乳外上似可及一质地较硬结节，直径约 2 cm；疼痛缓解后肿块似亦消失。无乳头溢液，无乳头、乳房皮肤改变。患者食欲、睡眠、大小便均正常，体重无明显变化。平素月经不规律，经量较多。既往无慢性疾病史。

2. 既往史

患者既往体健，无慢性疾病史，无手术外伤史。

3. 体格检查

双乳对称；双乳皮肤无破溃、凹陷、橘皮样变；双侧乳头等高，无凹陷、歪斜，无乳头溢液，无乳头湿疹样改变，未见陈旧手术瘢痕；双侧乳房内似可扪及斑片状增厚腺体，左乳较明显，未及明确肿块。双侧腋窝及双侧锁骨上未及异常肿大淋巴结。

4. 实验室和影像学检查

暂无实验室和影像学检查结果。

二、诊治经过

（1）初步诊断：纤维囊性乳腺病。

（2）诊治经过：该患者的主要症状是随月经周期变化的乳房疼痛伴结节，月经来潮后缓解。根据患者的年龄、主诉、症状，首先考虑纤维囊性乳腺病。患者行超声检查，乳腺及引流区淋巴结超声检查结果：双乳腺体明显增厚；回声增多、增强，分布欠均匀；腺体表面尚光不平整，腺管未见明显扩张。CDFI：未见明显异常血流信号。参考诊断为"双侧纤维囊性乳腺病"。

向患者解释症状属于正常乳房的生理变化，消除其因担心患严重疾病的焦虑、紧张情绪之后，乳房疼痛缓解明显，暂无须进一步治疗。

三、病例分析

1. 病史特点

（1）女性，32 岁，因"自觉左乳疼痛不适半年"来院就诊。

（2）体格检查：双乳对称；双乳皮肤无破溃、凹陷、橘皮样变；双侧乳头等高、无凹陷、无歪斜，无乳头溢液，无乳头湿疹样改变，未见陈旧手术瘢痕；双侧乳房内似可扪及斑片状增厚腺体，左乳较明显，未及明确肿块。双侧腋窝及双侧锁骨上未及异常肿大淋巴结。

（3）辅助检查：乳腺和引流区淋巴结超声检查结果显示双乳腺体明显增厚，回声增多、增强，分布欠均匀，腺体表面尚光不平整，腺管未见明显扩张。CDFI：未见明显异常血流信号。参考诊断为"双侧纤维囊性乳腺病"。

2. 诊断及诊断依据

（1）诊断：纤维囊性乳腺病。

（2）诊断依据：①患者为女性，32 岁，已婚未孕，因"自觉左乳疼痛不适半年"来院就诊，主要症状为随月经周期变化的乳房疼痛伴结节，月经来潮后缓解。②体格检查：双侧乳房内似可扪及斑片状增厚腺体，左乳较明显，未及明确肿块及其他异常。③乳腺超声提示双乳腺体增厚，回声增多、增强，分布欠均匀，未见明显肿物。

3. 鉴别诊断

需与纤维腺瘤及乳腺癌等疾病鉴别。

四、处理方案及基本原则

随访观察：纤维囊性乳腺病临床上主要表现为与月经周期相关的乳房疼痛和结节感，其本质既非炎症，又非肿瘤，是正常结构的排列紊乱。

纤维囊性乳腺病本身无手术治疗的指征，药物治疗多以缓解乳房疼痛症状为主，进行相关检查排除乳腺癌之后，经医生解释症状属于正常乳房的生理变化，消除患者因担心患严重疾病的焦虑、紧张情绪之后，乳房疼痛症状自行缓解，无须进一步治疗。

五、要点与讨论

纤维囊性乳腺病，亦称"乳痛症"或"小叶增生"，多见于 30～50 岁妇女，青春期及绝经后少见，临床上主要表现为乳房疼痛和结节感，疼痛与月经周期有关。病因主要与体内雌激素水平升高及雌、孕激素比例失调有关，表现为月经周期的乳腺实质过度增生而复归不全，在前一周期异常形态的基础上又发生下一周期的变化；同时也可能与婚育、社会、精神及饮食因素有关。

1. 纤维囊性乳腺病的主要临床表现

纤维囊性乳腺病是女性的常见多发病，病变初期可表现在一侧乳房，仅乳房外上象限受累，后发展成多灶性，多数为双侧。自然病史较长，可数月至数年以上。如有正常的妊娠及哺乳史，病情及病程常有显著减轻和延缓。临床上主要症状表现为乳房疼痛、压痛，乳腺局限增厚或形成包块。疼痛多为胀痛或刺痛，重者向腋下或患侧上肢放射，影响工作和生活。早期乳房疼痛常有周期性，在月经来潮前 1～2 周开始，而月经开始或经后缓解或消失。疼痛的同时，乳房敏感性增强，触摸、压迫、抖动等均可加重疼痛。至病变后期疼痛的规律性消失。乳房包块可限于一侧或双侧，常为多发性。

体检表现为腺体增厚、张力增加;压痛明显,经前加重;随着月经后疼痛的缓解,包块缩小或消失。乳房内可扪及边界不清的条索状或斑片状增厚腺体,有时有形成结节状趋势。极少数患者可出现乳头溢液,常为双侧多导管口溢液,可为水样、黄色浆液样、乳样或浑浊性溢液。

约半数患者伴有与女性激素功能失调有关的月经不规则、月经提前、痛经、月经过多等妇科病症。

2. 纤维囊性乳腺病的解剖与病理特征

(1) 大体形态:乳腺组织增生可表现为大小不等的结节,大者直径可达 1～2 cm,呈囊性感,同时患者可伴有浆液性或水样乳头溢液;标本肉眼检查除见腺病表现外,还可见大小不等的多数囊肿,表面呈蓝色,在囊肿内还有淡黄色或浅棕色液体。

(2) 镜下形态:纤维囊性乳腺病为乳腺小叶内腺上皮细胞增生,导管分支增多,腺泡增生并有分泌现象,镜下显示小叶末梢导管数目增多,小叶增大,形态不规则,小叶境界清楚,小叶内结缔组织轻度增生。部分患者可表现为腺性小叶增生,表现为小叶小管、末梢导管与纤维结缔组织均有不同程度的增生,镜下见小叶增生范围大,互相融合,末梢导管高度增生,密集呈腺瘤样。

3. 纤维囊性乳腺病的诊断要点

纤维囊性乳腺病的病程从数周到数年,对有乳房疼痛、查体乳房可及结节或局部增厚感的患者,尤其是疼痛和结节伴随月经周期变化的患者,可初步诊断纤维囊性乳腺病。对有高危乳腺癌发病因素的患者,肿块形成与乳腺癌难以相区别时,需结合必要的辅助检查进行诊断。

纤维囊性乳腺病的辅助检查主要包括 B 超、钼靶、MRI 和病理学检查(空芯针穿刺活检和针吸细胞学检查)。对于年龄 35 岁以上的患者可联合应用 B 超和钼靶进行检查,乳房 B 超能够准确地辨别肿块的囊性或实性。另外,由于 MRI 不受乳腺组织密度的影响,现已被越来越多地应用到乳腺疾病的诊断中。钼靶对于发现钙化灶和肿块有帮助,对于有乳头溢液的可行乳管镜检查。当以上检查未能排除乳腺癌时,可行针吸细胞学检查和空芯针穿刺活检,必要时行手术活检。国内学者提出纤维囊性乳腺病的手术活检指征:①针吸细胞学检查和空芯针穿刺活检癌疑者,或不典型增生者;②不能或不适合细针抽吸细胞学检查或空芯针穿刺活检;③针吸细胞学检查和空芯针穿刺活检失败者;④穿刺结果与特征明显不相符者。

4. 纤维囊性乳腺病的治疗要点

(1) 药物治疗:目前对纤维囊性乳腺病的治疗缺乏一种特别有效的药物。对于大多数纤维囊性乳腺病的乳房疼痛患者,进行相关检查排除乳腺癌之后,经医生解释其症状属于正常乳房的生理变化,消除因担心患严重疾病的焦虑、紧张情绪之后,约 85% 的患者乳房疼痛可自行缓解,无须治疗;对于小部分患者,经临床医生保证无恶性病变的情况,乳房仍有显著性疼痛的,需进行相应治疗。治疗乳房疼痛的有效药物如下:

① 丹那唑,是一种合成的睾丸激素衍生物,对乳房的局部作用可能与同时阻断孕激素和雄激素受体有关。丹那唑治疗剂量为 200 mg/d,对显著性乳房疼痛有较好的效果,有效率为 60%～80%,尤其是周期性乳房疼痛的患者,有报道其有效率可达 93%,主要不良反应为体重增加、痤疮、闭经和声音改变等,该药是国外乳痛症治疗的一线药物。

② 三苯氧胺:具有雌激素样活性,作为雌二醇的竞争剂竞争靶细胞的雌激素受体,从而使雌激素对靶细胞失去作用,而不影响血浆中雌激素的水平。三苯氧胺治疗乳痛症的有效率为 80%～90%。由于三苯氧胺辅助治疗乳腺癌可导致子宫内膜增厚及血栓事件发生的概率增加,临床治疗乳房疼痛需在医生的指导和观察下使用,推荐方案为三苯氧胺 10 mg/d,疗程 3～6 个月,为国内主要的用药方案。

③ 溴隐亭:是一种半合成的麦角生物碱衍生物,作用于下丘脑,增加催乳素抑制激素的分泌,抑制催乳素的合成和释放,并可作用于腺垂体,降低乳腺实质和基质对激素相关刺激的反应。溴隐亭对乳房疼痛、结节有明显的改善,其有效率为 50%～65%,主要不良反应为眩晕、呕吐,国内较少应用。

(2) 手术治疗:纤维囊性乳腺病本身无手术治疗的指征,手术治疗的目的主要是经过影像学检查、针吸细胞学检查或空芯针穿刺病理活检；如仍不能排除乳腺癌可能，应对病灶进行活检。对一般药物治疗无效、不随月经周期变化的乳房腺体增厚或包块，经过一段时间治疗后，其他增生性病变已改善而仍有孤立的不消失的乳房肿块时可考虑手术活检。但纤维囊性乳腺病的手术应严格掌握手术指征。

六、思考题

1. 纤维囊性乳腺病是否需要手术治疗？
2. 纤维囊性乳腺病的临床特点。
3. 纤维囊性乳腺病是否是肿瘤或癌前病变？

七、推荐阅读文献

Jay R，Harris MD，Marc E，et al. Diseases of the breast ［M］. Fifth edition. Philadelphia：Lippincott Williams & Wilkins，2014.

（朱思吉　宗　瑜）

案例 17

乳腺癌 1

一、病历资料

1. 现病史

患者,女性,53岁,已绝经。因"半年前患者无意中发现右乳内上有一直径1 cm左右的肿块,近2个月来肿块增大明显,现直径约2 cm"入院。肿块质地硬、边界不清、活动度差。无压痛、无乳头溢液、无乳头牵拉凹陷。发病以来,患者食欲、睡眠、大小便均正常,体重无明显变化。患者12岁初潮,51岁绝经,既往月经规律,无激素替代治疗史。24岁时生育一女,母乳喂养10个月。其母亲58岁时患左侧乳腺癌,目前健在。

2. 既往史

患者高血压病史10年,服药后血压控制良好;无手术外伤史。

3. 体格检查

患者双乳对称,皮肤无红肿、破溃、凹陷、橘皮样变;双侧乳头等高、无凹陷、无歪斜,无乳头湿疹样改变,未见陈旧手术瘢痕;右乳内上距乳头3 cm处可扪及一直径约2 cm肿块,质地硬、活动度较差,边界不清,肿块与皮肤无明显粘连,无触痛。左乳未及明确肿块,双侧腋窝及双侧锁骨上未及异常肿大淋巴结。

4. 实验室和影像学检查

乳腺B超(见图17-1)提示:右侧乳腺可见一大小约22 mm×18 mm团块,位于约2点钟方向,水平位生长,呈不规则形,边界不清晰,边缘毛刺状,内部呈低回声,分布不均,可见散在细点状强回声,后方回声无明显改变。CDFI示内边缘见较丰富血流信号,血管较粗大,走行扭曲。三维超声显示团块边缘呈毛刺状,向周边不规则突起,未显示腺体和库氏韧带有异常聚集征象。双侧腋窝及锁骨上未见明显异常肿大淋巴结。诊断意见:右侧乳腺实质性团块,拟 BI - RADS - US 4C类,请结合临床。钼靶检查(见图17-2)提示:右乳内上象限约2 cm大小不规则占位伴不规则成簇细小钙化,拟 BI - RADS 4C类。

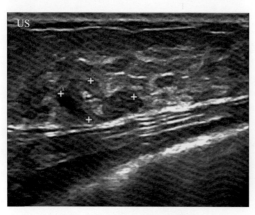

图 17-1 右乳肿块 B 超图像

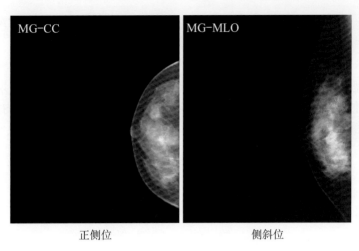

正侧位   侧斜位

图 17-2 右乳肿块钼靶图像

二、诊治经过

(1) 入院初步诊断：右乳肿物（癌疑）、高血压。

(2) 诊治经过：入院后予以完善术前常规检查，血常规、肝肾功能电解质、心电图、心超、肺功能均正常；术前行乳腺 MRI（见图 17-3）：增强动态扫描示右乳内上可见一枚明显强化肿块影，大小约 2.1 cm×1.7 cm，形态不规则，边界欠清，边缘可见分叶及毛刺，时间信号曲线呈流出型为主。诊断意见：右乳内上象限异常强化肿块，拟 BI-RADS 5 类。术前分期检查，胸部 CT、腹部 B 超均未见明显异常。

入院第 2 天局麻下行右乳肿块空芯针穿刺活检术，快速石蜡病理结果显示为浸润性导管癌Ⅲ级。入院第 4 天全麻下行右乳癌保乳＋前哨淋巴结活检术，翌日出院。术后石蜡病理报告：右乳浸润性导管癌Ⅲ级，肿块大小 2.3 cm×2.0 cm，雌激

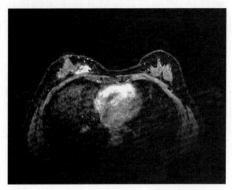

图 17-3 右乳肿块 MRI 图像

素受体（ER）80％染色中-强，孕激素受体（PR）50％染色中等，CerbB2^{2+}，Ki67 50％，HER2 FISH（＋），前哨淋巴结 0/4$^+$。经术后多学科联合门诊讨论，给予辅助治疗方案如下：化疗 EC-T 方案（表柔比星＋环磷酰胺，q3w×4；序贯多西他赛，q3w×4），多西他赛化疗同时联合赫赛汀靶向治疗，赫赛汀使用共 1 年；化疗结束后予以放疗 25 次；内分泌治疗给予芳香化酶抑制剂阿那曲唑共 5 年。术后患者于乳腺专病门诊接受术后规律随访。

三、病例分析

1. 病史特点

(1) 女性，53 岁，因"发现右乳肿块半年，增大 2 月"来院就诊。

(2) 患者母亲有乳腺癌病史，发病年龄 58 岁，目前健在。其余亲属无乳腺癌或卵巢癌病史。

(3) 体检阳性发现：右乳内上距乳头 3 cm 处可扪及一直径约 2 cm 的肿块，质地硬、活动度较差、边界不清。

(4) 辅助检查：乳腺 B 超提示右乳 2 点肿块，BI-RADS 4C 类；乳腺 MG 提示右乳内上不规则肿块

伴成簇细小钙化,BI-RADS 4C类;乳腺MR提示右乳内上异常强化肿块,BI-RADS 5类。

（5）空芯针穿刺病理提示：右乳浸润性导管癌Ⅲ级。

2. 诊断及诊断依据

（1）诊断：右乳恶性肿瘤（浸润性导管癌），临床分期 $cT_2N_0M_0$，病理分期Ⅱa期，高血压。

（2）乳腺癌诊断依据：①明确右乳肿块病史半年；②术前乳腺相关辅助检查均提示右乳肿块恶性可能大于90%～95%；③其余术前分期检查未提示远处转移征象；④术前右乳肿块空芯针穿刺病理证实右乳浸润性导管癌。

3. 鉴别诊断

（1）乳腺纤维腺瘤。

（2）乳腺纤维囊性增生症。

四、处理方案及基本原则

1. 手术方式选择

该患者术前空芯针穿刺病理证实为右乳浸润性导管癌，临床评估肿块直径约2 cm，位于内上象限。影像学检查未提示该患者存在多中心病灶或累及乳头、乳晕区的弥漫微小钙化，亦无术后接受放射治疗的禁忌证，故符合保留乳房手术的适应证。同时，该患者术前临床体检、B超检查均无异常肿大淋巴结，故为临床腋窝淋巴结阴性患者，符合行前哨淋巴结活检的适应证。

2. 化疗

该患者临床分期为 $pT_2N_0M_0$，病理分期Ⅱa期；分子分型属于 Luminal B/HER2$^+$ 乳腺癌，故首先考虑蒽环类联合紫杉类方案化疗，常用方案为 EC-T。

3. 靶向治疗

该患者病理提示 CerbB2^{2+}，HER2 FISH 检测阳性，故为 HER2 阳性乳腺癌，故存在赫赛汀靶向治疗指征。

4. 放疗

该患者接受保留乳房的根治性乳腺癌手术，故存在放射治疗指征。

5. 内分泌治疗

该患者为激素受体阳性乳腺癌，故存在内分泌治疗适应证；同时该患者53岁，为绝经后乳腺癌患者，故内分泌治疗首选芳香化酶抑制剂（阿那曲唑 1 mg qd）。

五、要点与讨论

1. 解剖要点

（1）女性乳房是两个半球形的性征器官，位于前胸第2或第3～6肋骨水平、胸骨旁线和腋中线之间的浅筋膜浅、深层之间；在乳房的外上方，腺体向腋窝呈角状伸延，形成一尾部；乳头在乳房前方中央突起，周围的色素沉着区称为乳晕。

（2）每一乳房有呈轮辐状排列的腺叶15～20个，每一腺叶又分为若干小叶，小叶由许多腺泡所组成；叶间、小叶间和腺泡间有结缔组织间隔。腺叶间还有许多与皮肤垂直的纤维束，上连皮肤与浅筋膜浅层，下连浅筋膜深层，称为库柏（Cooper）韧带。各小叶内的腺管逐渐汇集成腺叶内乳管，每一腺叶有一汇总的大乳管，各大乳管呈轮辐状向乳晕集中，最后开口于乳头。

（3）女性乳腺由皮肤、皮下组织和乳腺组织组成，乳腺癌是发生在乳腺腺上皮组织的恶性肿瘤。早期乳腺癌往往不具备典型的症状和体征,不易引起重视,常通过体检或乳腺癌筛查发现。乳腺癌的典型体征包括乳腺肿块、乳头溢液、乳房皮肤改变、乳头乳晕异常以及腋窝淋巴结肿大。

2. 诊断要点

(1) 流行病学:乳腺癌是女性恶性肿瘤中发病率第一位的疾病,发病率呈逐年上升趋势。根据2012 年 Globocan 统计数据,全球乳腺癌年龄标化发病率约 44.0/10 万,中国为 22.1/10 万,其中上海发病率全国最高,约 30.3/10 万。乳腺癌在不同年龄段人群中的发病率各不相同,我国乳腺癌发病率最高年龄段是 50～54 岁,中位发病年龄 48.7 岁。该患者于 53 岁发病,符合乳腺癌高发的年龄段。

(2) 乳腺癌的筛查和早期诊断:早期乳腺癌不具备典型症状和体征,不易引起患者重视,常通过体检或乳腺癌筛查发现,乳腺癌患者多以乳房内无痛性肿块而就诊,少数患者因乳头溢液或乳房其他异常而就诊。该患者的首发临床表现为乳房肿块,是乳腺癌患者最常见的首发症状,常呈无痛性、进行性生长,亦可合并存在乳头溢液。乳头牵拉、凹陷、回缩,乳房橘皮样改变,皮肤溃疡,以及同侧腋窝淋巴结肿大均是乳腺癌的特征体征。该患者尚未出现这些乳腺癌晚期局部征象。

对于 50 岁以上健康妇女,钼靶筛查可早期检出乳腺癌病灶,显著降低乳腺癌病死率;对于怀疑乳腺癌患者,乳腺钼靶联合乳腺 B 超的诊断敏感度可达 90％以上,特异度可达 95％以上,同时 MRI 的联合应用可进一步提高乳腺癌的检出率。1997 年,美国放射学院(American College of Radiology)基于乳腺钼靶制定乳腺影像报告和数据系统(BI - RADS),根据其对应乳腺癌可能性的增加,将诊断结果分成了未定类别(0 类)和最终类别(1～6 类)。此后该报告系统亦推广至乳腺超声及 MRI 检查。外科医师应根据 BI - RADS 分类结果进行临床决策。该患者 B 超、钼靶均提示为 BI - RADS 4C 类,即提示其右乳肿块恶性可能为 51％～94％,必须进行外科干预。

虽然临床查体和影像学检查为乳腺癌的诊断提供了重要依据,但最终需要活检确诊。活检的目的是明确病变性质、肿瘤分类、组织学分级、预测肿瘤患者预后和指导临床治疗。目前,对于临床所有怀疑恶性的乳腺病灶均应在术前进行空芯针穿刺活检(core needle biopsy,CNB)。在使用 14Gauge 穿刺针时,其准确率可达 96％;使用 11Gauge 真空辅助活检系统时,活检的准确率可达 98％～100％。使用超声、钼靶等影像学引导可进一步增加穿刺的准确率。CNB 所得标本可做病理切片检查,明确病理类型,判断原位癌或浸润性癌;同时能够进行免疫组织化学染色,明确激素受体、HER2 受体状态和增殖情况,为新辅助化疗和转移复发患者提供诊断依据以及预后和疗效的预测指标。乳腺癌 CNB 可能在针道中可检出肿瘤细胞,但不增加乳腺癌局部复发及死亡风险。该患者术前病理即明确为浸润性导管癌。

3. 治疗要点

1) 保乳手术

可手术的浸润性乳腺癌的手术由肿瘤原发灶手术和腋窝淋巴结分期手术两个部分组成。原发灶处理包括肿瘤扩大切除(即保乳手术)或乳房切除;腋窝处理包括前哨淋巴结活检或腋窝淋巴结清扫。目前,还没有一个统一的手术方式适合于各种不同类型、不同分期的乳腺癌,故手术方式应根据具体的分期、部位、辅助治疗条件、随访条件等决定。目前乳腺癌外科治疗的总体趋势是在保证疗效的基础上尽量减少创伤和提高生活质量,因此原则上,保乳手术和前哨淋巴结活检是肿瘤原发灶和腋窝淋巴结分期优先选择的手术方式。

保乳治疗的目标是通过手术及放疗使乳腺癌患者达到与根治性手术相同的生存率,同时要求患侧乳房复发率低,并且有良好的美容效果。保乳术与全乳切除术相比,局部复发率、无瘤生存率和总生存率均无统计学意义。1981 年,米兰癌症研究院的临床随机对照结果发现:乳腺癌的象限切除、腋淋巴结清扫加乳腺放疗与改良根治术在局部复发率及总生存率方面无显著差异;1985 年,NSABP B06 临床实验与米兰临床实验出现相似的初步结果;2002 年,米兰的临床实验和 NSABP B06 的 20 年长期随访结果再一次证明:对于切缘阴性且术后能够保留理想外形的乳腺癌保乳手术联合术后放疗,应作为早期乳腺癌的治疗手段之一。目前对于浸润性乳腺癌保乳手术切缘的共识是切缘无肿瘤即可,不追求更宽的切缘。

（1）保乳手术的适应证：①临床病理分期为Ⅰ、Ⅱ期的早期乳腺癌，尤其适合肿瘤最大径不超过3 cm的单发病灶，且乳房有适当体积、术后能够保持良好乳房外形的早期乳腺癌患者；②Ⅲ期患者（炎性乳腺癌除外）经术前化疗降期后也可以慎重考虑。

（2）保乳手术的相对禁忌证：①活动性结缔组织病，尤其硬皮病和系统性红斑狼疮或胶原血管疾病者，对放疗耐受性差；②肿瘤直径大于5 cm者；③肿瘤位于乳房中央区，乳头Paget's病。

（3）保乳手术的绝对禁忌证：①病变广泛或确认为多中心病灶，难以达到切缘阴性或理想外形；②肿瘤经局部广泛切除后切缘阳性，再次切除后仍不能保证病理切缘阴性者；③患者拒绝行保留乳房手术；④炎性乳腺癌；⑤存在放疗禁忌，如同侧乳房既往接受过乳腺或胸壁放疗、严重心脏和肺部疾病、妊娠期患者。

（4）保乳手术的技术问题。①手术切口：手术切口应位于肿瘤上方，避免在乳房暴露部位作手术切口。如肿瘤在乳房的上半部分，切口应选择弧形或横向，并依据自然皮纹（Langer术切线）；如果在乳房的下半部分，选择弧形或放射状切口取决于患者乳房的外形轮廓、肿瘤距皮肤的距离以及切除乳腺组织的量。②手术要点：手术中应良好暴露肿瘤，在肿瘤一侧先切开乳腺组织，直达乳腺后间隙，然后一手指伸入后间隙，将整个标本均在掌握中，将对侧切缘充分暴露后使手术有清楚的无瘤边界，再切除标本。切除的标本应标记各切缘，并及时送病理科检查。仔细止血后，钛夹标记残腔肿瘤切缘及肿瘤基底，乳腺组织的切缘如缝合有困难时并不要求重新对缝，创面不一定置引流条，如有少许渗液可使局部缺损得以填充，改善外形。切缘阳性应做补充切除，如再次阳性应做单纯乳房切除术。

2）全身治疗

目前早期浸润性乳腺癌治疗模式为基于分子分型的个体化综合治疗，以手术为主；同时联合化疗、放疗、内分泌治疗和靶向治疗等。性激素受体阳性患者须接受辅助内分泌治疗，HER2阳性患者须接受辅助抗HER2靶向治疗，所有保乳及部分改良根治术患者须接受辅助放疗，辅助化疗需根据肿瘤负荷及生物学行为综合考虑后决定。故该患者需接受辅助放疗、靶向治疗及内分泌治疗。

六、思考题

1. 试述乳腺癌保乳手术的指征。
2. 试述乳腺癌保乳手术的禁忌证。
3. 试述乳腺影像报告和数据系统的意义。

七、推荐阅读文献

1. Jay R, Harris MD, Marc E, et al. Diseases of the breast [M]. Fifth edition. Philadelphia: Lippincott Williams & Wilkins, 2014.

2. 沈镇宙. 肿瘤外科手术学[M]. 南京：江苏科学技术出版社，2001.

（宗　瑜）

乳腺癌 2

一、病历资料

1. 现病史

患者,女性,43岁,未绝经。患者因"发现左乳肿块 1 个月"就诊,肿块约鸡蛋大小,1 个月来肿块无明显变化。患者无乳房疼痛、无乳头溢液、无皮肤溃破等症状,无家族遗传肿瘤史。

2. 既往史

既往无高血压、糖尿病、心脏病等慢性系统性疾病。

3. 体格检查

左乳正上方距离乳头 2 cm 可触及一个 3.5 cm×4 cm 肿块,肿块质地硬、边界不清、活动度差。左腋下可及肿大淋巴结融合固定,直径约 2 cm,双锁骨上未及明确肿大淋巴结。

4. 实验室和影像学检查

乳腺 B 超检查结果提示:左侧乳腺可见一大小约 50 mm×38 mm 团块,位于约 12 点钟方向,水平位生长,呈不规则形,边界不清晰,边缘毛刺状,内部呈低回声,分布不均,可见散在细点状强回声,后方回声无明显改变,CDFI 示内边缘见粗大丰富血流信号,走行扭曲。三维超声显示团块边缘呈毛刺状,向周边不规则突起,未显示腺体和库氏韧带有异常聚集征象。左侧腋窝见多发肿大淋巴结,最大的淋巴结大小约 23 mm×12 mm,淋巴门结构消失。诊断意见:左侧乳腺实质性团块伴左腋窝淋巴结异常肿大,拟 BI - RADS - US 5 类,请结合临床。钼靶检查结果提示:左乳上方约 5 cm 大小不规则占位伴不规则成簇细小钙化,左腋下多发肿大淋巴结显示,拟 BI - RADS 5 类。MRI 检查结果提示(见图 18 - 1):左乳上方异常肿块样强化病灶,大小范围约 5.2 cm×4.0 cm,形态不规则,边界欠清,边缘可见分叶及毛刺,时间信号曲线呈流出型为主,肿块表面皮肤略增厚,左腋下多发肿大淋巴结,拟 BI - RADS 5 类。

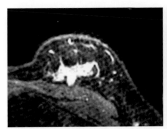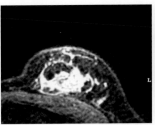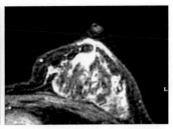

(a)

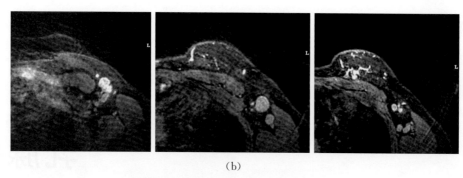

(b)

图 18-1 新辅助化疗前乳腺 MRI 显示

(a) 左乳原发病灶 (b) 左腋窝病灶

二、诊治经过

（1）入院初步诊断：左乳肿物（癌疑）。

（2）诊治经过：入院后予以完善术前常规检查，血常规、肝肾功能电解质、心电图均正常；术前分期检查，胸部 CT、腹部 B 超、骨扫描均未见明显异常。入院第 2 天局麻下行左乳肿块空芯针穿刺活检术，快速石蜡病理结果显示：浸润性导管癌Ⅲ级，ER 表达阴性、PR 表达阴性、CerbB2 表达阳性，肿瘤增殖指数 Ki67 达 80%。入院第 3 天行左腋窝淋巴结 B 超引导下细针穿刺，结果提示淋巴结腺癌转移。故予以出院，经多学科联合门诊讨论，给予新辅助化疗，化疗方案 ddAC-wP（密集方案：多柔比星＋环磷酰胺，共 4 个疗程；序贯每周方案：紫杉醇×12 次）。新辅助化疗期间，每 2 个疗程评估化疗效果，复查乳腺超声、MRI。化疗结束后乳房原发灶和腋窝淋巴结已不可触及，临床评估 CR（见图 18-2）。

再次将患者收治入院，全麻下行左乳癌改良术，术后石蜡病理报告：左乳化疗后改变，残留少量 DCIS 成分，腋下淋巴结 2/18 转移。经术后多学科联合门诊讨论，给予术后辅助放疗，患者于乳腺专病门诊接受规律术后随访。

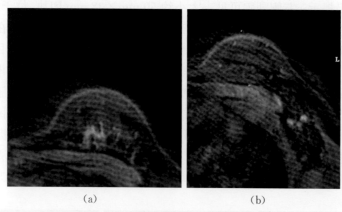

(a) (b)

图 18-2 新辅助化疗后乳腺 MRI 显示

(a) 左乳原发病灶 (b) 左腋窝病灶

三、病例分析

1. 病史特点

（1）女性，43 岁，因"发现左乳肿块 1 个月"来院就诊。

（2）体检阳性发现：左乳正上方距离乳头 2 cm 可触及一个 3.5 cm×4 cm 肿块，肿块质地硬、边界不清、活动度差。左腋下可及肿大淋巴结融合固定，直径约 2 cm。

（3）辅助检查：乳腺 B 超提示左乳 12 点肿块伴左腋下多发异常肿大淋巴结，BI-RADS 5 类；乳腺 MG 提示左乳上方不规则肿块伴成簇细小钙化，左腋窝多发淋巴结显示，拟 BI-RADS 5 类；乳腺 MRI 提示左乳上部异常强化肿块伴左腋窝淋巴结肿大，BI-RADS 5 类。

（4）空芯针穿刺病理提示：左乳浸润性导管癌Ⅲ级，三阴性乳腺癌（TNBC），Ki67 达 80%。

（5）左腋窝淋巴结细针穿刺提示：淋巴结腺癌转移。

2. 诊断及诊断依据

（1）诊断：左乳恶性肿瘤（浸润性导管癌），临床分期 $cT_2N_2M_0$，病理分期Ⅲa 期。

（2）乳腺癌诊断依据：①明确左乳肿块病史 1 个月；②术前乳腺相关辅助检查均提示左乳肿块恶性可能大于 95%；③其余术前分期检查未提示远处转移征象；④术前左乳肿块空芯针穿刺病理证实左乳浸润性导管癌；⑤术前左腋窝淋巴结细针穿刺证实转移。

3. 鉴别诊断

参见病例 17。

四、处理方案与基本原则

1. 新辅助化疗

该患者术前临床分期为 $cT_2N_2M_0$，Ⅲa 期，为局部晚期乳腺癌，肿瘤负荷大，直接手术存在一定难度；且该患者分子分型属于 Basal-like 型（即三阴性）乳腺癌，Ki67 高达 80%，故首先考虑蒽环类联合紫杉类方案新辅助化疗，给药方式为密集方案化疗。根据新辅助化疗过程中临床疗效评估判断化疗疗效，判断肿瘤生物学特性，了解化疗药物敏感性，以达到肿瘤降期的目的。

2. 手术方式

该患者经过新辅助化疗，肿瘤对化疗较为敏感，末次化疗结束后疗效评估为临床完全缓解，但考虑患者新辅助治疗前肿块范围弥漫、肿瘤表面皮肤增厚，腋窝淋巴结多发肿大融合，细针穿刺证实转移，故手术方式仍选择乳腺癌改良根治术以完整切除乳房及腋窝淋巴结。

3. 术后辅助治疗

该患者为三阴性乳腺癌患者，经过充分的蒽环联合紫杉类药物的新辅助化疗，取得了非常理想的疗效，术后病理提示乳房原发病灶基本消失，仅残留少量原位癌成分，腋窝淋巴结 2 枚转移，故后续不再给予化疗。但考虑新辅助化疗前患者为 $T_2N_2M_0$ 的局部晚期乳腺癌，故术后存在放射治疗指征，给予放疗。后续无须进一步内分泌治疗或靶向治疗。

五、要点与讨论

1. 解剖要点及诊断要点

参见病例 17。

2. 乳腺癌新辅助治疗

乳腺癌新辅助治疗又称初始全身性治疗（primary systemic therapy），由于在局部晚期乳腺癌治疗中的成功，目前已逐渐应用于可手术的早期乳腺癌。新辅助治疗不仅可以使肿瘤降期、增加手术方式选择、检验治疗反应，同时也是一种非常重要的研究手段，以筛选疗效预测分子、药代动力学指标，并可通过重复活检直接验证药物疗效等。因此，新辅助治疗已成为乳腺癌多学科综合治疗的重要组成部分。

根据 2010 年德国 Biedenkopf 国际乳腺癌新辅助治疗会议专家共识,任何适合接受辅助治疗的患者都可以接受新辅助治疗,其主要目的是缩小手术范围。局部进展期乳腺癌、炎性乳癌患者则均应接受新辅助治疗。通过新辅助治疗能获得 pCR 的患者可能从新辅助治疗获益最大,包括三阴性、HER2 阳性或高级别 ER 阳性乳腺癌。而肿瘤直径小于 2 cm、低级别 ER 阳性乳腺癌或小叶癌患者可能从新辅助治疗中获益最小。

新辅助化疗方案原则上与辅助治疗相同,可选择同时或序贯使用蒽环类和(或)紫杉类药物。新辅助化疗周期至少为 6 个疗程,低于此疗程新辅助化疗可能未达最佳疗效,在此基础上延长化疗周期则并不显著增加疗效获益。目前,Biedenkopf 指南和 Cremona 专家共识均推荐新辅助化疗至少应 6 个疗程,且如无特殊情况,所有新辅助化疗均应在术前完成,而不应分为术前、术后化疗两部分。

对于所有经过规范新辅助治疗的患者,包括已达到 pCR 者,均应接受手术治疗。对于考虑接受新辅助治疗的患者,指南强烈推荐在新辅助治疗前进行腋窝临床或影像学评估,对可疑的淋巴结行细针穿刺细胞学检查以明确诊断,证实腋窝阳性的患者,无论新辅助治疗后腋窝情况如何,推荐行腋窝淋巴结清扫。

3. 乳腺癌改良根治术

1948 年时,Patey 和 Dyson 研究证实由于胸大肌筋膜相对无淋巴管,因而手术时可将胸肌筋膜切除,保留胸肌同时清除腋淋巴结,其疗效与传统的根治术相仿。因而,改良根治术目前已逐步代替了根治术,为常用的术式。改良根治术术式有以下两种。

(1) 保留胸大肌、切除胸小肌的术式(Patey 氏手术):1948 年由 Patey 首倡,以后 Handley 及 Thackray 进行了详细描述。手术切口及皮瓣的分离同根治术,术时先将乳腺组织由内向外分离在胸大肌外侧时将上肢内旋 90°,此时容易将胸小肌分离,予以切除。腋淋巴结的清除范围可与根治术相仿。为防止术后胸大肌的萎缩,在手术解剖过程中应注意保留胸前神经及其伴随的血管。

(2) 保留胸大、小肌的改良根治术(Auchincloss 手术):1963 年,Auchincloss 认为腋淋巴结无广泛转移时,腋上群淋巴结很少有转移,因而手术时可自胸小肌后方中部向下清除腋淋巴结。该手术的切口及皮瓣分离等均与根治术相同。将全乳由内向外解剖到腋侧时将胸大、小肌提起,然后清除淋巴结。

手术操作步骤如下:皮瓣的分离、乳房的切除及腋淋巴结清除。

完成切口后可用直钳将皮肤边缘提起,术者左手用干纱布做相对的牵引,使分离皮瓣能有较好的平面。在切口边缘的皮瓣分离还是提倡薄皮瓣法,将皮瓣在皮肤与浅筋膜浅层之间进行解剖,浅筋膜表面的皮下浅血管层可保留在皮瓣上,这样可以改善皮瓣的血液循环,减少术后皮瓣缺血坏死。在离切缘 4～5 cm 外,皮瓣的分离可逐步转厚。下皮瓣的分离同样在皮下组织与乳腺浅筋膜之间进行。术者用另一手提起皮瓣而助手则轻轻地牵拉开乳腺组织,分离范围内侧达胸骨缘,下缘可见在腹直肌及前锯肌表面处乳腺浅筋膜与深筋膜相连,在外侧达前锯肌及背阔肌表面,见到背阔肌亦表示已达到乳腺实质的外侧缘。见到背阔肌后沿背阔肌向上分离,注意其上方即为腋静脉,在完成皮瓣的分离后,可自内侧胸骨缘起将乳腺组织提起分离。切除乳腺组织时应将整个乳腺组织连同其底部的胸大肌筋膜一并切除,可自上而下或自下而上,如果应用高频电刀,方向必须与胸大肌的纤维相平行。术者一手将乳腺组织轻轻提起,即可看出乳腺与胸肌间的间隙,然后在胸肌表面分离。

在内侧上方可见有内乳血管的穿支,在第 1 肋间下缘常有来自内乳血管的穿支,较粗,应予以切断、结扎。在各个肋间亦均有一些小的穿支,注意切断结扎,下方在腹直肌及前锯肌表面分离,其筋膜可予以保留。乳房由内向外分离达胸大肌外缘。

在胸大肌外缘分离时注意来自臂丛神经内侧束的胸内侧神经:支配胸大肌下 1/3,约 1/3 的患者此神经是在胸小肌侧面,其余可穿过肌束而达胸小肌表面。手术时应予以保留。在胸大、小肌之间为一潜在间隙,其中有一组 Rotter 淋巴结,又称胸大、小肌间淋巴结,手术时需仔细分离。

在保留胸大、小肌的术式中,腋淋巴结的清除常仅能达到腋中群上缘。为能清除较高位的淋巴结,用拉钩将胸小肌向内拉起,切开喙锁筋膜,将脂肪分离,即可暴露腋血管,将腋血管下缘的脂肪、淋巴组织予以解剖分离;而腋静脉上缘,除将脂肪组织切除外,不必做血管周围鞘膜的解剖,这样可以避免腋血管旁淋巴管网损伤以减轻术后上肢的水肿,解剖范围内侧须达胸肩峰动脉,外侧达肩胛下血管外缘。可用刀片或薄剪刀、超声刀沿腋静脉仔细分离,左手用纱布将脂肪组织轻轻下推即可显露腋静脉。在胸侧壁可见肋间臂神经,其深部约 2 cm 即可见胸长神经,应沿胸长神经分离,可用剪刀沿其表面分离,避免损伤,再解剖腋静脉外侧,腋静脉最大的分支是胸上静脉,将其结扎分离后可以作为一个标志,因其下即是肩胛下血管及胸背神经。将肩胛下血管及胸背神经束予以妥善保护,腋窝的外侧界限为背阔肌的白腱处,整个标本在沿背阔肌外缘取下。

六、思考题

1. 乳腺癌新辅助治疗的指征有哪些?
2. 乳腺癌新辅助治疗的优缺点有哪些?
3. 乳腺癌改良根治术的手术范围和注意点是什么?

七、推荐阅读文献

1. Jay R, Harris MD, Marc E, et al. Diseases of the breast [M]. Fifth edition. Philadelphia: Lippincott Williams & Wilkins, 2014.

2. 沈镇宙. 肿瘤外科手术学[M]. 南京:江苏科学技术出版社,2001.

3. 宗瑜,吴佳毅,沈坤炜. 乳腺癌新辅助治疗的国际共识与解读[J]. 中华外科杂志,2013,51(1): 10-13.

（宗　瑜）

案例 19

急性乳腺炎

一、病历资料

1. 现病史

患者，女性，28岁，因"自觉左乳红肿疼痛伴发热5d"来本院门诊就诊。患者1个月前顺产一女，现母乳喂养中，无早产和流产史。5d前开始感觉左乳红肿发热伴疼痛，逐渐加重，左侧乳汁排泌不畅，伴有发热、寒战、乏力。自发病以来，患者食欲、睡眠、大小便均正常，体重无明显变化。患者14岁初潮，既往月经规律。

2. 既往史

患者既往体健，无慢性疾病史，无手术外伤史。

3. 体格检查

患者 T 38.1℃。双乳对称，皮肤无破溃、凹陷、橘皮样变；双侧乳头等高、无凹陷、无歪斜，无乳头湿疹样改变，未见陈旧手术瘢痕；左乳外侧皮肤红肿，左乳外下象限可扪及一直径约4cm的肿块，质地硬，活动度较差，边界不清，触痛明显，有波动感。右乳未及明确肿块。双侧腋窝及双侧锁骨上未及异常肿大淋巴结。

4. 实验室和影像学检查

（1）血常规检查结构结果：WBC 为 $11.3×10^9/L$，中性粒细胞比例为 81.3%。

（2）乳腺 B 超检查结果（图 19-1）提示：左侧乳腺可见一大小约 49.3 mm×27.9 mm×43.1 mm 团块，位于3～4点钟方向，水平位生长，呈不规则形，边界清晰，边缘微小分叶，内部呈低回声，分布不均，部分向皮下延伸，内可见小片无回声区，后方回声无明显改变，CDFI 示内边缘及中央区见较丰富血流信号，血管较细，走行规则。双侧腋窝及锁骨上未见明显异常肿大淋巴结。诊断意见：左侧乳腺实质性团块，拟 BI-RADS-US 4B 类，考虑乳腺脓肿可能，请结合临床。

二、诊治经过

（1）初步诊断：急性化脓性乳腺炎。

（2）诊治经过：考虑已有脓肿形成，遂于局麻下取放射状切口行左乳脓肿切开引流术，术中证实脓肿形成，抽吸脓液送细菌培养并立即予青霉素抗感染治疗。细菌培养证实为金黄色葡萄球菌感染，青霉素敏感。同时嘱患者患侧乳房停止哺乳，并以吸乳器吸尽乳汁，促使乳汁通畅排出。术后每1～2日更换敷料。

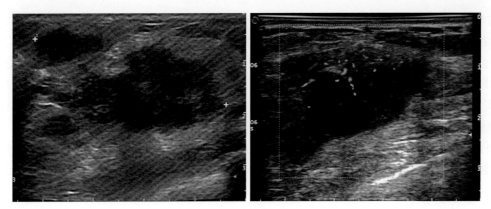

图 19-1　乳腺超声检查

三、病例分析

1. 病史特点

(1) 女性,28 岁,因"自觉左乳红肿疼痛伴发热 5 d"来院就诊。

(2) 个人史:患者 1 个月前顺产一女,现母乳喂养中,无早产和流产史。

(3) 体检阳性发现:T 38.1℃。左乳外侧皮肤红肿,左乳外下象限可扪及一直径约 4 cm 肿块,质地硬,活动度较差,边界不清,触痛明显,有波动感。

(4) 辅助检查:血常规检查结果 WBC 为 11.3×10^9/L,中性粒细胞比例为 81.3%。乳腺 B 超显示左侧乳腺可见一大小约 49.3 mm×27.9 mm×43.1 mm 团块,位于 3~4 点钟方向,水平位生长,呈不规则形,边界清晰,边缘微小分叶,内部呈低回声,分布不均,部分向皮下延伸,内可见小片无回声区,后方回声无明显改变,CDFI 示内边缘及中央区见较丰富血流信号,血管较细,走行规则。双侧腋窝及锁骨上未见明显异常肿大淋巴结。诊断意见:左侧乳腺实质性团块,拟 BI-RADS-US 4B 类,考虑乳腺脓肿可能,请结合临床。

2. 诊断及诊断依据

(1) 诊断:左乳急性化脓性乳腺炎。

(2) 诊断依据:①患者为年轻初产妇,近期患侧乳汁排泌不畅,因"自觉左乳红肿疼痛伴发热 5 d"来院就诊。②体格检查示患者 T 38.1℃;左乳外侧皮肤红肿,左乳外下象限可扪及一直径约 4 cm 肿块,质地硬,活动度较差,边界不清,触痛明显,有波动感。③血常规检查示 WBC 及中性粒细胞比例增高,乳腺超声提示左乳实质性团块,考虑乳腺脓肿可能。

3. 鉴别诊断

(1) 乳房皮肤丹毒。

(2) 炎性乳腺癌。

四、处理方案与基本原则

1. 切开引流

该患者脓肿已形成,故主要的治疗措施是及时行脓肿切开引流。该患者脓肿位于左乳外下象限,故切口选择做放射状切开,以避免损伤乳管而形成乳瘘;切开后以手指轻轻分离脓肿的多房间隔,以利于引流。

2. 抗感染治疗

该患者存在发热、寒战、乏力等全身中毒症状,且血细胞分析见 WBC 及中性粒细胞比例增高,在行脓肿切开引流术同时应积极控制感染。因急性乳腺炎主要病原菌为金黄色葡萄球菌,可不必等待细菌培养的结果,应用青霉素治疗,待取得标本后可根据细菌培养结果指导选用抗菌药。该患者脓液送细菌培养,证实为金黄色葡萄球菌感染,青霉素敏感。

3. 患侧乳腺停止哺乳

因为停止哺乳不仅影响婴儿的喂养,而且提供了乳汁淤积的机会,世界卫生组织仍然不推荐在乳腺脓肿的时候停止母乳喂养。但该患者患侧乳房应停止哺乳,并以吸乳器吸尽乳汁,促使乳汁通畅排出。

五、要点与讨论

1. 急性乳腺炎的解剖与病因要点

成年女性乳房系为一对称性的半球形性征器官,位于胸廓前第 2～6 肋间水平的浅筋膜浅层与深层之间。每个乳腺含有 15～20 个呈轮辐状排列的腺叶、腺小叶,后者又由诸多腺泡组成;腺叶之间、腺叶与腺泡之间均有结缔组织间隔。腺叶间上连皮肤与浅筋膜浅层,下连浅筋膜深层的纤维束称为 Cooper 韧带,亦称为乳腺悬韧带,使乳腺保持一定的活动度,各腺小叶内与腺泡相通的乳管,向乳头方向汇集形成腺叶乳管,逐渐增大形成壶腹,再分成 6～8 个开口于乳头表面。

急性乳腺炎是乳腺的急性感染,患者多是产后哺乳的妇女,尤以初产妇多见,往往发生在产后 3～4 周。主要病因如下。①乳汁淤积:为发病的重要原因,乳汁是富含乳糖的培养基,乳汁淤积有利于细菌的生长繁殖。乳头发育不良(过小或内陷)、乳汁过多或婴儿吸乳少、乳管不通等都是导致乳汁淤积的原因。②细菌入侵:乳头破损或皲裂,细菌沿淋巴管入侵是感染的主要途径。婴儿口腔感染,吸乳或含乳头睡眠,致使细菌直接进入乳管,上行至腺小叶也是感染的途径之一。多数发生于初产妇,因其缺乏哺乳经验;也可发生于断奶时,6 个月以后的婴儿已长牙,易致乳头损伤。按照发生频率排列,引起急性乳腺炎的细菌包括金黄色葡萄球菌、表皮葡萄球菌、链球菌(α、β 和非溶血性)、大肠杆菌、假丝酵母菌(罕见)。

2. 急性乳腺炎的诊断要点

急性乳腺炎的主要临床表现:主要症状为患侧乳房肿胀疼痛、局部红肿、发热。随着炎症进展,疼痛呈波动性,患者可有寒战、高热、脉搏加快。常有患侧淋巴结肿大、压痛,WBC 明显增高。局部表现可有个体差异,应用抗菌药治疗的患者,局部症状可被掩盖。一般起初呈蜂窝织炎样表现,数天后可形成脓肿,表浅的脓肿可触及波动,深部的脓肿需穿刺才能确定。脓肿可以是单房性或多房性。脓肿可向外溃破,深部脓肿还可穿至乳房与胸肌间的疏松组织,形成乳房后脓肿。严重感染者可导致乳房组织大块坏死,甚至并发脓毒症。

超声检查对急性乳腺炎的诊断、鉴别诊断有良好的价值,有助于明确乳腺脓肿是否形成,并可在超声引导下对脓腔行重复多点穿刺,成功协助诊断同时也能避免切除活检带来的毁损性改变或窦道形成。抽得脓液应做细菌培养及药物敏感试验,以指导抗菌药物的使用。同时超声检查还可协助鉴别急性乳腺炎和妊娠哺乳期炎性乳腺癌。如以上诊断方法未能明确诊断,皮肤活检能帮助诊断炎性乳腺癌。此外,当全身感染征象严重时可行血常规检测、高热血培养等。

3. 急性乳腺炎的治疗要点

1)急性乳腺炎的治疗原则是消除感染、排空乳汁。

脓肿形成前:早期未形成脓肿时不宜手术,应用抗菌药可获得良好的结果,因为主要病原菌为金黄色葡萄球菌,可不必等待细菌培养的结果,应用青霉素治疗,或用头孢类抗生素;若患者对青霉素过敏,则应用红霉素。如治疗后病情无明显改善,则应重复穿刺以证明有无脓肿形成,以后可根据细菌培养结果指导选用抗菌药。因抗菌药物可被分泌至乳汁,故应避免使用四环素、氨基糖苷类、磺胺药和甲硝唑等影响婴儿的抗菌药物,使用时应暂停哺乳。

脓肿形成后:主要的治疗措施是及时做脓肿切开引流。手术时要有良好的麻醉。切口应选择做放射状切开,以避免损伤乳管而形成乳瘘;乳晕下脓肿应沿乳晕边缘做弧形切口;深部脓肿或乳房后脓肿可沿乳房下缘做弧形切口,经乳房后间隙引流。切开后以手指轻轻分离脓肿的多房间隔,以利于引流。脓腔较大时,可在脓腔的最低部位另加切口做对口引流。

尽管考虑到存在婴儿从已经被细菌污染的母乳中感染的风险,世界卫生组织仍然不推荐在乳腺脓肿的时候停止母乳喂养。因为停止哺乳不仅影响婴儿的喂养,而且提供了乳汁淤积的机会。但患侧乳房应停止哺乳,并以吸乳器吸尽乳汁,促使乳汁通畅排出,局部热敷以利于早期炎症的消散。若感染严重或脓肿引流后并发乳瘘,应停止哺乳。可口服溴隐亭 1.25 mg,2 次/d,服用 7～14 d;或口服己烯雌酚 1～2 mg,3 次/d,共 2～3 d;或肌内注射苯甲酸雌二醇,1 次/d,每次 2 mg,至乳汁停止分泌为止。

对于哺乳期妇女应如何预防、避免急性乳腺炎的发生?关键在于避免乳汁淤积,防止乳头损伤,并保持清洁。指导产妇经常用温水、肥皂洗净两侧乳头。如有乳头内陷,可经常挤捏、提拉矫正。要养成定时哺乳、婴儿不含乳头而睡等良好习惯。每次哺乳应将乳汁吸空,如有淤积,可按摩或用吸乳器排尽乳汁;哺乳后应清洗乳头,乳头有破损或皲裂要及时治疗;注意婴儿口腔卫生。

2) 急性化脓性乳腺炎脓肿切开引流操作要点如下。

(1) 麻醉:一般采用局麻,如脓肿大而深者应采用静脉麻醉。

(2) 手术步骤:①切口。在脓肿最低部位,以乳头为中心,行放射状切口,避免损伤乳腺管以致发生乳瘘。位于乳晕部位的脓肿,应沿乳晕边缘作弧形切口。深在乳房后的脓肿,则沿乳房下皱襞作弧形切口。如脓肿较大而引流不畅者,须作对口引流。②排脓引流。切开皮肤和皮下组织后,用止血钳作钝性分离。进入脓腔后撑开,使脓液流出,然后用手指伸入脓腔探查,并分离纤维间隔,必要时向低位扩大切口以防脓液残留;需要时作对口引流。最后冲洗脓腔,放置软橡胶管或皮片引流。如切口有出血,可取油纱布填塞止血,外加灭菌纱布包扎。

(3) 术后处理:①术后用绷带托起乳房,避免下垂,有助于改善局部血液循环。②哺乳期应暂停吮吸哺乳,改用吸乳器定时吸尽乳汁。如有漏乳或自愿断乳者,可口服溴隐亭 1.25 mg,2 次/d,服用 7～14 d;或口服己烯雌酚 1～2 mg,3 次/d,共 2～3 d;或肌内注射苯甲酸雌二醇,1 次/d,每次 2 mg,至乳汁停止分泌为止。③术后每 1～2 d 更换敷料,保证有效引流,防止残留脓腔、经久不愈或切口闭合过早。

六、思考题

1. 急性乳腺炎的主要病因是什么?
2. 急性乳腺炎的预防要点有哪些?
3. 引起急性乳腺炎的常见细菌有哪些?

七、推荐阅读文献

Jay R, Harris MD, Marc E, et al. Diseases of the breast [M]. Fifth edition. Philadelphia: Lippincott Williams & Wilkins, 2014.

(朱思吉　宗　瑜)

案例 20

股 疝

一、病历资料

1. 现病史

患者,女性,64岁,因"右大腿根部肿块5h"就诊。患者于5h前排便后发现右大腿根部肿物,大小约2 cm×2 cm,不可回纳。患者无发热,无恶心、呕吐,无腹痛、腹胀,无停止排气排便等症状,来本院就诊,拟诊为腹外疝。患者发病以来,胃纳、睡眠、二便无殊,体重无明显变化。

2. 既往史

患者平素体健,否认高血压、糖尿病、心脏病等慢性疾病史,否认肝炎、结核等传染病史。

3. 体格检查

患者站立时,腹部视诊可及右侧腹股沟韧带下方一半球形肿物,大小约2 cm×2 cm,局部皮肤无红肿、无静脉曲张。触诊肿物质韧,无压痛。平卧位时肿物不可回纳,咳嗽冲击感不明显。

4. 实验室和影像学检查

暂无。

二、诊治经过

(1) 初步诊断:右侧股疝。

(2) 患者入院后,完善相关术前检查,血常规、肝肾功能、电解质、血糖、DIC、心电图、胸部正位片均未及明显异常。

(3) 入院当天在全麻下行腹腔镜下腹股沟疝修补术(LIHR),具体式式为经腹膜前法(TAPP)。术中探查见右侧卵圆窝处腹膜向外突出,缺损直径约2 cm,打开部分腹股沟韧带,松解疝环口,回纳疝内容物,完整剥离疝囊后,于腹膜前间隙内置入补片,覆盖肌耻骨孔,缝合重建腹膜,撤除气腹。患者术后恢复可,观察24 h后予以出院。

三、病例分析

1. 病史特点

(1) 患者,女性,64岁。

(2) 因主诉"发现右大腿根部肿物5h"就诊。

（3）体检于右侧腹股沟区腹股沟韧带下方可及一大小约 2 cm×2 cm 的半球形肿物，质韧，无明显压痛，咳嗽时无明显冲击感，平卧位时肿物不能回纳。余腹部皆平软，未见压痛及反跳痛。

2. 诊断与诊断依据

（1）诊断：右侧股疝。

（2）诊断依据：①患者为老年女性；②右侧腹股沟区肿物病史 5 h；③直立位时可于腹股沟韧带下方可及一半球形肿块，大小约 2 cm×2 cm，平卧位时肿物不可回纳。

3. 鉴别诊断

（1）斜疝。

（2）脂肪瘤。

（3）肿大淋巴结。

（4）大隐静脉曲张结节膨大。

四、处理方案及基本原则

1. 处理方案

采用手术治疗。股疝容易嵌顿，嵌顿的股疝易于迅速发展为绞窄性疝，应及时手术治疗。本例患者全身情况良好，且不伴有其他严重疾病，无明显手术禁忌证，予以手术治疗。

2. 基本原则

对于嵌顿疝，若可手法复位，则可暂时避免手术，但仍需手术修补，且手法复位本身也带有一定的危险性，所以需要严格掌握手法复位的指征。嵌顿疝原则上需要紧急手术，防止疝内容物坏死，并解除伴发的肠梗阻。术中应警惕逆行性嵌顿的可能，且应仔细探查肠管，不可把活力可疑的肠管回纳入腹腔，凡施行肠管切除吻合术的患者，在高位结扎后一般不作疝修补术，以免发生感染而导致修补失败。

五、要点与讨论

1. 诊断要点

股疝是指疝囊通过股环，经股管向卵圆窝突出的疝。多见于 40 岁以上的妇女。女性骨盆较为宽大，联合肌腱和腔隙韧带较为薄弱，股管上口宽大松弛而易发病。妊娠是腹内压增高的主要原因之一。由于股管几乎是垂直的，疝块在卵圆窝处向前转折时形成一锐角，且股环本身较小，周围多为坚韧的韧带，因此股疝容易嵌顿（见图 20-1）。在腹外疝中，股疝嵌顿者最多，高达 60%。股疝一旦嵌顿，可迅速发展为绞窄性疝。

临床上多表现为腹股沟韧带下方卵圆窝处一半球形突出，且往往不大。平卧时，即便回纳内容物后，疝块仍可能不完全消失，因为疝囊外有很多脂肪堆积。股疝发生嵌顿时，可引起较为明显的局部疼痛，甚至伴有较为明显的急性机械性肠梗阻。

2. 解剖要点

股管系一狭长漏斗型间隙，长 1～1.5 cm。股管有上下两个口，上口即股环，直径约 1.5 cm，有股环隔膜覆盖；下口为卵

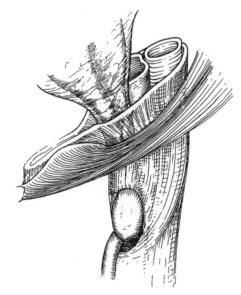

图 20-1 股疝的解剖示意图

圆窝;前壁为腹股沟韧带;后壁为耻骨梳韧带;内壁为腔隙韧带;外壁为股静脉。

3. 治疗要点

股疝诊断一旦确定后,应及时手术治疗。若发生嵌顿或绞窄性股疝,更应紧急手术。开放手术最常用的术式为 McVay 修补法,嵌顿性或绞窄性股疝手术时,因疝环狭小,回纳疝内容物常有一定困难,可切断腹股沟韧带以扩大股环。疝内容物回纳后,应仔细修复被切断的韧带。腹腔镜下 TAPP 术式修补股疝时,回纳方法与修补直疝相同,术中需注意避免损伤滑入疝囊的膀胱或卵巢等。

六、思考题

1. 请简述股管的解剖结构。
2. 股疝的鉴别诊断有哪些?
3. 腹腔镜下的股疝修补术与直疝修补术有哪些异同点?

七、推荐阅读文献

1. 吴孟超,吴在德. 黄家驷外科学[M]. 7 版. 北京:人名卫生出版社,2008.
2. 唐健雄,黄磊. 腹壁疝外科治疗学[M]. 4 版. 上海:上海科学技术出版社,2014.
3. Bittner R，Arregui ME，Bisgaard T，et al. Guidelines for laparoscopic（TAPP）and endoscopic（TEP）treatment of inguinal Hernia [International Endohernia Society（IEHS）] [J]. Surg Endosc，2011,25(9)：2773 - 2843.

（乐 飞）

腹股沟斜疝

一、病历资料

1. 现病史

患者,男性,65 岁,因"右腹股沟肿物伴疼痛 8 个月余"就诊。患者 8 个月前无明显诱因下出现右腹股沟疼痛,遂至当地医院就诊,B 超检查提示"右腹股沟疝",具体不详。后右腹股沟肿物逐渐增大至馒头大小,质尚软,伴轻压痛,站立位或咳嗽时较为明显,肿物可突入阴囊,伴坠胀感,平卧位可完全回纳。患者无发热,无恶心、呕吐,无停止排气、排便。发病以来,患者胃纳、睡眠、二便无殊,体重无明显变化。

2. 既往史

患者高血压病史 1 年余,目前服用拉西地平控制良好。2008 年 11 月 14 日曾因冠心病行冠状动脉搭桥手术。

3. 体格检查

患者站立时,腹部视诊可见右侧腹股沟区内一梨形肿物,大小约 5 cm×6 cm,局部皮肤无红肿、无静脉曲张,同侧阴囊内可触及肿物。肿物质地尚软,伴轻度压痛,活动度可。平卧位时可完全回纳,按压内环口,患者再次站立体位时肿物未突出,咳嗽时内环口可及冲击感。

4. 实验室和影像学检查

暂未进行相关检查。

二、诊治经过

(1) 初步诊断:①右侧腹股沟斜疝;②高血压。

(2) 患者入院后,完善相关术前检查,血常规、肝肾功能、电解质、血糖、DIC、心电图、心脏超声、胸部正位片、肺功能均未及明显异常。入院第 2 天在全麻下行 LIHR,具体术式为完全经腹膜外法(TEP)。术中探查见右侧内环口处腹膜突出,直径约 4 cm,完整剥离疝囊后,于腹膜前间隙内置入补片,覆盖肌耻骨孔,撤除气腹。患者术后恢复可,观察 24 h 后,予以出院。

三、病例分析

1. 病史特点

(1) 患者,男性,65 岁。

（2）主诉因"发现右腹股沟肿物伴疼痛 8 个月余"就诊。

（3）体检于右侧腹股沟区可及一馒头样大小的梨形肿物,质尚软,伴轻度压痛,站立位或咳嗽时更加明显,肿物可突入阴囊内,平卧位时可完全回纳。按压内环口,患者直立时肿物不再突出,咳嗽时可及内环口冲击感,松开内环口后,肿物再次突出。余腹部皆平软,未见压痛反跳痛。

（4）曾至外院就诊,行 B 超检查,拟诊"右侧腹股沟疝"。

2. 诊断与诊断依据

1）诊断：右侧腹股沟斜疝;高血压;冠状动脉搭桥手术术后。

2）诊断依据

（1）右侧腹股沟斜疝：①患者为老年男性;②右侧腹股沟区肿物伴疼痛病史 8 个月余;③直立位时可于右侧腹股沟区及一梨形肿块,伴轻度压痛,肿物突入阴囊,平卧位时可完全回纳;④按压内环口,直立位时肿物不突出,伴咳嗽冲击感,松开内环口,肿物再次突出。

（2）高血压：患者高血压病史明确,目前拉西地平药物控制中,入院 BP 130 mmHg/90 mmHg。

（3）冠状动脉搭桥手术术后：患者病史明确,胸部可见陈旧性手术切口瘢痕。

3. 鉴别诊断

（1）睾丸鞘膜积液。

（2）交通性鞘膜积液。

（3）隐睾。

（4）急性肠梗阻。

四、处理方案及基本原则

处理方案：手术治疗。腹股沟疝最有效的治疗方法是手术修补。患者一般情况尚可,虽曾行冠状动脉搭桥手术,但经系统评估后,心肺功能均可以耐受手术,抗凝药物已停止服用 1 周,且不伴有其他系统性疾病,无明显手术反指征,故决定予以手术治疗。

五、要点与讨论

1. 诊断要点

腹股沟斜疝是最为多见的腹外疝,发病率占全部腹外疝的 75%～90%,或占腹股沟疝的 85%～95%。患者中男性占大多数。临床上多表现为腹股沟区的突出性肿块。疾病初发时,突出的肿物较小,可能仅通过深环刚进入腹股沟管,此时多数患者只感到轻度坠胀感,诊断时存在一定的困难。随着疾病的进展,肿块逐渐明显,并可穿过浅环,甚至进入阴囊,诊断时则比较容易。肿块常在站立、行走、咳嗽或劳动时出现,多呈带蒂柄的梨形肿块。患者平卧位时,用手将肿块向腹腔推送,肿块可以向腹腔回纳而消失。回纳后,以手指探入浅环,可感知浅环扩大、腹壁薄弱;患者咳嗽时,指尖可及冲击感。用手指紧压腹股沟管深环,让患者起立并咳嗽,疝块不再突出,一旦移去手指,可见疝块由外上向内下突出。

值得注意的是,斜疝容易发生嵌顿,强力劳动或排便等腹内压骤增的动作是主要原因。临床上表现为疝块突然增大,并伴有明显疼痛,乃至在平卧或用手推送时也不能使疝块回纳。肿块发紧、发硬,且有明显触痛。若嵌顿内容物为肠袢,不但局部疼痛明显,还可伴有腹部绞痛、恶心、呕吐、停止排气排便、腹胀等机械性肠梗阻的临床表现。若不及时处理,将会发展为绞窄性疝。这也是普外科急诊时的常见病例,需要及时诊断、及时手术。

2. 解剖要点

本科教材中就成人腹股沟管的解剖做了详尽描述：腹股沟管长度为 4～5 cm。内口即深环，本质为腹横筋膜的卵圆形裂隙；外口即浅环，本质为腹外斜肌腱膜纤维在耻骨结节上外方形成的三角形裂隙。以内环为起点，腹股沟管由外上向内下走行。前壁有皮肤、皮下组织和腹外斜肌腱膜，外侧 1/3 尚有腹内斜肌覆盖；后壁为腹横筋膜和腹膜，其内侧 1/3 尚有腹股沟镰；上壁为腹内斜肌、腹横肌的弓状下缘；下壁为腹股沟韧带和腔隙韧带。男性的精索、女性的子宫圆韧带自腹股沟管内通过。

本例患者采用腹腔镜下手术方式，通过腹腔镜设备在腹膜前间隙建立操作空间后，需要掌握深环口附近的两个重要的解剖三角（见图 21 - 1），即"疼痛三角（triangle of pain）"和"危险三角（triangle of doom）"。以男性为例，"疼痛三角"位于精索血管与腹股沟韧带之间，内有生殖股神经的股支和股外侧皮神经分布，固定补片时应避免在此区域中使用疝钉，否则会导致神经损伤性疼痛。"危险三角"则位于输精管和精索血管之间，此三角区域内有髂外动静脉走行，手术时需避免损伤。

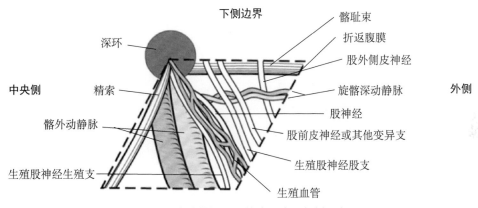

图 21 - 1　腹腔镜视野下的腹股沟区解剖示意图

3. 治疗要点

腹股沟疝最有效的治疗方法是手术修补。如有慢性咳嗽、排尿困难、严重便秘、腹水等腹内压力增高情况或合并糖尿病，手术前应先予以处理，以避免和减少术后复发。

传统的疝修补术原则为疝囊高位结扎、加强或修补腹股沟管管壁。Ferguson 法为加强腹股沟管前壁最常用的方法。修补或加强腹股沟管后壁的常用方法有 Bassini 法、Halsted 法、McVay 法和 Shouldice 法。

传统的疝修补术虽仍有应用，但因为缝合张力大、术后手术部位有牵扯感、疼痛等缺点。无张力疝修补术在无张力的情况下，利用人工高分子材料网片进行修补，具有术后疼痛轻、恢复快、复发率低等诸多优点，已成为现在疝修补术的主流术式。随着腹腔镜手术的迅猛发展，腹腔镜下的腹股沟疝修补术也日臻成熟，与开放手术相比，具有术后疼痛轻、伤口并发症更少、恢复更快等诸多优点。在治疗双侧疝和复发疝时，则优势更为明显。

六、思考题

1. 请简述腹股沟管的解剖结构。
2. 腹股沟斜疝的诊断要点有哪些？
3. 腹腔镜腹股沟疝修补术的主要术式有哪些？

七、推荐阅读文献

1. 吴孟超,吴在德. 黄家驷外科学[M]. 7 版. 北京：人名卫生出版社,2008.

2. 唐健雄,黄磊. 腹壁疝外科治疗学[M]. 4 版. 上海：上海科学技术出版社,2014.

3. Bittner R，Arregui ME，Bisgaard T，et al. Guidelines for laparoscopic（TAPP）and endoscopic（TEP）treatment of inguinal Hernia［International Endohernia Society（IEHS）］[J]. Surg Endosc，2011,25(9)：2773－2843.

（乐　飞）

案例 22

腹股沟直疝

一、病史资料

1. 现病史

患者,男性,66 岁,因"发现左侧腹股沟肿物 1 年余"就诊。患者一年前发现左侧腹股沟区肿块,最大可达鸡蛋样大小,伴坠胀感。平卧时肿物消失。患者无发热,无恶心、呕吐,无腹痛、腹胀,无停止排气、排便,无排尿、排便疼痛感,无夜尿、尿频、尿急等症状。发病以来,患者胃纳、睡眠、二便无殊,体重无明显变化。

2. 既往史

患者既往体健,否认高血压、糖尿病、心脏病等慢性疾病史,否认肝炎、结核等传染病史。2012 年因右侧腹股沟疝于外院行手术治疗。

3. 体格检查

患者站立时,腹部视诊可见左腹股沟一半球形肿物,大小约 4 cm×5 cm,皮肤无红肿、未及静脉曲张,同侧阴囊内未触及肿物,右侧腹股沟区见陈旧性手术瘢痕。触诊肿物,质韧、无压痛、活动度可。患者平卧位时,肿物可完全回纳;按压内环口,患者站立体位时,肿物再次突出,且咳嗽时更加明显。

4. 实验室及影像学检查或特殊检查

暂未进行相关检查。

二、诊治经过

(1) 初步诊断:①左侧腹股沟直疝;②右侧腹股沟疝修补术后。

(2) 患者入院后,完善相关术前检查,血常规、肝肾功能、电解质、血糖、DIC、心电图、胸部正位片均未及明显异常。入院第 2 天在全麻下行腹腔镜下腹股沟疝修补术(LIHR),具体术式为经腹膜前法(TAPP)。术中探查见左侧直疝三角腹壁缺损,直径约 3.5 cm,完整剥离疝囊后,于腹膜前间隙内置入补片,覆盖肌耻骨孔,缝合重建腹膜。患者术后恢复可,观察 24 h 后,予以出院。

三、病例分析

1. 病史特点

(1) 患者,男性,66 岁。

（2）因主诉"发现左侧腹股沟区肿物1年余"就诊。

（3）既往有右侧腹股沟疝手术史。

（4）体检于左侧腹股沟区可及一鸡蛋样大小的半球形肿物，质韧，无明显压痛，站立位或咳嗽时更加明显，阴囊内未及肿物，平卧位时可完全回纳。按压内环口，患者直立时肿物再次突出。余腹部皆平软，未及压痛反跳痛。

2. 诊断与诊断依据

1）诊断：左侧腹股沟直疝；右侧腹股沟疝修补手术术后。

2）诊断依据

（1）左侧腹股沟直疝：①患者为老年男性；②左侧腹股沟区肿物病史一年余；③直立位时于腹股沟内侧端，耻骨结节外上方可及一半球形肿块，阴囊内无肿物，平卧位时可完全回纳；④按压内环口，直立位时肿物再次突出。

（2）右侧腹股沟疝修补手术术后：病史明确，右下腹腹股沟区可及陈旧性手术切口瘢痕。

3. 鉴别诊断

（1）睾丸鞘膜积液。

（2）交通性鞘膜积液。

（3）隐睾。

（4）急性肠梗阻。

四、处理方案及基本原则

处理方案：手术治疗。腹股沟疝最有效的治疗方法是手术修补。患者全身情况良好，且不伴有其他严重疾病，无明显手术禁忌证，综合评估后决定行手术治疗。

五、要点与讨论

1. 诊断要点

腹股沟直疝常见于年老体弱者，主要表现为患者直立时，在腹股沟内侧端、耻骨结节上外方出现一半球形肿块，并不伴有疼痛或其他症状。直疝的囊颈宽大，疝内容物直接从后向前顶出，平卧后疝块多数能够自行回纳消失，无须手法推送复位。直疝很少进入阴囊，极少发生嵌顿。疝内容物常为小肠或大网膜。膀胱也可滑入疝囊，称为滑疝，手术时应注意避免损伤。

2. 解剖要点

直疝三角又称 Hesselbach 三角，外侧边为腹壁下动脉，内侧边为腹直肌外侧缘，底边为腹股沟韧带。此三角区域内缺乏完整的腹肌覆盖，且腹横筋膜又比周围部分薄弱，所以易发生疝（见图 22-1）。直疝三角与腹股沟管深环之间有腹壁下血管和凹间韧带相隔。

3. 治疗要点

腹股沟直疝最有效的治疗方法是手术修补，与腹股沟斜疝的治疗原则一致。但患者若伴有慢性咳嗽、排尿困难、严重便秘、腹水等腹内压力增高情况，或合并糖尿病，手术前应先予以治疗或改善，以避免和减少术后复发。

传统的疝修补术虽仍有应用，但因为缝合张力大、术后手术部位

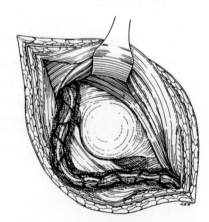

图 22-1 腹股沟直疝的解剖示意图

有牵扯感、疼痛等缺点。无张力疝修补术在无张力的情况下，利用人工高分子材料网片进行修补，具有术后疼痛轻、恢复快、复发率低等诸多优点，已成为现在疝修补术的主流术式。随着腹腔镜手术的迅猛发展，腹腔镜下的腹股沟疝修补术也成了术式的选择之一，尤其是在双侧疝的患者中，优势更加明显，与斜疝类似。

六、思考题

1. 请简述 Hesselbach 三角的解剖结构。
2. 腹股沟直疝和斜疝的鉴别诊断有哪些？
3. 适用于腹股沟直疝修补的术式有哪些？

七、推荐阅读文献

1. 吴孟超，吴在德. 黄家驷外科学[M]. 7 版. 北京：人名卫生出版社，2008.
2. 唐健雄，黄磊. 腹壁疝外科治疗学[M]. 4 版. 上海：上海科学技术出版社，2014.
3. Bittner R，Arregui ME，Bisgaard T，et al. Guidelines for laparoscopic（TAPP）and endoscopic（TEP）treatment of inguinal Hernia[International Endohernia Society（IEHS）][J]. Surg Endosc，2011，25(9)：2773 - 2843.

（乐　飞）

案例 23

腹壁切口疝

一、病历资料

1. 现病史

患者,男性,74 岁,因"发现上腹部手术瘢痕处可复性肿物 2 年"就诊。患者两年前因胆囊结石伴急性胆囊炎行开腹胆囊切除术,术后腹部切口下端出现一肿物,大小约 4 cm×4 cm,质软,不伴压痛,平卧位时可以完全回纳。患者无发热,无恶心、呕吐,无腹痛、腹胀,无停止排气、排便等症状。发病以来,胃纳、睡眠、二便无殊,体重无明显变化。

2. 既往史

患者有高血压史,服用药物控制良好。2 年前因胆囊结石伴急性胆囊炎于外院行开腹胆囊切除手术治疗。

3. 体格检查

患者腹部平软,无隆起或凹陷,腹式呼吸,未及色素沉着或静脉曲张,上腹部正中线可见长约 20 cm 的陈旧性手术切口瘢痕。切口下缘可触及一范围约 3 cm×3 cm 的腹壁缺损。患者站立位时可及半球形隆起肿物,肿物大小约 4 cm×4 cm,质软,不伴压痛,咳嗽时更明显,平卧位时可完全回纳。

4. 实验室及影像学检查或特殊检查

暂未进行相关检查。

二、诊治经过

(1) 初步诊断:①腹壁切口疝;②高血压;③胆囊切除术后状态。

(2) 患者入院后,完善相关术前检查,血常规、肝肾功能、电解质、血糖、DIC、心电图、胸部正位片均未及明显异常。入院第 2 天在全麻下行腹腔镜下腹壁切口疝修补术,具体术式为经腹腔补片植入法(IPOM)。术中探查见腹腔内大网膜与小肠广泛粘连于腹壁,松解粘连,恢复正常解剖,见原手术切口下缘腹壁缺损约 3 cm×3 cm,以 1♯ Vicryl 线全层缝合关闭缺损,将防粘连补片修剪至合适大小,覆盖缺损腹壁,以螺旋疝钉固定补片于腹壁。查无活动性出血,无明显肠管损伤后,留置腹腔引流管一根,经戳创引出腹壁。患者术后第 2 天排气,予流质饮食;第 3 天排便,予半流质饮食,拔除引流管;第 4 天予出院。

三、病例分析

1. 病史特点

(1) 患者,男性,73 岁。

(2) 因主诉"上腹部手术瘢痕处可复性包块 2 年"就诊。

(3) 既往有开腹胆囊切除手术史。

(4) 体检:患者一般情况可,可及上腹部正中线陈旧性手术切口瘢痕。切口下缘可及一大小约 3 cm×3 cm 的腹壁缺损,直立位时可及一大小约 4 cm×4 cm 隆起型肿物,质软,不伴压痛,平卧位时可以完全回纳。余腹部皆平软,未及压痛反跳痛。

2. 诊断与诊断依据

1) 诊断:腹壁切口疝;高血压;胆囊切除术后状态。

2) 诊断依据

(1) 腹壁切口疝:①患者为老年男性;②上腹部手术后可复性肿物病史两年余;③直立位时可于上腹部正中线陈旧手术切口瘢痕下缘及一大小约 4 cm×4 cm 半球形肿物,平卧位时可完全回纳;④既往有开腹胆囊切除病史。

(2) 高血压:病史明确,目前药物控制中。

胆囊切除术后状态:病史明确,上腹部有陈旧性正中线手术切口瘢痕。

3. 鉴别诊断

(1) 腹壁肿瘤。

(2) 脐疝。

(3) 白线疝。

四、处理方案及基本原则

处理方案:手术治疗。腹壁切口疝的治疗原则是手术修补。患者无明显手术禁忌证,系统评估后,遂予手术治疗。

五、要点与讨论

1. 诊断要点

切口疝是医源性导致的,其发生率随着腹部外科手术的增加而增长。切口疝的总发病率较难估计,临床上比较常见,排名腹外疝的第三位。若腹部手术切口一期愈合,切口疝的发生率通常在 1% 以下,但切口若发生感染,则发病率可高达 10%。即便是在腹腔镜日渐普及的今天,切口疝的发生率也未降低。在对比腹腔镜手术与开放手术治疗结直肠癌对比的 CLASICC 试验中,腹腔镜组的切口疝(包括 Trocar 疝)的发生率与开腹组无显著差异。

腹壁切口疝的主要症状是腹壁切口处逐渐膨隆,有肿块出现。肿物常在患者站立或用力时更为明显,平卧或休息时可以缩小或消失。较大的切口疝有腹部牵拉感,伴有食欲减退、恶心、便秘、腹部隐痛等表现。疝内容物常可以与腹膜外腹壁组织粘连而成为难复性疝,有时还可以伴有不完全性肠梗阻。体检时,在肿块复位后,多数能够扪及腹肌裂开所形成的疝环边缘。

2. 解剖要点

腹部切口疝多见于腹部纵形切口,因为除腹直肌外,腹壁各基层及筋膜、鞘膜等组织的纤维多为横行的,纵形切口切断了这些纤维。缝合时,缝线容易在纤维间滑脱。已缝合的组织受到肌肉的横向牵拉力时还容易发生切口哆开。除却解剖因素外,手术操作不当是导致切口疝的重要原因,其中切口感染后腹壁组织破坏,进而引起腹壁切口疝的比例可达 50%。此外,切口愈合不良是另一个重要因素,导致切口不良愈合的原因有切口内血肿形成、肥胖、老龄、糖尿病、营养不良或药物影响等诸多方面。

3. 治疗要点

治疗原则是手术修补。开腹手术修补的主要步骤:①切除疝表面原手术切口瘢痕;②显露疝环,沿其边缘清楚地解剖出腹壁各层组织;③回纳疝内容物,在无张力条件下拉拢关闭腹壁缺损,必要时可以用重叠缝合法进行加强。对于较大的切口疝,可用人工高分子材料或自体筋膜组织进行修补。

随着腹腔镜外科的发展,LeBlanc 在 1993 年报道了首例腹腔镜腹壁切口疝修补术(LIVH)。虽然有报道指出开放式无张力修补术的复发率和 LIVH 相同,但是其他多项研究表明,LIVH 在降低复发率上更具有优势,且在术后切口并发症、住院天数和发现隐匿疝等方面,LIVH 已被证实要优于开放式修补术。目前,临床上 LIVH 应用最多的术式为 IPOM。在处理复杂的切口疝时,还可以结合开腹和腹腔镜技术进行杂交手术。

六、思考题

1. 切口疝的发病危险因素有哪些?
2. 简述腹壁切口疝的诊断要点。
3. 腹壁切口疝的治疗原则和可选择的术式有哪些?

七、推荐阅读文献

1. 吴孟超,吴在德.黄家驷外科学[M].7 版.北京:人民卫生出版社,2008.

2. 唐健雄,黄磊.腹壁疝外科治疗学[M].4 版.上海:上海科学技术出版社,2014.

3. Bittner R, Bingener-Casey J, Dietz U, et al. Guidelines for laparoscopic treatment of ventral and incisional abdominal wall hernias [International Endohernia Society (IEHS)] [J]. Surg Endosc, 2014,28(1): 2 - 29,353 - 404.

（乐　飞）

案例 24

急性阑尾炎

一、病历资料

1. 现病史

患者,男性,47 岁,因"转移性右下腹痛 12 h 伴呕吐发热"前来就诊。患者 12 h 前出现上腹部和脐周不适,不固定,6 h 后右下腹出现疼痛,期间伴有恶心呕吐和发热。

2. 既往史

患者无特殊慢性疾病史,无长期服用药物史。

3. 体格检查

患者全腹平,无陈旧性手术瘢痕。右下腹麦氏点固定压痛,伴轻度肌卫,无反跳痛,未触及肿块。肾区叩痛阴性。T 38℃。

4. 实验室和影像学检查

(1) 血常规:WBC 为 $15.3 \times 10^9/L$,中性粒细胞比例为 87%,RBC 为 $4.5 \times 10^{12}/L$, Hb 为 120 g/L,PLT 计数为 $210 \times 10^9/L$;CRP 为 31 mg/L。

(2) 尿常规:正常。

(3) 超声检查:右下腹一低回声管状结构,管壁肿大,考虑急性阑尾炎。

(4) 下腹部 CT 检查:右下腹盲肠近端一管状结构,直径增粗,管壁肿大,内见粪石嵌顿,周围有渗出,考虑急性阑尾炎。

二、诊治经过

(1) 初步诊断:急性阑尾炎。

(2) 诊疗经过:入院后完善术前相关检查,包括肝肾功能、电解质、血糖、出凝血功能全套、心电图和胸片。询问最后一次进食饮水时间,术前谈话,当天急诊行阑尾切除术。术中发现:阑尾位于右髂窝,6 cm×0.8 cm,水肿增粗,表面附有脓胎,未穿孔。打开标本,内见粪石。手术顺利,术后恢复好。第 7 天拆线,伤口愈合好。术后病理报告示"急性化脓性阑尾炎"。

三、病例分析

1. 病史特点

男性,47岁,转移性右下腹痛12 h伴呕吐发热。

2. 诊断及诊断依据

(1) 诊断:急性阑尾炎。

(2) 诊断依据:①转移性右下腹痛12 h伴呕吐发热;②右下腹麦氏点固定压痛伴体温升高;③血常规:WBC为$15.3×10^9/L$,中性粒细胞比例为87%,CRP为31 mg/L;④超声检查:右下腹一低回声管状结构,管壁肿大,考虑急性阑尾炎;⑤下腹部CT检查:右下腹盲肠近端一管状结构,直径增粗,管壁肿大,内见粪石嵌顿,周围有渗出,考虑急性阑尾炎。

3. 鉴别诊断

(1) 上消化道穿孔。

(2) 急性胆囊炎、胆石症。

(3) 急性梅克尔憩室炎。

(4) 右侧输尿管结石。

(5) 右侧肺炎、胸膜炎。

四、处理方案及基本原则

急诊手术治疗,行阑尾切除术。

五、要点与讨论

1. 诊断要点

转移性右下腹痛病史与右下腹固定压痛是急性阑尾炎的诊断要点。对于临床表现不典型的患者,右下腹B超和(或)腹部CT对于急性阑尾炎的诊断和鉴别诊断有很大帮助。如遇到婴幼儿、老年人、妊娠妇女以及AIDS患者患急性阑尾炎时,诊断较困难,应当格外重视。

2. 解剖要点

阑尾(appendix)位于右髂窝部,起于盲肠根部,附于盲肠后内侧壁,三条结肠带的会合点。其体表投影点约在脐与右髂前上棘连线中外1/3交界处,称为麦氏点(McBurney点)。

阑尾位置多变,一般在右下腹部,但也可高到肝下方,低至盆腔内,甚而越过中线至左侧。阑尾的解剖位置可以其基底部为中心,尖端指向有6种类型:①回肠前位;②盆位;③盲肠后位,在盲肠后方、髂肌前,尖端向上,位于腹膜后(此种阑尾炎的临床体征轻,易误诊,手术显露及切除有一定难度);④盲肠下位;⑤盲肠外侧位;⑥回肠后位,在回肠后方(见图24-1)。

阑尾为一管状器官,远端为盲端,近端开口于盲肠,位于回盲瓣下方2~3 cm处。阑尾系膜为两层腹膜包绕阑尾形成的一个三角形皱壁,其内含有血管、淋巴管和神经。

3. 治疗要点

(1) 治疗原则:急性阑尾炎一经确诊,除外手术反指征后应尽早手术切除阑尾,特别是婴幼儿、老年人、妊娠妇女以及AIDS患者。

(2) 手术切口的选择:阑尾切除术可通过传统的开腹或腹腔镜完成,对于术前诊断不确定者选择腹腔镜手术更为合适(见图24-2、图24-3)。

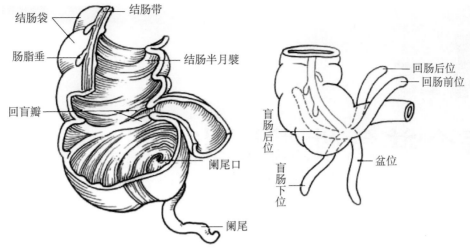

图 24-1 阑尾的解剖位置

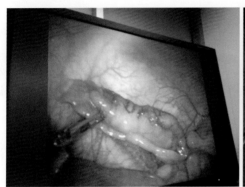 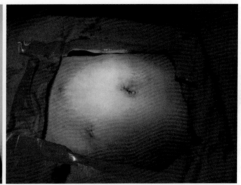

图 24-2 急性阑尾炎腹腔镜阑尾切除术　　图 24-3 腹腔镜阑尾切除术体表戳孔位置

六、思考题

1. 简述老年阑尾炎的临床特点。
2. 临床上发现阑尾炎性肿块或阑尾周围脓肿时,应如何处理?
3. 术中发现与术前急性阑尾炎诊断不符时,应如何处理?

七、推荐阅读文献

1. Meade RH. An introduction to the history of general surgery [M]. Philadelphia PA: Saunders, 1968.

2. Flum DR, Koepsell T. The clinical and economic correlates of misdiagnosed appendicitis: nationwide analysis [J]. Arch Surg, 2002, 137(7): 799-804.

3. Brown CV, Abrishami M, Muller M, Velmahos GC. Appendiceal abscess: immediate operation or percutaneous drainage? [J] Am Surg, 2003, 69(10): 829-832.

4. Motson RW, Kelly MD. Simplified technique for laparoscopic appendectomy [see comment] [J]. ANZ J Surg, 2002, 72: 294-295.

（夏　怡）

案例 25

妊娠合并急性阑尾炎

一、病历资料

1. 现病史

患者，女性，28 岁，孕 23^{+2} 周，因"转移性右下腹痛 6 h"就诊。患者晨起后出现中上腹阵发性疼痛，腹胀，伴恶心、呕吐，有发热，T 最高为 38.5℃，无寒战。6 h 后转为右下腹持续性疼痛。发病以来，患者纳差，未解便，小便正常，体重无明显变化。

2. 既往史

患者首次怀孕，平素生活规律，1 年前曾有急性阑尾炎发作史，予以保守治疗后好转，无慢性病史，无手术外伤史。

3. 体格检查

患者神清，急性病容，表情痛苦，腹式呼吸减弱，中下腹略膨隆痛，右下腹麦氏点上方固定压痛，有反跳痛，无肌卫，腰大肌试验（＋），移动性浊音阴性，肠鸣音减弱，双侧腋窝及双侧锁骨上未及异常肿大淋巴结，肛门指检（一）。

4. 实验室和影像学检查

（1）血常规：WBC 为 $17.3 \times 10^9 / L$，中性粒细胞比例为 92%，RBC 为 $4.5 \times 10^{12} / L$，Hb 为 129 g/L，PLT 计数为 $310 \times 10^9 / L$。

（2）尿常规：PRO（＋），RBC（＋），WBC（＋）。

（3）B 超：右下腹可见肿大的肠管，周围见炎症渗出，拟急性阑尾炎。

二、诊治经过

（1）入院初步诊断：妊娠合并急性阑尾炎。

（2）入院后完善术前检查，DIC、肝肾功能电解质、心电图均正常。妇产科会诊：胎儿正常，无异常宫缩；建议手术过程动作轻柔，术后随访。急诊腰麻下行阑尾切除术，术中见腹腔脓性渗液约 30 ml，阑尾位于回肠后位，表面附着脓苔，与周围组织粘连，头部坏疽，未见穿孔，体部、根部完好，行阑尾切除术。术后 6 h 患者半流质饮食，抗感染、支持治疗，术后第 2 天恢复排气，第 7 天拆线出院。术后病理报告示"急性化脓性阑尾炎，黏膜坏死，浆膜完好"。术后，患者于产科门诊、普外科门诊随访。

三、病例分析

1. 病史特点

(1) 女性,28 岁,因"转移性右下腹痛 6 h 余"来院就诊。

(2) 患者既往有急性阑尾炎发作史,予以保守治疗后好转。

(3) 体检阳性发现:急性病容,表情痛苦,腹式呼吸减弱,中下腹略膨隆痛,右下腹麦氏点上方固定压痛明显,有反跳痛,无肌卫,腰大肌试验(+)。

(4) 实验室和影像学检查:血常规示 WBC 为 $17.3 \times 10^9/L$,中性粒细胞比例为 92%,RBC 为 $4.5 \times 10^{12}/L$,Hb 为 129 g/L,PLT 计数为 $310 \times 10^9/L$;B 超示右下腹可见肿大的肠管,周围见炎症渗出,拟急性阑尾炎。

2. 诊断及诊断依据

(1) 诊断:妊娠合并急性阑尾炎。

(2) 诊断依据:①转移性右下腹痛 6 h 余;②患者有急性阑尾炎发作史,予以保守治疗后好转;③腹式呼吸减弱,右下腹麦氏点固定压痛明显,有反跳痛,无肌卫,腰大肌实验(+);④B 超检查结果示右下腹可见肿大的肠管,周围见炎症渗出,拟急性阑尾炎;⑤患者为女性,28 岁,孕 23^{+2} 周。

3. 鉴别诊断

(1) 卵巢肿瘤蒂扭转:多见于妊娠早、中期及产后,常有下腹部包块史,表现为突发性、持续性下腹痛,如肿瘤血运受阻、肿瘤坏死,可有局限性腹膜炎表现。双合诊检查可触及囊性或囊实性包块,有触痛。B 超可明确诊断。

(2) 异位妊娠破裂:应与妊娠早期急性阑尾炎鉴别。患者停经后可有小量不规则阴道出血,持续性下腹痛和肛门坠胀感。双合诊检查:宫颈举痛明显,后穹隆可饱满、触痛,右附件区可触及包块。B 超显示盆腔内有液性暗区,如后穹隆穿刺抽出不凝血即可确诊。

(3) 右侧输尿管结石:绞痛剧烈,疼痛部位在腰胁部,向大腿内侧和外生殖器放射。实验室检查尿中可见红细胞,X 线或 B 超显示尿路结石即可确诊。

四、处理方案及基本原则

(1) 手术治疗:急诊腰麻下行阑尾切除术。

(2) 术后抗感染、支持治疗;出院后于产科门诊、普外科门诊随访。

(3) 理由:诊断明确,且妊娠合并急性阑尾炎,炎症不易局限,阑尾易穿孔,易引起流产,提倡积极的手术治疗。

五、要点与讨论

妊娠合并急性阑尾炎是较常见且严重的妊娠合并症。妊娠期盆腔器官充血,阑尾也充血,炎症发展很快,容易发生阑尾坏死、穿孔。由于大网膜被增大的子宫推移,使阑尾及大网膜位置改变,临床表现不典型,难以包裹炎症;一旦穿孔,不易使炎症局限,造成弥漫性腹膜炎。易造成误诊、延误治疗,阑尾易穿孔,导致脓毒血症甚至感染性休克,毒素可能导致胎儿早产、缺氧、流产甚至死亡,威胁母儿安全。本病又因临床表现不典型,容易与卵巢肿瘤蒂扭转、输尿管结石、胆道结石或炎症、右侧急性肾盂肾炎相混淆,只有排除这些情况后才能确诊。预后的好坏主要与是否早期诊断和及时手术治疗有关,也与妊娠月份有关。妊娠越晚期,临床表现越不典型,延误治疗的可能性越大,预后越差。手术后若无弥漫性腹膜炎或者全身性感染,可以不使用抗生素;若必须使用,建议使用头孢类抗生素,如头孢曲松。

阑尾的位置在妊娠初期与非妊娠期相似,在右髂前上棘至脐连线中外1/3处,随着妊娠子宫的不断增大,阑尾会逐渐向后上、向外移位。在妊娠3个月末阑尾位于髂嵴下2横指,妊娠5个月末在髂嵴水平,妊娠8个月末在髂嵴上2横指,妊娠足月可达胆囊区。产后10～12 d回复到非妊娠位置。

1. 如果孕妇有以下情况,可以作为早期诊断的参考

(1) 孕前曾有急慢性阑尾炎发作史。

(2) 妊娠后突然出现腹痛,由腹上区或脐周围开始,然后又有转移性右下腹疼痛。

(3) 腹痛和触痛的部位较一般高。

(4) 外周血 WBC 增高,体温升高,脉率增快。

(5) 诊断不能肯定时,可进行 B 超检查,准确率可达 90%～96%。

(6) 妊娠期合并急性阑尾炎时,往往其临床表现较轻,但病情和病理改变较重。

2. 手术妊娠期合并急性阑尾炎的治疗方法

(1) 妊娠早期(1～3个月),不论其临床表现轻重,均应手术治疗。

(2) 妊娠中期(4～6个月),可采用非手术治疗,当然,此时手术治疗的安全系数也比妊娠早期大,一般认为此时是手术切除阑尾的最佳时机。

(3) 妊娠晚期合并阑尾炎应手术治疗,即使因手术刺激引起早产,绝大多数婴儿能成活,手术对孕妇的影响也不大。

总之,妊娠期阑尾炎若处理措施得当,母子都会平安。但无论保守疗法中使用的抗生素还是手术中使用的麻醉药,都要充分考虑到胎儿的因素,尤其在妊娠早期应选择相对安全的药物。治疗原则:一经确诊,应尽快手术治疗,对高度可疑患急性阑尾炎的孕妇,也有剖腹探查的指征。目的是避免病情迅速发展,一旦并发阑尾穿孔和弥漫性腹膜炎,对母婴均会引起严重后果。

3. 术中注意事项

(1) 麻醉:多选择硬脊膜外连续阻滞麻醉,术中吸氧和输液,防止孕妇缺氧及低血压。

(2) 手术要点:妊娠早期取右下腹斜切口(麦氏切口)。妊娠中期以后,应取高于麦氏点的右侧腹直肌旁切口(相当于宫体1/3处),手术时孕妇体位稍向左侧倾斜,使妊娠子宫向左移,便于寻找阑尾。手术操作轻柔,用纱布保护切口,尽量避免刺激子宫。术中尽量避免缺氧与低血压,以免胎儿受损。阑尾切除后,最好不放腹腔引流管,以减少对子宫的刺激。

(3) 若阑尾已穿孔,切除阑尾后尽量吸净脓液,并放腹腔引流,术后脓汁细菌培养并作药敏试验,给予大剂量广谱抗生素。若妊娠已近预产期,术中暴露阑尾困难,应先行剖宫产术,随后再切除阑尾。先行腹膜外剖宫产术,随后再切开腹膜切除阑尾更好。如为阑尾穿孔并发弥漫性腹膜炎,盆腔感染严重或子宫、胎盘已有感染征象时,应考虑剖宫产同时行子宫次全切除术,并需放置引流管。

(4) 若孕妇需继续妊娠,阑尾手术后3～4 d内,给予宫缩抑制剂及镇静药,如静脉滴注利托君、硫酸镁,也可口服沙丁胺醇,肌注黄体酮注射液,口服维生素 E 和肌注绒促性素等,以减少流产与早产的发生。

(5) 术后视病情决定是否使用广谱抗生素。如已近产期,可任其自然分娩;如离产期尚远,则可给镇静药保胎治疗。在选用宫缩抑制剂时,要慎用 β 受体兴奋剂,如利托君(ritodrine)或沙丁胺醇(sulbutamol)等。现已发现妊娠期急性阑尾炎并肺损害与上述药物有关。1994 年,De Veciana 等报道49 例妊娠并阑尾炎中,9 例(18%)有肺损害,其中 2 例为成人呼吸窘迫综合征,7 例为肺水肿,与输液过多及用宫缩抑制剂有关。

(6) 分娩后子宫缩小,可使原来局限的脓肿扩散到腹腔,此时应急诊开腹引流。

4. 术后并发症

（1）粪瘘：可发生在处理不当的阑尾残端，也可因手术粗暴误伤盲肠和回肠而引起。主要表现为伤口感染久治不愈，并有粪便和气体溢出，由于粪瘘形成时感染已局限于回盲部周围，体液和营养丢失较轻。可先行保守治疗，多数患者粪瘘可自行愈合，如病程超过了 3 个月仍未愈合，应安排手术。

（2）内出血：术后 24 h 的出血为原发性出血，多因阑尾系膜止血不完善或血管结扎线松脱所致。主要表现为腹腔内出血症状，如腹痛、腹胀、休克和贫血等，应立即输血并再次手术止血。有时出血可能自行停止，但又继发感染形成脓肿，也需手术引流。

（3）粘连性肠梗阻：阑尾术后肠粘连的机会较多，与手术损伤、异物刺激和引流物拔出过晚有关。据临床统计，阑尾切除粘连性肠梗阻的发生率约为 2%，位居手术后粘连性肠梗阻总数的首位（占32%）。一般先行综合的保守治疗，无效时应手术。

（4）盆腔脓肿：穿孔行阑尾炎切除术后，腹腔脓汁吸收不完全，可在腹腔的不同部位形成残余脓肿。盆腔脓肿最常见，大多发生在术后 5～10 d 左右，表现为体温再度升高，大便次数增多，伴里急后重，肛指可及括约肌松弛，直肠前壁隆起。应及时抗感染、理疗，无效时切开引流。

（5）切口的并发症：包括切口感染、慢性窦道和切口疝，三者有一定的内在联系。切口感染多发生在术后 4～7 d，也有在 2 周后才出现。主要表现为切口处跳痛，局部红肿伴压痛，体温再度上升。应立即拆除缝线，引流伤口，清除坏死组织，经敷料更换促使其愈合，或待伤口内肉芽新鲜时二期缝合治愈。

六、思考题

1. 试述妊娠合并急性阑尾炎早期诊断的必要性。
2. 试述妊娠合并急性阑尾炎术中注意事项。
3. 妊娠合并急性阑尾炎为何"忍"不得？

七、推荐阅读文献

1. 林虹. 妊娠合并急性阑尾炎 12 例[J]. 临床医学，2012，32(1)：72 - 73.

2. 贺晶，韩秀君. 妊娠合并急性阑尾炎[J]. 实用妇产科杂志，2007，23(8)：463 - 465.

3. 冯光日. 妊娠合并急性阑尾炎 25 例分析[J]. 吉林医学，2011，32(1)：117 - 118.

4. 代鸣，孙胜，周艳芬. 妊娠合并急性阑尾炎 30 例诊疗分析[J]. 国际妇产科学杂志，2012，39(4)：405 - 406.

5. 孙峰. 妊娠合并急性阑尾炎 30 例分析[J]. 吉林医学，2011，32(17)：3520 - 3521.

（刘远滨）

案例 26
胃十二指肠穿孔

一、病历资料

1. 现病史

患者,男性,53 岁,因"突发剧烈中上腹痛 4 h 余"就诊。患者饱食后突发剧烈中上腹痛 4 h 余,呈刀割样,并迅速向全腹蔓延,伴恶心、呕吐,无发热,无寒战。发病以来,患者大小便均正常,体重无明显变化。

2. 既往史

患者平素生活不规律,餐后常有规律性上腹灼烧痛,秋季为著。无心肺疾病史,无手术外伤史。

3. 体格检查

患者神清,急性病容,表情痛苦,蜷曲位,腹式呼吸消失,全腹压痛,中上腹显著,伴反跳痛,腹肌紧张呈"板状"强直,肝浊音界减小,移动性浊音阴性,肠鸣音减弱,双侧腋窝及双侧锁骨上未及异常肿大淋巴结,肛门指检(一)。

4. 实验室及影像学检查或特殊检查

(1) 血常规:WBC 为 $11.3 \times 10^9/L$,中性粒细胞比例为 81%,RBC 为 $4.5 \times 10^{12}/L$,Hb 为 120 g/L,Hct 为 0.38,PLT 计数为 $310 \times 10^9/L$。

(2) 胸、腹 X 线片检查:右膈下新月状气体影(见图 26-1)。

(3) CT 影像学检查:腹腔见大量游离气体影(见图 26-2)。

二、诊治经过

(1) 入院初步诊断:上消化道穿孔。

(2) 诊治经过:入院后予以常规胃肠减压,完善术前检查,DIC、肝肾功能电解质、心电图均正常;急诊全麻下剖腹探查,术中见十二指肠球部前壁 2 cm 大小溃疡伴 0.5 cm 穿孔,周围伴脓苔附着。行十二指肠溃疡穿孔修补+溃疡组织活检术。术后禁食、抗感染、制酸、营养支持治疗,术后第 4 天恢复排气,术后第 5 天开放饮食,第 7 天拆线出院,术后病理报告示"十二指肠球部溃疡组织"。术后患者于消化科门诊接受正规十二指肠球部溃疡治疗。术前谈话应注意谈到术中根据情况决定术式,有可能二期根治性手术。

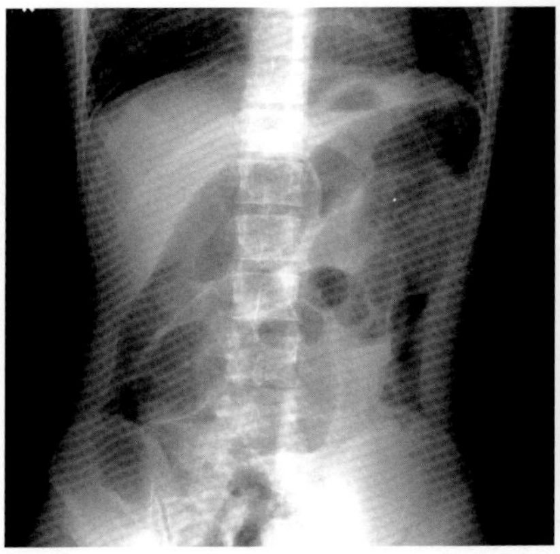

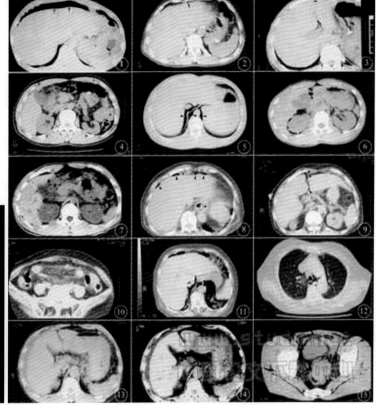

图 26-1　胸、腹 X 线片检查示右膈下新月状气体影

图 26-2　CT 影像学检查示腹腔大量游离气体影

三、病例分析

　　1. 病史特点

　　(1) 男性,53 岁,因"饱食后突发剧烈上腹痛 4 h 余"来院就诊。

　　(2) 患者有周期性、节律性上腹灼烧痛胃病史。

　　(3) 体检阳性发现:急性病容,表情痛苦,强迫体位(蜷曲位),腹式呼吸消失,全腹压痛,中上腹显著,伴反跳痛,腹肌紧张呈"板状"强直,肝浊音界减小。

　　(4) 辅助检查:胸、腹 X 线片显示右膈下气体影,CT 影像检查显示腹腔见多量游离气体影。

　　2. 诊断及诊断依据

　　(1) 诊断:上消化道穿孔。

　　(2) 诊断依据:①饱食后突发剧烈上腹痛 4 h 余;②患者有周期性、节律性上腹灼烧痛病史;③腹式呼吸消失,全腹压痛,中上腹显著,反跳痛,腹肌紧张呈"板状"强制,肝浊音界减小;④胸、腹 X 线片显示右膈下气体影,拟消化道穿孔表现;CT 影像学检查示腹腔见多量游离气体影,拟诊消化道穿孔。

　　3. 鉴别诊断

　　(1) 急性胆囊炎。

　　(2) 急性胰腺炎。

　　(3) 急性阑尾炎。

四、处理方案及基本原则

1. 处理方案

(1) 手术治疗：单纯穿孔修补＋十二指肠溃疡组织活检术。

(2) 术后制酸治疗，出院后口服质子泵抑制剂＋胃黏膜保护剂＋抗幽门螺杆菌治疗。

2. 基本原则

(1) 穿孔时间8 h以内原则上可以行修补或胃大部切除术，但因腹腔污染严重，炎症水肿明显，胃大部切除术吻合口漏发生率较高，且有发生残胃癌风险。

(2) 十二指肠溃疡穿孔以良性为主，不常规进行胃大部切除术，在反复发生溃疡穿孔、内科治疗无效或合并出血、梗阻时才应行胃大部切除术。

(3) 目前质子泵抑制剂的应用亦可以较好地抑制十二指肠球部溃疡的发展，甚至可以治愈，因此不主张溃疡根治的胃大部切除术。

(4) 该患者穿孔时间8 h以内，但腹腔污染严重，炎症水肿明显，以往无溃疡病史也未经过正规治疗，无出血、梗阻，且为十二指肠球部溃疡，因此行单纯穿孔修补，术中常规行十二指肠溃疡组织活检术。

五、要点与讨论

1. 诊断要点

(1) 胃、十二指肠溃疡穿孔常继发于胃、十二指肠溃疡，分为游离穿孔和包裹性穿孔。

(2) 十二指肠溃疡穿孔男性患者较多，胃溃疡穿孔则多见于老年妇女。

(3) 穿孔前数日溃疡病症状加剧，情绪波动、过度疲劳、刺激性饮食或服用皮质激素药物等常为诱发因素。

(4) 穿孔多在夜间空腹或饱食后突然发生，骤起上腹部刀割样剧痛，迅速波及全腹，疼痛难忍，伴恶心、呕吐，可伴休克表现。

(5) 体检时患者表情痛苦，强迫体位(蜷曲位)，不愿移动，腹式呼吸减弱或消失；全腹压痛、反跳痛，腹肌紧张呈"板样"强直，尤以右上腹最明显。叩诊肝浊音界缩小或消失，可有移动性浊音；听诊肠鸣音消失或明显减弱。

(6) 实验室检查示WBC增加，血清淀粉酶活性轻度升高。站立位X线检查时，80%的患者可见膈下新月状游离气体影，CT检查提示腹腔游离气体。

2. 解剖要点

(1) 90%的十二指肠溃疡穿孔发生在球部前壁，而胃溃疡穿孔60%发生在胃小弯，40%分布于胃窦及其他各部。

(2) 胃十二指肠后壁溃疡，可穿透全层并与周围组织包裹，形成慢性穿透性溃疡。

3. 治疗要点

1) 非手术治疗

(1) 适应证：①一般情况好、症状体征较轻的空腹穿孔者；②穿孔超过24 h，腹膜炎症已局限者；③经水溶性造影剂行胃十二指肠造影检查证实穿孔已封闭者。

(2) 治疗方法：①持续胃肠减压，减少胃肠内容物继续外漏；②输液以维持水、电解质平衡并给予营养支持；③全身应用抗生素控制感染；④经静脉给予H受体阻断剂或质子泵拮抗剂等制酸药物。如果非手术治疗6~8 h后病情仍继续加重，应立即转行手术治疗。

2) 手术治疗

（1）单纯穿孔修补术。①适应证：穿孔时间超出 8 h，腹腔内感染及炎症水肿严重，有大量脓性渗出液；以往无溃疡病史或有溃疡病史未经正规内科治疗，无出血、梗阻并发症，特别是十二指肠溃疡患者；有其他系统器质性疾病不能耐受急诊彻底性溃疡切除手术的患者。②手术方式：穿孔修补通常采用经腹手术，穿孔以丝线间断横向缝合，再用大网膜覆盖，或以网膜补片修补，也可经腹腔镜行穿孔缝合大网膜覆盖修补。③溃疡穿孔缝合的注意事项：（a）怀疑溃疡恶变者要取穿孔处组织做病理检查，若为恶性病变应行根治性手术；（b）缝针贯穿全层胃壁时，不要缝到对侧胃壁；（c）穿孔处胃壁水肿明显，打结时要松紧适度以免缝线切割组织，必要时可先覆盖大网膜，再结扎缝线可防止组织切割。较大的穿孔可用网膜"瓶塞"式填塞，再用网膜覆盖（见图 26 - 3、图 26 - 4）。④腹腔镜胃十二指肠溃疡修补术禁忌证：（a）患者存在严重心肺功能疾病；（b）术前血流动力学不稳定，出现休克表现；（c）术中发现穿孔直径大于 1.5 cm；（d）胃肠壁水肿较为严重，或高度怀疑恶性肿瘤。⑤单纯穿孔缝合术后仍需内科治疗溃疡病，HP 感染阳性者需要抗 HP 治疗，部分患者溃疡内科治疗效果不佳仍需行彻底性溃疡手术。

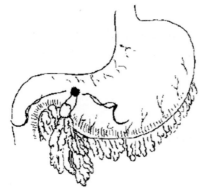

图 26 - 3　较大十二指肠穿孔"瓶塞式"大网膜填塞

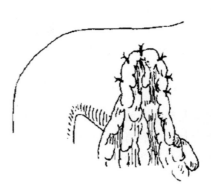

图 26 - 4　十二指肠穿孔修补后大网膜覆盖

（2）根治性溃疡手术-胃大部切除术：胃十二指肠溃疡的主要术式是远端胃大部切除术，主要包括胃组织切除和胃肠重建。

① 胃切除范围：胃的远侧 2/3～3/4，包括胃体的远侧部分、胃窦部、幽门和十二指肠球部的近胃部分。胃切除范围的解剖标志是从胃小弯胃左动脉第一降支的右侧到胃大弯胃网膜左动脉最下第一个垂直分支左侧的连线，按此连线大致可切除 60% 远端胃组织（见图 26 - 5、图 26 - 6）。

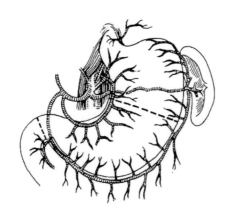

图 26 - 5　胃大部切除范围

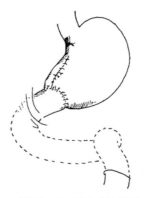

图 26 - 6　胃大部切除术

② 溃疡病灶的处理：胃溃疡病灶应尽量予以切除；十二指肠溃疡如估计溃疡病灶切除困难时则不应勉强，可改用溃疡旷置术。

③ 吻合口的位置与大小：胃切除后，胃空肠吻合口置于横结肠前或横结肠后均可。食物通过的速度主要取决于吻合口与空肠肠腔的口径，胃空肠吻合口大小以 3~4 cm(2 横指)为宜，过大易引起倾倒综合征，过小可能增加胃排空障碍。

④ 近端空肠的长度与走向：越靠近十二指肠的空肠，黏膜抗酸能力越强，日后发生吻合口溃疡的可能性越小。在无张力和不成锐角的前提下，吻合口近端空肠段宜短。结肠后术式要求从 Treitz 韧带至吻合口的近端空肠长度在 6~8 cm，结肠前术式以 8~10 cm 为宜。近端空肠与胃大小弯之间的关系并无固定格式，但要求近端空肠位置应高于远端空肠，以利排空；如果近端空肠与胃大弯吻合，应将远端空肠置于近端空肠前以防内疝。

⑤ 胃大部切除后胃肠道重建基本方式是毕(Billroth)Ⅰ式胃十二指肠吻合，毕(Billroth)Ⅱ式胃空肠吻合，胃空肠 Roux-en-Y 吻合。

（3）胃造口术：肿瘤引起穿孔但肿瘤无法切除，估计修补无法愈合且无法行胃大部切除术时，多采用大号蕈状橡皮导管由穿孔部位放入胃内，双层荷包固定，远端经腹部固定于皮肤。

六、思考题

1. 胃十二指肠穿孔的患者主要临床表现是什么？
2. 胃大部切除术和消化道溃疡穿孔修补术的适应证有哪些？
3. 胃十二指肠穿孔的损伤如何控制？

七、推荐阅读文献

1. 吴孟超,吴在德.黄家驷外科学[M].7 版.北京：人民卫生出版社,2008.

2. 施维锦.常用手术图解[M].南京：江苏科学技术出版社,2003.

3. Wadaani HA. Emergent laparoscopy in treatment of perforated peptic ulcer：a local experience from a tertiary centre in Saudi Arabia [J]. World J Emerg Surg, 2013,8(1)：1.

4. 钱正海,黄维贤,郎建华.腹腔镜和开腹穿孔修补术治疗胃十二指肠溃疡穿孔疗效比较[J].现代医药卫生,2014,30(10)：1519 - 1521.

（隋　亮）

脾 破 裂

一、病历资料

1. 现病史

患者,女性,27岁,因"左侧胸肋部疼痛2h余,伴腹胀"就诊。2h前行走时被自行车车把撞击左腰部后倒地。感左侧胸肋部疼痛剧烈,即至医院就诊。自诉左侧胸肋部剧痛,伴口干、腹胀、恶心,无呕吐。患者自受伤后神清,精神萎靡,无尿,无排便,体重无明显减轻。

2. 既往史

患者平素体健,无不良生活嗜好。

3. 体格检查

患者HR 110次/min,BP 85 mmHg/50 mmHg,T 37.6℃。神清,较烦躁,颜面、结膜明显苍白,左肺呼吸音低,未及啰音。左季肋部皮下瘀斑,压痛。腹稍胀,全腹散在压痛,以左上腹为著,肌紧张可疑,但有明显反跳痛,肠鸣音可闻,弱。四肢湿冷。

4. 实验室和影像学检查

(1)血常规:Hb为78 g/L, Hct为0.273, WBC为12.21×10⁹/L,中性粒细胞比例为82%, PLT计数为323×10⁹/L。

(2)肝肾功能电解质、凝血功能正常。

(3)腹部平片:腹腔未见肠管积气积液,未见游离气体。

(4)腹部B超:腹腔积液,肝脾形态欠清。

(5)腹部CT:腹、盆腔积液,肝周、脾周积液,脾脏形态欠清(见图27-1)。

(6)胸部X线片:左侧第8肋可疑骨折(见图27-2)。

二、诊治经过

(1)初步诊断:低血容量性休克,创伤性脾破裂,腹部闭合伤,肋骨骨折。

(2)诊治经过:患者入院后详细询问病史及体格检查,考虑失血性休克可能性大,立即予以开放深静脉并补液扩容,留置导尿,心电监护监测生命体征及中心静脉压。行床边诊断性腹腔穿刺,抽得不凝血。抗休克同时,完善血常规、血生化、凝血功能、配血、腹部B超、腹部CT等检查明确诊断。抗休克治疗后血压心率仍未有明显改善,故急诊行脾切除术,术中见腹腔积血约1 300 ml,脾脏背侧广泛破裂,伴活动性出血。术后给予抗感染、抗凝等治疗,并逐步恢复饮食,术后患者恢复正常饮食,血小板计数维持

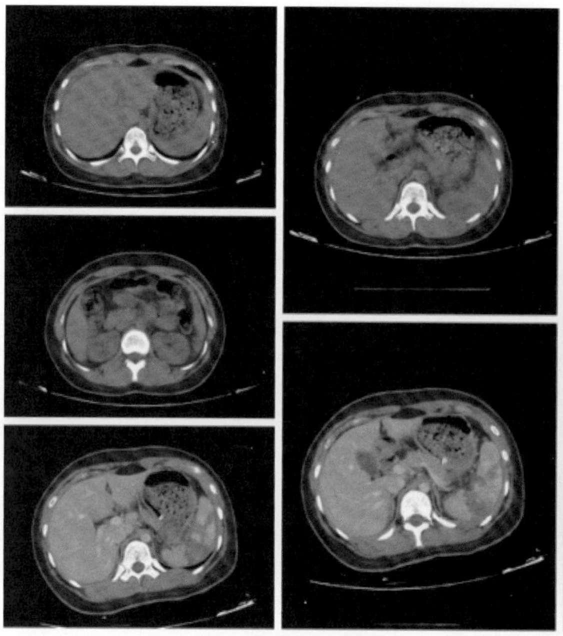

图 27-1 腹部 CT 显示腹、盆腔积液，肝周、脾周积液，脾脏形态欠清

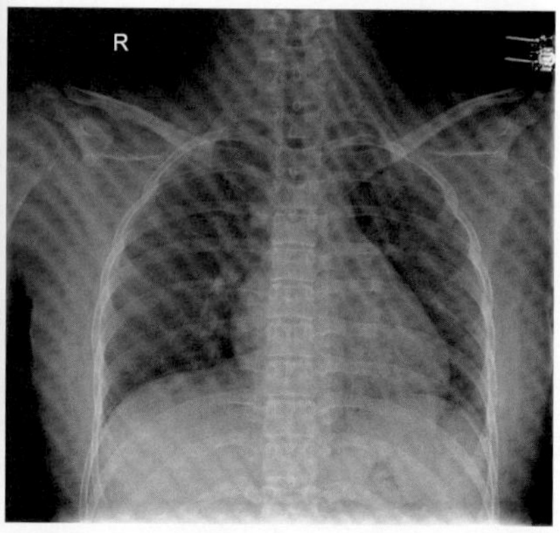

图 27-2 胸部 X 线片显示左侧第 8 肋可疑骨折

在(360~400)×10^9/L 水平，予以口服阿司匹林抗凝，顺利出院。

三、病例分析

1. 病例特点

患者具有明确外伤史，外伤后以左侧胸、肋部疼痛就诊，腹胀伴腹痛，左上腹为甚。并伴有心率加快，血压下降，口干、烦躁、无尿等休克表现。影像学检查提示腹腔积液(积血可能)，脾脏形态不清。

2. 诊断及诊断依据

(1) 诊断：外伤性脾破裂；低血容量性休克，腹部闭合伤。

(2) 诊断依据：①近期有明确的外伤史；②进行性加重的腹胀、腹痛，左上腹为甚；③Hb 78 g/L，P 110 次/min，BP：85 mmHg/50 mmHg，有四肢湿冷，口干、烦躁等休克表现；④影像学检查提示腹腔积液(积血可能)，脾脏形态不清；⑤诊断性腹腔穿刺抽出不凝血。

3. 鉴别诊断

(1) 消化道穿孔。

(2) 肝脏破裂。

(3) 血气胸。

四、处理方案及理由

1. 治疗方案

考虑外伤性脾破裂，患者已出现休克表现，在抗休克同时积极准备手术，行剖腹探查＋脾切除术。

2. 理由

患者诊断性腹腔穿刺抽得不凝血，结合影像学，考虑脾破裂可能性大。且患者无明确手术禁忌，抗休克治疗效果不佳，血流动力学不稳定，考虑脾脏Ⅲ～Ⅳ级损伤可能性大，故急诊行脾切除术抢救生命。

五、要点与讨论

1. 诊断要点

外伤后胸肋部疼痛患者就诊需注意完善体格检查,肋骨骨折可能引起气胸、血气胸、肺挫伤、肝脏及脾脏损伤,医师往往由于关注骨折问题而遗漏较为重要的腹腔实质脏器损伤而危及生命。如临床上怀疑腹腔脏器损伤的患者,需密切关注生命体征及腹部体征,及时复查影像学及腹部诊断性穿刺,如有阳性发现可及时处理。

临床所见脾破裂,约 85% 是真性破裂。破裂部位较多见于脾上极及膈面,有时在裂口对应部位有下位肋骨骨折存在。破裂如发生在脏面,尤其是邻近脾门者,有撕裂脾蒂的可能。若出现此种情况,出血量往往很大,患者可迅速发生休克,甚至未及抢救已致死亡。

脾损伤分型(Ⅳ级分级法):Ⅰ级,脾被膜下破裂或被膜及实质轻度损伤,手术所见脾裂伤长度≤5.0 cm,深度≤1.0 cm;Ⅱ级,脾裂伤总长度>5.0 cm,深度>1.0 cm,但脾门未累及,或脾段血管受累;Ⅲ级,脾破裂伤及脾门部或脾部分离断,或脾叶血管受损;Ⅳ级,脾广泛破裂,或脾蒂、脾动静脉主干受损。

2. 治疗要点

(1) 处理原则:抢救生命第一,保脾第二。在不影响抢救生命的前提下,才考虑尽量保留脾脏。①无休克或容易纠正的一过性休克,B超和CT影像学检查证实脾裂伤比较局限、表浅,无其他腹腔脏器合并伤者,可在严密观察血压、脉搏、腹部体征、血细胞比容及影像学变化的条件下行非手术治疗。若病例选择得当,小儿的成功率高于成人。②观察中如发现需继续输血(48 h 内需输血大于 1 200 ml)或发现有其他脏器损伤,应立即中转手术;不符合非手术治疗条件的伤员,应尽快剖腹探查,以防延误。③彻底查明伤情后,尽可能保留脾者,可根据伤情,采用生物胶黏合止血、物理凝固止血、单纯缝合修补、脾破裂捆扎、脾动脉结扎及部分脾切除等方法。④脾中心部碎裂、脾门撕裂或有大量失活组织者,以及高龄和多发伤情况严重者需迅速施行全脾切除术。为防止小儿日后发生脾切除术后凶险性感染(OPSI),有主张可将 1/3 脾组织切成薄片或小块埋入网膜囊内进行自体移植。成人的 OPSI 发生率甚低(小于 1%),多无此必要。⑤在野战条件下或原先已呈病理性肿大的脾发生破裂,应行脾切除术。⑥脾被膜下破裂形成的血肿和少数脾真性破裂后被网膜等周围组织包裹形成的局限性血肿,可在 36~48 h 内因轻微外力影响或胀破被膜或血凝块而发生为延迟性脾破裂。另外,脾脏再次破裂,一般发生在伤后 2 周,也有迟至数月以后的,此种情况下应切除脾。

(2) 围术期注意点:全脾切除术是治疗脾破裂常用的主要手术方法。术后常见并发症为腹腔内大出血、胰漏、膈下脓肿、血栓-栓塞性并发症等。腹腔内大出血一般发生在术后 24~48 h 内,最常见的原因是膈面严重渗血、脾蒂结扎线脱落,或术中遗漏结扎的血管出血。故术中必须反复顺序检查膈面、脾胃韧带结扎端、侧腹壁、后腹膜以及脾蒂和胰尾等处有无出血,严格止血;对脆薄的脾动脉或脾静脉要带着少许附近的结缔组织一起结扎,以防脆裂。一旦发现,应迅速再次剖腹手术止血。

脾切除术后 1~2 周内,患者常有低热,一般不超过 38.5℃;但如果术后高热不退,或在术后 1 周体温降而复升,不能简单地视为脾切除热。实际上,所谓脾切除热也多与膈下积血或感染相关。仔细注意体征、必要时结合影像学检查常能明确诊断,如抗感染治疗无效,需行 B 超或 CT 定位下穿刺引流。术中避免挫伤胰尾部,术后留置膈下引流能及时引流尽脾窝的积血,都是预防膈下脓肿的有效措施。

随着对脾脏生理功能的深入了解,目前已改变了脾破裂只有行全脾切除治疗的观点。在抢救生命第一的前提下,各种保留脾脏的术式,如脾破裂缝合修补术、黏合凝固止血术、脾动脉结扎术、脾动脉栓塞止血、脾网罩或捆缚法、部分脾切除术及自体脾组织移植术等得到不同程度的发展。

OPSI 已被认为是一种临床综合征,可发生于术后数周至数年,多见于术后 2~3 年内。其临床特点是隐匿性发病,开始可能有轻度流感样症状,继而骤起高热、头痛、呕吐、恶心、呼吸困难、神志模糊,乃至昏迷、休克。常可在几小时至十几小时内死亡。常并发弥漫性血管内凝血和菌血症。发病后,尽管及时使用大剂量抗生素治疗,但病死率仍很高。根据大宗临床资料统计,脾切除后患者因感染性疾病所致的病死率远高于正常人群,尤其是儿童。所以,对于全脾切除,特别是 4～5 岁以下儿童的全脾切除,应持慎重态度。

3. 解剖要点

脾脏是人体中最大的淋巴器官,位于左上腹部。脾的主要功能是过滤和储存血液。脾的质地较脆且血运丰富,因此一旦受到强大外力打击,很容易破裂,脾破裂会导致严重的大出血,是能够致死的腹部急症之一。

熟知脾脏与周围组织的比邻关系对于脾脏手术极为重要。脾脏与周围组织有两种解剖关系,即间接的腔隙关系和直接的韧带联结关系。

(1) 间接关系:脾的膈、脏两面均暴露于腹膜腔内,分别与膈、胃及左肾相贴。

(2) 直接关系:脾共有 4 条韧带,即脾肾韧带、胃脾韧带、膈脾韧带和脾结肠韧带。①脾肾韧带:位于脾门与左肾前面,内有出入的脾动脉、脾静脉和胰尾,也是固定脾的主要结构,断此韧带,脾即可移动。②胃脾韧带:位于脾门与胃大弯之间,内有胃短血管通过。③膈脾韧带:位于脾后端与膈后部间,十分薄弱。④脾结肠韧带:位于脾前端与结肠左曲间,此韧带极短。前 3 条韧带较深,将右手置于膈结肠韧带之上伸入左季肋部,并以手背循膈转向后,如此脾即位于手掌之中。指尖抵住前后两个韧带,即后方的脾肾韧带和前方的胃脾韧带。食指向上剥离,即可破坏上部十分薄弱的膈脾韧带。

六、思考题

1. 临床上如何诊断外伤性脾破裂?
2. 脾破裂患者保守治疗过程中严密观察及处理的要点有哪些?
3. 脾破裂手术方案选择,何时可以保脾?

七、推荐阅读文献

1. Kluger Y, Paul DB, Raves JJ. Delayed rupture of the spleen-myths, facts, and their importance: case reports and literature review [J]. J Trauma, 1994,36(4): 568 - 571.

2. Sonia L, Sug G, Steven J. Pseudoaneurysms of the intraparenchymal splenic artery after blunt abdominal trauma: a complication of nonoperative therapy and its management [J]. J Trauma, 1995, 37: 593 - 595.

3. Goletti O, Ghiselli G, Lippolis PV. Intrasplenic posttrauma pseudoaneurysm: echo color doppler diagnosis [J]. J Trauma, 1996,38: 542 - 545.

4. Hiraid A, Yamamoto H, Yahata K. Delayed rupture of the spleen caused by an intrasplenic pseudoaneurysm following blunt trauma: case report [J]. J Trauma, 1994,36: 743 - 744.

5. 吴孟超,吴在德.黄家驷外科学[M].7 版.北京:人民卫生出版社,2008.

6. 张炳先,陈定柱.21 例延迟性脾破裂的诊治分析[J].中华创伤杂志,2000,(12):751 - 752.

7. 陈长年,刘锦华,张双龙.外伤性脾破裂保脾治疗 59 例[J].中华创伤杂志,1998,14(3):153.

8. Firstenberg MS, Plaisier B, Newman JS. Successful treatment of delayed splenic rupture with splenic artery embolization [J]. Surgery, 1998: 584 - 586.

9. 沈魁,何三光.实用普通外科手术学[M].沈阳:辽宁教育出版社,1996.

(耿志超)

案例 28

细菌性肝脓肿

一、病历资料

1. 现病史

患者,女性,45岁,因"反复寒战、高热伴右上腹持续性钝痛1周"就诊。1周前,患者无明显原因突发右上腹持续性钝痛,无放射痛,伴寒战、高热,体温最高达40.3℃,自觉大汗、心慌。发病以来,自感乏力、食欲不振,偶有恶心,无呕吐;无尿频、尿急、尿痛、血尿及腰痛;无咳嗽、咳痰、胸痛及呼吸困难。近期无胆管炎、疖痈、骨髓炎病史,10 d前曾因进食不洁食物而出现腹泻,为黄色稀便,5~6次/d,口服小檗碱等药物3 d后腹泻缓解。发病以来,进食、睡眠、基本正常,无明显体重减轻,拟"高热待查,腹痛待查"收入院。

2. 既往史

患者有慢性胆囊炎、胆石症史;否认高血压、糖尿病以及心肺脑脏器的慢性疾病;否认手术外伤史以及肝炎、结核等传染病史;否认药物、食物过敏史;已婚已育,育有一子,自然分娩,月经史正常;否认家族遗传病史。

3. 体格检查

患者 T 38.7℃, HR 108 次/min, R 22 次/min, BP 134 mmHg/82 mmHg。

(1) 一般检查:发育正常,营养欠佳,自动体位,急性热病容,神志清楚,查体合作;皮肤、黏膜无黄染及出血点;头颅无畸形,眼、耳、口、鼻无异常;胸廓无畸形,双肺叩诊为清音,右下肺呼吸音减弱,左肺和右上肺呼吸音正常,未闻及干湿啰音;心界无扩大,HR 108 次/min,律齐,未闻及杂音。

(2) 专科检查:右上腹部略饱满,腹软、无肌紧张及反跳痛,未及包块,右锁骨中线肋缘下可触及肿大肝脏、有轻压痛、肝区叩痛明显,移动性浊音(—),肠鸣音活跃。

4. 实验室和影像学检查

(1) 血常规:WBC 为 18.0×10^9/L,中性粒细胞比例为 92%,Hb 为 82 g/L。

(2) 肝功能:ALT 活性为 83 U/L, AST 活性为 108 U/L。

(3) 血细菌培养:大肠埃希菌。

(4) 腹部平片:肝脏阴影增大,右膈肌轻度抬高,运动受限,右侧胸腔少量积液。

(5) 腹部B超:肝右叶见一面积约 8 cm×13 cm 的液性暗区。

(6) CT 扫描:肝右叶见一低密度病灶,大小约 10 cm×12 cm、

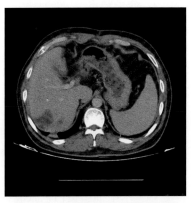

图 28-1 肝右叶见一低密度病灶,边缘模糊,增强扫描病灶边缘强化不明显

103

边缘模糊,增强扫描显示病灶边缘强化不明显(见图 28-1)。

二、诊断及诊治经过

1. 初步诊断

发热待查,腹痛待查,细菌性肝脓肿。

2. 诊治经过

患者入院后完善血、尿常规、肝肾功能、电解质以及 DIC 等术前化验,同时完善心电图、胸片、上腹部 MRI 等检查。MRI 平扫 T1WI 表现为单个椭圆形病变,病灶周边呈低信号,病灶呈低或稍高信号;T2WI 表现为病灶周边呈低信号,病灶呈高信号,病灶周围水肿带呈稍高信号。MRI 诊断意见:考虑"肝脓肿"。

患者入院后,给予积极的对症、支持及抗感染治疗。入院后第 4 天,在 B 超引导下以粗针行脓腔穿刺术,术中抽出黄白色脓液约 100 ml,有臭味。抽净脓液后反复注入甲硝唑溶液冲洗抽吸,直至注入液体清洗干净。于脓腔内置入导管以便冲洗引流,术后早晚各用甲硝唑和生理盐水进行冲洗(见图 28-2)。术后当日患者体温即恢复正常,术后复查血常规 WBC 和中性粒细胞比例亦逐步恢复正常。术后鼓励患者多进食以补充体力,体温恢复正常 1 周后再次 B 超检查,发现脓腔小于 1.5 cm,给予拔管、出院。

术后 1 个月随访复查,血常规和肝功能均正常,B 超提示肝脏内未发现明显的液性暗区。

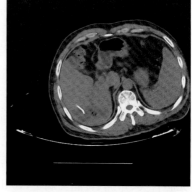

图 28-2　穿刺引流后脓腔明显缩小

3. 术前谈话要点

(1)穿刺可能损伤血管及胆管,导致术后胆漏及腹腔出血,可能需要术后进一步手术处理。

(2)穿刺可能损伤胸膜及肺,引起出血、气胸等情况。

(3)局部穿刺置管引流可能因脓液稠厚而引流不畅,可能需多次穿刺引流或者手术引流。

(4)穿刺失败等可能。

(5)局麻可能会出现过敏反应。

三、病例分析

1. 病史特点

(1)患者,女性,反复寒战、高热伴右上腹持续钝痛 1 周,无放射痛;体温最高达 40.3℃;既往有胆囊炎病史。

(2)体检特点:右下肺呼吸音减弱;右上腹略饱满,右锁骨中线肋缘下可触及肿大肝脏、有轻压痛;右肝区有叩击痛。

(3)辅助检查:①血常规 WBC 和中性粒细胞比例升高;②腹部平片显示肝脏阴影增大,右膈肌轻度抬高,运动受限,右侧胸腔少量积液;③腹部 B 超检查发现肝右叶有一面积约 8 cm×13 cm 的液性暗区;④CT 扫描发现肝右叶一低密度病灶,大小约 10 cm、边缘模糊,增强扫描显示病灶边缘强化不明显;⑤血细菌培养为大肠埃希菌。

(4)术中抽出黄白色脓液约 100 ml,有臭味。

2. 诊断及诊断依据

(1)诊断:细菌性肝脓肿。

（2）诊断依据：①反复寒战、高热伴右上腹持续性钝痛1周；②体格检查：右上腹有压痛，肝区叩痛阳性；③实验室检查提示WBC和中性粒细胞比例升高，血培养提示有大肠埃希菌；④影像学检查提示肝右叶有液性暗区，穿刺引流见黄白色脓液。

3. 鉴别诊断

（1）阿米巴肝脓肿。

（2）肝癌继发感染。

（3）右膈下脓肿等。

四、处理方案及基本原则

对急性期但尚未局限的肝脓肿和多发性小脓肿，采用保守疗法。即在治疗原发病灶的同时，使用大剂量有效抗生素和全身支持疗法控制炎症，促使脓肿吸收自愈。目前，多主张有计划地联合应用抗生素，如先选用对需氧菌和厌氧菌均有效的药物，根据细菌培养和药敏结果选用敏感抗生素。同时，由于肝脓肿患者中毒情况明显，消耗严重，应积极补液，纠正水与电解质紊乱，给予维生素B、C、K，必要时可反复多次输入小剂量新鲜血液和血浆，以纠正低蛋白血症、改善肝功能和输注免疫球蛋白。一般采用上述治疗方法，多数患者可望治愈，部分脓肿可局限化。当出现单个较大脓肿时，可在B超引导下以粗针行脓腔穿刺引流术，抽净脓液后反复注入甲硝唑溶液冲洗抽吸，直至注入液体清洗干净。在脓腔内置管，以备术后定时冲洗引流，至脓腔小于1.5 cm时拔除。如果穿刺引流不畅，全身中毒症状仍较严重或出现并发症，如脓肿穿透胸腔、穿入腹腔引起腹膜炎或穿入胆道等时，建议行脓肿切开引流术或肝叶切除术。

五、要点与讨论

1. 解剖要点

肝脏的血运25%～30%来自肝动脉，70%～75%来自门静脉。因此，门静脉系统感染时，如胆道感染、化脓性阑尾炎、憩室炎、盆腔炎及痢疾等，细菌可随门静脉进入肝脏而引起细菌性肝脓肿。同时，身体其他部位的严重感染如疖、痈等，金黄色葡萄球菌也可通过动脉途径转移至肝脏引起细菌性肝脓肿。

2. 诊断要点

多数细菌性肝脓肿病例都有典型的临床表现，如寒战、高热、肝区疼痛及肝脏不同程度的肿大，故临床诊断并不困难。但早期病例，属多发性小脓肿时，或脓肿部位较深时，易被误认为是肝脏毗邻其他脏器的炎症，或不明部位的感染及不明原因的发热待查而被误诊。病因方面，患者可有胆道感染、化脓性阑尾炎、盆腔炎史。

X线透视检查难以确诊本病，但对透视下有肝区阴影增大、右侧膈肌抬高、呼吸时膈肌活动范围受限的病人，应结合临床表现警惕本病，在疑有本病的情况下，进一步高热（体温超过38.5℃）血培养、B超、CT与MRI检查。目前诸多辅助检查中B超应列为首选，B超具有价格低廉的优点，在B超引导下还可进行诊断性穿刺、抽吸脓液以及注入抗生素治疗等。

近年来，随着医疗设备和临床诊疗技术的不断进步，为本病的临床诊断提供了很多有利条件。但重要的是临床医师要考虑到本病的存在，因为早期诊断是改善本病及预后的关键。

3. 治疗要点

细菌性肝脓肿的治疗要结合患者的一般情况，如患病的时间，脓肿的位置、大小、数目以及是否有其他并发症。本病是一种消耗性疾病，患者在患病期间常伴有贫血、消耗性低蛋白血症及水电解质紊乱等症状,因此,在临床治疗过程中支持疗法很重要。

在患病早期,患者一般状态尚好,脓肿被确定为孤立或多发,脓肿直径小于 3 cm 者可用非手术治疗,选择有效广谱抗生素或联合用药,并随时做 B 超复查,视脓肿的变化适当调整或改用其他敏感抗生素,直至痊愈。对保守治疗无效或脓肿直径 3~10 cm 者,可采用 B 超引导下(粗针)穿刺抽脓引流(见图 28-2);如穿刺引流无效、脓肿较大、一般状态较差且临床中毒症状又较重的患者,应进行积极的手术治疗。

六、思考题

1. 细菌性肝脓肿的主要病因是什么?
2. 细菌性肝脓肿和阿米巴性肝脓肿的鉴别要点是什么?
3. 细菌性肝脓肿的治疗原则是什么?

七、推荐阅读文献

1. 杨甲梅,朱斌,徐峰. 实用肝胆外科学[M]. 上海:上海人民出版社,2009.
2. 严律南. 肝脏外科[M]. 北京:人民卫生出版社,2002.
3. 吴阶平,裘法祖. 黄家驷外科学[M]. 7 版. 北京:人民卫生出版社,2008.

（陆　晔　邵堂雷）

肝血管瘤

一、病历资料

1. 现病史

患者,女性,48岁,因"中上腹胀满不适近2年,进行性加重3月"就诊。患者自两年前出现中上腹不适,主要位于剑突下,症状以胀满不适为主,餐后有所加重,适当按摩或者服用胃药后有缓解,于当地医院行胃镜检查考虑胃浅表性胃炎,予以对症处理后症状略有好转。近3月来,患者中上腹胀满不适症状逐渐加重,无尿色加深,无肩背部放射痛,无发热畏寒,无恶心、呕吐,无胸痛、呼吸困难等情况。B超检查显示:肝左叶混合性回声82 mm×73 mm×90 mm,边界欠清,内部回声不均匀;胆囊壁毛糙,肝内外胆管未见扩张;胰腺形态正常未见占位病变。患者发病以来,进食、睡眠、二便基本正常,无明显体重减轻,拟"左肝占位病变"收入院。

2. 既往史

患者否认高血压、糖尿病以及心肺脑慢性疾病;否认手术外伤史以及肝炎、结核等传染病史;否认药物食物过敏史;已婚已育,育有一子,自然分娩,月经史正常,已绝经1年;否认家族遗传病史。

3. 体格检查

患者 T 36.1℃, HR 78 次/min, R 18 次/min, BP 130 mmHg/65 mmHg。

(1)一般体检:患者神志清晰,发育正常,自主体位,无贫血貌,无皮肤出血点及瘀斑、瘀点,无皮肤巩膜黄染,无浅表淋巴结肿大,心肺系统检查无阳性体征,神经系统检查无异常。

(2)专科体检:患者腹略膨隆,腹式呼吸存在,腹壁未见曲张静脉,未见胃肠蠕动波以及肠型;全腹软,未及压痛和反跳痛,中上腹触诊略饱满,未及明显肿块,肝脾肋下未触及,墨菲征(一);肠鸣音正常,4 次/min;肝区及肾区未及叩击痛,移动性浊音(一)。

4. 实验室和影像学检查

(1)血常规、肝肾功能检查各项指标均正常。

(2)甲胎蛋白(AFP)及癌胚抗原(CEA)指标均正常。

(3)上腹部增强CT显示:肝左叶可见一枚巨大类圆形低密度灶,最大截面约8 cm×10 cm,边界清晰,内部可见片状更低密度影,增强后动脉期边缘可见结节状明显强化灶,门脉期及延迟期可见造影剂向病灶内逐步充填,周边病灶受推压改变。

(4)诊断意见:左肝巨大占位病变,拟"肝血管瘤可能"。

二、诊断及诊治经过

1. 初步诊断

左肝占位,肝血管瘤可能。

2. 诊治经过

(1) 患者入院后完善血尿常规、肝肾功能、电解质以及DIC等术前化验,未见异常。同时,行上腹增强MRI,提示肝左叶巨大团块异常信号灶,约10.5 cm×8.1 cm,边缘清晰,波浪样轮廓,T1W低信号,T2W高信号,增强扫描动脉期病灶呈边缘结节样强化,延迟扫描见对比剂填充达高峰(见图29-1～图29-4)。MRI诊断意见:肝左叶巨大占位,血管瘤可能。完善术前准备后全麻下行腹腔镜左肝血管瘤切除术,术中见病灶主要位于肝Ⅱ、Ⅲ段,部分位于Ⅳ段,沿血管瘤边缘切除病灶,手术过程顺利,出血少。术后采用护肝等治疗,患者恢复良好顺利出院。术后病理:海绵状血管瘤,标本切缘未见肿瘤累及。

(2) 术后1个月随访复查,患者肝功能正常,超声未见腹腔及肝周积液,肝内未见明确占位。

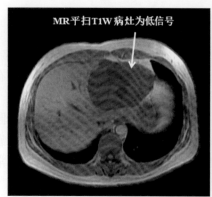

图29-1 MRI平扫T1加权

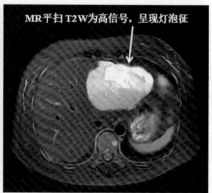

图29-2 MRI平扫T2加权

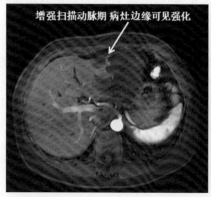

图29-3 MRI增强扫描延迟期

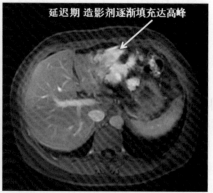

图29-4 MRI增强扫描动脉期

3. 术前谈话要点

(1) 围术期患者可能出现肝功能衰竭、大量腹水、黄疸及DIC可能,危及生命可能。

(2) 术后局部创面大量出血及胆漏可能,必要时可能需要再次手术处理。

(3) 如血管瘤较大或者位置关系无法手术切除,可能术中仅行捆绑处理或者术后进一步栓塞处理。

(4) 术后肝血管瘤复发可能。

三、病例分析

1. 病史特点

(1) 女性,48岁,因"中上腹胀满不适近2年,进行性加重3月"就诊。临床表现以中上腹胀满不适为主,主要位于剑突下,餐后症状有所加重;无消瘦、乏力等恶性肿瘤表现,无腹水及皮肤巩膜黄染等肝功能不全表现。

(2) 腹部体格检查除中上腹触诊略饱满,其余无明确阳性体征。

(3) 实验室检查显示血常规和肝功能指标正常,AFP水平正常。CT检查提示:左肝巨大占位,增强后动脉期边缘可见结节状明显强化灶,门脉期及延迟期可见造影剂向病灶内逐步充填。MRI提示肝左叶巨大团块异常信号灶,T1W呈低信号、T2W为高信号,增强扫描动脉期病灶呈边缘结节样强化,延迟扫描见对比剂逐渐填充达高峰,影像学检查考虑血管瘤可能大。

(4) 术后病理:海绵状血管瘤。

2. 诊断及诊断依据

(1) 诊断:左肝海绵状血管瘤。

(2) 诊断依据:①中上腹胀满不适近2年,近3个月来症状进行性加重。②体格检查:腹略膨隆,腹式呼吸存在,腹壁未见曲张静脉,全腹软,未及压痛和反跳痛,中上腹触诊略饱满,未及明显肿块,肝脾肋下未触及;皮肤巩膜无黄染。③实验室检查:肝功能指标正常,肿瘤指标正常。④影像学检查提示肝血管瘤,术后病理证实。

3. 鉴别诊断

(1) 原发性肝癌。

(2) 肝囊肿。

(3) 肝囊腺瘤。

(4) 肝局灶性结节增生等。

四、处理方案及基本原则

手术切除:对于有症状的肝血管瘤,手术切除是最彻底和有效的方法;对于某些巨大血管瘤或因紧贴肝门等因素无法切除者,可考虑以血管瘤缝扎术、肝动脉栓塞术、微波固化术、硬化剂注射以及放射治疗等代替。本病例中患者肝血管瘤巨大,且瘤体大部分位于左肝外叶肝表面,与肝门血管胆管等重要结构关系不密切,同时患者具有相应临床症状,故应考虑手术切除。随着外科技术的发展,腔镜微创手术在某些领域已能基本替代传统手术,本例患者年纪较轻,全身情况较好,腹部无既往手术史,血管瘤位置适宜腔镜手术,故最终考虑行腹腔镜下肝血管瘤切除术。

五、要点与讨论

1. 解剖要点

参见肝癌章节。

2. 诊断要点

肝血管瘤是最常见的肝脏良性肿瘤,大多数患者因体检影像学提示而就诊。由于肝血管瘤在体积较小时常无临床症状,而超声及CT、MRI对其均有典型影像表现,故血管瘤的诊断主要依靠超声、CT、MRI等影像学检查,再结合相关临床症状及实验室检查排除肝脏其他占位病变后加以诊断。

（1）超声检查：为无创廉价检查，诊断率可达到90%以上。通常血管瘤在超声检查中可表现为强回声结节，而且通过超声检查还能发现肝组织有无其他肿瘤占位情况以及有无肝硬化等表现，但有一定误诊率，临床上因肝癌通过超声检查误诊为肝血管瘤的情况不在少数。

（2）CT检查：诊断率可达95%以上，具有重要诊断价值。增强扫描动脉期时，造影剂快速进入血管瘤体形成周边强化及瘤体内强化，而在静脉期以及延迟扫描期仍可见造影剂逐渐填充入瘤体，排出缓慢，即典型的"快进慢出"影像表现。

（3）MRI检查：由于对肝血管瘤诊断的特异性，即使再小的肝血管瘤MRI检查也能获得明确诊断，特别是在超声检查以及CT检查无法明确时。其影像学特异表现为：瘤体在平扫T1加权时呈现边缘清晰的低信号，而T2加权时表现为高信号，在周围低信号的肝实质衬托下，表现出特征性的"灯泡征"；而GD-DTPA增强扫描检查亦可呈现出"快进慢出"的表现。

（4）肝动脉造影及腹腔镜检查：均为有创检查，一般不列为常规，常在诊断不明时考虑。

（5）临床表现及实验室检查：对于诊断常无帮助，但可评估患者全身情况并进行肝功能分级，为制订后期治疗方案提供依据。

3. 治疗要点

随着影像学检查的发展，肝血管瘤的诊断不再困难，而对于其治疗方案的确定存在一定争议。既往曾把肝血管瘤的大小及潜在破裂可能列为主要手术指征，但随着研究发现，血管瘤破裂大多为小概率事件，而依据血管瘤大小作为手术指征也具有一定主观性。目前主要依据患者临床症状以及全身情况提出相应的外科治疗：对于直径较小尤其是<5 cm的血管瘤，如无明显症状，通常可选择定期随访；而对于较大的血管瘤尤其是直径>10 cm者，如患者全身情况良好，可考虑外科手术；而血管瘤直径介于5～10 cm者，如已有相应临床症状或者瘤体增大明显出现压迫症状、无法排除恶性肿瘤者也需尽早考虑外科治疗。

肝血管瘤的手术治疗主要包括开腹及腔镜下血管瘤切除、血管瘤捆扎术、肝动脉结扎术、肝移植等，而非手术治疗包括肝动脉栓塞、射频消融及硬化剂注射等。

六、思考题

1. 试述肝血管瘤的临床诊治进展。
2. 试述肝血管瘤与肝癌的鉴别诊断。
3. 试述肝血管瘤的手术指征。

七、推荐阅读文献

1. 杨甲梅，朱斌，徐峰. 实用肝胆外科学[M]. 上海：上海人民出版社，2009.

2. Terkivatan T, Hussain SM, De Man RA, et al. Diagnosis and treatment of benign focal liver lesions [J]. Scand J Gastroenterol Suppl, 2006,(243)：102-115.

3. 范瑞芳，柴福录，卫立辛，等. 腹腔镜射频消融与外科切除治疗巨大肝脏海绵状血管的临床对照研究[J]. 中华肝胆外科杂志，2006,12(10)：676-679.

4. Etemadi A, Golozar A, Ghassabian A, et al. Cavernous hemangioma of the liver：factors affecting disease progression in general hepatology practice [J]. Eur J Gastroenterol Hepatol，2011,23(4)：354-358.

5. Buell JF, Tranchart H, Cannon R, et al. Management of Benign Hepatic Tumors [J]. Surg Clin Nor Am, 2010,90(4)：719-721.

（马　迪）

案例 30

肝 癌

一、病历资料

1. 现病史

患者，男性，44 岁，因"发现右肝肿物 1 个月"入院。患者既往体健，平素无乏力、低热，无食欲不振、消瘦、皮肤巩膜黄染、尿色加深，无恶心呕吐、发热畏寒及肩背部放射痛等，偶有右中上腹轻微胀满不适，常无明显诱发因素。1 个月前患者体检时发现右肝占位，拟"右肝肿瘤"入院。患者发病以来，二便正常，无体重变化，饮食睡眠正常。

2. 既往史

患者有高血压史，服用药物控制良好；有乙型肝炎病史，服用恩替卡韦抗病毒治疗；无手术外伤史、无疫水疫区接触史。

3. 体格检查

患者 T 37.2℃，HR 88 次/min，R 16 次/min，BP 145 mmHg/85 mmHg。

（1）一般体检：患者神志清晰，发育正常，自主体位，无贫血貌，无皮肤出血点及瘀斑、瘀点，无皮肤巩膜黄染，无浅表淋巴结肿大，心肺系统检查无阳性体征，神经系统检查无异常。

（2）专科体检：腹膨隆，腹式呼吸存在，腹壁未见曲张静脉，未见胃肠蠕动波以及肠型；全腹软，未及压痛，未及反跳痛，未及明显肿块，肝脾肋下未触及，Murphy 征（一）；肠鸣音正常，3 次/min；肝区及肾区未及叩击痛，移动性浊音、肝掌、蜘蛛痣均（一）。

4. 实验室和影像学检查

（1）血常规、肝肾功能检查各项指标均正常。

（2）甲胎蛋白（AFP）为 427 ng/ml，显著升高。

（3）HBV-M 提示乙肝表面抗原、E 抗体、核心抗体为（＋）；乙肝病毒核酸定量＜5×10^2 IU/ml。

（4）上腹部增强 CT 扫描显示：肝右叶 V、Ⅷ段可见 3 cm×4 cm 和 1 cm×2 cm 两枚低密度灶，增强后动脉期可见病灶内造影剂迅速显影，门脉期及延迟期可见造影剂快速排出，病灶内密度低于同期肝内密度（见图 30-1 和图 30-2）。胆囊、胰腺、脾脏等未及明显异常。

（5）诊断意见：右肝占位病变，恶性肿瘤可能。

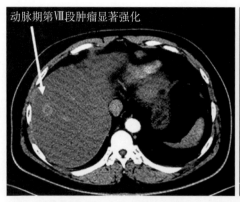
动脉期第Ⅷ段肿瘤显著强化

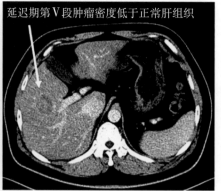
延迟期第Ⅴ段肿瘤密度低于正常肝组织

图 30-1　CT 扫描延迟期　　　　　图 30-2　CT 扫描动脉期

二、诊治经过

1. 初步诊断

右肝癌、乙型肝炎、高血压病。

2. 诊治经过

（1）入院后完善术前常规检查。术前行肝脏 MRI 检查提示：肝右叶见 2 枚病灶，直径约 3.5 cm 和 1.3 cm，T1W 低信号，T2W 高信号，增强后两病灶边缘均见环形强化，境界清晰。余肝内未见明确占位病灶，肝内胆管未见扩张。术前准备完善后行手术，术中见肝脏呈轻度结节硬化，右肝Ⅴ、Ⅷ段可及 2 枚病灶，未凸起于肝表面，肝内未见转移病灶，未见腹水，左肝体积约占总肝体积 40% 左右，切除右肝Ⅴ、Ⅷ段，肝残面留置引流，术中控制第一肝门约 25 min，出血少。术中剖开标本见肿瘤切面灰白色，距离肝切缘约 2 cm，肿瘤内可见少量坏死物质。

（2）术后予以抗感染、保肝等治疗，患者恢复良好顺利出院，术后 1 个月复查肝功能正常，血 AFP 水平为 7.2 ng/ml；术后 3 个月复查腹部增强 CT，未见明显肝内占位，腹腔未见明显积液。

（3）术后病理提示：肝细胞肝癌Ⅱ级，周边肝组织未见癌累及，轻度结节性肝硬化。

3. 术前谈话要点

（1）围术期可能出现肝功能不全甚至衰竭。

（2）术后局部创面渗血及胆漏可能。

（3）术后可能需要进一步针对肝癌的综合治疗。

（4）需要进一步内科抗乙肝病毒治疗。

（5）术后肝癌复发可能。

三、病例分析

1. 病史特点

（1）中年男性，发现右肝肿物 1 个月入院，既往有乙型肝炎病史。

（2）腹部体检未及阳性体征，未及肝掌及蜘蛛痣，皮肤巩膜未及黄染。

（3）实验室检查发现 AFP 水平显著升高，术前影像学提示右肝Ⅴ、Ⅷ段占位；术中可见右肝Ⅴ、Ⅷ段肿瘤，切面灰白色，内可见坏死物质。

（4）术后病理提示：肝细胞肝癌Ⅱ级，切缘未见肿瘤。

2. 诊断及诊断依据

(1)诊断：右肝原发性肝细胞肝癌、乙型肝炎、乙肝后肝硬化、高血压病。

(2)诊断依据：①既往有乙型肝炎病史以及高血压病史，口服恩替卡韦抗病毒治疗，发现右肝肿物1月；②腹部体格检查未发现阳性体征，未及肝掌及蜘蛛痣，未及皮肤巩膜黄染；③术前影像学检查右肝病灶有造影剂典型"快进快出"表现，伴有 AFP 同步升高；④术中见肝脏轻度硬化，肝切除标本肉眼所见及术后病理提示。

3. 鉴别诊断

(1)胆管细胞癌。

(2)转移性肝癌。

(3)肝血管瘤。

(4)肝上皮样血管内皮瘤等。

四、处理方案及基本原则

根治性手术切除：患者经术前影像学以及生化、肿瘤指标等考虑为原发性肝癌。术前评估患者肝功能为 Child A 级，全身情况良好。术中发现两病灶局限于右肝Ⅴ、Ⅷ段，无肝内大血管侵犯，且无肝内转移及腹腔转移，故考虑行肝癌根治性手术切除，以期提高术后生存率。

五、要点与讨论

1. 解剖要点

(1)门静脉、肝动脉、肝内胆管在肝内走行一致，称为 Glisson's 系统，进入肝实质处称第一肝门；而左、中、右肝静脉在肝后上方汇入下腔静脉处为第二肝门；肝后有数条肝短静脉直接汇入下腔静脉，此处为第三肝门。

(2)肝脏的分段解剖是 1958 年由 Couinaud 提出，以肝静脉为分界，将肝脏分为左肝外叶、左肝内叶、右肝前叶、右肝后叶，在此基础上结合门静脉分支的走行将肝脏分为 8 段，尾状叶为第Ⅰ段(见图 30-3～图 30-5)。

2. 诊断要点

原发性肝癌的诊断包括病理诊断和临床诊断。病理诊断可依据肝穿刺活检明确，而肝细胞肝癌(HCC)占原发性肝癌的绝大部分，其多在乙型或丙型肝炎的背景上发生，临床诊断应结合患者慢性肝炎背景、AFP 以及影像学检查结果综合判断。

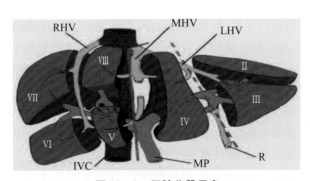

图 30-3 肝脏分段示意

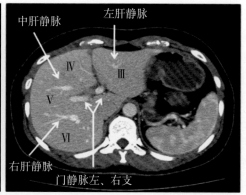

图 30‑4　CT 扫描肝静脉层面解剖分段示意　　图 30‑5　CT 扫描门静脉主干层面解剖分段示意

HCC 早期多为非特异性表现,而在进展过程中可有腹水、黄疸、癌旁综合征等。AFP、CEA、CA199 的检测对诊断以及鉴别诊断有重要意义,国外有学者提出 AFP 异质体的检测有助于肝癌的诊断。

影像学检查主要依靠 B 超、CT、MRI、选择性肝动脉造影,其中肝动脉造影可明确显示肝脏小病灶及其血供情况,同时可进行化疗和碘油栓塞等治疗,在诊断和鉴别诊断、估计病变范围等多方面提供正确信息,对于判断切除可能性及制定合理治疗方案具有重要价值,但其是侵入性检查,具有一定的风险和并发症发生可能。CT 对于肝癌的诊断敏感度和特异度较高,肝脏四期扫描可进一步提高诊断敏感度,其病灶典型表现为平扫期低密度、动脉期显著强化、门静脉期强化不及周边肝组织、延迟期则造影剂持续消退的典型"快进快出"表现。增强 MRI 对于肝癌的影像诊断正确率高于 CT,尤其是在肝癌病灶和再生结节的鉴别中可发挥重要作用。国外已有采用肝细胞特异性摄取的造影剂进行增强 MRI 检查,可在肿瘤与正常组织间产生明显对比以助诊断。超声可提供廉价无创的检查,而超声造影检测可动态观察病灶的血流情况,有助于提高定性诊断。PET‑CT 和 ECT 等检查可作为有效的补充手段。

HCC 临床诊断:应满足以下条件中的(1)+(2)①两项或(1)+(2)②+(3)三项。

(1) 具有肝硬化以及 HBV 和(或)HCV 感染[HBV 和(或)HCV 抗原阳性]的证据。

(2) 典型的 HCC 影像学特征:同期 CT 和(或)增强 MRI 检查显示肝脏占位在动脉期快速不均质血管强化,而静脉期或延迟期快速洗脱。①如果肝脏占位直径≥2 cm,CT 和 MRI 检查中有一项显示占位具有上述肝癌特征即可诊断 HCC;②如果肝脏占位直径为 1～2 cm,则需要 CT 和 MRI 两项影像学检查都显示肝脏占位具有上述肝癌的特征,方可诊断 HCC,以加强诊断的特异性。

(3) 血清 AFP≥400 μg/L 持续 1 个月或≥200 μg/L 持续 2 个月,并能排除其他引起 AFP 升高的原因,包括妊娠、生殖系胚胎源性肿瘤、活动性肝病及继发性肝癌等。

3. 治疗要点

(1) 肝癌的治疗:主要有外科手术、局部消融治疗、介入治疗、靶向药物治疗、放化疗等,所有方案的制订应结合患者肝癌的分期及术前肝脏储备功能的评估。目前,巴塞罗那临床肝癌分期(BCLC 分期)在全球范围广泛采用,而 Child-Pugh 分级、吲哚氰绿(ICG)清除试验及标准残肝体积测定,可客观评估患者对手术的承受能力,有助于指导选择合适的手术方式。

(2) 外科手术:随着影像学技术的进步和对肝脏解剖生理的不断深入认识、手术技术的改进,围术期处理经验的积累,肝癌患者围术期生存率明显提高,因此手术切除仍是肝癌治疗的首选治疗手段。而由于供体缺乏、移植费用高等原因,肝癌的移植治疗仍未被广泛推广。

(3) 介入治疗和射频消融治疗:由于原发性肝癌的血供来源几乎只有肝动脉,肝动脉化疗栓塞(TACE)不仅使肿瘤缺血坏死,局部灌注的化疗药物也可杀伤肿瘤细胞,使一些不能切除的大肝癌可以先缩小后行手术切除。射频消融治疗通过局部高温杀死癌细胞,对全身情况影响小,对进展期肝癌患者也有一定疗效,但对邻近于肝门和大血管的瘤灶有一定局限性。

(4) 其他综合治疗:索拉非尼是目前唯一对进展期肝癌有效的靶向药物。另外放、化疗对肝癌治疗也逐步显露实力。

六、思考题

1. 试述肝脏的解剖及分段。
2. 试述肝癌的临床表现及诊断方法。
3. 试述肝癌的综合治疗进展。

七、推荐阅读文献及书籍

1. Padhya KT,Marrero JA,Singal AG. Recent advances in the treatment of hepatocellular carcinoma [J]. Curr Opin Gastroenterol,2013,29(3): 285 - 292.

2. 中华人民共和国卫生部. 原发性肝癌诊疗规范(2011 版)[J]. 临床肿瘤学杂志,2011,16(10): 929 -945.

3. European Association For The Study Of The Liver,European Organisation For Research And Treatment Of Cancer. EASL-EORTC clinical practice guidelines: management of hepatocellular carcinoma [J]. J Hepatol,2012,56:908 - 943.

4. 高山忠利,董家鸿,慕内雅敏. 要点与盲点:肝脏外科[M]. 北京:人民卫生出版社,2010.

(马　迪)

案例 31

急性胆道感染，胆道结石

一、病历资料

1. 现病史

患者，男性，78 岁，因"右中上腹痛 5 d，伴发热，尿色加深 1 d"来院急诊。患者入院前 5 天，无明显诱因下出现右中上腹疼痛，呈胀痛样，阵发性发作，无明显放射。今起，疼痛明显加剧，伴有畏寒和发热，体温最高达 39℃，尿液色深，呈赤红，同时出现恶心呕吐。送急诊处理时，患者突然出现神志不清，呼之不应。发病以来，患者食欲降低、睡眠质量较差、大便尚正常，体重无明显变化。

2. 既往史

患者有胆囊结石多年，平时进油腻食物后偶感右上腹不适，但无明显急性发作史。高血压病史 10 年，平时血压控制在 140 mmHg/80 mmHg，冠心病史 15 年，长期服用小剂量阿司匹林；无手术外伤史。

3. 体格检查

患者神志不清，精神萎靡，BP 80 mmHg/40 mmHg，HR 140 次/min，窦性心率，四肢湿冷，浅表淋巴结未及明显肿大，皮肤巩膜黄染，全腹无膨隆，右中上腹深压痛，以剑突下明显，无反跳痛，无肌卫，Murphy 征（墨菲氏征）阴性，肝区叩击痛阳性，肠鸣音减弱。

4. 实验室和影像学检查

（1）血常规：WBC 为 12.70×10^9/L，中性粒细胞比例为 97%。

（2）血淀粉酶：50 IU/L。

（3）肝功能：ALT 活性为 115 IU/L，AST 活性为 89 IU/L，AKP 活性为 348 IU/L，γ-GT 活性为 573 IU/L。

（4）血气分析：TB 浓度为 140 μmol/L，SB 浓度为 76 μmol/L。

（5）肾功能：BUN 浓度为 9 mmol/L，Cr 浓度为 139 μmol/L。

（5）电解质：Na^+ 浓度为 137 mmol/L，Cl^- 浓度为 98 mmol/L，K^+ 浓度为 5.2 mmol/L。

（6）B 超检查：腹腔见少量积液，胆囊大小约 60 mm×35 mm，胆囊内多发点状强回声，直径 2～5 mm，胆囊壁约 3 mm，CBD 直径约 10 mm，下端显示不清。

二、诊治经过

（1）入院初步诊断：急性胆道感染，感染性休克，胆囊结石，冠心病，高血压。

(2)诊治经过:入院后即刻建立深静脉通道,补液扩容,升压药维持血压。同时予以完善 DIC、心电图等术前常规检查。急诊行逆行性胆胰管造影(ERCP),术中见十二指肠乳头水肿,胆总管扩张,直径约 12 mm,切开十二指肠乳头,扩张胆管下端开口,取出大量泥沙样结石,留置鼻胆管于肝总管(见图 31-1)。术后予以继续扩容,以升压药升血压,抗生素抗感染,维持水电解质平衡等治疗。患者病情逐渐稳定,开始恢复饮食,胆汁引流颜色恢复正常。10 d 后,行鼻胆管造影,未见明显结石残余,故拔除鼻胆管,予以出院。

(3)出院宣教注意事项:易消化的低脂饮食为主,定期外科门诊复查,建议 1～2 个月后考虑再次入院行胆囊切除术(见图 31-2)。

(4)术前谈话:①急性化脓性胆管炎治疗以解除胆道梗阻并引流为首要原则,需要积极处理。②可能手术方式:胆囊切除、胆道探查、T 管引流是常用传统手术方式;同时现阶段 ERCP 检查及 ENBD 等操作也是常用方式。③如行胆总管切开、胆道探查、T 管引流,需要对 T 管留置目地、留置时间、观察方法及拔除指征等进行详细介绍。如经内镜治疗,需要说明 ERCP 可能无法解除胆道梗阻,仍须进行手术治疗。④手术常见情况及并发症:如行开腹手术治疗,对胆漏、腹腔及胆道出血等情况需要进行充分告知,胆道损伤、术后胆管狭窄等需要强调;如行 ERCP 等内镜操作,术后发生医源性胰腺炎、术中出血、消化道穿孔等情况需要说明。

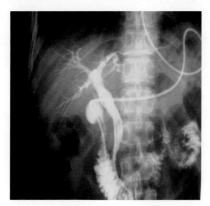
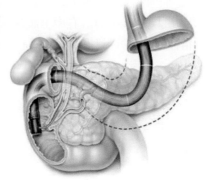

图 31-1 ERCP 操作示意图

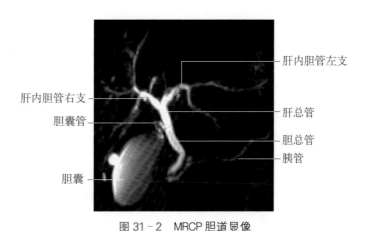

图 31-2 MRCP 胆道显像

三、病例分析

1. 病史特点

(1) 男性,78岁,因"右中上腹胀痛5 d,伴畏寒、发热、黄疸"来院急诊。

(2) 胆囊结石史多年,无急性发作史。高血压病史10年,冠心病史15年,长期服用小剂量阿司匹林。

(3) 神志不清,精神萎靡,BP 80 mmHg/40 mmHg,HR 140次/min,窦性心率,四肢湿冷,皮肤巩膜黄染。右中上腹深压痛,以剑突下明显,无反跳痛,无肌卫,Murphy征阴性,肝区叩击痛阳性。

(4) 实验室和影像学检查:血常规示WBC为12.70×10^9/L,中性粒细胞比例为97%;肝功能检查示ALT活性为115 IU/L,AST活性为89 IU/L,AKP活性为348 IU/L,γ-GT活性为573 IU/L;血气分析示TB浓度为140 μmol/L,SB浓度为76 μmol/L;肾功能检查示BUN浓度为9 mmol/L,Cr浓度为139 μmol/L;电解质检查示K^+浓度为5.2 mmol/L;B超检查示:腹腔见少量积液,胆囊大小约60 mm×35 mm,胆囊内多发点状强回声,直径2~5 mm,胆囊壁约3 mm,CBD直径约10 mm,下端显示不清。

2. 诊断及诊断依据诊断

(1) 诊断:急性胆道感染,感染性休克,胆囊结石,冠心病,高血压。

(2) 诊断依据:①胆囊结石史多年;②入院前5 d出现右上腹痛,伴畏寒、发热和黄疸,进一步出现神志不清;③BP 80 mmHg/40 mmHg,右中上腹深压痛;④肝酶指标异常,以胆道阻塞表现为主,肾功能指标异常和电解质指标紊乱;⑤B超提示胆总管扩张,胆囊内泥沙样结石。

3. 鉴别诊断

(1) 消化性溃疡穿孔。

(2) 急性胰腺炎。

(3) 肝脓肿。

(4) 结肠肝曲癌等。

四、处理方案和基本原则

1. 处理原则

患者术前诊断明确,因已有感染性休克的表现,故在积极抗感染和抗休克的同时,必须及时引流胆道。

2. 手术方式

患者高龄,既往有高血压病史和冠心病史,且长期服用阿司匹林,所以选用内镜方式(ERCP)应该是最恰当的。同时,仍需加强抗感染、抗休克和维持水电解质平衡等治疗。胆道外引流管拔除前常规做造影。

3. 出院宣教注意事项

术后还是以易消化低脂饮食为主。鉴于患者胆囊内还有泥沙样结石,是本次胆道感染的来源,故建议患者休养1~2个月后行胆囊切除术。

五、要点与讨论

胆管结石是指肝内外胆管内有结石形成,是最常见的胆道系统疾病。胆管结石分为原发性胆管结石和继发性胆管结石,原发性胆管结石系指在胆管内形成的结石,主要为胆色素结石或混合性结石。继发性胆管结石指胆囊结石排至胆管。根据结石所在部位可分为肝外胆管结石和肝内胆管结石。肝外胆管结石大都位于胆总管下端;肝内胆管结石可广泛分布于两叶肝内胆管,或局限于某叶胆管,其中以左外叶和右后叶多见。

国内,原发性胆管结石的发病率有明显的地域分布,在我国云南、江西和四川等省发病率可占胆系结石的 30％～40％。农村的发病率高于城市,这可能与饮食习惯和卫生条件有密切的关系。

胆管结石,尤其是胆总管结石,阻塞胆管引起胆汁淤滞,继发细菌感染而导致急性胆道感染发生。胆管反复炎症可造成局部管壁增厚或瘢痕性狭窄,而胆管狭窄又可以促进结石形成,彼此互为因果,长久以后可出现胆汁性肝硬化、门静脉高压症,甚至在肝硬化的基础上出现癌变。

1. 解剖要点

胆道系统起于肝脏毛细胆管,终于十二指肠乳头,其末端与胰管汇合,由 Oddi 括约肌围绕。胆管分为肝内胆管和肝外胆管。

肝内胆管自毛细胆管起,逐级构成小叶间胆管、肝段、肝叶胆管及肝内左、右肝管。左、右肝管为一级支;左内叶、左外叶、右前叶、右后叶胆管为二级支;各肝段内胆管为三级支。

肝外胆管包括肝外左、右肝管、肝总管和胆总管。左肝管细长,长 2.5～4 cm,右肝管粗短,长 1～3 cm,两者汇合为肝总管,其中左肝管与肝总管汇合角度接近直角。肝总管直径 0.4～0.6 cm,其下端与胆囊管汇合后形成胆总管。一般情况下胆总管长 7～9 cm,直径 0.4～0.8 cm。解剖学上,胆总管分为四段:十二指肠上段、十二指肠后段、胰腺段和十二指肠壁内段。其中十二指肠壁内段斜行于十二指肠降部中段肠管后内侧壁,此段长 1.5～2 cm,绝大多数个体胆总管、主胰管在此部位汇合,形成膨大的胆胰壶腹,即 Vater 壶腹;该结构周围包饶 Oddi 括约肌,并开口至十二指肠乳头。Oddi 括约肌结构上包括胆管括约肌、胰管括约肌和壶腹括约肌,主要发挥控制胆总管、胰管开放和防止十二指肠内容物反流的作用。

2. 诊断要点

部分胆管结石患者,尤其是局限于某个肝段或肝叶,常无典型的临床症状,仅在 B 超检查中偶然发现,有的患者仅表现为不典型的消化不良症状。但当结石阻塞胆管主要流出道,例如左右肝管开口、肝总管或胆总管时,往往引起严重的症状。由于胆管远端梗阻、被动扩张、内压增高,以及胆汁淤滞伴继发感染和胆汁的反流入血,这些病理生理的改变导致临床上患者常出现腹痛、畏寒发热、黄疸这典型夏科氏(Charcot)三联征,严重感染时可出现休克和精神异常,称之为雷诺氏(Reynokds)五联征,临床上根据上述症状可以做出诊断。但对于部分老年患者,或肝内胆管结石继发感染,临床症状并不典型。急性胆道感染若不及时诊治,往往会引起严重的并发症,甚至造成患者死亡,因此在临床工作中需引起高度重视。由于胆管解剖位置较深,故体格检查时,患者往往没有明显的阳性体征,易对病情的发展引起误判。辅助检查中 B 超应作为首选,了解肝内外胆管扩张的情况,以及结石的位置和大小。由于胆总管下端受气体阻挡,B 超可能显示不清,干扰诊断结果,所以对于胆总管有扩张但未见结石的患者,需紧密结合临床症状,以及其他辅助检查做出诊断。MRCP 因能对胆胰管进行解剖性显像,所以对胆道病变的诊断具有独特优势(见图 31 - 2)。临床上对于诊断不明或复杂的肝内胆管结石需了解结石分布的患者,MRCP 是最好的选择。由于 MRCP 检查耗时较长,且患者需要独处操作台,对于病情不稳定者需要慎重选择。上述患者在急性发作时不适合做 MRCP 检查。

3. 治疗要点

急性胆道感染起病急骤,进展迅速,若不及时诊治,病死率高,老年患者尤甚。外科及时干预能有效改善预后。外科对于急性胆道感染的处理原则是:解除梗阻,通畅引流。重度胆道感染的患者,出现血压下降等休克表现时,必须在积极抗休克的同时,及时引流胆道,两个治疗需并行兼顾,否则病死率很高。具体治疗方式选择根据患者具体情况和医院的条件决定。

目前医疗条件下,急性胆道感染首先考虑选择通过 ERCP 和 ENBD 引流胆道,统计显示其并发症发生率和病死率都显著低于开腹手术。老年胆道感染患者往往病情较重,同时常夹杂较多的其他疾病,相对于传统开腹手术,采用 ERCP 等治疗能够获得相同引流效果,同时操作造成的损伤较小,更为安全。

在不具备 ERCP 操作的情况下,不能单纯依赖抗菌药物的应用,必须及时开展手术治疗引流胆道,尤其对于重症胆道感染患者,更须及时采取措施。在手术操作中,若遇胆道取石困难,不应强求,并优先解除胆道梗阻,可在梗阻的近端建立通畅引流即可,尽量缩短手术时间。术中根据具体情况处理胆囊问题,若患者病情稳定,胆囊解剖情况不复杂困难,对手术时间不会明显延长时,可考虑一并切除胆囊。手术方式的正确与否,手术时间的长短都与重度胆道感染患者的预后直接相关。

胆道感染抗菌药物的选择根据当地的经验性用药,有条件获取胆汁时需进行细菌培养,根据药敏结果进行相应调整。对于反复胆道感染发作的患者,应考虑耐药菌株的产生。无论抗菌药物如何使用,都不能替代解除胆道梗阻的治疗操作。

胆道感染往往对肝脏造成严重损伤,胆道引流术后,应注意肝功能保护。有休克表现的患者,应有效的扩容,维持水电解质平衡,并注意营养支持。放置胆道外引流者,应注意引流胆汁的颜色和量,并保持通畅。拔管前常规行胆道造影,如胆管结石有残留,待病情稳定后可考虑再次内镜下取石,或行二期手术。对于继发性胆总管结石,结石来源于胆囊,而此次发病因各种原因未处理胆囊者,待一般情况稳定后,可根据患者情况决定行胆囊切除术。

六、思考题

1. 为什么 ERCP 取石干净后,还要留置鼻胆管?
2. 为什么肝内胆管结石好发于左肝?
3. 试述胆道外引流后拔管的指征。

七、推荐阅读文献

1. 黄志强,张圣道,刘国礼.当代胆道外科学[M].上海:上海科学技术文献出版社,1998.
2. 黄志强,黄晓强,宋青.黄志强胆道外科学[M].2 版.北京:人民军医出版社,2010.
3. 中华医学会外科学分会胆道外科学组.急性胆道系统感染的诊断和治疗指南(2011 版)[J].中华外科消化杂志,2011,10(1):9-13.

(朱　坚)

急性胆囊炎,胆囊结石

一、病历资料

1. 现病史

患者,女性,65岁,因"右上腹痛3 d,伴发热"来院急诊。患者入院前3天,进食油腻食物后,出现右上腹疼痛,呈绞痛样,间歇性加剧,向右肩背部放射,伴恶心呕吐,当天出现发热,体温最高达38.5℃,无畏寒,也无皮肤巩膜黄染。发病以来,患者无食欲、睡眠质量较差、大小便尚正常,体重无明显变化。

2. 既往史

患者5年前体检时发现胆囊结石,既往进食油腻食物后偶感右上腹胀痛不适,无明显急性发作史。糖尿病史10年,口服药物控制血糖,空腹血糖控制良好;无手术外伤史。

3. 体格检查

患者神清,精神萎靡,浅表淋巴结未及明显肿大,皮肤巩膜无黄染,全腹略膨隆,右上腹明显压痛,伴反跳痛,轻度肌卫,Murphy征(墨菲氏征)阳性,肝区叩击痛阳性,肠鸣音减弱。

4. 实验室和影像学检查

(1)血常规:WBC为20.85×10^9/L,中性粒细胞比例为92%。

(2)B超检查:肝周见少量积液,胆囊大小约120 mm×45 mm,胆囊颈部见团块状强回声,直径约25 mm,胆囊壁呈双层改变,局部可见密度降低。CBD直径约5 mm,下端显示不清(见图32-1)。

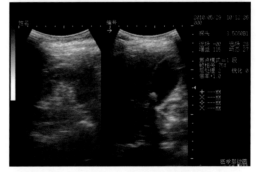

图32-1 B超示急性胆囊炎、胆囊结石

二、诊治经过

(1)入院初步诊断:急性胆囊炎,胆囊结石,糖尿病。

(2)诊治经过:入院后完善术前常规检查,包括血常规、肝肾功能、电解质、DIC、心电图和胸部X线片。急诊拟行腹腔镜下胆囊切除,术中见大网膜与肝面广泛粘连,仔细分离后,暴露仍然困难,故决定中转开腹探查。开腹后见肝周少量淡黄色积液,胆囊肿大,大小约120 mm×50 mm,张力高,胆囊壁水肿明显,但无明显的坏死,Calot三角和肝十二指肠韧带粘连紧密,炎症改变,无法正常解剖,故决定行胆囊造瘘术,穿刺胆囊,抽出暗绿色脓性液体,送细菌培养,胆囊底部切开,吸尽脓性胆汁约200 ml,胆囊颈部取出直径约30 mm结石一枚,胆囊黏膜未见明显坏死,生理盐水冲洗胆囊腔,未见明显残余结石,置入蕈状导尿管,荷包双层缝合,戳创体外引流(见图32-2)。术后予以补液、抗感染、控制血糖后,患者逐渐恢复,1周后顺利出院。

(3) 出院宣教注意事项:以易消化的低脂饮食为主,定期外科门诊复查,建议6个月后考虑再次入院行胆囊切除术。

(4) 术前谈话:①胆囊结石伴急、慢性胆囊炎手术指征:结石直径≥3 cm;合并需要开腹的手术;胆囊息肉>1 cm;胆囊壁增厚;胆囊壁钙化或瓷化胆囊;儿童胆囊结石;合并糖尿病;合并心肺功能障碍;发现胆囊结石10年以上;边远或交通不发达地区、野外工作人员。②可能手术方式:胆囊切除术(腹腔镜胆囊切除、开腹胆囊切除、胆囊部分切除)、胆囊造瘘术。对于术前临床表现或影像学检查证实或高度怀疑胆总管梗阻患者、术中证实胆总管病变(结石、蛔虫、肿块)、胆总管扩张直径超过1 cm、胆管壁明显增厚、发现胰腺炎或胰头肿块、胆管穿刺脓性、血性胆汁或泥沙样胆色素颗粒、胆囊结石细小,可能进入胆总管的患者,同时性胆总管切开、胆道探查术。③手术范围:对于一些尚不明确手术是否需要切除胆囊的患者应进行解释,如果无法同时切除胆囊,需要对胆囊造瘘及胆囊部分切除等情况进行介绍。④手术常见情况及并发症:行胆囊部分切除术,存在残余胆囊可能;胆囊手术后,胆漏可能;术中、术后出血;胆道损伤;长期炎症下,发生Mirizzi综合征,必要时需行胆道-空肠Roux-en-Y吻合。

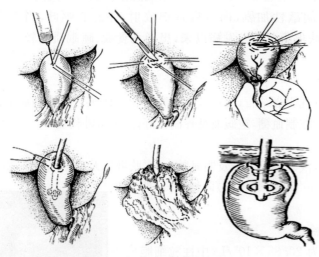

图32-2　胆囊造瘘图示

三、病例分析

1. 病史特点

(1) 女性,65岁,因"右上腹绞痛三天"来院急诊。

(2) 5年前B超检查发现胆囊结石,无急性发作史,糖尿病史10年

(3) 体检阳性发现:右上腹明显压痛,伴反跳痛,轻度肌卫,Murphy征阳性,肝区叩击痛阳性。

(4) 实验室和影像学检查:B超提示肝周见少量积液,胆囊大小约120 mm×45 mm团块,胆囊颈部见团块状结石,直径约25 mm,胆囊壁呈双层改变,局部可见密度降低。CBD直径约5 mm。

2. 诊断及诊断依据

(1) 诊断:急性胆囊炎,胆囊结石,糖尿病。

（2）诊断依据：①老年女性,5 年前体检 B 超发现胆囊结石;②入院前 3 天进食了油腻食物,出现右上腹绞痛,向右肩背部放射;③右上腹明显压痛,伴反跳痛,轻度肌卫,Murphy 征阳性;④B 超提示肝周见少量积液,胆囊大小约 120 mm×45 mm 团块,胆囊颈部见团块状结石,直径约 25 mm,胆囊壁呈双层改变,局部可见密度降低;⑤患者主诉糖尿病史。

3. 鉴别诊断

（1）消化性溃疡穿孔。

（2）肝脓肿。

（3）结肠肝曲癌。

（4）高位阑尾炎。

（5）右侧肺炎

（6）胸膜炎等。

四、处理方案及理由

1. 手术治疗

该患者术前诊断明确,鉴于患者出现右上腹局灶性的腹膜炎体征,B 超检查发现胆囊肿大,胆囊壁炎症明显,颈部结石嵌顿,故有强烈的手术指证。手术方式：首选腹腔镜胆囊切除术作为手术探查的方式,符合目前微创的趋势。当腹腔急性炎症造成解剖困难时,需及时中转开腹。急性胆囊炎、胆囊结石发作 72 h 以上时,因炎症严重,往往造成 Calot 三角解剖困难,此时不应强求行胆囊切除,胆囊造瘘也是一种合理有效的手术方式。

2. 出院宣教注意事项

该患者行胆囊造瘘术后,早期还是以易消化低脂饮食为主。鉴于胆囊造瘘后,胆囊失去功能,同时为防止胆囊术后结石复发,可建议患者术后 6 个月再次行胆囊切除术。

五、要点与讨论

胆囊结石(胆结石)是中老年人的常见病、多发病。针对胆石成因的基础研究显示,胆汁中胆固醇浓度超饱和、胆汁中成石因子的作用以及胆囊动力功能减弱、胆汁滞留,都是诱发胆囊结石生成的因素。胆石症常诱发急性胆囊炎,两者关系密切。

根据调查,国内成年女性的胆石症发病率达 12%, 65 岁以上的老年女性发病率达 20%。在有家族成员患病的人群中,胆石症的发病率显著提高,是普通人群患病率的 10 倍。尤其是女性、肥胖、40 岁以上、多产妇者更易患上胆石症。

1. 解剖要点

胆囊呈梨形,长 5～8 cm,宽 3～5 cm,容积 40～60 ml,位于肝脏面胆囊窝。胆囊分底、体、颈三部,底部呈盲端。胆囊颈部狭窄,其上部呈囊性扩张,称胆囊壶腹,即 Hartmann 袋。胆囊管连接胆囊颈与胆总管起始部,长 2～3 cm,直径 0.2～0.4 cm。胆囊起始部内壁黏膜呈螺旋形,称 Heister 瓣。胆囊管、肝总管和肝下缘构成胆囊三角(Calot 三角),胆囊动脉、副右肝管穿过此结构,胆囊淋巴结位于此三角内胆囊管和肝总管汇合的夹角处。

2. 诊断要点

部分胆石症患者无明显的临床症状,仅在 B 超检查中偶然发现,有的患者仅表现为不典型的消化不良症状。当各种诱因刺激下,尤其在进食油腻食物后,结石移动阻塞胆囊管开口,往往造成急性胆囊炎的发作。典型症状表现为：右上腹痉挛性疼痛,阵发性加剧,可以向右侧肩部放射,常伴有恶心、呕吐等消化道症状,一般不伴有黄疸。胆囊局部炎症加剧或伴有继发感染时,可出现发热等全身症状。体格检查可以发现：右上腹压痛,当胆囊壁炎症波及壁腹膜时,患者表现出局灶性腹膜炎的体征。Murphy 征阳性是诊断急性胆囊炎最重要的体征,可以作为确诊的依据。影像学检查中,B 超检查是最有意义的,可以了解胆囊大小、胆囊壁炎症情况、结石的大小和位置、CBD 的情况,因此,临床诊断怀疑急性胆囊炎时,B 超检查应作为首选。

3. 治疗要点

临床治疗方式的选择对改善胆石症患者急性发作有着积极的意义。药物合理选用能够缓解患者的症状,因此临床工作中常会接诊一些希望选择保守治疗的患者。需要明确的是,手术治疗是祛除病因最有效的手段,尤其是患者急性发作状态下,必要和及时的手术干预是疾病治疗的关键。在以下急诊情况下,接诊医生应积极考虑手术治疗：患者的疼痛剧烈,经相应治疗后症状无明显缓解,在明确诊断、排除其他疾病后;体征明显,甚至出现明显的腹膜炎体征;伴有全身症状,如体温升高,超过 38.5℃;B 超检查发现有明显结石嵌顿,胆囊增大、张力高,胆囊壁炎症改变明显,甚至囊壁密度改变,提示有坏死可能;既往有糖尿病史。

急性胆囊炎、胆石症患者手术治疗方式的选择：鉴于目前腹腔镜微创技术的成熟,和临床外科医师微创操作的培训日趋完善,采用腹腔镜胆囊切除已不是胆囊炎急性发作的反指证。但当因炎症造成解剖困难时,或腹腔镜探查发现有其他病变而无法采用腹腔镜技术完成手术时,应及时中转开腹;而当胆囊急性炎症发作超过 72 h 以上时,因 Calot 三角解剖困难,不应强求行胆囊切除,以避免引起出血甚至胆道损伤等严重的并发症。此时,胆囊造瘘也是一种有效的手术方式,术中尽量取尽结石,尤其是嵌顿的结石。无论行胆囊切除术或胆囊造瘘,术中都需仔细了解胆道的情况,必要时行胆道探查。手术方式的选择和术中变更需手术医师在术前仔细向患者或其家属阐明,以取得理解。

术后,患者在短期内仍以忌脂易消化的食物为主,逐渐恢复到正常饮食,具体时间根据患者的个体差异决定。对于行胆囊造瘘的患者,建议 3 个月至半年后,可考虑再次行胆囊切除术;若患者不具备再次手术条件,3 个月后可考虑拔除胆囊造瘘管,若怀疑有结石残留,需先行胆囊造影术或胆道镜检查＋取石,确保无结石残留后,方可拔管。

六、思考题

1. 急性胆囊炎、胆囊结石的患者如果出现黄疸,应考虑有何可能?
2. 患者如果有强烈的手术反指征,外科该如何干预?
3. 胆囊造瘘术后,如无胆汁引流出,该如何处理?

七、推荐阅读文献

1. 黄志强,张圣道,刘国礼.当代胆道外科学[M].上海：上海科学技术文献出版社,1998.
2. 黄志强,黄晓强,宋青.黄志强胆道外科学[M].2 版.北京：人民军医出版社,2010.

（朱　坚）

一、病历资料

1. 现病史

患者,女性,67岁,因"右上腹阵发性疼痛1个月伴皮肤巩膜黄染"就诊。患者1个月前进食油腻食物后出现上腹阵发性绞痛,向右肩背部放射,伴体温升高,最高达38℃,无寒战。于当地医院就诊,拟诊为"胆囊结石、急性胆囊炎",予以抗感染补液等治疗,症状缓解。后渐出现皮肤、巩膜泛黄,伴皮肤瘙痒,大便色泽正常,无腹痛。于外院检查,B超提示胆囊肿大、胆泥淤积,肝内外胆管扩张;查肝功能提示转氨酶及胆红素升高,进行保肝等治疗后黄疸无改善,遂于本院消化科行经内镜逆行性胆胰管造影(ERCP)+经内镜逆行胆管引流(ERBD),术中见胆总管内未见充盈缺损,胆总管中下段线样狭窄,术后患者黄疸及肝功能指标改善。考虑患者胆总管腔外压迫可能,不能排除肿瘤,转入外科进一步检查及治疗。

2. 既往史

患者既往体健,无特殊疾病史,无食物药物过敏史,无手术外伤史。

3. 体格检查

患者神清,精神可,皮肤巩膜黄染。全腹平坦,腹壁静脉未见,有腹式呼吸,胃肠蠕动波未见,无肠型,脐部无分泌物。触诊:腹肌软,无压痛,无反跳痛,未及腹部肿块,肝脾肋下未触及,Murphy征(±)。叩诊:无移动性浊音,肝区轻度叩击痛,无肾区叩击痛。听诊:肠鸣音正常,5次/min。

4. 实验室和影像学检查

(1) 肝功能检查:总胆红素(TB)浓度为72.2 μmol/L;直接胆红素(DB)浓度为32.2 μmol/L;白蛋白(Alb)水平为33 g/L。

(2) 肿瘤指标:CA-125为21.2 IU/ml;CA-199为88.3 IU/ml;癌胚抗原(CEA)水平为3.49 mg/ml;甲胎蛋白(AFP)水平为2.08 ng/ml。

(3) 上腹部CT血管造影(CTA)显示:胆囊占位性病变,肝内胆管扩张,以左侧为显,肝门部软组织肿块(见图33-1)。

二、诊治经过

(1) 初步诊断:胆囊占位性病变,梗阻性黄疸。

(2) 诊治经过:入院后完善相关检查,排除手术禁忌,于全麻下行剖腹探查+胆囊癌根治术。术中

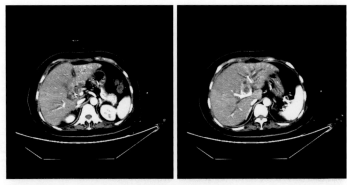

图 33-1 上腹部 CTA 显示胆囊占位性病变,肝内胆管扩张,以
左侧为显,肝门部软组织肿块

见轻度腹水,腹、盆腔未及转移结节,胆囊肿大约 6 cm×7 cm,局部可见肿瘤结节,侵及胆囊浆膜层,累及肝脏,肝十二指肠韧带可及肿大质硬淋巴结。术中切除胆囊,清扫肝十二指肠韧带,依次清扫腹腔第 12、7~9 组淋巴结,同时行肝方叶切除。术中冰冻病理提示"胆囊腺癌",术后石蜡病理示"胆囊癌切除标本:胆囊腺癌,第 12 组淋巴结 2/3 转移,第 7~9 组淋巴结未见肿瘤"。术后患者恢复可。

(3) 术前谈话:①胆囊癌以手术治疗为首选治疗方式,对于未广泛扩散的胆囊癌患者而言,根治性切除术是必要的,不充分的外科治疗是胆囊癌预后差的独立影响因素。但对于绝大多数晚期胆囊癌患者而言,根治性手术尚不能达到预期效果,除外科手术切除外,尚可辅以置管引流、化疗、放疗等其他方式治疗。②扩大根治性手术范围可能包括胆囊切除、包括胆囊床在内的肝脏非解剖学楔形切除或包括胆囊窝在内的肝Ⅳ、Ⅴ段切除、区域淋巴结清扫(腹膜、胆管、门静脉和肝动脉周围淋巴结)。③手术可能无法达到 R0 切除,对肿瘤不能切除或已出现胆道梗阻的患者,可能需行胆道-空肠吻合解除胆道梗阻。④手术常见情况及并发症:对胆漏、腹腔及胆道出血等情况需要进行充分告知,胆道损伤、术后胆管狭窄等需要强调。

三、病例分析

1. 病史特点

(1) 女性,67 岁,因"右上腹痛 1 个月伴黄疸"就诊。

(2) 查体:皮肤巩膜黄染,全腹软,无压痛、反跳痛,肝区轻叩痛,未及腹块,Murphy 征(±)。

(3) 血液生化指标检测:TB 浓度为 72.2 $\mu mol/L$;DB 浓度为 32.2 $\mu mol/L$;Alb 水平为 33 g/L;CA-125 水平为 21.2 IU/ml;CA-199 水平为 88.3 IU/ml;CEA 水平为 3.49 mg/ml;AFP 水平为 2.08 ng/ml。

(4) 上腹部 CTA:胆囊占位性病变,肝内胆管扩张,以左侧为显,肝门部软组织肿块(见图 33-1)。

2. 诊断及诊断依据

(1) 诊断:胆囊癌,$T_4N_1M_0$。

(2) 诊断依据:①以右上腹痛起病,伴发热、黄疸等表现;②肿瘤指标 CA-199 水平为 88.3 IU/ml,显著上升;③影像学提示胆囊占位性病变,肝门部软组织肿块;④术后石蜡病理示胆囊癌切除标本:胆囊腺癌,第 12 组淋巴结 2/3 转移,第 7~9 组淋巴结未见肿瘤。

四、处理方案及理由

1. 手术治疗

结合该患者症状及影像学表现,考虑行胆囊癌根治术。胆囊癌根治术包括受累胆囊切除、肝脏方叶节段性切除及区域淋巴结清扫。对于该患者,切除原发灶胆囊,清扫第 12 组淋巴结,同行清扫第 7、8、9 组淋巴结,并切除肝方叶受累肝组织。同时,患者存在梗阻性黄疸表现,提示肿瘤可能压迫或累积肝外胆管,术中须进行探查,必要时切除受累胆道,行胆道-空肠吻合进行重建。

2. 辅助治疗

放化疗对胆囊恶性肿瘤临床治疗效果并不满意。

(1) 化疗:对于该患者,可酌情化疗。一般应用药物为吉西他滨、氟尿嘧啶和铂类化合物等。

(2) 放疗:放疗仅对部分患者有效,该患者肿瘤侵犯肝脏已有一定深度,同时肝十二指肠淋巴结提示转移,可结合放射治疗。

五、要点与讨论

胆囊癌(gallbladder carcinoma)是常见消化道恶性肿瘤,同时也是常见胆道恶性肿瘤。胆囊癌预后取决于早期发现和早期诊断,对早期胆囊癌的根治性手术切除有助于提高预后。但是从临床统计学上看,由于症状常不典型,就诊患者中仅有 10% 具备手术切除的可能性,同时接近 50% 的患者已发生淋巴结转移。因此,早期诊断是胆囊癌患者获得良好预后的重要基础。

1. 解剖要点

胆囊呈梨形,长 5～8 cm,宽 3～5 cm,容积 40～60 ml,位于肝脏面胆囊窝。胆囊分底、体、颈三部,底部呈盲端。胆囊颈部狭窄,其上部呈囊性扩张,称胆囊壶腹,即 Hartmann 袋。胆囊管连接胆囊颈与胆总管起始部,长 2～3 cm,直径 0.2～0.4 cm。胆囊起始部内壁黏膜呈螺旋形,称 Heister 瓣。胆囊管、肝总管和肝下缘构成胆囊三角(Calot 三角),胆囊动脉、副右肝管穿过此结构,胆囊淋巴结位于此三角内胆囊管和肝总管汇合夹角处。

根据 AJCC 标准,可将胆囊癌分为 0～IV 期。0 期:原位癌(Tis),无淋巴结转移及远处转移;I 期:肿瘤浸润深度局限于胆囊壁固有层或肌层;II 期:肿瘤突破浆膜层或累及临近脏器、结构,如肿瘤局部为 T_1～T_3 浸润,但同时存在淋巴结转移,归入 II 期;III 期:肿瘤侵犯血管或累及临近多个脏器,肿瘤局部多无法切除;IV 期:肿瘤发生远处转移。

2. 诊断要点

研究发现,多种危险因素与胆囊癌相关,尤以胆囊结石病与胆囊癌的发生关系最为密切,约 85% 的胆囊癌患者合并存在胆囊结石,0.3%～3% 的胆囊结石患者最终发生胆囊癌,且结石较大者发生胆囊癌风险更大,其高危因素可能与较大的结石对胆囊黏膜持续强烈的刺激,引起慢性炎症相关。慢性炎症是恶性肿瘤发生的重要机制,其持续存在可导致胆囊黏膜上皮细胞 DNA 损伤,引起上皮细胞过度增殖、生长因子释放、原癌基因(如 K-ras)激活和抑癌基因(如 p53)功能受损,引发胆囊黏膜癌变。胆胰管汇合异常可使胰液向胆道和胆囊返流,损伤胆囊黏膜,导致炎症和癌变。此外,研究发现,细菌(如沙门氏菌属和缠绕杆菌属)感染及其引发的慢性炎症也是胆囊癌发生的独立危险因素之一。同时,约有 5% 的成年人存在胆囊息肉,虽然其中仅少数为真性息肉,但当胆囊息肉直径超过 10 mm、伴发胆囊结石、表现为孤立肿块、生长迅速,且发病年龄大于 50 岁,须注意考虑胆囊癌发生的可能性。

胆囊癌常伴有胆囊结石,诊断上缺乏特征性的临床表现和放射学特征,部分患者可出现右上腹持续性疼痛,早期与胆石症鉴别较为困难,但当疼痛性质改变,同时出现黄疸及体重降低时,应引起重视。此外,少数患者可在右上腹触及腹腔肿块。除充分认识胆囊癌临床表现外,还需借助影像学和血清学检测等手段加以鉴别。对于可疑的患者,传统的腹部超声是首选检查。近年来超声内镜(EUS)技术被逐步应用,并用以判断胆囊癌浸润深度及肿瘤分期,同时还可进行超声定位下细针穿刺活检。术前增强 CT 扫描有助于发现病灶,并反映腹腔淋巴结转移、肝脏受浸润深度及肿瘤远处转移等情况,对临床医师合理判断肿瘤可切除性提供参考(精确性可达 93%)。MRI 同样可用于胆囊癌的影像学检查,主要对胆道结构及血管等受累情况进行反映。由于多数患者就诊时往往处于肿瘤晚期,PET - CT 扫描有时能及时地反映患者肿瘤全身转移情况,并为临床治疗提供指导。在血清学方面,尚须关注肿瘤指标变化,CA - 199、CEA 和 CA - 50 是常用的肿瘤检测指标。血清 CA - 199 水平在部分胆囊癌患者中呈现升高,结合影像学表现,可用于胆囊癌的诊断,术后动态监测 CA - 199 变化可用于胆囊癌预后评价。CEA 和 CA - 50 在胆囊癌患者血清中也可升高,可作为胆囊腺瘤恶变及胆囊癌诊断的辅助指标。

3. 治疗要点

在治疗上,胆囊癌采用手术为主的综合性治疗,其预后取决于患者的病理分期。对可切除的胆囊癌,患者预后和能够实现 R_0 切除密切相关。R_0 切除患者的 5 年生存率为 21%～68%,而在非 R_0 切除患者几乎无法达到 5 年生存。胆囊癌根治性手术包括肿瘤及胆囊切除、受累肝脏节段性切除及区域淋巴结清扫。

对于术前明确诊断或高度怀疑胆囊癌的患者,一般不采用腹腔镜下胆囊切除术。但仍有 0.3%～3% 的患者因术前诊断胆囊炎行腹腔镜下胆囊切除术,术后病理检查证实为胆囊癌。对于这类患者,如肿瘤为原位癌(Tis)或仅累及胆囊黏膜(T_{1a}),无须再次手术,统计显示其 5 年生存率接近 100%;对于肿瘤累及肌层(T_{1b})的患者,建议行肝脏Ⅳb 段及 V 段约 3 cm 肝组织切除及区域淋巴结清扫。

除手术治疗外,胆囊癌尚可进行放化疗等辅助治疗。通过吉西他滨、氟尿嘧啶和铂类化合物进行化疗,仍然对部分进展期胆囊癌患者具有一定疗效。但放疗仅对极少数患者有效。总体上,目前胆囊癌预后并不理想。

六、思考题

1. 胆囊癌的分期是什么?
2. 腹腔镜下胆囊切除发现胆囊癌,进一步治疗措施有哪些?
3. 胆囊癌根治性手术治疗的手术范围是什么?

七、推荐阅读文献

1. Rakic M, Patrlj L, Kopljar M, et al. Gallbladder cancer [J]. Hepatobiliary Surg Nutr, 2014, 3(5): 221 - 226.

2. Hundal R, Shaffer EA. Gallbladder cancer: epidemiology and outcome [J]. Clin Epidemiol 2014, 6: 99 - 109.

3. 齐清会,宋秋美,赵玉沛,等. 肝胆胰外科理论与实践[M]. 北京: 科学出版社,2001.

(王俊青)

一、病历资料

1. 现病史

患者,女性,54 岁,因"1 个月前无明显诱因下出现皮肤巩膜黄染"就诊。患者无恶心呕吐,无寒战发热,自觉无明显腹痛,无腹泻,大便成型、色变浅,小便色渐黄,遂前往外院就诊。查磁共振胰胆管造影(MRCP)提示:胆囊体积较大,形态不规则,肝内胆管扩张,管径粗细不均匀,最宽约 7 mm,左右肝管汇合处管径变细,腔内未见明显充盈缺损灶。肝外胆管未见明显扩张,腔内未见明显充盈缺损灶。经护肝等保守治疗后症状未明显改善,遂 1 周前于外院行逆行性胆胰管造影(ERCP),术中造影提示肝总管至左肝管开口处见明显狭窄,肝外胆管未见明显扩张,未见明显充盈缺损,考虑Ⅳ型胆管癌,放置内支架并放置鼻胆管引流。术后黄疸渐减轻,总胆红素浓度降至 64.5 μmol/L,结合胆红素浓度降至 34 μmol/L,间接胆红素浓度 30.5 μmol/L,为求进一步诊疗来本院就诊,收入病房。

2. 既往史

患者既往体健,无特殊疾病史,无食物药物过敏史,无手术外伤史。

3. 体格检查

患者神清,精神可。视诊:皮肤巩膜黄染;全腹平坦,腹壁静脉未见,腹式呼吸存在,胃肠蠕动波不可见。触诊:腹软,无压痛,无反跳痛,未及腹块,Murphy 征(一)。叩诊:无移动性浊音,肝区轻度叩痛,无肾区叩击痛。听诊:肠鸣音可及,无亢进。Courvoisier 征(+)。

4. 实验室和影像学检查

(1) 肝功能检测:TB 浓度为 57.2 μmol/L;DB 浓度为 23.7 μmol/L;Alb 水平为 35 g/L。

(2) 肿瘤指标:CA - 125 水平为 11.7 IU/ml;CA - 199 水平为 125.2 IU/ml;癌胚抗原(CEA)水平为 2.24 mg/ml;甲胎蛋白(AFP)水平为 3.4 ng/ml。

(3) 外院 MRCP 报告:胆囊体积较大,形态不规则,走行迂曲,胆囊腔内未见明显充盈缺损灶。胆囊管未见明显扩张,腔内未见明显充盈缺损。肝内胆管扩张,管径粗细不均匀,最宽约 7 mm,左右肝管汇合处管径变细,腔内未见明显充盈缺损灶。肝外胆管未见明显扩张,腔内未见明显充盈缺损灶。胰管走行迂曲,粗细尚均匀,未见明显扩张。

(4) 外院 ERCP 术中所见:肝总管至左肝管开口处见明显狭窄,肝外胆管未见明显扩张,未见明显充盈缺损。胆囊未显影,胰管未显影,考虑Ⅳ型胆管癌。

(5) 上腹部 CT 血管造影(CTA):腹腔大血管未见明显异常改变,肝门区占位,胆管结构紊乱,肝内胆管扩张(见图 34 - 1)。

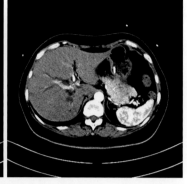

图 34 - 1 上腹部 CT 造影显示腹腔大血管未见明显异常改变，肝门
区占位，胆管结构紊乱，肝内胆管扩张

二、诊治经过

（1）初步诊断：肝门部胆管癌（Ⅳ型）。

（2）诊治经过：入院后完善相关检查，排除手术禁忌，于全麻下行肝门胆管癌根治术（肝门部胆管切除＋扩大左半肝＋尾状叶切除＋12 组、7、8、9 组淋巴结清扫＋高位胆管成型＋胆肠 Roux-en-Y 吻合）。术中探查：腹水阴性，腹、盆腔未见转移结节，肝门部胆管触及肿块，较固定，侵犯至门静脉脐部附近，右侧肝管可触及空虚状。术后石蜡病理示"肝门胆管癌根治标本：肝总管腺癌Ⅱ级，浸润肝总管壁全层，侵犯神经，肝脏切缘均未见癌组织累及，胆总管切端阴性"。术后患者恢复可。

（3）术前谈话：①肝门胆管癌以手术治疗为首要治疗方式。对于肿瘤没有肝内和管腔外侵犯、未发现淋巴结转移、门静脉、肝动脉未受侵犯的患者有望行切除手术，否则可能仅行姑息治疗，包括胆-肠吻合术、经皮或内镜自膨式金属支架置入术或手术插管胆道外引流术；②手术范围可能包括半肝切除、扩大半肝切除或肝尾状叶切除；③手术可能无法达到 R0 切除；④手术常见情况及并发症：对胆漏、腹腔及胆道出血等情况需要进行充分告知。胆道损伤、术后胆管狭窄等需要强调。

三、病例分析

1. 病史特点

（1）女性，54 岁，以"无痛性阻塞性黄疸"就诊。

（2）查体：皮肤巩膜黄染，全腹软，无压痛、反跳痛，肝区轻叩痛，未及腹块，Murphy 征（－），Courvoisier 征（＋）。

（3）血液生化：TB 浓度为 57.2 $\mu mol/L$，DB 浓度为 23.7 $\mu mol/L$，Alb 水平为 35 g/L，CA - 125 水平为 11.7 IU/ml；CA - 199 水平为 125.2 IU/ml；CEA 水平为 2.24 mg/ml；AFP 为 3.4 ng/ml。

（4）上腹部 CTA：腹腔大血管未见明显异常改变，肝门区占位，胆管结构紊乱，肝内胆管扩张。

2. 诊断及诊断依据

（1）诊断：肝门部胆管癌（Ⅳ型）。

（2）诊断依据：①以无痛性阻塞性黄疸起病；②肿瘤指标 CA - 199 88.3 U/ml，显著上升；③影像学提示腹腔大血管未见明显异常改变，肝门区占位，胆管结构紊乱，肝内胆管扩张；④ERCP 检查提示肝总管至左肝管开口处见明显狭窄，肝外胆管未见明显扩张，未见明显充盈缺损。胆囊未显影，胰管未显影，考虑Ⅳ型胆管癌。

四、处理方案

1. 手术治疗

手术治疗是肝门胆管癌唯一有效的根治手段。该患者为肝门胆管癌Ⅳ型，结合其肿瘤累及范围，行肝门部胆管切除＋扩大左半肝＋尾状叶切除＋12组、7、8、9组淋巴结清扫＋高位胆管成型＋胆肠Roux-en-Y吻合。该术式既保证了有效的根治切除范围，同时也降低了肝门部胆管重建后胆漏等手术并发症的发生率。

2. 辅助治疗

辅助性放、化疗对肝门胆管癌均不甚敏感，通常只作为无法手术切除的肝门部胆管癌患者的姑息性治疗。

五、要点与讨论

肝门部胆管癌（hilar cholangiocarcinoma），是指原发于肝总管、左右肝管及其汇合部的胆管上皮来源的恶性肿瘤，最初由 Klatskin 在 1957 年进行描述，因此又称 Klatskin's 肿瘤（Klatskin's tumor）。

1. 解剖要点

胆道系统起于肝脏毛细胆管，终于十二指肠乳头，其末端与胰管汇合，由 Oddi 括约肌围绕。胆管分为肝内胆管和肝外胆管。肝内胆管自毛细胆管起，逐级构成小叶间胆管，肝段、肝叶胆管及肝内左、右肝管。左、右肝管为一级支；左内叶、左外叶、右前叶、右后叶胆管为二级支；各肝段内胆管为三级支。肝外胆管包括肝外左、右肝管、肝总管和胆总管。左肝管细长，长 2.5～4 cm；右肝管粗短，长 1～3 cm，两者汇合为肝总管，其中左肝管与肝总管汇合角度接近直角。肝总管直径 0.4～0.6 cm，其下端与胆囊管汇合后形成胆总管。一般情况下胆总管长 7～9 cm，直径 0.4～0.8 cm。

肝门，是指肝脏脏面 H 形横沟，是肝动脉、门静脉入肝及左右肝管出肝的深窄裂隙。其上缘为肝方叶，肝方叶的大小及厚度决定了肝门、横沟的宽窄及深浅。肝门横沟内纤维组织包绕胆管、血管，构成Glisson 鞘；该结构与肝包膜粘连致密，增厚呈纤维带，称肝板。肝板是外科手术解剖肝门的平面所在。肝门部左肝管位于横沟内，右肝管位于右切迹内，该处胆管连接方式有 3 种：①二叉型，即左右肝管汇合成肝总管；②三叉型，右前、右后胆管与左肝管汇合成肝总管；③四叉型，右前、右后胆管汇合成右肝管，左外叶和左内叶胆管汇合成左肝管，左右肝管再进一步汇合成肝总管。右肝管后下方为门静脉右支，两者间有右肝动脉通过；左肝管后方或后下方为门静脉左支，两者间为通向左肝的动脉。

2. 诊断要点

无痛性阻塞性黄疸是肝门部胆管癌患者的主要临床表现，多数肝门部胆管癌患者就诊时肿瘤已发展为进展期，预后较差，生存期很短。

临床上对于肝门部胆管癌的有效诊断，主要归功于日臻完善的影像学检查，其应用对于明确诊断肝门部胆管癌具有重要的价值。影像学检查不仅可对病灶部位进行定位，同时也能有效提高肿瘤分期和分型信息。常用检查包括彩色 B 超、彩色多普勒超声、上腹部增强 CTA、磁共振成像（MRI）、胆道造影（PTC/ERCP）及动脉造影等。

B 超检查可检出 100% 的肝内胆管扩张和 86% 的肝门部肿瘤，其准确率高达 94%，而彩色多普勒超声可有效提示肿瘤对门静脉的侵犯，准确率在 86% 左右。CTA 能够对肝门部肿瘤、肝内胆管扩张、胆囊及胰腺受累等情况提供较详尽的影像资料，但对淋巴结转移情况的反应能力较普通。MRI 主要用于观察和重建肝内胆管系统形态的影像，在肝胆系统检查中占据优势，相较于 ERCP 等侵入性检查，具有无创伤和成功率高的特点。PTC 和 ERCP 均能用于对肝门部梗阻的检查，其中 PTC 能直接显示肿瘤的部位、胆道的狭窄程度和长度。血管造影检查主要用于反映肝门部血管受累情况,其中肝动脉造影对于肝动脉、门静脉受肿瘤侵犯程度及肿瘤分期具有较好的显示,可为不同患者接受个体化治疗方案提供指导。

目前,临床上对肝门部胆管癌分期有多种方法,其中最常用的是 AJCC 的肿瘤 TMN 分期。AJCC TMN 分期将肝门部胆管癌分为 0～Ⅳ期,主要用于术后评估肝门部胆管癌肿瘤分期,但其对于术前肿瘤评估方面并无优势。

在肝门部胆管癌术前分期评估和手术方式的选择上,临床上通常采用 Bismuth-Corlette 分型。该方法根据肿瘤位置和胆管受累情况,将肝门部胆管癌分为四型如下:Ⅰ 型,肿瘤位于肝总管,邻近左右肝管汇合平面下方;Ⅱ 型,肿瘤累及左右肝管汇合部;Ⅲ 型,肿瘤累及肝总管及左、右肝管中的任一支,其中累及右肝管者为Ⅲa 型,累及左肝管者为Ⅲb 型;Ⅳ 型肿瘤累及肝总管及左、右肝管。以 Bismuth-Corlette 分型进行定义,能够为术者选择手术方式提供指导,其中Ⅰ型和Ⅱ型肝门部胆管癌具备肿瘤局部切除及胆道-空肠重建的解剖条件,Ⅲ型者需行相应半肝切除,Ⅳ型者可酌情行扩大半肝切除,对于传统手术无法切除的患者是否行肝移植术仍有待商榷。

3. 治疗要点

目前对于肝门部胆管癌的最有效治疗,仍是根治性手术。由于胆道解剖结构的特殊性,患者明确诊断时往往已是晚期,造成肝门部胆管癌切除率低,仅小部分患者能够接受根治性手术,其余患者多只能行姑息性治疗。近年来,随着外科手术技术和对疾病认识的进步,联合左、右半肝切除、常规肝尾状叶切除、区域淋巴结清扫以及受累血管切除和重建等手术方式,使更多的肝门部胆管癌患者得到根治性手术的机会。同样,对于无法行肿瘤根治性切除的患者,通过放、化疗取得一定的疗效。

R0 手术切除是提高肝门部胆管癌术后生存率的有效治疗手段。为保证 R0 切除,需要注意以下要点:①术前减轻黄疸症状,控制血清总胆红素在 200 mg/ml 以下;②当评估术后残肝量小于 40% 时,可行经皮经肝门静脉栓塞,刺激肝脏体检增加,创造手术条件;③术前应用多排 CT 评估肝脏切除范围,了解有无血管累及,制订严密的手术方案;④术中须沿胰头部骨骼化门静脉、肝动脉,并清扫区域淋巴结;⑤必要的门静脉切除重建能够为 R0 切除创造条件,但须在切除部分肝脏前完成;⑥胆道切端须进行术中冰冻病理检查,明确切除范围;⑦围绕胰头、胆总管及肝十二指肠韧带的淋巴结须完整清扫,必要时清扫腹主动脉旁淋巴结。

需要强调,肝门部胆管癌患者顽固的梗阻性黄疸与多种并发症相关(如:菌群移位、营养不良、肾功能不全及术后肝功能障碍等),使患者围术期病死率上升 10%,为避免上述风险,很多外科团队提出了术前胆道引流及减黄的必要性。在早期经验中,经皮经肝胆道引流(PTBD)是常用的减轻黄疸症状的手段,但回顾性研究发现 PTBD 的应用并不能有效降低术后发病率和病死率,同时可能引起血管损伤、逆行性感染和肿瘤播撒转移等相关并发症。近年来,经内镜逆行性胰胆管造影鼻胆管胆道引流(ENBD)也逐步应用于临床,临床医师可结合肿瘤累及范围选用相对有效和安全的引流方式。

肝门部胆管癌患者肝功能状态同样对围术期治疗的成败发挥关键作用。术后肝功能障碍、衰竭多见于术前肝功能不佳或扩大肝脏切除的患者,为避免上述风险,不少外科医师逐步开展门静脉栓塞(PVE),以此增加术后残肝体积(FLR)。对于 FLR<40% 的肝门部胆管癌患者,术前血清总胆红素目标为 1 000 mg/ml 以下,通过施行 PVE 术后 2～4 周肝脏组织增生,肝功能改善,可进一步施行手术治疗。

对于预期手术的肝门部胆管癌患者,需要对原发病灶、肝脏切除范围,包括是否施行肝尾状叶切除等进行评估。早期临床工作中,通常仅行病灶切除,忽视了必要的手术切缘,周围神经鞘,尤其是肝尾状叶中可能存在的残留病灶是影响预后的重要因素。临床研究显示,肝尾状叶内胆管与右肝管、左肝管及右肝后叶胆管均有汇合,在此解剖结构基础上,40%～98% 的肝门部胆管癌患者在就诊时已存在尾状叶受累。近年来,规则性肝叶切除、联合肝尾状叶切除和区域性淋巴结清扫,使进展期患者的预后明显改善。同时,由于肝脏及肝门部胆管解剖结构的复杂性及肝门部胆管切除重建对手术技术的要求,肝脏切除在一定程度上降低了胆道重建的难度和术后并发症发生率。目前,肝门部胆管癌的局部病灶切除仅适用于肿瘤局限于胆管壁,且尚未累及左右肝管汇合部的患者,由于多数患者就诊时已为肿瘤进展期,局部切除术式临床上已较少采用。对于 Bismuth Ⅰ~Ⅱ型患者,可通过联合切除右半肝及肝尾状叶,获得较高的 R0 切除率和较低的肿瘤复发率。同样,对于 Bismuth Ⅲ型患者,结合肿瘤侵犯胆管特点,右半肝切除、左半肝切除或肝中段切除,同时联合肝尾状叶切除可有效提高肿瘤切除率。对于 Bismuth Ⅳ型患者,传统手术通常难以达到 R0 切除,通过半肝切除或扩大半肝切除,联合肝尾状叶切除,能够提高肿瘤切缘阴性率。对一些肿瘤严重浸润的患者,联合肝脏切除和胰十二指肠切除也可增加手术切除率。

总体来说,肝门部胆管癌术后 5 年生存率为 11%~42%,与患者预后和生存率相关的因素包括:①手术是否达到 R0 切除;②淋巴结转移情况;③肿瘤对周围神经及血管侵犯程度;④肿瘤组织学分型,肿瘤细胞分化情况。值得一提的是,肿瘤切缘距肿瘤边缘 5 mm 以内的 R0 切除所达到的生存率与 R1 切除相仿,因此对于肝门部胆管癌的治疗,应当力求充分切除,以期达到更好的预后。

六、思考题

1. 肝门部解剖结构特点是什么?
2. 肝门部胆管癌临床分类方法有哪些?
3. 肝门部胆管癌根治性手术治疗的手术范围是什么?

七、推荐阅读文献

1. Zhang W, Yan LN. Perihilar cholangio carcinoma: current therapy [J]. World J Gastrointest Pathophysiol, 2014, 5(3): 344-354.

2. Ramos E. Principles of surgical resection in hilarcholangiocarcinoma [J]. World J Gastrointest Oncol, 2013, 5(7): 139-146.

3. 齐清会,宋秋美,赵玉沛,等.肝胆胰外科理论与实践[M].北京:科学出版社,2001.

（王俊青）

案例 35

壶腹周围癌

一、病历资料

1. 现病史

患者,男性,55岁,因"乏力、纳差,伴皮肤巩膜黄染2周"入院。患者2周前,无明显诱因下,自感乏力、纳差,2 d后出现巩膜、皮肤黄染,伴轻度瘙痒,小便颜色加深,大便颜色变淡。当时无血尿、泡沫尿,无腹痛、腹泻,无黑便、血便,皮肤黏膜无瘀斑瘀点、无出血点。于当地医院就诊,CT检查示:十二指肠壶腹部新生物伴局部胆总管下段狭窄、肝内外胆管扩张及胆囊积液。予保肝、退黄等治疗。治疗后黄染减轻,大小便症状未有缓解,为进一步诊治入院。患者自发病以来,神清,精神萎,纳差,夜眠正常,二便如常,体重无明显变化。

2. 既往史

患者青年时期曾有窦性心动过速病史。否认高血压、糖尿病,否认慢性胰腺炎史;有乙肝"小三阳"病史20余年,否认结核等传染病史。患者5岁时,右背肩胛区行"良性肿瘤切除术"。

3. 体格检查

患者全身皮肤黏膜轻度黄染,巩膜轻度黄染;全身未及明显肿大淋巴结,全腹平软;未见腹壁静脉曲张,未见瘢痕,未见色素沉着;全腹部无压痛、无反跳痛、无包块;肠鸣音正常;肝肋下未及,脾肋下未及,无移动性浊音,肝区无叩击痛,肾区无叩击痛。

4. 实验室和影像学检查

(1) 血常规:WBC为6.87×10^9/L,中性粒细胞比例为73.0%,淋巴细胞占17.3%,Hb水平为137 g/L, PLT计数298×10^9/L。

(2) 生化指标:谷丙转氨酶活性为290 IU/L,谷草转氨酶活性为104 IU/L,碱性磷酸酶活性为326 IU/L, γ-谷氨酰转肽酶活性为369 IU/L,总胆红素浓度为240.8 μmol/L,直接胆红素浓度为141.8 μmol/L,总蛋白水平为72 g/L,白蛋白水平为37 g/L。

(3) DIC检查:APTT为27.0 s, PT为10.2 s, INR为0.87, TT为18.8 s, Fg为3.9 g/L,纤维蛋白降解产物水平为1.5 mg/L, D-二聚体定量为0.23 mg/L。

(4) 肿瘤标志物:甲胎蛋白(AFP)为2.12 ng/ml, CA-125为9.10 IU/ml, CA-199为48.50 IU/ml, CA-724为20.19 IU/ml,癌胚抗原为6.10 ng/ml,鳞状细胞癌相关抗原为0.40 ng/ml, CA-242为17.3 IU/ml。

(5) B超检查:胆囊增大,胆泥淤积,胆总管及肝内胆管扩张,脾肾未见明显异常。

二、诊治经过

（1）入院后初步诊断：壶腹周围癌。

（2）入院后完善相关检查：①胰腺 CTA 显示：壶腹部占位，并胆道系统扩张，拟恶性肿瘤可能；所见腹部血管未见明显异常。②MRCP 检查显示：胆囊体积增大，胆系明显扩张，考虑胆总管下端、壶腹部有梗阻，胰管轻度扩张。③ERCP 检查显示：胆总管截断伴乳头肿大、表面组织增生；完成 ERC＋活检＋ENBD，活检报告："十二指肠乳头活检标本"为黏膜急慢性炎症，部分腺体低级别上皮内瘤变。

（3）术前谈话：告知手术风险，患者家属表示理解，同意行手术治疗。

（4）手术方法：排除手术禁忌后，于全麻下行胰十二指肠切除术（Child 术式）。全麻成功后，常规消毒铺巾，右"L"形切口，逐层进腹。探查：腹水（－）、胃、肝脏、胆囊、小肠、结肠、盆腔（－）。十二指肠未及明显肿块，根据术前检查，决定行 Child 术。周围淋巴结未及明显肿大。作 Kocher 切口游离十二指肠框，至屈氏韧带，游离胰头与腔静脉之间间隙，分离出肠系膜上静脉。打开胃结肠韧带，游离胰腺下缘，切扎肠系膜上静脉部分分支血管，清扫第 14V 组淋巴结。解剖胆囊三角，顺逆结合切除胆囊，胆囊管汇入平面断胆总管，胆总管直径 11 mm，胆道壁水肿，厚度 3 mm。清扫肝十二指肠韧带内淋巴脂肪组织，骨骼化肝动脉、门静脉，断胃左静脉，清扫第 12 组淋巴结。打开肝胃韧带，将胃向上牵拉，显露胰腺上缘。游离出肝动脉、胃右动脉及胃十二指肠动脉（GDA），结扎并切断胃右动脉及 GDA，清扫第 7、8、9 组淋巴结。胰头后方门静脉前上下贯通胰腺，断胰腺，胰管直径 2 mm。屈氏韧带下 20 cm 断空肠，进一步分离钩突部与门静脉粘连，门静脉至十二指肠分支予缝扎。保护肠系膜上动脉，切除胰头十二指肠，断半胃，移去标本。送冰冻，提示：腺癌，胰腺切缘未见肿瘤。重建消化道：胰肠吻合，胰管对空肠黏膜端侧吻合，其内放置硅胶支撑管。距胰肠吻合口 10 cm 行胆肠吻合，距吻合口远端 40 cm 行胃-空肠端侧吻合。关闭系膜孔，确切止血，大量蒸馏水冲洗，胰肠、胆肠吻合口旁各置单腔引流管一根，逐层关腹，术顺。

（5）术后处理：术后予抗感染、补液支持治疗。术后病理示："胰十二指肠切除标本"为十二指肠乳头中-低分化腺癌（溃疡型），浸润至十二指肠旁脂肪组织；胃切端、十二指肠切端和肝总管切端均未见肿瘤；胰腺切缘未见癌累及。"第 7、8、9 组淋巴结"未见肿瘤。胆囊结石，胆固醇沉积症。患者于术后 2 周出院，接受门诊规律随访。

三、病例分析

1. 病史特点

（1）男性，55 岁，因"乏力、纳差，伴皮肤巩膜黄染 2 周"入院。

（2）体检阳性发现：全身皮肤黏膜轻度黄染，巩膜轻度黄染。

（3）辅助检查：胰腺 CTA 显示壶腹部占位，并胆道系统扩张，拟恶性肿瘤可能；MRCP 检查提示胆囊体积增大，胆系明显扩张，考虑胆总管下端、壶腹部有梗阻，胰管轻度扩张。

（4）ERCP 下活检示："十二指肠乳头活检标本"黏膜急慢性炎症，部分腺体低级别上皮内瘤变。

2. 诊断及诊断依据

（1）诊断：壶腹周围癌。

（2）诊断依据：①以无痛性黄疸为首发症状；②体检阳性发现：全身皮肤黏膜轻度黄染，巩膜轻度黄染；③影像学检查提示壶腹部占位，拟恶性肿瘤可能；④ERCP 下活检示："十二指肠乳头活检标本"黏膜急慢性炎症，部分腺体低级别上皮内瘤变。

3. 鉴别诊断
(1) 胰头癌。
(2) 胆总管下段癌。
(3) 胆总管结石。

四、处理方案及基本原则

1. 根治性手术

壶腹周围癌一旦确诊,应行根治性手术治疗,这是目前最有效的治疗方法。胰十二指肠切除术:适用于无远处转移的壶腹周围癌。尚需同时清除相关的淋巴结。

2. 姑息性手术

对不能手术者或不能耐受手术者,可行内引流术,如胆总管空肠或胆囊空肠吻合术,或胆道外引流术,以解除胆道梗阻;伴有十二指肠梗阻者可作胃空肠吻合,以保证消化道通畅。

3. 其他治疗

对于胆道梗阻患者,可行 ERCP 介入治疗解除胆道梗阻;化疗一般不敏感,术后可用 1～2 个疗程;或中药辅助治疗。

五、要点与讨论

1. 诊断要点

壶腹周围癌由于病变位置特殊,一般早期即可引起胆道下段梗阻症状,临床多以进行性无痛性黄疸为首发症状。

无创的 B 超、CT(见图 35-1 和图 35-2)及 MRCP(见图 35-3)检查对于壶腹周围癌在诊断上可起筛选作用,通过 ERCP、十二指肠镜及乳头部活检可确诊。尤其 ERCP(见图 35-4)对黄疸患者还可在插管成功的基础上行鼻胆管引流,从而解除梗阻性黄疸及肝损害,提高手术耐受力。

2. 解剖要点

壶腹部癌是指胆总管末端壶腹部和十二指肠乳头的癌肿,亦可来源于胰头部的胰腺组织,故统称它们为壶腹周围癌。

解剖学将肝外胆管分为 4 段,即十二指肠上段、十二指肠后段、胰腺段和十二指肠壁内段。乏特

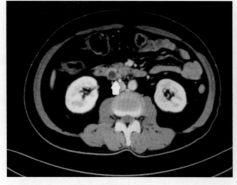

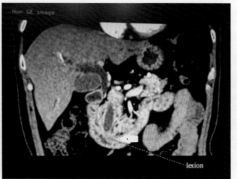

图 35-1　上腹部 CTA 示胆总管扩张,胰管轻度扩张。箭头所指为扩张的胆总管　　　图 35-2　上腹部 CTA 冠状面重建图像。箭头所指为壶腹部低密度占位性病灶

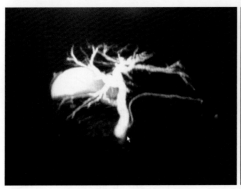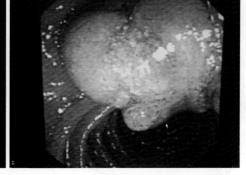

图 35 - 3　MRCP 示肝内外胆道明显扩张,胆总　　　图 35 - 4　ERCP 示十二指肠乳头肿瘤
　　　　　 管下端梗阻

(Vater)壶腹,是胆管与胰管共同开口处,在十二指肠降部肠道内(见图 35 - 5)。因此位于壶腹部的癌肿早期即可引起胆总管末端及胰管的梗阻,引起以梗阻性黄疸为首发症状的临床表现。

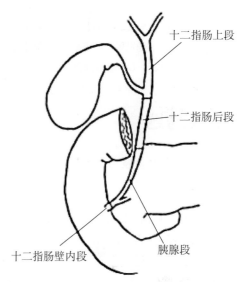

图 35 - 5　胆总管的分段解剖及胆胰管汇合部示意

在 CT 或 MRI 影像下,由于胆总管下端与胰管汇合处发生梗阻,常表现为胆总管与胰管同时扩张,呈"双管征"。

3. 治疗要点

手术是壶腹周围癌的首选治疗方法。术前需要纠正贫血及低蛋白血症,对合并严重黄疸者于术前可行 ERCP 下鼻胆管引流减轻黄疸症状的治疗。壶腹周围癌以直接浸润邻近脏器和淋巴途径转移为主,浸润转移和肿瘤大小无明显关系,存在"跳跃"转移的生物学特性。故胰十二指肠切除术是壶腹周围癌的首选术式,壶腹周围癌症状出现早,易于早期发现,故手术切除率高。

胰十二指肠切除术切除范围包括部分胰头、十二指肠、胆囊、胆管下端、部分胃及空肠上端(见图 35 - 6),并且需作胆总管、胰管、胃与空肠的吻合(见图 35 - 7)。不但能完整切除肿瘤、彻底清扫肝十二指肠韧带和胰腺周围淋巴结(见图 35 - 8 和图 35 - 9),而且还可以避免因肿瘤生长、糜烂引起的消化道出血等并发症或肿瘤转移引起的顽固性疼痛,提高患者生存质量。

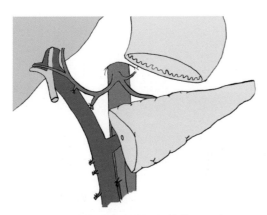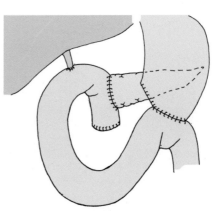

图 35 - 6　胰十二指肠切除范围示意　　　　　图 35 - 7　Child 术后消化道重建示意

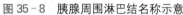

图 35 - 8　胰腺周围淋巴结名称示意

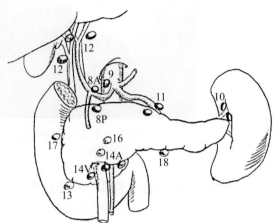

图 35 - 9　胰腺周围淋巴结分组示意

六、思考题

1. 临床以黄疸为首发症状的疾病有哪些？如何鉴别？

2. 壶腹部周围癌拟行胰十二指肠切除术，术后并发症有哪些？如何处理？

3. 影响壶腹部周围癌预后的主要因素有哪些？

七、推荐阅读文献

1. Alema JH，Reinders ME，Gulik TIM，et al. Results of pancreaticoduodenectomy for ampullary carcinoma and analysis of prog-nosticfactorforsurvival [J]. Surg, 1995,17(3)：247 - 253.

2. Quirk DM，Ratner DW，Fenrandez-del Castiloc，et al. The use of endoscopic ultrasonography to reduce the cost of treating ampulary tumors [J]. Gastrointest Endosc，1997,46(4)：334 - 337.

3. 王彬，陈平. 十二指肠乳头癌的诊断与外科治疗：附 48 例报告[J].中国普通外科杂志,2004,13 (10)：761 - 763.

（施　源）

胰 头 癌

一、病历资料

1. 现病史

患者,男性,58岁,因"皮肤巩膜黄染伴瘙痒2周"入院。入院2周前患者无明显诱因下出现皮肤巩膜黄染伴皮肤瘙痒,当时无发热、腹痛、腹胀,无恶心、呕吐、呕血、黑便等表现。于上海市第九人民医院就诊,行上腹部CT检查,示胰头占位,肝内胆管、胆总管、胰管扩张,胆囊扩张。后患者进一步入院行逆行性胆胰管造影(ERCP),结果示肝内外胆管明显扩张,胆总管下端横断。行十二指肠乳头活检,病理示部分上皮中-重度不典型增生,同时行胆总管下端细胞刷活检,病理示少量高度异型腺上皮,并留置塑料支架2根。术后患者逐渐出现反复呕吐,呕吐物为胃内容物,呕吐次数渐增多,遂转诊至我院,现门诊拟"胰头肿块"收治入院。患者自发病以来,神清,精神可,生命征平稳,二便无殊,胃纳,睡眠可,体重无明显变化。

2. 既往史

患者既往体健,否认高血压、糖尿病、心脏病等病史;否认传染病史。否认手术外伤史。否认家族史;否认输血史及食物药物过敏史。

3. 个人史

患者生于原籍,现居住于原籍,否认疫水疫区接触史,否认吸烟史,否认酗酒史。

4. 体格检查

全身皮肤黏膜可见黄染;全身浅表淋巴结未及明显肿大;全腹平软,未见瘢痕,未见异常色素沉着;全腹部无压痛,无反跳痛,腹部未扪及明显肿块;肠鸣音正常;肝脾肋下未及,无明显移动性浊音,肝区无叩击痛。直肠指检未及明显肿块,指套无染血。

5. 实验室及影像学检查

上海市第九人民医院检查结果:

(1)肝胆胰脾超声:主胰管明显扩张,胰头部回声杂乱可疑占位,肝内囊性灶,考虑肝囊肿;肝内条状强回声,考虑肝内胆管积气;胆囊壁增厚毛糙,腔内胆固醇结晶。

(2)上腹部CT增强显示:胰头占位,肝内胆管、胆总管、胰管扩张,胆囊扩张。

(3)ERCP:造影示肝内外胆管明显扩张,胆总管下端横断,行十二指肠乳头活检,病理示部分上皮中-重度不典型增生,同时行胆总管下端细胞刷活检,病理示少量高度异型腺上皮。

二、诊治经过

（1）入院初步诊断：胰头占位，阻塞性黄疸。

（2）入院后完善各项检查，血常规、肾功能、电解质、消化道肿瘤相关指标（AFP、CEA、CA125、CA199、CA242、CA724）、心电图、心超、肺功能均正常。入院肝功能提示：碱性磷酸酶活性 185 IU/L，γ-谷氨酰转肽酶活性 37 IU/L，总胆红素浓度 257.5 μmol/L，直接胆红素浓度 131.4 μmol/L，总蛋白水平 54 g/L，白蛋白水平 26 g/L，胆汁酸浓度 187.9 μmol/L，余指标均正常。

术前我院复查上腹部 CT 增强：胰头区占位（见图 36-1），胰管扩张（见图 36-2），肝内胆管积气扩张（见图 36-3），肝内多发囊肿，胆囊炎，胆总管内引流管影，两肾多发小囊肿，腹膜后多发小淋巴结影。

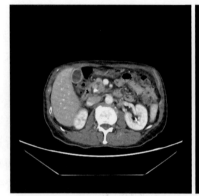 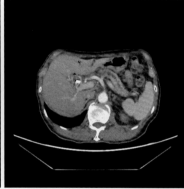 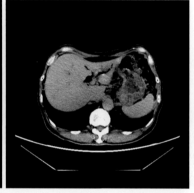

图 36-1　胰头部占位性病灶，可见　　图 36-2　胰管明显扩张　　图 36-3　胆道支架术后胆道明显扩
　　　　　胆道内支架　　　　　　　　　　　　　　　　　　　　　　　张积气

患者入院后因肝功能异常，存在低蛋白血症、高胆红素血症，予以加强营养支持，积极补充白蛋白，加强利胆保肝等治疗。患者肝功能逐步好转，白蛋白提高至正常水平，总胆红素浓度降至 62.4 μmol/L。

（3）术前谈话要点：①注意强调手术方案及备选手术方案，根据探查结果可能行标准胰十二指肠切除术；如有侵犯血管需要进一步行联合血管切除的扩大根治术；如发现肿瘤已有扩散转移，则仅行转流术解除梗阻，甚至仅行剖腹探查。②术后可能出现胰瘘、出血、腹腔积液、感染等，部分并发症需要行数字减影血管造影（DSA）或再次手术治疗，住院时间长，治疗费用高，严重时可能危及生命，可能出现多脏器功能衰竭，甚至死亡。必要时需带管出院，影响生活质量。③术后可能出现消化功能紊乱，如腹泻等，必要时需要行胃镜及内科药物治疗。④术后可能出现血糖浓度升高，可能需长期行血糖控制治疗。⑤若患者术前存在肝功能异常，手术可能会加重肝脏病变，甚至出现肝功能衰竭，危及生命。

术前准备完善后，予以全麻下行开腹胰十二指肠切除手术（Child 术式），术中探查胰头，可及胰头部一直径约 4 cm 肿块，质硬，与周围组织粘连。予以行 R2 根治，手术顺利。术后继续予以营养支持、抗感染、抑酸、抑制胰腺分泌等治疗，并定期检测引流液淀粉酶。患者逐步恢复饮食，术后第 10 天复查腹部超声，腹腔内未见明显积液，引流液淀粉酶正常，予以先后拔除胆肠旁及胰肠旁引流管。术后石蜡病理报告提示：胰腺导管腺癌Ⅱ～Ⅲ级，累及胆总管壁，浸润胰周脂肪组织，侵犯神经；胰周淋巴结 3/11 枚见癌转移；十二指肠切端、胃切端、胆总管切端、胰腺切端、胃周淋巴结 1 枚、"第 7、8、9 组"淋巴结 4 枚均未见癌转移；慢性胆囊炎。患者恢复至正常饮食后出院。后患者在肿瘤科行吉西他滨化疗，现常规门诊定期随访。

三、病例分析

1. 病史特点

(1) 男性,58 岁,因"皮肤黄染伴瘙痒 2 周"来院就诊。

(2) 否认家族病史及传染病史,黄疸发生无明显诱因,无其他伴随症状。

(3) 体检:全身皮肤黏膜可见黄染。全腹部无压痛、无反跳痛,腹部未扪及明显肿块。

(4) 辅助检查:超声提示主胰管明显扩张,胰头部回声杂乱可疑占位。ERCP 提示肝内外胆管明显扩张,胆总管下端横断,行十二指肠乳头活检,病理示部分上皮中-重度不典型增生,胆总管下端细胞刷活检,病理示少量高度异型腺上皮。上腹部 CT 增强示胰头区占位,胰管扩张,肝内胆管积气扩张,肝内多发囊肿,胆囊炎,胆总管内引流管影。

2. 诊断及诊断依据

(1) 诊断:胰头恶性肿瘤($T_4N_1M_0$),阻塞性黄疸,肝囊肿。

(2) 诊断依据:①皮肤黄染伴瘙痒 2 周;②术前辅助检查均提示胰头部占位,胆总管下端横断,肝内外胆管扩张;③术前影像学检查未提示远处转移;④十二指肠乳头活检,病理示部分上皮中-重度不典型增生,胆总管下端细胞刷活检,病理示少量高度异型腺上皮。

3. 鉴别诊断

(1) 针对胰头占位鉴别:胰腺囊腺瘤(浆液性、黏液性);导管内乳头状瘤;浸润性胰管癌(乳头状腺癌、管状腺癌、腺鳞癌、黏液癌、退行性胰管癌);内分泌肿瘤;未分化癌;非上皮肿瘤(血管瘤、淋巴管瘤、平滑肌肉瘤等)。

(2) 针对黄疸鉴别:急性肝炎及肝损伤、原发性胆汁性肝硬化、胆总管结石、各种类型胆管炎、胆道狭窄等。

四、处理方案及基本原则

(1) 胆道引流:患者总胆红素浓度进行性升高,可考虑手术前行 ERCP 引流,若出现 ERCP 导丝无法进入胆道,ERCP 失败等情况,可考虑行 PTCD 引流胆道。术前充分降低总胆红素浓度,利于降低术后肝功能衰竭的风险。

(2) 营养支持治疗:因胰十二指肠切除手术范围大、创伤大,且患者术前多存在不同程度的营养不良,需予以积极调整营养状态,提高白蛋白水平,以利于术后患者恢复。

(3) 手术:该患者为胰头占位,术前临床评估肿瘤无远处转移、无腹部主要血管侵犯,故符合行胰十二指肠切除术指证,手术范围为切除胰头(包括钩突部)、肝总管以下胆管(包括胆囊)、远端胃、十二指肠及部分空肠,同时清除肝十二指肠韧带内、腹腔动脉旁、胰头周围及肠系膜血管根部淋巴结。然后,行胰腺空肠、胆道空肠、胃空肠吻合重建消化道。对于有门静脉或肠系膜上静脉侵犯者,需同时行受侵血管切除,作血管端端吻合或行人造血管架桥吻合重建血管。

(4) 化疗:胰腺癌根治性切除术后予以吉西他滨辅助化疗,能显著延缓肿瘤的复发。近年来,不少学者开始采用吉西他滨联合其他药物如 5 - FU、顺铂、奥沙利铂、卡培他滨等联合化疗,研究结果提示联合化疗可延长患者的中位生存期。

(5) 放疗:仍存在争议。

(6) 分子靶向治疗:针对表达相应分子靶点的胰腺癌患者可考虑应用,治疗费用高昂,研究报道可延长患者的无进展生存期,总体生存率也有所提高。

（7）中西医结合治疗：对延长患者生存时间有一定意义。

五、要点与讨论

胰头癌是消化道肿瘤中的常见肿瘤，其发病率呈逐年升高表现。早期患者多无特征性临床表现，大部分患者就诊时已为中晚期，因而丧失了进行根治手术的机会。因其临床表现隐匿、病情发展迅速，故预后极差。约 85％的患者就诊时已属晚期，仅 20％左右的患者可行手术治疗，术后 5 年生存率＜5％。

1. 解剖要点

胰腺的解剖较为复杂，胰腺位于后腹膜，分头、颈、体、尾四部分。胰头部右侧被十二指肠包绕，尾部与脾门相邻。

胰腺的动脉血液供应来源于腹腔干和肠系膜上动脉。胰头部有两处动脉弓，后弓由胃十二指肠动脉分出的胰十二指肠上后动脉和肠系膜上动脉分出的胰十二指肠下后动脉吻合构成，前弓由胰十二指肠上前动脉与胰十二指肠下前动脉吻合构成。胰十二指肠下动脉通常与空肠动脉共干起源于肠系膜上动脉，或者直接从肠系膜上动脉分出。胰腺的静脉回流入脾静脉、肠系膜上静脉和门静脉。淋巴回流一般与动脉伴行。胰头的淋巴结汇入十二指肠上、下淋巴结。

2. 诊断要点

胰头癌早期诊断困难，应注意血清胰酶或胆道系统酶类以及胆红素的升高，即便是一过性或程度轻微的升高都应予以重视，并进一步行肿瘤标志物（尤其是敏感度较高的 CA199）、超声等检查。CA199尽管其敏感度较高，但需注意以下两点，一是约有 5％的人 Lewis 红细胞表型是 Le^{a-b-}，这些人群中即使发生胰腺癌，其 CA199 也不会升高；二是胰腺炎等情况下也会出现 CA199 的升高，干扰临床诊断。近期研究发现，收集胰液并对其中 CEA 水平测定将有助于胰腺癌的诊断。影像学检查，如超声检查可显示主胰管扩张等间接证据，部分患者可探及胰腺肿瘤，并能显示胆道有无扩张及肝内有无转移；而上腹部增强 CT、MRI 均对胰头癌的诊断具有重要意义，且对胰腺肿瘤进行定位诊断时，增强 CT 尤其是薄层增强 CT 更优于 MRI。ERCP 可进一步判断十二指肠乳头有无异常、胆道有无扩张或截断，并可获取活检及细胞刷取标本，对于胰头占位的诊断及良恶性的鉴别提供依据。超声内镜因不能保证对整个胰腺的扫查，故其作为肿瘤定性诊断的价值高于其定位诊断的价值。影像学检查的意义在于能够尽早开始最适治疗，同时可对于良性病变进行长期随访。对于胰头部恶性肿瘤来说，通过 CT 和血管造影等影像学检查在术前判断出肿瘤的进展程度，可用于确定有无扩大手术的指征。

3. 治疗要点

胰头十二指肠切除术是胰头癌的基本手术方式，随着手术方式的发展，为进一步提高远期疗效，胰头十二指肠切除术也从标准术式发展到了合并广泛淋巴结清扫、联合血管切除等扩大手术方式。

（1）术中要点：应注意切口的充分暴露，本院多采用右侧反 L 形切口，以暴露更广的术野。以 Kocher 手法游离十二指肠，充分游离十二指肠水平部至 Treitz 韧带，Kocher 切口左侧要游离直至显露出腹主动脉左缘。切除胆囊后应注意仔细扪及肝动脉搏动，确认其走行，然后从肝门部向十二指肠方向清扫，胆道应在肝总管水平离断，肝侧注意保护，避免胆汁漏出污染腹腔。胆管断端必要时可送快速冰冻病理检查。在胰腺下缘，分离显露出肠系膜上静脉，在门脉、肠系膜上静脉前方与胰腺后方行隧道式分离（可采用提拉法将胰腺颈部提起），若发现门静脉有浸润时，应行门静脉联合切除。胰腺一般在腹主动脉左侧缘离断，断端根据需要送快速病理检查。在游离胰腺后方时应注意，胰头有数支小静脉汇入门静脉或肠系膜上静脉，应注意仔细结扎切断。

（2）消化道重建。胰腺空肠吻合：从早期的套入式吻合法逐渐转为目前常用的胰管对空肠黏膜吻合，即将胰管与空肠黏膜进行连续缝合，胰管内留置硅胶支撑管，外层胰腺与空肠浆膜层进行连续缝合。最近，又在此基础上发展出胰腺对空肠黏膜的"紧贴式"吻合，即将整个胰腺断面组织及胰管与空肠黏膜进行连续缝合。以期进一步减少术后胰漏的发生率。距胰肠吻合口约 10 cm 处作胆道空肠吻合,应注意胆肠吻合后壁要确实可靠,以避免胆漏的发生。胆肠吻合口远端 30～40 cm 处作残胃-空肠吻合,应注意上提的空肠袢有足够的长度,避免吻合口张力。为了减轻吻合口压力,可进一步加作 Braun 吻合。

重建后注意关闭系膜孔,避免内疝形成。充分冲洗腹腔,于胆肠吻合口旁及胰肠吻合口旁留置引流管。注意引流管应避免打折,影响引流效果。

因考虑到胰头癌的淋巴结清扫范围,故一般较少采用保留幽门的胰头十二指肠切除术(影响幽门上下区域的淋巴清扫)。

术后早期并发症主要有局部出血(腹腔内出血、消化道出血)、胰瘘、胆瘘、局部积液、感染等。定期检测引流液淀粉酶、及时冲洗保持引流通畅对于患者恢复具有重要意义。

胰头癌术后采用吉西他滨化疗的效果已为临床证实,可显著延缓肿瘤的复发。多药联合化疗目前仍在进一步研究中。区域灌注化疗有助于提高进入胰腺癌组织中的化疗药物浓度,减轻全身不良反应,并可显著减少胰腺癌肝脏转移的风险。胰腺癌术后放疗对于患者生存率的改善仍有待进一步研究证实。分子靶向治疗是目前肿瘤治疗的新热点。目前已有报道提出:采用分子靶向治疗可明显延长肿瘤无进展生存期,并使生存率得到改善,但其治疗费用高昂,且需明确胰腺癌患者表达相应分子靶点。

提高胰腺癌的早期诊断率和手术切除率是改善患者预后的关键,加强肿瘤标志物联合检测的临床研究、制定合理的筛查方案,有助于早期发现胰腺癌。通过综合治疗延长患者的生存时间、形成规范化的治疗方案是今后临床治疗的重要课题。

六、思考题

1. 胰腺恶性肿瘤诊治的关键在于早期发现、早期治疗,如何提高胰头癌的早期检出率?
2. 胰头癌行胰头十二指肠切除术后主要并发症有哪些?
3. 胰头癌的综合治疗手段有哪些?

七、推荐阅读

木村　理,主编.董家鸿,主译.要点与盲点-胰脾外科[M].北京:人民卫生出版社,2010.

(谢俊杰)

案例 37
胰腺体部癌

一、病历资料

1. 现病史

患者,男性,52 岁,因"体检时发现胰体尾占位 1 周"来院就诊。患者 1 周前体检时 B 超发现胰体尾部实性结节伴钙化,大小约 24 mm×25 mm。当时,患者无腹痛、背痛,无恶心、呕吐,无发热、头疼,无消瘦、乏力,无腹泻、便秘,无皮肤、巩膜黄染,遂来我院就诊,为求进一步诊疗收入病房。患者发病以来神清,精神可,胃纳可,二便可,体重无明显减轻。

2. 既往史

患者高血压病史 15 年,服药血压控制良好。无其他疾病或手术外伤史。个人史:有吸烟史,1 包/d,吸烟 40 年,少量饮酒,无家族史。

3. 体格检查

全身皮肤黏膜无黄染,巩膜无黄染。全身浅表淋巴结未及肿大。全腹平软,未见瘢痕或静脉曲张,全腹无压痛、反跳痛,未扪及肿块。肠鸣音正常,无移动性浊音;直肠指检未及明显肿块,指套未及染血。

4. 实验室和影像学检查

B 超提示胰体尾部实性结节伴钙化,大小约 24 mm×25 mm。上腹部 CT 血管造影(CTA)提示胰体部占位(见图 37 - 1),拟胰腺癌可能大,腹部大血管未见明显异常。

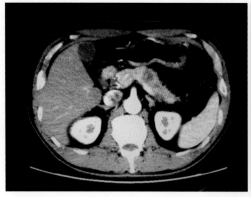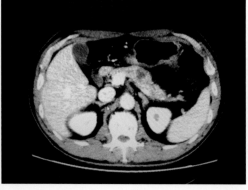

图 37 - 1　胰腺肿块增强 CT 图像

二、诊治经过

（1）初步诊断：胰腺体部占位性病变，胰腺导管腺癌可能；高血压病。

（2）入院后予以完善术前常规检查，血常规、肝肾功能电解质、心电图、心超、肺功能均正常。完善检查后行术前讨论：患者胰腺体部占位，考虑恶性病变，最大可能是胰腺导管腺癌；术前检查无明显手术禁忌，予限期手术。

（3）术前谈话要点。①注意强调手术方案及备选手术方案：根据肿瘤位置，可能行胰腺体尾部切除，合并或不合并脾脏切除；亦可能行胰腺中段切除＋胰胃/胰肠吻合。若术中发现肿瘤侵犯重要血管，则可能连同相应血管一并切除，行血管重建，甚至应用人造血管架桥。如发现肿瘤已有扩散转移，则仅行转流术解除梗阻，甚至仅行剖腹探查。②术后可能出现胰瘘、出血、腹腔积液、感染等，部分并发症需要行数字减影血管造影（DSA）或再次手术治疗，住院时间长，治疗费用高，严重时可能危及生命，可能出现多脏器功能衰竭，甚至死亡。必要时患者需带管出院，影响生活质量。③术后可能出现消化功能紊乱，如腹泻等，必要时需要行胃镜及内科药物治疗。

（4）入院第 4 天全麻下行胰体癌根治术（胰体尾切除＋脾切除＋周围淋巴结清扫）。术后石蜡切片病理报告：①肉眼所见：胰体尾＋脾脏切除标本，胰腺组织大小 8 cm×3 cm×2.5 cm，距胰腺切缘 1.5 cm 处见一结节，大小 2.5 cm×2.5 cm×2.2 cm，切面灰黄、灰白，质硬；找到胰周淋巴结 9 枚，直径 0.4～1 cm；脾脏大小 11 cm×8 cm×3.5 cm，切面暗红，未及明显结节。胰腺下方脂肪组织内见肾上腺组织，大小 5 cm×4.5 cm×0.4 cm，切面见一结节，大小 1.5 cm×1 cm×0.5 cm，金黄色、质软。②镜下所见：肿瘤形成不规则，分枝状腺管状结构或筛孔状结构，肿瘤细胞核增大、不规则，核仁明显，核分裂易见。病理诊断：所取组织为"胰体尾＋脾脏切除标本"，胰腺导管腺癌Ⅱ级，累及胰周纤维脂肪组织，脉管内见癌栓；脾脏、胰周淋巴结 9 枚，均未见肿瘤；肾上腺皮质结节形成；胰腺切缘阴性。

（5）术后经多学科联合门诊（MDT）讨论，给予辅助治疗方案：Gemcitabine 单药化疗，常用方案为 Gemcitabine 1 000 mg/m^2 静脉滴注第 1、8、15 天（每 4 周重复 1 次，共 6 次）。

（6）术后患者于胰腺专病门诊接受规律术后随访。

三、病例分析

1. 病史特点

（1）男性患者，52 岁，因"体检发现胰腺肿块 1 周"来院就诊。

（2）无不适主诉。

（3）体检无阳性发现。

（4）辅助检查：生化检查结果正常；胰腺 B 超提示胰体尾部实性结节伴钙化，大小约 24 mm×25 mm；上腹部 CTA 提示胰体部占位，拟胰腺癌可能大，腹部大血管未见明显异常。

2. 诊断及诊断依据

（1）诊断：胰腺癌（导管腺癌），临床分期 $T_3N_0M_0$，Ⅱa 期；高血压病。

（2）诊断依据：①明确胰腺肿块病史 1 周；②体检：全身皮肤巩膜无黄染，左锁骨上淋巴结无肿大，腹软，无压痛、反跳痛，肛检（－）；③术前胰腺相关辅助检查均提示胰腺肿块，恶性可能大；④其余术前分期检查未提示远处转移征象。

3. 鉴别诊断

（1）胰腺神经内分泌肿瘤：源于胰腺多能神经内分泌干细胞的一类肿瘤，临床少见，可表现为体弱、多汗、震颤、行动过速、焦虑、乏力、头痛、头晕、定向障碍、癫痫发作、意识模糊等，无功能性肿瘤亦可无明显症状,血清激素水平结合胰腺影像学检查可辅助诊断,明确诊断靠病理。

(2) 胰管内乳头状瘤(IPMN):临床可表现为上腹部疼痛、乏力,也可因胰液流出受阻产生慢性胰腺炎甚至急性发作的临床表现。影像学表现为主胰管扩张,十二指肠乳头可增大并突入肠腔内,肿瘤呈分叶状或葡萄串样囊性病变,由较小囊性病变聚合而成,且有交通,也可融合而呈单一大囊样肿块。明确诊断靠病理。

(3) 胰腺假性囊肿:常有急慢性胰腺炎或上腹损伤史,出现上腹疼痛、饱满、包块,伴或不伴胃肠道功能障碍,体检时可能触到上腹圆形或椭圆形肿物,边界不清,较固定,呈囊性感有深压痛,B超或增强CT可辅助诊断,但恶性肿瘤引起的胰腺炎后胰腺假性囊肿也可出现。

四、处理方案及基本原则

1. 手术治疗

该患者术前影像学检查提示胰腺体部占位,恶性可能大,无远处转移,无血管侵犯(腹腔干或肠系膜上动脉),临床评估肿瘤分期 $T_3N_0M_0$,即 II a 期,有手术指征。术式为胰体尾联合脾切除+淋巴结清扫,开腹或微创都可以考虑。

2. 化疗

该患者胰腺导管腺癌 II 级,病理分期为 $pT_3N_0M_0$,II a 期,故首先考虑吉西他滨(Gemcitabine)单药化疗,常用方案为吉西他滨(Gemcitabine)1 000 mg/m² 静脉滴注第 1、8、15 天(每 4 周重复 1 次,共 6 次)。

3. 靶向治疗

目前尚无明显改善胰腺癌预后的靶向化疗药物出现。

4. 放疗

对于年龄较轻、体力状态较好、PET-CT 证实无远处转移的 III 期胰腺癌或切缘近的患者,可酌情考虑同步放化疗的模式。该患者分期 II a 期,且手术为 R0 切除,不存在放射治疗指征。

五、要点与讨论

1. 诊断要点

胰腺体部位于后腹膜,症状特点一是隐秘,二是不典型,部分人以"胃痛"或"背酸"就诊于其他科室。事实上,胰腺体部癌早期不具备典型症状和体征,不易引起患者重视,出现症状(腹痛、背痛)往往伴有周围脏器或神经浸润,已是晚期表现;普通的自查或体检根本不能发现,通常需由经验丰富的 B 超医生或腹部 CT 或 MRI 偶然发现。生化肿瘤指标中唯一敏感而特异的是糖类抗原 19-9(CA199),但不是所有患者该指标都升高。值得注意的是,胰腺癌可能引起胰管堵塞进而诱发胰腺炎,因胰腺炎就诊而发现胰腺癌的不在少数。

该患者是典型的"无症状胰腺癌",为体检发现胰腺体部肿块,并无任何消化道症状或后背疼痛的主诉。对于一些高危人群,如 50 岁以上、抽烟或酗酒、高脂或高蛋白饮食、有家族史、慢性胰腺炎等危险因素的人群应重点筛查。

2. 解剖要点

胰腺体部癌易浸润附近血管,一旦侵犯腹腔干或肠系膜上动脉即提示临床分期 III 期,即局部进展期,失去手术指征。

3. 治疗要点

胰腺体部癌 TNM 分期为 I 期或 II 期的患者均要求限期手术,除非全身情况太差不能耐受全麻和手术。进腹后重点探查大网膜及盆腔有无播散转移,肝脏有无转移结节;如有腹水可做脱落细胞检查。打开胃结肠韧带,向上牵拉胃大弯便可暴露胰腺,分别于胰腺上下缘游离出门静脉及肠系膜上静脉,此时应注意变异的肠系膜下静脉(可能汇合于门静脉、脾静脉或分叉处),同时探查肿瘤有无血管侵犯(门静脉、肠系膜上静脉、腹腔干、肠系膜上动脉)。胰后隧道上下贯通后可使用切割关闭器或直接切断胰腺体部,应注意切缘应至少距离肉眼所见肿瘤边界 1～2 cm。淋巴结的清扫(见图 37-2)应包括第 8、9、10、11p、11d 组。脾脏应一并切除,整块标本尽量做到 en-bloc 切除,送病理检查。胰体尾的手术胰漏的概率远高于胰头,术毕尽量于胰床置引流管一根,术后可连续测引流液淀粉酶,无胰漏可拔除。

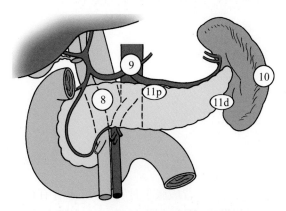

图 37-2　胰体尾癌淋巴结清扫范围

注:8. 肝总动脉旁淋巴结;9. 腹腔干旁淋巴结;10. 近脾门淋巴结(可位于标本上);11d. 脾动脉远端淋巴结(可位于标本上);11p. 脾动脉近端淋巴结

　　根治性胰体尾切除联合腹腔干切除(Appleby 术):1953 年加拿大外科医师 Lyon H. Appleby 等在给进展期胃癌的患者施行胃癌根治术时,为了更彻底地切除肿瘤和淋巴结清扫而进一步施行了胰体尾联合腹腔干切除术,该术式由此得名。随着腹腔干结扎在创伤外科手术中的应用以及腹腔干切除在腹腔干动脉瘤中的相继开展,根治性胰体尾切除联合腹腔干切除也在国内外相继开展。许多医师学者完成了保留胃的改良式 Appleby 手术,不少学者研究证实,施行 Appleby 手术可提高手术切除率特别是 R0 切除率。

六、思考题

　　1. 试述胰腺癌的 TNM 分期。
　　2. 慢性胰腺炎炎性包块应如何与胰腺癌鉴别?
　　3. 试述胰腺体部癌的手术进展。

七、推荐阅读文献

　　1. 沈柏用,彭承宏,邓侠兴,等. 机器人胰腺外科手术学[M]. 上海:上海科学技术出版社,2014.
　　2. 木村　理. 要点与盲点-胰脾外科[M]. 北京:人民卫生出版社,2010.
　　3. Edge SB,Byrd DR,Compton CC, et al. AJCC Cancer Staging Manual [M]. 7th ed. American Joint Committee on Cancer,American Cancer Society,2010.

（金佳斌）

案例 *38*

胰 尾 癌

一、病例资料

1. 现病史

患者,男性,53岁,因"左上腹隐痛伴后背酸胀半月"就诊。患者有糖尿病病史15年,近来血糖控制不佳,故至当地医院就诊。住院期间发现CEA水平13.8 ng/ml轻度升高,故行PET-CT检查,发现胰尾部稍低密度影,大小约3.3 cm×2.9 cm,FDG摄取较高。行腹部MRI增强检查提示"胰尾部占位,大小3.7 cm×2.7 cm,考虑为胰腺癌可能大"。追问病史,患者约2周前无明显诱因下出现左侧上腹部隐痛,伴有后背酸胀,疼痛程度可耐受,未予以重视,未进行任何治疗。当地医生建议至上级医院手术治疗,故患者至我院就诊。病程中患者无恶心、呕吐,无腹泻、黑便,无头晕、头痛,无小便颜色加深,无皮肤巩膜黄染。患者自发病来睡眠可,两便无殊,食纳尚可,体重无明显下降。

2. 既往史

高血压病史15年,平时服用苯磺酸氨氯地平、富马酸比索洛尔,血压控制在120 mmHg/70 mmHg左右。糖尿病病史15年,日常口服二甲双胍(850 mg,bid)+诺和灵30R皮下注射,注射剂量早餐前18 IU、晚餐前10 IU,近来此方案血糖控制不佳。否认冠心病等其他慢性疾病史;否认肝炎、结核等传染病史。服用阿司匹林100 mg qd一年,入院后为行手术停药。否认手术外伤史,否认食物药物过敏史。否认吸烟饮酒等不良嗜好,进食油腻食物后不会引起腹痛、腹胀。

3. 体格检查

患者神清、精神可,全身皮肤及巩膜无黄染,未见肝掌、蜘蛛痣。HR 78次/min,律齐,各瓣膜区未闻及杂音。双肺呼吸音清,未闻及干湿啰音。腹平软,未见腹壁静脉曲张,未见脐疝或脐孔异常分泌物,未见胃肠形、蠕动波。肠鸣音3次/min,未闻及亢进。左上腹轻压痛,未及明显肿块,余腹无压痛,全腹反跳痛(一),肝脾肋下未及。移动性浊音(一)。肝肾叩击痛(一)。全身浅表淋巴结(锁骨上及腹股沟淋巴结)未及明显肿大。

4. 实验室及影像学检查

(1)血常规:WBC为$6.1×10^9$/L,Hb水平为144 g/L,RBC为$4.8×10^{12}$/L。

(2)肝功能检查:TB浓度为17.3 μmol/L,DB浓度为2.2 μmol/L,ALB水平为42 g/L。

(3)空腹血糖检查:5.17 mmol/L。

(4)肿瘤指标:CEA水平为13.41 ng/ml,CA199水平为249 IU/ml,CA125水平为12.5 U/ml,甲胎蛋白(AFP)水平为3.39 ng/ml。

(5)腹部B超:胰尾部实质性肿块;脂肪肝;脾肿大;胆囊、双肾、膀胱未见明显异常;双侧输尿管未见明显扩张。

（6）上腹部CT血管造影（CTA）：肝脏形态大小正常，肝右叶见斑点状致密影。胆囊未见异常。脾脏体积增大，增强后脾内见楔形无强化区。胰尾见片状低密度灶（见图38-1），边界欠清，最大截面积大小约3.5 cm×5.5 cm，增强后病灶呈轻度强化，与脾动脉分界不清，脾动脉迂曲，脾动脉远端未见明显显示。腹膜后未见异常增大淋巴结影；腹主动脉、腹腔动脉主干、肠系膜上动脉主干显示清晰，未见明显异常；门静脉主干及分支显示清晰；下腔静脉和双肾静脉显示清楚，未见明显异常；胃底静脉曲张。诊断意见：胰尾癌，侵犯脾动静脉；脾大，脾梗死；胃底静脉曲张；肝右叶钙化灶。

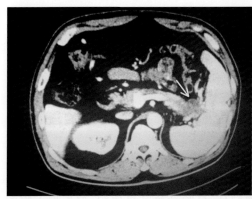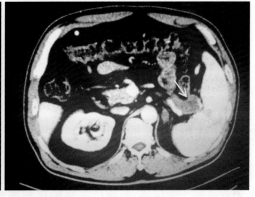

图38-1 胰尾处低密度灶

二、诊治经过

（1）入院初步诊断：胰尾部肿物（胰尾癌可能）；脾肿大；区域性门脉高压；高血压；2型糖尿病。

（2）入院后完善常规术前检查：血常规、肝肾功能、电解质、胸部X线片、心电图、心超、肺功能均未见明显异常；上腹部CTA结果如上述。排除禁忌证后，行手术治疗，术中探查腹水（一），大网膜及腹腔各脏器未见转移灶，肿瘤位于胰尾近脾门处，大小约5 cm×3 cm×3 cm，质硬，颜色灰白，与正常胰腺组织明显不同，但癌组织与正常胰腺边界不清，肿块固定，周围纤维脂肪组织挛缩，结肠系膜及空肠系膜根部未受侵犯。行胰尾癌根治术（胰体尾切除＋脾脏切除＋左侧部分肾上腺切除术＋淋巴结清扫）。术后病理：胰腺导管腺癌Ⅱ级，大小4.7 cm×2.5 cm×2.2 cm，质硬，边界欠清，部分与脾门脂肪组织粘连，累及胰周脂肪组织，侵犯神经，血管内可见癌栓，脾脏内见癌浸润转移，肾上腺未见癌组织，胰腺切缘未见癌累及。胰周淋巴结0/3，脾门淋巴结0/2。

患者术后予以常规抗感染以及营养、支持治疗，同时检测血糖水平，调整胰岛素用量。患者恢复良好，予以出院。

三、病例分析

1. 病史特点

（1）男性，53岁，因"左上腹隐痛伴后背酸胀半月"入院。

（2）体检显示患者全身皮肤及巩膜未见黄染；腹软，左上腹轻压痛，未触及明显肿块；余腹压痛未及，反跳痛（一），无移动性浊音。

（3）肿瘤指标CA199水平为249 IU/ml。

（4）外院的PET-CT、MRI检查，以及本院的B超、上腹部CTA检查均提示胰尾占位，考虑胰腺癌可能大。

2. 诊断及诊断依据

（1）诊断：胰尾癌（导管腺癌，脾转移，$pT_3N_0M_1$，Ⅳ期）；脾肿大；区域性门脉高压；高血压；2 型糖尿病。

（2）诊断依据：①自觉左上腹隐痛伴后背酸胀；②CA199 水平为 249 IU/ml；③术前影像学检查提示胰尾部占位，考虑胰腺癌可能大；④脾门部动静脉受侵犯、脾静脉受压、脾脏肿大、胃底静脉曲张。⑤术后病理为导管腺癌、脾转移。

3. 鉴别诊断

（1）胰尾浆液性囊腺瘤。

（2）胰尾导管内乳头状瘤（IPMN）。

（3）胰尾胰岛素瘤。

（4）腹膜后肿瘤。

四、处理方案及基本原则

1. 手术治疗

患者术前诊断为胰尾癌，肿瘤位于胰腺尾部近脾门处，虽脾动静脉受侵犯，但根据上腹部 CTA 影像，门静脉、腹主动脉、腹腔动脉主干、肠系膜上动脉主干等均显示清晰，且无远处脏器转移，符合胰尾癌根治术手术适应证，且无手术反指征。

2. 化疗

该患者病理诊断为胰尾导管腺癌Ⅱ级，临床分期为 $T_3N_0M_1$，病理分期为Ⅳ期。化疗方案同其他部位的胰腺癌，应用最多的化疗药物是 5 - Fu 和吉西他滨（Gemcitabine），常将两者联用。胰腺癌总体化疗效果不好，延长生存期价值有限。选择化疗前需与患者及家属沟通，使其了解疗效，谨慎选择。

3. 放疗

对于术区局部复发的胰尾癌可选择放疗。近年来，也有医院开展术中放疗，有报道称可使局部复发率减少到 50%，但目前开展医院较少，疗效并不确切，远期效果有待进一步报道。

4. 其他治疗

与其他恶性肿瘤一样，胰腺癌一旦确诊，发生、发展更倾向是一种全身性的疾病，这也是胰腺癌总体治疗效果差的原因。因此，增强全身免疫力被认为是有效控制肿瘤复发、转移的手段之一，传统中医药或是胸腺素等免疫增强药物在胰腺癌的治疗中有一定价值。

五、要点与讨论

1. 诊断

胰尾癌典型的症状为左上腹部隐痛不适，但与胰头癌早期可能引起无痛性黄疸相比，胰尾癌与胰腺体部肿瘤一样，早期并不具备典型症状和体征。因此，该部位肿瘤起病时通常不易被察觉，常规的腹部触诊也难以发现。腹部 B 超、CT 或 MR 检查有助于疾病的早期发现，对于有相关肿瘤家族史的患者每年体检时应将腹部影像学检查作为常规普查项目。此外，血液检测 CA199 指标也是胰腺肿瘤诊断特异性比较高的项目。由于胰尾部肿瘤通常难以早期诊断，而一旦出现左上腹不适或后背疼痛等症状则往往提示疾病已进入中晚期，也常常会被误认为"胃病"而延误诊断和治疗，进而出现局部血管、神经侵犯、淋巴结转移，甚至远处转移。综合多方面因素，胰尾部恶性肿瘤的预后较差。

2. 手术指征

胰尾癌易浸润附近血管,以脾静脉和脾动脉最易受肿瘤侵犯。虽然脾动、静脉受累预示着手术治疗的预后不佳,但脾动、静脉受侵犯并不是手术的绝对禁忌证。一旦肿瘤由远端向近端侵犯腹腔干或进一步侵犯肠系膜上动脉,即临床分期为Ⅲ期(局部进展期),则失去手术指征。因此,术前的影像学检查对指导治疗方案的选择至关重要。

3. 手术方式

直到目前胰尾癌最常规的手术方式还是开腹手术,一般采用正中切口或 L 形切口。若患者体型较胖,或肿瘤较大,或预计手术较复杂,则采用后者为宜。近年来,腹腔镜胰尾癌根治术在诸多经验丰富的胰腺疾病诊疗中心开展,手术的安全性和可行性也被证实,并发症发生种类及发病率与开腹手术无异,但腹腔镜手术的清扫程度一直受到拥护开腹手术的人们所质疑。达芬奇机器人微创手术系统在胰腺手术中也有成功的应用经验,我院自 2010 年至今已完成达芬奇胰尾肿瘤切除术 130 余例,其中 1/3 为恶性肿瘤,行胰尾癌根治术,术后并发症发病率低,手术安全可靠。

4. 手术要点

(1) 在打开胃结肠韧带暴露胰腺的过程中,便可进行探查,探查内容包括有无腹水、大网膜及盆腔有无播散转移、肝脏有无转移结节,以及其他腹、盆腔脏器是否受累。

(2) 确定肿瘤部位及侵犯范围。若肿瘤范围较大,侵犯胃后壁、横结肠系膜挛缩或进一步侵犯屈氏韧带,而腹腔干及肠系膜上动脉未受累,则手术需切除全胃、结肠脾曲、部分十二指肠及空肠,手术范围大、创伤大、预后差。需根据患者的实际情况,术中与家属深度沟通,决定手术方式。

(3) 术中注意显露门静脉、肠系膜上静脉、脾动静脉根部、腹腔干、肠系膜上动脉,注意相关血管有无肿瘤侵犯及变异。

(4) 胰腺切缘的选择要考虑到肿瘤切除的范围,保留健康胰腺的范围,以及手术操作的简易程度等多方面因素。一般选择切缘距肿瘤边界 1~2 cm。

(5) 胰腺背侧淋巴脂肪清扫的范围,尽可能做到紧贴左肾表面,有时肿瘤与左肾上腺及其所属血管关系紧密,可将部分肾上腺一并切除,脾脏应一并切除。

(6) 手术通常没有吻合口,胰腺残面可采用直线切割关闭器,也可以 Prolene 3-0 缝闭。若术中能找到胰管,可单独结扎以减少术后胰瘘的发生。胰腺残面留置单腔引流管或带有滴水冲洗管的双腔引流管。

六、思考题

1. 胰尾癌的诊断如何确立?
2. 胰尾癌的手术指征是什么?
3. 胰尾癌的治疗方式有哪些,各自的特点和优势是什么?

七、推荐阅读文献

1. 中华人民共和国卫生部(卫办医政发[2011]122 号). 胰腺癌诊疗规范(2011 年版)[J]. 临床肿瘤学杂志,2011,16(11):1026-1032.

2. 胰腺癌多学科综合治疗协作组专家共识. 中华肿瘤杂志,2013,35(5):398-400.

3. 詹茜,彭承宏,邓侠兴. 微创胰体尾切除术——机器人手术系统的优势[J]. 中华普通外科杂志,2013,28(5):337-340.

(吴志翀)

案例 39

升结肠癌

一、病历资料

1. 现病史

患者,女性,56岁,因"体重减轻半年伴低热"就诊。近半年,患者体重减轻3 kg,近2个月来常有低热,体温不超过38℃,无便血、无黑便、无晕厥黑蒙,大便习惯无明显改变,偶有腹泻,无恶心呕吐、无潮热盗汗。发病以来,患者食欲、睡眠、二便均正常,体重变化如前述。

2. 既往史

患者无高血压、心脏病、糖尿病等慢性疾病史;无手术外伤史。患者12岁初潮,52岁绝经,既往月经规律。育有一子一女,均体健。伴侣健在,无慢性疾病史。其父患肺癌去世,母亲健在,无特殊疾病。

3. 体格检查

患者神清,精神好,对答切题。皮肤结膜甲床稍苍白,巩膜无黄染;全身浅表淋巴结未及异常肿大,左锁骨上淋巴结(一);双肺呼吸音清;腹平软,无手术瘢痕,无紫癜、出血点,无压痛、反跳痛;叩诊鼓音,移动性浊音(一),肠鸣音4次/min;直肠指检未及明显肿块或腔外结节。

4. 实验室及影像学检查

(1)实验室检查:Hgb水平为96 g/L,Alb水平为31 g/L,K^+浓度为3.45 mmol/L,甲胎蛋白(AFP)水平在正常范围,癌胚抗原(CEA)水平为8.56 ng/L,DIC正常范围。

(2)胸部X线片检查:未见明显异常。

(3)心电图(EKG)检查结果正常。

(4)肠镜:进镜至末端回肠,距离肛缘80 cm处可见一菜花状突出肠腔肿块,占据肠腔2/3圈,表面覆血污。

(5)腹部CT:升结肠靠近肝区处肿瘤,结肠癌可能;肠周淋巴结显示,肝脏无明显转移灶。

二、诊治经过

(1)初步诊断:升结肠恶性肿瘤可能。

(2)诊治经过:入院后予以完善术前常规检查,血常规、肝肾功能电解质:Hgb水平为96 g/L,Alb水平为31 g/L,K^+浓度为3.45 mmol/L,其余正常;心电图、胸部X线片、心超、肺功能均正常;肠镜显示:进镜至末端回肠,距离肛缘80 cm处可见一菜花状突出肠腔肿块,占据肠腔2/3圈,表面覆血污。腹部CT提示:升结肠靠近肝区处肿瘤,结肠癌可能;肠周淋巴结显示肝脏无明显转移灶。病理报告:

升结肠腺癌。术前分期：$T_4aN_1M_0$，Ⅲb 期。

（3）术前谈话：交代病变部位以及具体手术切除范围，是否进行淋巴结清扫，术后恢复中可能出现的问题，包括出血、吻合口漏、肠道粘连梗阻、切口裂开感染等，术后需根据病理报告进行后续治疗，与患者进行良好的沟通并取得理解。肠道准备完善后，行标准右半结肠根治手术，D_2 淋巴结清扫术。术后第 7 天恢复半流质饮食并出院。术后病理：结肠腺癌Ⅱ级，浸润浆膜外，淋巴结 3/19 转移。术后化疗方案：CapeOX 或 mFolfox，8 个疗程。

三、病例分析

1. 病史特点

（1）女性，56 岁，因"体重减轻半年，伴低热 2 个月"来院就诊。

（2）其父亲有肺癌病史，母亲健在；其余亲属无相关肿瘤病史。

（3）体检阳性发现：贫血貌。

（4）辅助检查：肠镜进镜至末端回肠，距离肛缘 80 cm 处可见一菜花状突出肠腔肿块，占据肠腔 2/3 圈，表面覆血污；腹部 CT 提示升结肠靠近肝区处肿瘤，结肠癌可能；肠周淋巴结显示肝脏无明显转移灶。

（5）病理报告：结肠腺癌。

2. 诊断及诊断依据

（1）诊断：升结肠腺癌，术前分期 $T_4aN_1M_0$，Ⅲb 期。

（2）升结肠癌诊断依据：①主诉：体重减轻半年，伴低热 2 个月；②术前相关辅助检查均提示升结肠恶性肿瘤；③其余术前分期检查未提示远处转移征象；④肠镜下病理证实为升结肠腺癌。

3. 鉴别诊断

（1）左半结肠肿瘤：肿瘤发生于横结肠脾曲、降结肠、乙状结肠被医学上归类为左半结肠癌，因此处肠腔较细、大便成形，临床上多表现为便秘腹泻交替的不完全梗阻症状，进而进展为完全性梗阻，也有便血等症状。肠镜和 CT 可以帮助诊断。

（2）直肠癌：肿瘤位于直肠，有便血、黏液脓血便，大便习惯改变，里急后重为最多症状，之后可发展为肠梗阻。肠镜和 CT 可以帮助诊断。

（3）炎性肠病：溃疡型结肠炎和克罗恩病也会表现出消瘦、贫血、乏力、发热等症状，从发病年龄、地区和发病的肠管部位等可进行鉴别，肠镜 CT 可帮助诊断，在肠腔内可见鹅卵石样增殖性病灶或溃疡性病灶。

四、处理方案及基本原则

1. 手术治疗

患者术前临床分期为 $T_4aN_1M_0$，病理分期为Ⅲb 期，手术选择标准右半结肠根治术＋D_2 淋巴结清扫术，末端回肠与横结肠吻合，术后患者恢复正常，进食正常。术后病理与术前分期吻合。

2. 化疗

该患者临床分期为 $T_4aN_1M_0$，病理分期为Ⅲb 期，故需要接受化疗，CapeOX 方案或 mFolfox 方案均可。

3. 靶向治疗

患者目前无肿瘤残余证据，但可行 k-ras 以及 Braf 基因测定，当肿瘤出现复发转移不适合手术时可行靶向治疗加细胞毒性化疗。

4. 放疗

患者不具备放射治疗指征。

5. 随访

患者术后需要规范随访检查。

五、要点与讨论

1. 诊断要点

由于结直肠癌在不同的部位有大相径庭的临床表现，容易被人忽略和误读。早期结直肠癌不具备典型症状和体征，不易引起患者重视。肿瘤位于升结肠或者横结肠肝区，从病理大体类型上来说，多数为肿块型，向肠腔内突出生长，再加上升结肠肠腔相对宽阔，粪便较稀薄，故不容易引起肠梗阻，而因肿瘤巨大中央坏死脱落而造成的隐性出血，一般不会造成肉眼可见的便血或者黑便，且出血量不大，极容易被患者忽略，通常在发生贫血才被重视。肿瘤的消耗能反映为体重减轻，肿瘤吸收发生的低热，故而患者的全身症状比局部症状明显。在疾病的后期，肿瘤侵犯出结肠浆膜或临近组织，可在相应部位触及肿块。该消化道肿瘤还会发生引流区域的淋巴结转移或其他远处器官的转移，多发在肝脏、肺部、骨骼、脑部，以及左侧锁骨上淋巴结，亦可发生腹膜种植转移、盆腔种植转移或腹膜后转移。

2. 解剖要点

升结肠血管较多、血供较好，主要由肠系膜上动脉分出的回结肠动脉、结肠右动脉以及横结肠动脉的右支以及中支组成，并有伴行静脉，其中结肠右动脉变异最大，可能由肠系膜上动脉直接发出，也可能由回结肠动脉或结肠中动脉发出，或可能缺如。手术中需要整块切除末端回肠 20 cm 远端至横结肠中部，以及相应引流区域的淋巴结。手术中需要注意保护胃网膜血管弓、十二指肠、输尿管等毗邻脏器。

3. 治疗要点

手术治疗是有效的治疗方式，对于有梗阻、严重贫血、穿孔的患者更是需要急诊手术。手术方式应行根治性右半结肠切除＋相应淋巴结清扫，对于远处转移的病灶，应由专科医生根据残余组织功能或手术部位来评估是否可切除，切除方式除了手术切除以外，也包括射频消融、血管栓塞等一系列方法。

放射治疗基本不适用于结肠癌的治疗。对于高危Ⅱ期或以上的患者，术后需要进行化疗，术前的新辅助化疗以及转化治疗也被视为有效的治疗方式。化疗药物包括传统细胞毒性药物以及分子靶向药物。有效的细胞毒性药物包括奥沙利铂、5-Fu、伊利替康等，有效的分子靶向药物包括西妥昔单抗以及贝伐珠单抗等，前提是有残余肿瘤细胞存在。

术后的随访检查非常重要，如发现患者复发转移，应即刻进行评估后选择合适的治疗方案。

六、思考题

1. 左半结肠、右半结肠、直肠癌的临床表现有何不同？
2. 试述升结肠癌的手术范围。
3. 升结肠癌的特殊影像学检查方法有哪些？

七、推荐阅读文献

彭吉润,王杉,译. 克氏外科学[M]. 19 版. 北京：北京大学医学出版社,2015.

（张　弢）

一、病历资料

1. 现病史

患者,男性,51 岁,因"左下腹胀痛伴大便习惯改变 2 个月"就诊。2 个月前,患者无诱因下出现左下腹痛腹胀,腹痛为绞痛,可呈阵发性,伴有大便习惯改变,时有腹泻,大便次数增多,不成形,腹泻后数日内往往又有便秘。无黑便、便血,无恶心、呕吐,无停止排气、排便,无发热、消瘦、乏力等,上周于外院体检发现癌胚抗原(CEA)水平为 50 ng/ml,外院考虑消化道来源肿瘤可能性较大,予以肠镜检查,距肛门 50 cm 处发现一菜花状肿物向腔内生长,质脆易出血,上披大量坏死组织,占肠腔一周,肠腔狭窄,肠镜勉强通过。发病以来患者神清,精神可,纳可,睡眠可,二便如常,体重无明显下降。

2. 既往史

患者否认高血压史;糖尿病史数年,服用格列奎酮片,空腹血糖控制良好;无手术外伤史。

3. 体格检查

患者神清,精神可;全身皮肤黏膜无黄染;全腹无压痛、反跳痛,无肿块;肝脾肋下未及;肛门指检未及明显肿块,指套未染血;无移动性浊音,无肾区叩击痛,无肝区叩击痛;肠鸣音正常;双下肢无水肿。

4. 实验室及影像学检查

(1) 实验室检查:CEA 水平为 50 ng/ml;空腹血糖浓度为 8.0 mmol/L;其余实验室指标均正常。

(2) 电子全结肠镜检查:距肛门 50 cm 处见一菜花状肿物向腔内生长,质脆、易出血,上披大量坏死组织,占肠腔一周,肠腔狭窄,肠镜勉强通过(见图 40 - 1)。活检病理:降结肠腺癌。

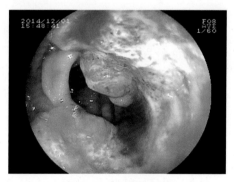

图 40 - 1　肠镜下表现

二、诊治经过

(1) 初步诊断:降结肠癌,2 型糖尿病。

(2) 诊治经过:入院后予以完善术前常规检查,血常规、肝肾功能电解质、心电图、心超、肺功能均正常;术前行上腹部 CT 平扫加增强:左半结肠病变,周围结构模糊(见图 40 - 2)。肝脏、胆囊、脾脏、胰腺形态大小正常,未见异常密度影;两肾及肾上腺未见异常。诊断意见:左半结肠占位性病变。术前分期检查,胸部 CT 未见明显异常,腹部 CT 见左半结肠病变,周围结构模糊。结合病史,考虑术前分期 $T_4N_1M_0$。入院后予以无渣半流质饮食,术前 1 d 进食流质,术前 12 h 禁食,并予以口服复方聚乙二醇电解质溶液、庆大霉素、甲硝唑进行肠道准备。

（3）术前谈话:交代病变部位以及具体手术切除范围,是否进行淋巴结清扫,术后恢复中可能出现的问题,包括出血、吻合口漏、肠道粘连梗阻、切口裂开感染等,术后需根据病理报告进行后续治疗,与患者进行良好的沟通并取得理解。次日,全麻下行腹腔镜左半结肠癌根治术。术中探查发现:肿瘤位于降结肠近脾曲处,占肠腔一圈,穿透浆膜层。肝脏、胃、小肠、胆、腹膜、盆腔均(一),肿瘤旁、系膜间、血管根部见肿大淋巴结,决定行左半结肠切除术。术后予以补液、制酸、预防性抗生素应用以及营养支持治疗等。术后第 8 天出院。术后石蜡病理报告:左半结

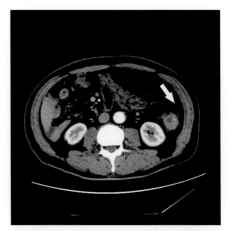

图 40-2　CT 检查的影像学表现

肠腺癌 Ⅱ～Ⅲ 级(溃疡型),侵及浆膜层,结肠旁淋巴结 2/6(＋),系膜间淋巴结 1/7(＋),血管根部淋巴结 0/6(＋)。术后给予辅助治疗方案:XELOX(CapeOX)方案(奥沙利铂 85 mg/m² 静脉滴注 1 d＋希罗达 1 500 mg 口服 bid,服用 14 d 后停药 7 d,共 8 个疗程)。随访期间,复查 CEA、肠镜和胸腹部 CT。

三、病例分析

1. 病史特点

（1）男性,51 岁,因"左下腹胀痛伴大便习惯改变 2 个月"就诊。患者腹痛呈阵发性,且伴有大便习惯改变,腹泻便秘交替。

（2）体格检查未能有明显阳性发现。

（3）辅助检查:电子全结肠镜检查显示距肛门 50 cm 处见一菜花状肿物向腔内生长,质脆易出血,上披大量坏死组织,占肠腔一周,肠腔狭窄,肠镜勉强通过。

（4）活检病理:降结肠腺癌。

（5）上腹部 CT:左半结肠病变,周围结构模糊。

2. 诊断与诊断依据

（1）诊断:降结肠腺癌,临床分期 $cT_4N_1M_0$,病理分期 ⅢB 期;2 型糖尿病。

（2）降结肠癌诊断依据:①左下腹部胀痛 2 个月;②术前相关辅助检查均提示降结肠占位,活检病理证实降结肠腺癌;③其余术前分期检查未提示远处转移征象。

3. 鉴别诊断

（1）右半结肠癌。

（2）溃疡性结肠炎。

（3）克罗恩病。

（4）肠结核。

四、处理方案及基本原则

1. 手术治疗

该患者肠镜提示降结肠占位性病灶,活检病理证实为降结肠腺癌,术前影像学分期提示未见明显转

移征象,因此具备了进行左半结肠癌的根治性手术的指证。

2. 化疗

该患者的临床分期为 $pT_{4a}N_1M_0$,病理分期为ⅢB 期,具备化疗指证,常用化疗方案有 FOLFOX(奥沙利铂＋5－Fu＋CF)或 XELOX(奥沙利铂＋希罗达)。

五、要点与讨论

1. 诊断要点

结直肠癌近年来发病率逐年上升。随着生活饮食习惯的不断改变,我国结直肠癌患者不断增长,疾病结构也从原来的直肠癌占多数转变成结肠癌数量骤增,而且患者有年轻化趋势。上海地区 2014 年癌情报告中显示,男性和女性的结直肠癌发病率都已高居肿瘤发病的第二位。

由于结直肠癌在不同的部位临床表现大相径庭,容易被人忽略和误读。早期结直肠癌不具备典型症状和体征,不易引起患者重视。发生在左半结肠的肿瘤,往往呈浸润性生长,加之左半结肠本身管腔较右半结肠狭窄,粪便则在此较右半者更为稠厚,因此,临床上早期并无特异性表现。随着肿瘤增长,较右半结肠癌更早出现肠梗阻表现,腹泻与便秘交替、阵发性腹痛等,乃至腹痛、腹胀、呕吐、停止排气排便等急性肠梗阻症状。在疾病后期,肿瘤侵犯结肠浆膜或临近组织,可在相应部位触及肿块。该消化道肿瘤还会发生引流区域的淋巴结转移或其他远处器官的转移,多发在肝脏、肺部、骨骼、脑部,以及左侧锁骨上淋巴结,亦可发生腹膜种植转移、盆腔种植转移或是腹膜后转移。

2. 解剖要点

左半结肠的血管供应、淋巴回流、神经分布等系统解剖基本知识可参见相关教科书,本节不做赘述。在此我们更多强调的是在左半结肠癌手术过程中的实用性解剖。

左半结肠切除术中的外科平面:主要位于降乙结肠、结肠脾曲及其系膜与腹后壁之间的左结肠间隙;位于横结肠左份与胰尾之间的横结肠后间隙;位于横结肠系膜与胃系膜之间的融合筋膜间隙,术中常代之以网膜囊。三者共同形成左半结肠游离的外科平面。

左半结肠切除术中的血管:主要涉及并需要注意的血管包括肠系膜下动脉、肠系膜下静脉、肠系膜下血管的结肠支。肠系膜下动脉一般起自腹主动脉前壁,起点位于十二指肠水平段和主动脉分叉之间,距主动脉分叉约为 4 cm。需要重视的是:肠系膜下静脉并不与肠系膜下动脉完全并行,而是走行在其左侧的结肠系膜内。该静脉向头侧跨越动脉分支的前或后面,于十二指肠空肠曲的左侧进入胰后间隙,汇入脾静脉或肠系膜上静脉。十二指肠空肠襞和胰尾为定位肠系膜下静脉的标志。左结肠动脉多起自肠系膜下动脉,也可与乙状结肠动脉共干,同名静脉伴行。乙状结肠动脉可起源于肠系膜下动脉或左结肠动脉或两者共干,有同名静脉伴行。

总之,左半结肠切除术中的关键平面和血管分别是左结肠后间隙、肠系膜下动脉和肠系膜下静脉。维持在左结肠后间隙内解剖,始终保持肾前筋膜的完整性是减少出血、避免输尿管损伤和保护神经的关键措施。

3. 治疗要点

手术治疗是有效的治疗方式,对于有梗阻、严重贫血、穿孔的患者更需要急诊手术。手术方式应行根治性左半结肠切除＋相应淋巴结清扫(见图 40－3 和图 40－4)。在手术方法的选择上,新近发表的美国国家综合癌症工作网络(NCCN)颁布的最新版本结肠癌治疗指南中,除了传统开腹手术之外,已经将腹腔镜手术亦纳入可选的根治性手术方案中。对于远处转移的病灶,应由专科医师根据残余组织功能或手术部位来评估是否可切除,切除方式除了手术切除以外也包括射频消融、血管栓塞等一系列方法。

放射治疗基本不适用于结肠癌的治疗。对于高危Ⅱ期或以上的患者,需要进行术后化疗,术前的新辅助化疗以及转化治疗也被视为有效的治疗方式。化疗药物包括传统细胞毒性药物以及分子靶向药

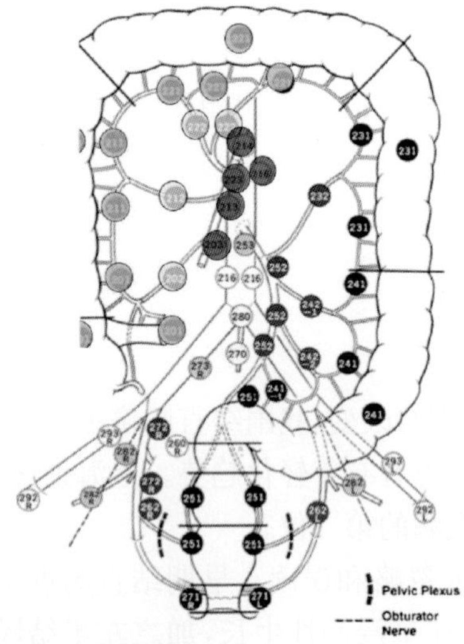

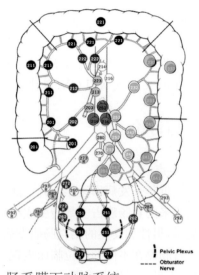

肠系膜上动脉系统：

① 肠壁上、边缘动脉分布淋巴结(结肠旁淋巴结)

② 沿结肠动脉分布淋巴结(中间淋巴结)

③ 结肠动脉起始部淋巴结(中央淋巴结)

④ 沿肠系膜上动脉、腹主动脉淋巴结(中央淋巴结、中枢淋巴结)

图40-3 肠系膜上动脉系统淋巴分布及清扫要求

肠系膜下动脉系统：

① 肠壁上、边缘动脉分布淋巴结乙结肠A最下支分布淋巴结(结肠旁淋巴结)

② 左结肠、乙结肠A分布淋巴结(中间淋巴结)

③ 肠系膜下动脉根部淋巴结(中央淋巴结)

④ 沿腹主动脉淋巴结(中枢淋巴结)

图40-4 肠系膜下动脉系统淋巴分布及清扫要求

物。有效的细胞毒性药物包括奥沙利铂、5-Fu、伊利替康等,有效的分子靶向药物包括西妥昔单抗以及贝伐珠单抗等,前提是有残余肿瘤细胞存在。

术后的随访检查非常重要,如发现患者复发转移应即刻进行评估后选择合适的治疗方案。

六、思考题

1. 结肠肿瘤早期往往难以发现,等到出现症状时往往已属进展期,如果你是结直肠外科的专科医师,如何推荐病人预防并早期发现结肠肿瘤?

2. 如果该病例发生急性肠梗阻,你的治疗建议是什么?

3. 腹腔镜结直肠癌手术的最新进展情况如何?对腹腔镜手术治疗结直肠癌,你的观点是什么?你会推荐你的病人选择什么手术方式?

七、推荐阅读文献

1. 大腸癌研究會編.大腸癌取扱い規約[M].7版補訂版.東京:金原出版,2009:44-46

2. Watanabe T, Itabashi M, Shimada Y, et al. Japanese Society for Cancer of the Colon and Rectum (JSCCR) Guidelines 2014 for treatment of colorectal cancer [J]. Int J Clin Oncol, 2015,20(2):207-239.

3. The National Comprehensive Cancer Network. NCCN clinical practice guidelines in oncology™—colon cancer. V.2.2014.

4. 池畔,李国新,杜晓辉,等.腹腔镜结直肠肿瘤学[M].北京:人民卫生出版社,2013.

(马君俊)

肠 梗 阻

一、病历资料

1. 现病史

患者,男性,82 岁,因"腹胀、腹痛,伴停止排便、排气 3 d"就诊。患者 3 d 前无诱因下出现腹胀、腹痛,腹痛呈阵发性,伴有排便、排气停止,伴嗳气,无特殊气味,无恶心、呕吐,患者以为是便秘未引起重视。昨日患者因腹痛加重来院急诊,行腹部立卧位平片示"小肠低位梗阻可能,结肠内容物较多",急诊予以胃肠减压、补液支持治疗,症状仍未缓解。现患者为进一步明确诊治,急诊拟"肠梗阻"收治入院。追问病史,患者 3 个月前出现大便变细、带血,色深红,血量不多;当时患者无腹痛、腹胀,无恶心、呕吐,无反酸、嗳气,无头晕、头痛,以为是痔疮未引起重视,未到医院就诊。

2. 既往史

患者高血压病史 10 年,服药血压控制良好;40 年前有阑尾切除术史。

3. 体格检查

患者神清,精神可;皮肤巩膜无黄染,结膜无苍白;全身淋巴结未及肿大;腹部膨隆,可见肠型、肠蠕动波,腹尚软,散在压痛,无反跳痛,无肌紧张;Murphy's 征(一);全腹鼓音,无移动性浊音,无肾区叩击痛,无肝区叩击痛;肠鸣音亢进;肛检发现直肠壁光滑,未及明显隆起,退出时指套无染血,有少量粪便。

4. 实验室和影像学检查

(1) 血常规:Hb 水平为 10.5 g/L, WBC 为 10.1×10^9/L,中性粒细胞比例为 75%。

(2) 肝功能检查:白蛋白水平为 30 g/L,其余指标均正常。

(3) 血电解质检查:K^+ 浓度为 3.45 mmol/L, Na^+ 为 121 mmol/L, Cl^- 为 100 mmol/L。

(4) 腹部立卧位平片:小肠扩张,见多个液平,阶梯状排列,拟小肠低位梗阻可能;结肠内容物较多,远端结肠少量气体影。

二、诊治经过

(1) 初步诊断:不完全性低位肠梗阻,低钾血症;高血压。

(2) 诊治经过:入院后予以完善术前常规检查,急查心电图、胸部 X 线片均正常。腹部盆腔 CT 提示"结肠梗阻;乙状结肠壁不规则增厚,肿瘤待排;近端结肠扩张积气;腹腔及盆腔内积液"。经肛水溶性造影剂灌肠:经肛管注入高密度造影剂,造影剂上行受阻,于乙状结肠处见管腔截然狭窄,管壁中断、僵硬,提示乙状结肠占位。行腹部 CT 及盆腔 CT 提示:结肠梗阻;乙状结肠壁不规则增厚,肿瘤待排;近端结肠扩张积气;腹腔及盆腔内积液。在胃肠减压、积极补液、抗感染、纠正电解质紊乱的同时,完善手术准备。当日急诊行剖腹探查术。术前谈话:向患者及家属充分沟通病情,告知手术中可能发现的引起梗阻的常见原因,以及可能的相应处理方法,并存在多种结局可能。如一期手术切除病灶,行结肠造瘘;二期手术关闭造瘘并完成吻合,或患者无法耐受长时间手术,进行造瘘缓解梗阻后再行二期手术切除病灶,或病灶无法切除仅行肠造瘘等。另需告知病变部位以及具体手术切除范围,是否进行淋巴结清扫,术后恢复中可能出现的问题,包括出血、吻合口漏、肠道粘连梗阻、切口裂开感染等,术后需根据病理报告进行后续治疗,与患者进行良好的沟通并取得理解。术中探查发现肝脏、胃、胆、腹膜、盆腔均(一),少量浆液性腹水,小肠、近端结肠明显扩张,肿瘤位于乙状结肠,穿透浆膜层,与腹壁有侵犯。肿瘤旁、系膜间、血管根部见肿大淋巴结,决定行横结肠造瘘术。术后予以营养支持,纠正低蛋白血症。术后 2 周再次行手术:腹腔镜乙状结肠癌根治术。术后石蜡病理报告:左半结肠腺癌 Ⅱ~Ⅲ级(溃疡型),侵及浆膜层,结肠旁淋巴结 5/11(+),肠系膜淋巴结 21/25(+),血管根部淋巴结 1/4(+)。

三、病例分析

1. 病史特点

(1) 男性,82 岁,因"腹胀、腹痛,伴停止排便、排气 3 d"来院就诊。腹痛呈阵发性的特点,并逐渐加重。追问病史,近期有大便形状改变和便中带血。既往有阑尾切除术史。

(2) 体格检查:腹部膨隆,可见肠型、肠蠕动波;腹尚软,散在压痛,无反跳痛,无肌紧张。Murphy's 征(一)。全腹叩诊鼓音,无移动性浊音,无肾区叩击痛,无肝区叩击痛。肠鸣音亢进。肛检:直肠壁光滑,未及明显隆起。退出时指套无染血,有少量粪便。

(3) 辅助检查:血常规显示 Hb 水平为 10.5 g/L, WBC 为 10.1×10^9/L,中性粒细胞比例为 75%;肝功能检查示白蛋白水平为 30 g/L,余均正常;血电解质检查示 K^+ 浓度为 3.45 mmol/L, Na^+ 浓度为 121 mmol/L, Cl^- 浓度为 100 mmol/L。

(4) 腹部立卧位平片:小肠扩张,见多个液平,阶梯状排列,拟小肠低位梗阻可能,结肠内容物较多,远端结肠少量气体影(见图 41-1)。

(5) 经肛水溶性造影剂灌肠:经肛管注入高密度造影剂,造影剂上行受阻,于乙状结肠处见管腔截然狭窄,管壁中断、僵硬,提示乙状结肠占位(见图 41-2)。

(6) 腹部 CT 及盆腔 CT:结肠梗阻;乙状结肠壁不规则增厚,肿瘤待排;近端结肠扩张积气;腹腔及盆腔内积液(见图 41-3)。

2. 诊断及诊断依据

(1) 诊断:结肠梗阻,乙结肠占位(乙结肠癌可能),低钾血症,贫血,低蛋白血症,高血压。

(2) 诊断依据:①腹胀腹痛伴停止排便排气 3 天;②体格检查腹部膨隆,可见肠型、肠蠕动波,肠鸣音亢进;③发现术前相关辅助检查提示:结肠梗阻,乙结肠占位;④实验室检查提示伴有低钾血症和低蛋白血症。

3. 鉴别诊断

(1) 黏连性肠梗阻。

(2) 绞窄性肠梗阻。

(3) 麻痹性肠梗阻。

(4) 便秘。

四、处理方案及基本原则

1. 基础治疗

基础治疗包括胃肠减压、禁食、纠正水、电解质紊乱和酸碱失衡,纠正低蛋白血症,抗感染治疗。

2. 手术治疗

该患者临床症状为典型肠梗阻表现,保守治疗未见缓解,腹部平片、水溶性造影剂灌肠摄片、腹部CT 等均提示结肠梗阻、乙结肠占位,具备急诊手术指征。对于左半结肠梗阻,可考虑先行手术解除梗阻(病灶近端结肠造口,对于该患者行横结肠造口)。二期手术切除病灶:术后 2 周再次行手术,提示腹腔镜乙状结肠癌根治术。

五、要点与讨论

1. 诊断要点

肠梗阻是外科常见的急腹症,面对一个临床上怀疑有肠梗阻病例,首先需要确定其是否存在肠梗阻,根据"痛、吐、胀、闭"四大症状并结合体格检查中是否有肠型、肠蠕动波以及肠鸣音亢进等,一般可做出诊断。其次,需要判定其是机械性还是动力性肠梗阻。文献报道肠梗阻中约 80% 以上属机械性肠梗阻,以粘连性肠梗阻发病率最高,占 30%~63%,其次是肿瘤性肠梗阻占 27.3%~31.4%。继而需要判断是单纯性还是绞窄性肠梗阻,后者肠壁有血运障碍,对这一性质的判断往往关系到治疗方法的选择和患者的预后,因此尤为重要。此外,还需判断梗阻部位是高位还是低位小肠梗阻,或是结肠梗阻,后者因回盲瓣的单向阀作用而致闭襻性肠梗阻,往往需要急诊手术解除梗阻。梗阻还需判断其为完全性还是不完全性,亦对治疗的选择有指导意义。最后,需要判断是什么原因引起梗阻。临床上以粘连性肠梗阻最多见,患者往往有腹部手术史,腹外疝的嵌顿或者绞窄疝亦是肠梗阻常见原因,而对于老年人,则应考虑肿瘤以及粪块堵塞等因素最为常见。

2. 解剖要点

结合该病例为左半结肠肿瘤引起肠梗阻,解剖要点可参见"降结肠癌"一节。

3. 治疗要点

治疗上,以纠正肠梗阻引起的生理紊乱和解除梗阻为治疗原则,而治疗方法的选择则要根据梗阻的原因、性质、部位,以及全身情况、病灶局部情况等多种因素综合考虑。这也是最考验一个外科医师的判断和应对能力的时刻。对于这样一个结肠梗阻,考虑为乙结肠肿瘤的病例,在给予基础治疗,即胃肠减压、纠正水电解质紊乱酸碱失衡、抗感染和对症治疗的同时,应该积极做好手术准备、解除梗阻。结合其具体情况,作为左侧结肠的肿瘤引起的梗阻,则需考虑其全身情况、病灶的局部情况来决定手术方案。该患者从局部条件上来看,肿瘤较大,梗阻所致肠壁水肿明显,结肠内细菌多,血运亦不如小肠丰富,容易发生肠壁血运障碍;从全身情况而言,高龄,术前存在低蛋白血症、贫血、低钾血症,无法耐受长时间的肿瘤根治手术,应当选择快速解除梗阻的手术,因此,选择横结肠造口的手术方案是合适的。待梗阻解除、由梗阻引起的生理紊乱纠正、全身情况好转后再行肿瘤的根治手术,比如创伤更小的腹腔镜乙状结肠癌根治术。随着内镜技术的发展,现在还可以有一种治疗方法,即以内镜下支架置入、解除肠梗阻症状后再行根治手术,这种方案是在达到解除梗阻目的同时,规避了横结肠造口的手术打击,既减少手术创伤,又避免了肠造口带来的生活质量的降低。

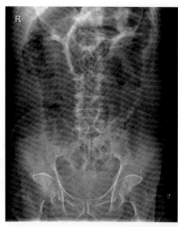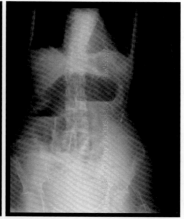

图 41-1　腹部立卧位平片

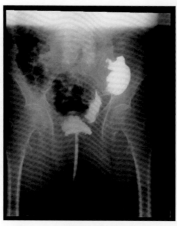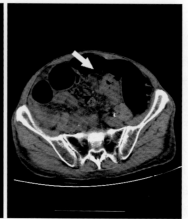

图 41-2　经肛水溶性造影剂灌
肠：经肛管注入高密
度造影剂，造影剂上
行受阻，于乙状结肠
处见管腔截然狭窄，
管壁中断、僵硬，提示
乙状结肠占位

图 41-3　腹部 CT 见乙状结肠肠
壁增厚，近端结肠腔
扩张显著

六、思考题

1. 试述肠梗阻的病理生理变化及治疗中的相关注意点。

2. 肠梗阻患者在出现哪些情况的时候，你认为需要进行手术治疗？

3. 右半结肠梗阻的病例，如行肠段切除，可以一期吻合吗？小肠梗阻的病例可以一期吻合吗？有哪些需要考虑的因素会影响你选择一期吻合的决定？

七、推荐阅读文献

彭吉润，王杉，译.克氏外科学[M].19 版.北京：北京大学医学出版社，2015.

（马君俊）

直 肠 癌

一、病历资料

1. 现病史

患者,男性,46 岁,因"便鲜血 1 年,加重 3 个月伴里急后重"就诊。患者便鲜血 1 年,血液与大便部分混合,便后有滴血,至外院检查拟诊"混合痔",治疗后稍有好转,近 3 月来出血有加重,伴里急后重,排便不尽感,期间无黑便、无晕厥黑蒙,无恶心呕吐,发病以来,患者食欲、睡眠、小便均正常,体重无明显变化。

2. 既往史

患者无高血压、心脏病、糖尿病等慢性疾病史;无手术外伤史。其伴侣健在,亦无慢性疾病史;其父以及姑妈罹患结肠癌;其母健在,无特殊疾病。

3. 体格检查

患者神清,精神好,对答切题;无贫血貌,巩膜皮肤无黄染;全身浅表淋巴结未及异常肿大,左锁骨上淋巴结(一);双肺呼吸音清;腹平软,无手术瘢痕,无紫癜无出血点,无压痛、反跳痛,叩诊鼓音,移动性浊音(一),肠鸣音 4 次/min;直肠指检:距离肛缘 4 cm 处,膀胱截石位 1 点至 5 点可及直径约 3.5 cm 大小的肿瘤,溃疡型,肿瘤较为固定,退出指套有染血。

4. 实验室和影像学检查

(1) 实验室检查:Hb 水平为 116 g/L, Alb 水平为 35 g/L,甲胎蛋白(AFP)在正常范围,CEA 水平为 8.56 ng/L,DIC 正常范围。

(2) 影像学检查:胸部 X 线片未见明显异常;心电图正常;肠镜进至末端回肠,距离肛缘 5 cm 处可见一溃疡型肿块,占据肠腔 1/3 圈,其余肠段未及异常;腹部磁共振成像(MRI)显示直肠肠壁增厚,浸润肌层全层,低位直癌可能,肠周淋巴结无明显增大,肝脏无明显转移灶。

二、诊治经过

(1) 初步诊断:直肠肿瘤,恶性可能。

(2) 诊治经过:入院后予以完善术前常规检查,显示血常规、肝肾功能和电解质均正常;肿瘤指标升高;心电图、胸部 X 线片、心超、肺功能均正常;肠镜进至末端回肠,距离肛缘 5 cm 处可见一溃疡型肿块,占据肠腔 1/3 圈,其余肠段未及异常;腹部 MRI 显示直肠肠壁增厚,浸润肌层全层,低位直癌可能,肠周淋巴结无明显增大,肝脏无明显转移灶。病理报告:直肠腺癌。术前分期:$T_3N_0M_0$,Ⅱa 期。术前谈话:交代病变部位以及具体手术切除范围,是否进行淋巴结清扫,术后恢复中可能出现的问题,包括出血、吻合口漏、肠道粘连梗阻、切口裂开感染等，术后需根据病理报告进行后续治疗，与患者进行良好的沟通并取得理解。肠道准备完备后，行 Miles' 手术（腹会阴联合直肠癌根治术）。术后造口排气通畅后恢复半流质饮食并出院。术后病理：直肠腺癌，Ⅱ级，部分黏液腺癌，浸润肌层外纤维脂肪组织，淋巴结 0/14 转移。术后化疗方案：CapeOX 或 mFolfox，8 个疗程；标准放疗。

三、病例分析

1. 病史特点

（1）男性，46 岁。因"便血 1 年近期加重"来院就诊。

（2）其父亲和姑母有结肠癌病史，其余亲属无相关肿瘤病史。

（3）体检阳性发现：直肠指检发现直肠左侧壁距肛缘 4 cm 处肿瘤。

（4）辅助检查：肠镜进至末端回肠，距离肛缘 5 cm 处可见一溃疡型肿块，占据肠腔 1/3 圈，其余肠段未及异常。腹部 MRI：直肠肠壁增厚，浸润肌层全层，低位直癌可能，肠周淋巴结无明显增大，肝脏无明显转移灶。

（5）病理：直肠腺癌。

2. 诊断及诊断依据

（1）诊断：直肠癌，术前分期 $T_3N_0M_0$，Ⅱa 期。

（2）直肠癌诊断依据：①便血 1 年近期加重；②术前相关辅助检查均提示直肠恶性肿瘤；③其余术前分期检查未提示远处转移征象；④肠镜下病理证实为直肠腺癌。

3. 鉴别诊断

（1）升结肠肿瘤：肿瘤发生于横结肠肝曲、升结肠、回盲部被医学上归类为右半结肠癌，因此处肠腔较宽阔，大便不成形，临床上不容易表现为梗阻症状，便血多为隐性便血，肉眼不易发现。因为肿瘤多为肿块型突出腔外，发生中心坏死会出现肿瘤吸收而发生低热、消瘦、体重下降等，肠镜和 CT 可以帮助诊断。

（2）降结肠肿瘤：肿瘤发生于横结肠脾曲、降结肠、乙状结肠被医学上归类为左半结肠癌，因此处肠腔较细，大便成形，临床上多表现为便秘腹泻交替的不完全梗阻症状，进而进展为完全性梗阻，也有便血等症状。肠镜和 CT 可以帮助诊断。

（3）炎性肠病：溃疡型结肠炎和克罗恩病也会表现出消瘦贫血乏力发热等症状，从发病年龄、地区、和发病的肠管部位等可进行鉴别，肠镜 CT 可帮助诊断，在肠腔内可见鹅卵石样增殖性病灶或溃疡性病灶。

四、处理方案及基本原则

1. 手术治疗

患者术前分期为 $T_3N_0M_0$，Ⅱa 期，肿瘤位于腹膜反折以下，距离肛缘 4 cm 处直肠左侧壁，手术选择 Miles' 手术（腹会阴联合直肠癌根治术），术后患者恢复正常，进食正常。术后病理与术前分期吻合。

2. 化疗

该患者病理分期为 $T_{3a}N_1M_0$，Ⅱa 期，黏液腺癌，属于高危Ⅱ期；故建议接受化疗，CapeOx 方案或 mFolfox 方案均可。

3. 靶向治疗

患者目前无肿瘤残余证据，但可行 k-ras 以及 Braf 基因测定，当肿瘤出现复发转移不适合手术时可行靶向治疗加细胞毒性化疗。

4. 放疗

肿瘤位于腹膜反折平面以下，需进行放射治疗。

5. 随访

患者术后需要规范随访检查。

五、要点与讨论

1. 诊断要点

由于结直肠癌在不同部位有大相径庭的临床表现,容易被人忽略和误读。早期直肠癌不具备典型症状和体征,不易引起患者重视。肿瘤位于直肠,从病理大体类型上来说,多数为溃疡型,尤其在直肠壶腹处容易发生直肠刺激症状,继而里急后重,其后肿瘤出血容易出现黏液脓血便,血液跟大便相混合,也有并发内痔的患者,更容易当作痔来治疗,耽误疾病的正规治疗。在疾病的后期,可出现梗阻、腹痛、穿孔、严重贫血的症状,该消化道肿瘤还会发生引流区域的淋巴结转移或其他远处器官的转移,多发在肝脏、肺部、骨骼、脑部,以及左侧锁骨上淋巴结,也可发生腹膜种植转移、盆腔种植转移或是腹膜后转移。

2. 解剖要点

直肠长度一般为 12～15 cm,加上肛管 3 cm 一般距离肛门 15～18 cm,其动脉血供主要由肠系膜下动脉发出的直肠上动脉供给,于肠系膜下动脉根部离断为直肠癌根治术根治的标准,保证整块清扫相应引流区域的淋巴结。在手术中需要注意直肠系膜的边界,为"黄白相间",如不慎进入直肠系膜,容易造成出血较多,违反了"无瘤无血的根治原则"。腹膜反折平面以下的直肠缺乏浆膜包裹,前壁需打开 Denovillier 筋膜,手术中应该注意该部位与毗邻脏器如子宫颈、前列腺的关系。

3. 治疗要点

手术治疗是有效的治疗方式,对于有梗阻、严重贫血、穿孔的患者更是需要急诊手术。手术方式根据肿瘤距离肛缘的距离而有多种选择。由于保肛在直肠癌中占有举足轻重的地位,建议对每一位直肠癌患者进行术前精确评估以及多学科讨论(MDT),由肿瘤科、放射影像科、消化外科、病理科医生对患者进行个体化评价,对其制订个体化的治疗方式。目前保肛手术多数用于距离肛缘大于 5 cm 的患者,多采取经腹直肠癌前切除术;对于肿瘤侵犯深度浅、位置低的患者可进行括约肌间切除术(ISR)来保留肛门;而对于位置低、肿瘤浸润深度深的患者可进行 Miles 术,即腹会阴联合直肠癌根治术。对于远处转移的病灶,应由专科医生根据残余组织功能或手术部位来评估是否可切除,切除方式除了手术切除以外也包括射频消融、血管栓塞等一系列方法。

放射治疗适用于 T_3 或以上的低危直肠癌患者,可在术前或术后进行。

对于高危Ⅱ期或以上的患者,需要进行术后化疗,术前的新辅助化疗以及转化治疗也被视为有效的治疗方式。化疗药物包括传统细胞毒性药物以及分子靶向药物。有效的细胞毒性药物包括奥沙利波、5-Fu、伊利替康等,有效的分子靶向药物包括西妥昔单抗以及贝伐单抗等,前提是有残余肿瘤细胞存在。

术后的随访检查非常重要,如发现患者复发转移应即刻进行评估后选择合适的治疗方案。

六、思考题

1. 试述左半节肠、右半结肠、直肠癌临床表现的不同。
2. 直肠癌的常见手术方式有哪些?
3. 试述直肠癌的特殊影像学检查方法。

七、推荐阅读文献

彭吉润,王杉,译. 克氏外科学[M]. 19 版. 北京:北京大学医学出版社,2015.

（张　弢）

案例 43

痔

一、病历资料

1. 现病史

患者,女性,35 岁,因"间歇性便时出血 1 年余伴肛门脱出物,肛门疼痛 1 d"就诊。患者出现无痛性间歇性便时出血 1 年余,每次出血量少,色鲜红,与大便不混合。逐渐出现排便时肛门脱出物伴肛门不适,起初可自行回纳,后需用手还纳,外用痔疮药物治疗症状无缓解;近 1 日出现肛门剧痛。自发病以来,患者胃纳、睡眠、小便均正常,体重无明显变化。

2. 既往史

患者有 2 次妊娠史。

3. 体格检查

患者神清,精神可。肛检:肛周截石位 5 点处可见暗紫色肿物,触痛明显。进指后未及明显肿物,指套轻度染血。嘱患者蹲位,可见痔核脱出,需手法回纳。肛门镜检查见肛周截石位 5 点处可见暗紫色长条形肿物,直肠黏膜充血水肿。3、7、11 点可见内痔痔核。

4. 实验室和影像学检查

肠镜检查可见混合痔及血栓性外痔,未见明显肿物。

二、诊治经过

(1) 初步诊断:混合痔+血栓性外痔。

(2) 诊疗经过:行混合痔外剥内扎术+血栓性外痔剥离术。术后创面予以 1∶5 000 高锰酸钾坐浴治疗,每晚 1 次;甲硝唑栓纳肛,每日 2 次。2 周后患者创面愈合可。术前谈话:告知患者痔疮术后均存在复发可能。

三、病例分析

1. 病史特点

(1) 患者,女性,35 岁,因"间歇性便时出血 1 年余伴肛门脱出物,肛门疼痛 1 d"入院。出血量少,色鲜红,与大便不混合。

(2) 患者有 2 次妊娠史。

（3）查体阳性发现：肛周截石位 5 点处可见暗紫色肿物，触痛明显；进指后未及明显肿物，指套轻度染血。嘱患者蹲位，可见痔核脱出，需手法回纳。肛门镜检查见肛周截石位 5 点处可见暗紫色长条形肿物，直肠黏膜充血水肿；3、7、11 点可见内痔痔核。

（4）辅检：肠镜见混合痔及血栓性外痔，未见明显肿物。

2. 诊断与诊断依据

（1）诊断：混合痔、血栓性外痔。

（2）诊断依据：患者临床上出现为便血伴肛门肿物脱出，2 次妊娠是诱因。嘱患者蹲位，可见痔核脱出，需手法回纳；肛门镜见 3、7、11 点可见内痔痔核，临床上符合内痔表现。近 1 日出现肛门剧痛，肛周截石位 5 点处可见暗紫色肿物，触痛明显，符合血栓性外痔表现。

3. 鉴别诊断

（1）直肠癌。

（2）肛裂。

（3）直肠息肉。

四、处理方案与基本原则

行内痔切除术＋血栓性外痔剥离术。患者临床诊断为Ⅲ度内痔及血栓性外痔，需手术治疗。

五、要点与讨论

1. 诊断要点

痔疮分为内痔、外痔与混合痔。

（1）内痔：主要临床表现为出血和脱出。未发生血栓、嵌顿、感染时内痔无疼痛，部分患者可伴发排便困难，内痔的好发部位为截石位 3、7、11 点。按照脱出的程度，内痔分为Ⅰ～Ⅳ度。Ⅰ度：以出血为主，便后出血可自行停止，无痔脱出；Ⅱ度：常有便血，排便时有痔脱出，便后可自行还纳；Ⅲ度：偶有便血，排便或久站、咳嗽、劳累、负重时痔脱出，需用手还纳；Ⅳ度：偶有便血，痔脱出不能还纳或还纳后又脱出。

（2）外痔：主要临床表现是肛门不适、潮湿不洁，有时有瘙痒。如发生血栓形成及皮下血肿有剧痛。

（3）混合痔：表现为内痔和外痔的症状可同时存在。内痔发展到Ⅲ度以上时多形成混合痔。混合痔逐渐加重，呈环状脱出肛门外，脱出的痔块在肛周呈梅花状，称为环状痔。脱出痔块若被痉挛的括约肌嵌顿，以至水肿、瘀血甚至坏死，临床上称为嵌顿性痔或绞窄性痔。

2. 解剖要点

痔是最常见的肛肠疾病，任何年龄的人群都可发病，但随着年龄增长，发病率增高。痔疮的解剖结构见图 43－1。内痔是肛垫的支持结构、静脉丛及动静脉吻合支发生病理性改变或移位；外痔是齿状线远侧皮下静脉丛的病理性扩张或血栓形成；内痔通过丰富的静脉丛吻合支和相应部位的外痔相互融合为混合痔。对于痔疮的病因，目前存在如下四种学说，即内痔静脉丛的异常扩张、肛垫部位的动静脉吻合异常扩张、肛垫向下移位或脱垂、起固定作用的结缔组织收到破坏。

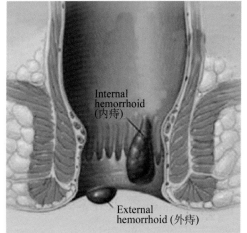

图 43－1　痔疮的解剖

3. 治疗要点

痔疮的治疗应遵循三个原则：无症状的痔无须治疗；有症状的痔重在减轻或消除症状，而非根治；以保守治疗为主。

对于初期和无症状静止期的痔，只需增加纤维性食物，改变不良的大便习惯，保持大便通畅，防治便秘和腹泻；热水坐浴可改善局部血液循环。

对于Ⅰ、Ⅱ度的内痔，可选择注射治疗（注射硬化剂使痔和痔块周围产生无菌性炎症反应、黏膜下组织纤维化，致使痔块萎缩）、红外线凝固治疗（通过红外线照射使痔块发生纤维增生、硬化萎缩）、胶圈套扎治疗（将特制的胶圈套入到内痔的根部，利用胶圈的弹性阻断痔的血运，使痔缺血、坏死、脱落而愈合）。

对于Ⅱ度以上的内痔可选择痔单纯切除术，即 Milligan-Morgan 术，又称外剥内扎术。具体操作方法为在痔块基底部两侧皮肤上作 V 形切口，分离曲张静脉团，直至显露肛管外括约肌。用止血钳于底部钳夹，贯穿缝扎后，切除结扎线远端痔核。齿状线以上黏膜用可吸收线予以缝合；齿状线以下的皮肤切口不予缝合，创面用凡士林油纱布填塞。

对于Ⅱ度以上的内痔，特别是环状痔，吻合器痔上黏膜环切术，临床上又称为 PPH（procedure for prolapse and hemorrhoids）手术（见图 43-2），效果更显著。该手术是基于肛垫下移学说所设计的，利用管状吻合器环行切除距离齿状线 2 cm 以上的直肠黏膜 2～4 cm，使下移的肛垫上移固定。

对于血栓性外痔一般采用血栓外痔剥离术，在局麻下将痔表面的皮肤梭形切开，摘除血栓，伤口内填入油纱布，不缝合创面。

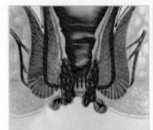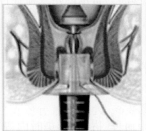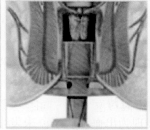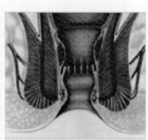

| "痔"的肛管剖面图 | 插入PPH吻合器 | 图为PPH进行切除 | PPH术后肛管剖面 |

图 43-2　PPH 手术

六、思考题

1. 痔疮的病因是什么？
2. 痔疮的外科治疗原则是什么？
3. PPH 手术的原理是什么？

七、推荐阅读文献

1. 陈孝平. 外科学[M]. 8 版. 北京：人民卫生出版社，2013：506-510.

2. 杜如昱，王杉，汪建平. 结肠与直肠外科学[M]. 5 版. 北京：人民卫生出版社，2009：153-220.

3. Thomson H. A new look at hemorrhoids [J]. Med Times，1976，(4)：116.

4. Parks AG. Hemorrhoidectomy [J]. Adv Surg，1971，5：1.

5. Dennison AR，Whiston RJ，Rooney S，et al. The management of hemorrhoids [J]. Am J Gastroenterol，1989，84：475.

（黄　梁　韩　意）

肛　瘘

一、病历资料

1. 现病史

患者,男性,52岁,因"肛周脓肿切开引流术后,伤口间歇性流血流脓半年"就诊。半年前,行肛周脓肿切开引流术,术后伤口迁延不愈,间歇性流血、流脓半年,无明显肛门疼痛、无便血。发病以来,患者睡眠、小便均正常,体重无明显变化。

2. 既往史

患者6个月前有肛周脓肿病史,曾行切开引流术。

3. 体格检查

患者神清,精神可。肛周截石位5点方向距肛缘2 cm处可见有分泌物的窦口,进指时未及明显肿物,截石位6点处齿状线下方可及隆起样结节,中间有凹陷,指套无血染。肛门镜检查见肛管后壁6点处齿状线下方结节样隆起,中间有凹陷,疑似瘘管内口。

4. 实验室和影像学检查

直肠腔内超声:齿状线下方肛后部条索状炎性肿块,考虑低位肛瘘。盆腔磁共振显像(MRI):肛周见异常管状信号灶,一端达肛周2 cm,内侧端达肛后部齿状线下水平,考虑肛瘘。

二、诊治经过

(1) 初步诊断:肛瘘。

(2) 治疗经过:行肛瘘切除术,术后创面敞开换药,予以1:5 000高锰酸钾坐浴治疗,每晚1次;甲硝唑栓纳肛每日2次。2周后患者创面愈合。

(3) 术前谈话:告知高位肛瘘需挂线治疗,低位肛瘘可行肛瘘切除术。术后存在肛门括约肌损伤与复发的风险。

三、病例分析

1. 病史特点

(1) 患者,男性,52岁,因"肛周脓肿术后,间歇性流血、流脓半年"入院。

(2) 6个月前有肛周脓肿病史,曾行切开引流术。

（3）查体阳性发现：肛周截石位 5 点方向距肛缘 2 cm 处可见有分泌物的窦口，进指时未及明显肿物，截石位 6 点处齿状线下方可及隆起样结节，中间有凹陷，指套无血染。肛门镜检查见肛管后壁 6 点处齿状线下方隆起样结节，中间有凹陷，疑似瘘管内口。

（4）实验室和影像学检查：直肠腔内超声显示齿状线下方肛后部条索状炎性肿块，考虑低位肛瘘；盆腔 MRI 显示肛周见异常管状信号灶，一端达肛周 2 cm，内侧端达肛后部齿状线下水平，考虑肛瘘。

2. 诊断与诊断依据

（1）诊断：肛瘘。

（2）诊断依据：患者表现为肛周脓肿术后，间歇性流血流脓半年。肛检时视诊可见肛缘外有分泌物的窦口，指检齿状线下方可及隆起样结节，中间有凹陷。直肠腔内超声示齿状线下方肛后部条索状炎性肿块，考虑低位肛瘘。盆腔 MRI 见肛周见异常管状信号灶，一端达肛周 2 cm，内侧端达肛后部齿状线下水平，考虑肛瘘。

3. 鉴别诊断

（1）骶藏毛窦。

（2）会阴尿道瘘。

四、处理方案与基本原则

患者行肛瘘切除术。肛瘘一旦形成，无法自愈，保守治疗效果欠佳，需行手术治疗。

五、要点与讨论

1. 诊断要点

肛瘘临床上表现为反复发作的间歇性流血流脓，多有肛周脓肿病史，肛门镜及肛门指检见内外瘘口。

2. 解剖要点

肛瘘是指肛门周围的炎症肉芽肿性管道，由内口、瘘管、外口三部分组成（见图 44 - 1）。内口常位于直肠下部或肛管，多为一个；外口在肛周皮肤周围，可为一个或多个；经久不愈或间歇性反复发作；是常见的直肠良性肛管疾病之一。大部分肛瘘由直肠肛管周围脓肿引起（见图 44 - 2），因此内口多在齿状线上肛窦处，结核、溃疡性结肠炎、Crohn 病等特异性炎症、恶性肿瘤、肛管外伤感染也可引起肛瘘，但较为少见。

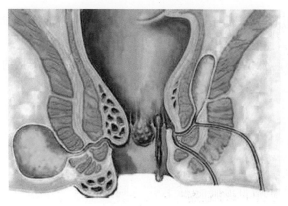

图 44 - 1 肛瘘

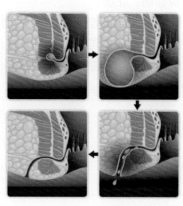

图 44 - 2 肛瘘的形成

肛瘘按瘘管位置高低分为低位肛瘘与高位肛瘘。低位肛瘘的瘘管位于外括约肌深部以下,高位肛瘘的瘘管位于外括约肌深部以上。按与括约肌的关系可分为肛管括约肌间型、经肛管括约肌型、肛管括约肌上型和肛管括约肌外型(见图 44-3)。肛管括约肌间型最为常见,约占肛瘘的 70%。肛管括约肌外型最为少见,仅占 1% 左右,常因外伤、肠道恶性肿瘤、克罗恩病引起,治疗较为困难。存在多个瘘管和瘘口的肛瘘称为复杂性肛瘘,较常见的肛瘘更难处理,复发率更高,对控便功能的损害也更大。

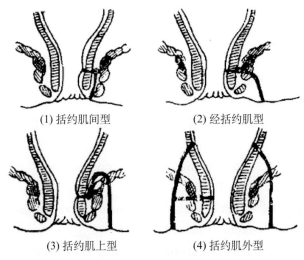

(1) 括约肌间型　　　(2) 经括约肌型

(3) 括约肌上型　　　(4) 括约肌外型

图 44-3　肛瘘的分型

Goodsall 规则:当瘘管外口位于肛门中间横径线的前方,内口通常呈放射状与外口相连。反之,外口在横径线的后方时,内口常位于后正中线。必须强调这仅仅是一个规则,而不是法则。

3. 治疗要点

肛瘘不能自愈,保守治疗效果欠佳,因此必须手术治疗。手术治疗的原则和关键是将内外口切除,将瘘管切开,形成敞开的创面,促使愈合。手术方式很多,应根据内口位置的高低、瘘管与肛门括约肌的关系来选择。手术关键是尽量减少肛门括约肌的损伤,防止肛门失禁,同时避免复发(见图 44-4)。对于低位肛瘘一般选择肛瘘切除术或瘘管切开术。对于高位肛瘘或复杂性肛瘘,可采用"挂线"疗法(见图 44-5),其最大优点是不会造成肛门失禁。原理:被结扎的肌组织发生血运障碍,逐渐坏死、断开,后由于炎症反应的纤维化,使被切断的肌组织与周围组织粘连而逐渐愈合,从而可防止肛管直肠环被完全切断,避免肛门失禁。

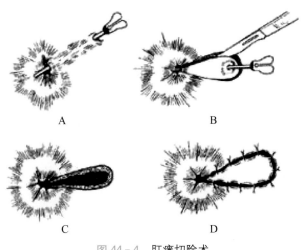

A　　　　　　　　B

C　　　　　　　　D

图 44-4　肛瘘切除术

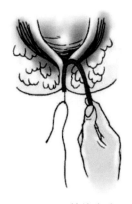

图 44-5　挂线疗法

六、思考题

1. 什么是 Goodsall 规则?

2. 肛瘘如何分类?

3. 试述"挂线"疗法的手术指征及手术方法。

七、推荐阅读文献

1. 陈孝平,等. 外科学[M].8 版. 北京:人民卫生出版社,2013:504-506

2. 杜如昱,王杉,汪建平. 结肠与直肠外科学[M].5 版. 北京:人民卫生出版社,2009:255-289.

3. Parks AG,Gordon PH,Hardcastle JD. A classification of fistula-in-ano[J]. Br J Surg,1976,63:1.

4. Cirocco WC,Reilly JC. Challenging the predictive accuracy of Goodsall's rule for anal fistulae[J]. Dis Colon Rectum,1992,35:537.

5. Christensen A,Nilas L,Christiansen J. Treatment of trans-sphincteric anal fistulas by the seton technique[J]. Dis Colon Rectum,1986,29:454.

6. Jun SH,Choi GS. Anocutaneous advancement flap closure of high anal fisfulas[J]. Br J Surg,1999,86:490-492.

(黄 梁 韩 意)

肛 裂

一、病历资料

1. 现病史

患者,男性,29 岁,因"排便时肛门剧痛 1 个月伴少量便血"就诊 。患者排便时肛门剧痛 1 个月,排便后疼痛维持 3～5 h;排便时合并少量便血,以便纸染血为主。发病以来,患者睡眠、小便正常,体重无明显变化。

2. 既往史

患者有便秘病史多年,粪便干结。

3. 体格检查

患者神清,精神可。截石位 6 点肛周见皮垂突出于肛门外,扒开肛门可见 6 点处椭圆形溃疡,深达肌层,顶端似见乳头样增生。

4. 实验室和影像学检查

无须相关检查。

二、诊治经过

(1) 初步诊断:肛裂。

(2) 诊疗经过:予以 1∶5 000 高锰酸钾温水坐浴,每晚 1 次,每次 15 min。坐浴后镇痛性软膏涂抹或甲硝唑栓纳肛治疗,并予液化石蜡软化大便,嘱多食纤维食物。患者症状无明显好转,入院行肛裂切除术+内括约肌切开术。术后继续高锰酸钾坐浴治疗,患者症状消失。

三、病例分析

1. 病史特点

(1) 患者,男性,29 岁,因"排便时肛门剧痛 1 个月,伴少量便血"入院。

(2) 既往有便秘病史多年。

(3) 查体阳性发现:截石位 6 点肛周见皮垂突出于肛门外,扒开肛门可见 6 点处椭圆形溃疡,深达肌层,顶端似见乳头样增生。

(4) 辅助检查:无。

2. 诊断与诊断依据

（1）诊断：肛裂。

（2）诊断依据：排便时肛门剧痛，排便后疼痛维持 3～5 h 逐渐减轻，并伴有少量便血，以便纸染血为主；查体可见截石位 6 点肛周见皮垂突出于肛门外，扒开肛门可见 6 点处椭圆形溃疡，深达肌层，顶端似见乳头样增生。

3. 鉴别诊断

（1）痔疮：肛裂与内痔初期均表现为便时出血，但痔疮一般不合并肛门剧痛。肛门镜可见痔核，而非纵行溃疡。

（2）肛瘘：多表现为间歇性流血、流脓，无肛门疼痛。一般有肛周脓肿手术史。肛检可见肛门周围有分泌物的窦口，指检可及中间有凹陷的隆起样结节，一般肛门镜可明确。

四、处理方案与基本原则

患者首先予以 1∶5 000 高锰酸钾温水坐浴，坐浴后镇痛性软膏涂抹治疗。同时纠正便秘，保证大便通畅。患者症状无好转，故行肛裂切除术。

五、要点与讨论

1. 诊断要点

肛裂多表现为排便时肛门剧痛，排便后疼痛仍持续 3～5 h 并逐渐减轻，时有少量便血，查体时可见皮垂突出于肛门外，扒开肛门可见纵行椭圆形溃疡，深达肌层。一般不提倡行肛指检查与肛门镜检查。

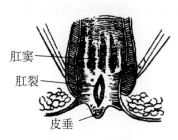

肛窦

肛裂

皮垂

图 45-1　肛裂

2. 解剖要点

肛门外括约肌浅部在肛管后方形成的肛尾韧带伸缩性差、较坚硬，此区域血供亦差；肛管与直肠成角相延续，排便时肛管后壁承受压力最大，故后正中线处易受损伤（见图 45-1）。若侧方出现肛裂应考虑到肠道炎症性疾病（如结核、溃疡性结肠炎及克罗恩病等）或肿瘤的可能。

（1）急性肛裂：症状通常非常典型，很容易做出诊断。仅通过视诊或用手轻轻牵开肛周皮肤，就常可看见开放的伤口。一般认为如果医师不能掰开臀部观察肛门，实际上就能肯定急性肛裂的存在。这种情况下试图进行指检或插入仪器检查是没有必要的。局麻下肛门镜检查可能明确诊断并确定肛裂的位置。

（2）慢性肛裂：慢性肛裂的特点是病程超过 2 个月，界限清楚、非常局限的溃疡。常可见特有的前哨痔，这种痔非常大，达 3～4 cm。肛门视诊可见深达肌层的纵行椭圆形溃疡以及突出于肛门外的皮赘。有时肛裂基底部可能感染形成脓肿，最终形成肛瘘。慢性肛裂有时可能并发肛门狭窄，特别是肛门手术引起的肛裂。

3. 治疗要点

非手术治疗：首选保守治疗，可先用坐浴、润便等非手术治疗。如症状无好转，可考虑行麻醉下扩肛术或手术治疗。如无特殊手术禁忌，一般不提倡行扩肛术。非手术治疗原则是解除括约肌痉挛、止痛，帮助排便，中断恶性循环，促使局部愈合。①排便后用 1∶5 000 高锰酸钾温水坐浴，镇痛性软膏涂抹或甲硝唑栓纳肛，保持局部清洁。②口服缓泻剂或液化石蜡，使大便松软、润滑；增加饮水和多纤维食物，以纠正便秘，保持大便通畅。③肛裂局部麻醉后，患者侧卧位，先用示指扩肛后，逐渐伸入两中指，维持扩张 5 min(见图 45 - 2)。扩张后可解除括约肌痉挛,扩大创面,促进裂口愈合。

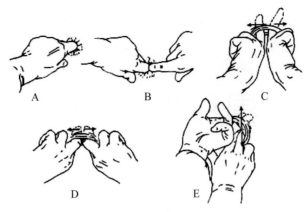

图 45 - 2 肛裂扩张术

2. 手术疗法

(1) 肛裂切除术:切除全部增殖的裂缘、前哨痔、肥大的肛乳头、发炎的隐窝和深部不健康组织直至暴露肛管括约肌,可同时切断部分外括约肌皮下部或内括约肌,创面敞开引流(见图 45 - 3)。

(2) 内括约肌切开术:在肛管一侧距肛缘 1~1.5 cm 作小切口达内括约肌下缘,确定括约肌间沟后分离内括约肌至齿状线,剪断内括约肌,然后扩张至 4 指,电灼或压迫止血后缝合切口,可一并切除肥大乳头、前哨痔,肛裂在数周后自行愈合。

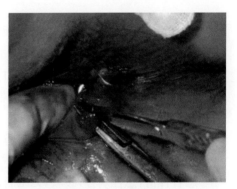

图 45 - 3 肛裂手术

六、思考题

1. 什么是肛裂的"挂线"治疗?
2. 肛裂的治疗原则是什么?
3. 什么是肛裂三联征?

七、推荐阅读文献

1. 陈孝平,等. 外科学[M]. 8 版. 北京:人民卫生出版社,2013:500 - 501.

2. 杜如昱,王杉,汪建平. 结肠与直肠外科学[M]. 5 版. 北京:人民卫生出版社,2009:211 - 240.

3. Abcarian H, Lakshmanan S, Read DR, et al. The role of internal sphincter in chronic anal fissures [J]. Dis Colon Rectum, 1982,25:525.

4. Garcia-Ajuilar J, Belmonte C, Wong WD, et al. Open versus closed sphincterotomy for chronic anal fissure:long-term results [J]. Dis Colon Rectum, 1996,39:440.

5. Goligher JC. Surgery of the anus, rectum and colon [M]. 4th ed. New York:Macmillan, 1980:136.

(黄 梁 韩 意)

案例 46

直肠肛管周围脓肿

一、病历资料

1. 现病史

患者,男性,36岁,因"肛周疼痛 3 d,发热 1 d"就诊。患者肛周疼痛 3 d,活动、咳嗽、排便时加重,伴肛门直肠下坠感或里急后重。予以口服抗生素症状无明显好转,近一日出现发热、乏力,体温最高 38.5℃。发病以来,患者睡眠、饮食正常,体重无明显变化。

2. 既往史

患者有糖尿病史,平时口服降糖药,控制欠佳。

3. 体格检查

患者神清,急性病容;腹软,无压痛;截石位肛周 5 点可见直径 3 cm 小大的局部皮肤红肿,局部皮温升高,有压痛,可及波动感。

4. 实验室和影像学检查

(1)血常规:WBC 为 $13.3×10^9/L$,中性粒细胞比例为 88%。

(2)B 超:肛周截石位 5 点处可见 3 cm 大小囊实性肿块,深度距皮肤 2.5 cm,内见液性改变。

二、诊治经过

(1)初步诊断:肛周脓肿。

(2)诊治经过:予以行脓肿切开引流,取放射状切口,术中放出脓液约 30 ml,用过氧化氢溶液冲洗脓腔,凡士林纱布填塞创面。术后每日门诊换药,2 周后伤口愈合。

(3)术前谈话:告知患者术后可能引起肛瘘,需再次手术治疗肛瘘。

三、病例分析

1. 病史特点

(1)男性,36岁,因"肛周疼痛 3 d,发热 1 d"入院。

(2)查体阳性发现:急性病容;截石位肛周 5 点可见直径 3 cm 小大的局部皮肤红肿,局部皮温升高,有压痛,可及波动感。

(3)辅助检查:血常规显示 WBC 为 $13.3×10^9/L$,中性粒细胞比例为 88%;B 超显示肛周截石位

5点处可见 3 cm 大小囊实性肿块,深度距皮肤 2.5 cm,内见液性改变。

2. 诊断与诊断依据

(1) 诊断:肛周脓肿。

(2) 诊断依据:肛周肿块红肿热痛,有肛门直肠下坠感及里急后重感,伴发热等全身表现,肿块触诊可及波动感,局部皮温升高。血 WBC 增高;B超示肛周截石位 5 点处可见 3 cm 大小囊实性肿块,内见液性暗区。

3. 鉴别诊断

(1) 肛门旁皮样囊肿:多表现为肛门旁无明显肿胀疼痛的囊性包块,可继发感染形成脓肿或窦道形成,需与肛周脓肿鉴别。但一般与肛门无瘘管相通,CT 或 MR 可鉴别。

(2) 坐骨结节囊肿:由于长期摩擦、挤压、创伤或负重导致的创伤性滑囊炎性囊肿,多表现为疼痛,而无局部红肿、皮温升高表现,触诊无波动感,B超与 CT 可鉴别诊断。

四、处理方案与基本原则

患者被急诊行肛周脓肿切开引流术,术后定期伤口换药。外科感染临床确诊脓肿形成,需手术切开引流。

五、要点与讨论

1. 诊断要点

绝大部分直肠肛管周围脓肿由肛腺感染引起,也可继发于肛周皮肤感染、损伤、肛裂、内痔、药物注射等。克罗恩病、溃疡性结肠炎及血液病患者易并发直肠肛管周围脓肿。肛周红肿热痛,多伴肛门直肠下坠感或里急后重,加重多伴发热等全身表现,肛周扪及波动感,血常规示 WBC 增高,B超见肛周肿块和内液性暗区,CT 多见有肛周液性肿块(见图 46-1)。

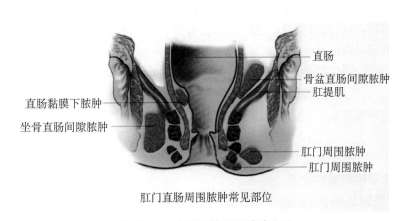

肛门直肠周围脓肿常见部位

图 46-1　直肠肛管周围脓肿分型

2. 解剖要点

直肠肛管周围间隙为疏松的脂肪结缔组织,感染极易蔓延、扩散,向上可达直肠周围形成肛提肌上脓肿;向下达肛周皮下,形成肛周脓肿;向外穿过外括约肌,形成坐骨直肠间隙脓肿;向后可形成肛管后间隙脓肿。因此,直肠肛管周围脓肿可分为肛周脓肿、坐骨直肠间隙脓肿、肛门后深部脓肿、骨盆直肠间隙脓肿和括约肌间脓肿(又名黏膜下)(见图 46-2)。

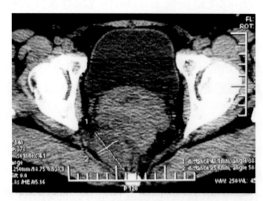

图 46-2　肛周脓肿的 CT 表现

（1）肛周脓肿：表现为肛缘外表浅、有触痛的肿块，是直肠肛管周围脓肿最常见类型，占 40%～45%。患者可有疼痛，排便和下坐时加重。体格检查可见局部皮肤发红、硬结或有波动感；有时肛门镜检查可发现脓液从隐窝底部排出。

（2）坐骨直肠间脓肿：可表现为臀部巨大的红肿、质硬的触痛肿块，或实际表现并不明显，患者仅感觉剧烈的疼痛，这种类型的脓肿占 20%～25%。全身感染症状明显，如头痛、乏力、发热、食欲不振、恶心、寒战等。局部触诊或直肠指检时患侧有深压痛，甚至波动感。如不及时切开引流，脓肿多向下穿入肛管周围间隙，再由皮肤穿出，形成肛瘘。

（3）肛门后深部脓肿：患者常感觉直肠不适，疼痛向骶骨、尾骨、臀部和坐骨神经区域放射。坐位时疼痛加剧，可能会影响排便甚至出现压迫感，症状类似直肠痛、尾骨痛或腰椎压迫症。对诊断有帮助的是患者经常发热，若患者有直肠后方、持续、相对短暂（＜48 h）的疼痛，且不受体位影响，必须考虑在肛门后方深部隐藏有感染的可能。

（4）括约肌间脓肿：患者主诉经常有直肠或肛门不适，随排便而加重；出现直肠胀满感，并有脓液或黏液排出。患者有或没有发热，直肠指检可以发现黏膜下有触痛的肿块。

（5）骨盆直肠间隙脓肿：较为少见，但很重要。多由肛腺脓肿或坐骨直肠间隙脓肿向上穿破肛提肌进入骨盆直肠间隙引起，也可由直肠炎、直肠溃疡、直肠外伤所引起。由于此间隙位置较深，空间较大，引起的全身症状较重而局部症状不明显。早期就有全身中毒症状，如发热、寒战、全身疲倦不适。局部表现为直肠坠胀感，便意不尽，排便时尤感不适，常伴排尿困难。会阴部检查多无异常，直肠指诊可在直肠壁上触及肿块隆起，有压痛和波动感。诊断主要靠穿刺抽脓，经直肠以手指定位，从肛门周围皮肤进针。必要时作肛管超声检查或 CT 检查证实。

3. 治疗要点

（1）非手术治疗：①抗生素治疗：选用对革兰阴性杆菌有效的抗生素；②温水坐浴；③局部理疗；④口服缓泻剂或液化石蜡以减轻排便时疼痛。

（2）手术治疗：脓肿切开引流是治疗直肠肛管周围脓肿的主要方法，一旦诊断明确，即应切开引流。手术方式因脓肿的部位不同而异。①肛周脓肿切开引流术在局麻下就可进行，在波动最明显处作与肛门呈放射状切口，无须填塞以保证引流通畅。②坐骨肛管间隙脓肿要在腰麻或骶管麻醉下进行，在压痛明显处用粗针头先作穿刺，抽出脓液后，在该处作一平行于肛缘的弧形切口，切口要够长，可用手指探查脓腔；切口应距离肛缘 3～5 cm，以免损伤括约肌；应置管或放置油纱布条引流。③骨盆直肠间隙脓肿切开引流术要在腰麻或全麻下进行，切开部位因脓肿来源不同而不同，脓肿向肠腔突出，手指在直肠内可触及波动，应在肛镜下行相应部位直肠壁切开引流，切缘用肠线缝扎止血；若经坐骨直肠间隙引流，日后易出现肛门括约肌外瘘。肛周脓肿切开引流后，往往形成肛瘘。术前应与家属充分交代术后并发肛瘘的可能性,并于术后 3 月行肛瘘手术。

六、思考题

1. 肛周脓肿的形成原因是什么?
2. 肛门周围有哪些解剖间隙?
3. 肛周脓肿为何会形成肛瘘?

七、推荐阅读文献

1. 陈孝平,等. 外科学[M]. 8 版. 北京:人民卫生出版社,2013:501-504.

2. 杜如昱,王杉,汪建平. 结肠与直肠外科学[M]. 5 版. 北京:人民卫生出版社,2009:241-255.

3. Abcarian H. Surgical management of recurrent anorectal abscesses [J]. Contemp Surg,1982,21:85.

4. McElwain JW,Alexander RM,MacLean MD. Primary fistula-in-ano with abscesses:clinical study of 500 cases [J]. Dis Colon Rectum,1966,9:181.

5. Read DR,Abcarian H. A prospective survey of 474 patients with anorectal abscess [J]. Dis Colon Rectum,1979,22:566.

6. Ramanujam PS,Prasad ML,Abcarian H. perianal abscesses and fistulas:a study of 1023 patients [J]. Dis Colon Rectum,1984,27:593.

(黄 梁 韩 意)

案例 47

近端胃癌

一、病历资料

1. 现病史

患者，男性，60岁，因"中上腹不适伴嗳气2月，加重1个月"入院。患者于入院前2个月无明显诱因下出现中上腹不适伴嗳气，近1个月症状加重。无发热、恶心、呕吐、反酸、腹泻、便秘、便血、黑便，无停止排便、排气等症状。入院前1周胃镜检查提示：胃底部可见一巨大溃疡增殖性病灶，累及胃体上部和贲门。活检病理检查提示：低分化腺癌。患者自发病来，神清，精神可，夜眠胃纳可，两便无殊，体重无明显改变。

2. 既往史

患者高血压病史5年，最高BP 160 mmHg/100 mmHg，平素服用氯沙坦50 mg qd，血压控制可；无糖尿病史；无消化道溃疡病史；无烟酒等不良嗜好；无遗传性疾病家族史。

3. 体格检查

患者T 36.8℃，HR 75次/min，R 16次/min，BP 120 mmHg/80 mmHg；神志清，呼吸平稳；颈软，气管居中，甲状腺未及肿大，左锁骨上未及明显肿大淋巴结；双肺呼吸音清；心前区无隆起，心界不大，心律齐，未及杂音；腹部平软，肝脾肋下未及，未扪及明显肿块，全腹无压痛、肌卫和反跳痛，移动性浊音（一），肠鸣音正常，肛门指检（一）。双下肢不肿，周围动脉搏动良好。

4. 实验室和影像学检查

（1）血、尿常规正常。

（2）肝肾功能、血电解质和空腹血糖正常。

（3）心电图：窦性心律，电轴左偏。

（4）胸部X线片：两肺纹理增粗。

（5）心超未见明显异常。

（6）肺功能检查：提示肺通气功能正常。

（7）胃镜检查：提示胃底部可见一巨大溃疡增殖性病灶，累及胃体上部和贲门。

（8）活检病理检查：提示低分化腺癌。

（9）胃癌术前分期CT：胃贲门部溃疡增殖性病灶，胃癌侵及浆膜层考虑，贲门旁多枚淋巴结显示，腹腔干旁一枚增大淋巴结显示（见图47-1）。

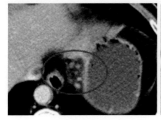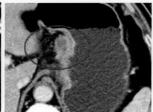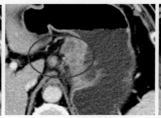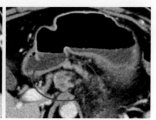

图 47-1　胃癌术前 CT 影像：临床分期为ⅢC 期($T_{4a}N_3M_0$)

二、诊治经过

（1）初步诊断：胃癌($cT_{4a}N_3M_0$)；高血压（高危）。

（2）诊治经过：入院后完善各项检查，经多学科联合门诊（MDT）讨论，考虑患者临床分期为ⅢC 期($T_{4a}N_3M_0$)，建议行术前化疗。取得患者家属知情同意后，予以 EOX 方案（表柔比星＋奥沙利铂＋卡培他滨）化疗 3 个疗程，无严重不良反应。3 个疗程结束后，再次行胃癌术前分期 CT 检查提示化疗效果为部分缓解（PR），临床分期为ⅡB 期($T_{4a}N_0M_0$)（见图 47-2）。再次 MDT 讨论，建议行手术治疗。故行胃癌 D2 根治术（全胃切除＋食道-空肠 Roux-en-Y 吻合）。术后病理提示贲门小弯侧溃疡，部分上皮低级别上皮内瘤变，符合化疗后改变，40 枚淋巴结均未见肿瘤转移。术后 1 个月继续予以 EOX 方案化疗 3 个疗程，并定期复查随访，至今已 2 年，无复发。

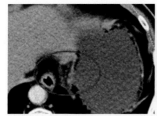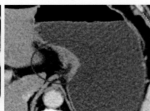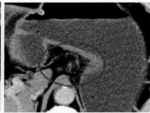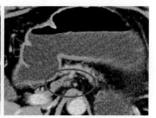

图 47-2　胃癌化疗后术前分期 CT：临床分期为ⅡB 期($T_{4a}N_0M_0$)，肿瘤和肿大淋巴结明显缩小，化疗疗效为 PR

三、病例分析

1. 病史特点

（1）男性，60 岁，因"中上腹不适伴嗳气 2 个月，加重 1 个月"就诊。

（2）既往无消化道溃疡病史。

（3）体格检查无阳性发现。

（4）实验室和影像学检查：血、尿常规正常；肝肾功能、血电解质和空腹血糖浓度正常；胸部 X 线片显示两肺纹理增粗；胃镜＋活检病理检查提示胃底贲门部低分化腺癌；胃癌术前分期 CT 提示胃贲门部癌，$cT_{4a}N_3M_0$。

2. 诊断与诊断依据

（1）诊断：胃癌($cT_{4a}N_3M_0$)；高血压（高危）。

（2）胃癌的诊断依据：①男性，60 岁，中上腹不适伴嗳气 2 个月，加重 1 个月；②既往无消化道溃疡病史；③胃镜检查提示胃底部可见一巨大溃疡增殖性病灶，累及胃体上部和贲门；④活检病理检查提示：低分化腺癌；⑤胃癌术前分期 CT 提示胃贲门部溃疡增殖性病灶，胃癌侵及浆膜层考虑，贲门旁多枚淋巴结显示，腹腔干旁一枚增大淋巴结显示；⑥体格检查显示左锁骨上未及明显肿大淋巴结，腹部平软，未扪及明显肿块,全腹无压痛、肌卫和反跳痛,移动性浊音(一),肛门指检(一)。

（3）高血压根据病史和客观检查结果可确诊。

3. 鉴别诊断

（1）胃良性溃疡。

（2）胃肉瘤。

（3）胃良性肿瘤。

四、处理方案及基本原则

（1）该患者完善各项检查后提示为胃贲门部低分化腺癌,其临床分期为ⅢC 期($T_{4a}N_3M_0$),考虑该期的手术效果相对差,5 年生存率偏低,且该患者腹腔干旁有一枚明显肿大的淋巴结,具有浸润性,故 R0 切除可能性较小。目前的循证医学依据显示术前化疗可以提高局部晚期胃癌的 R0 切除率和 5 年生存率。综合考虑该患者采用术前化疗更合适,但前提是取得患者家属的知情同意。

（2）术前化疗效果评估为 PR,故考虑行手术治疗。

（3）近端进展期胃癌,故胃切除范围适宜选择全胃切除,淋巴结清扫范围则选择标准的 D2 清扫术。

（4）患者原有降压治疗,控制良好,故可继续采用原来的药物治疗。

五、要点与讨论

胃介于食管和十二指肠之间,一般呈前后略扁平的曲颈瓶状,其长轴从左上方斜向右下方,成人的胃容量约 1 500 ml。胃分为贲门、胃底、胃体和幽门四个部分以及胃大弯和胃小弯。胃壁可分为四层:黏膜层、黏膜下层、肌层和外膜。其中特征性的一层是黏膜层,又分为上皮、固有层和黏膜肌层。胃是腹腔内器官,完全由脏腹膜所覆盖。胃床则包括膈肌左穹、脾脏、左肾、左肾上腺、脾动脉、胰腺、横结肠系膜以及横结肠。胃有丰富的血液供应,主要来自腹腔干及其分支。胃受自主神经支配,分别来自交感及副交感神经系统。

胃癌是我国最常见的恶性肿瘤之一,2010 年卫生统计年鉴显示:2005 年胃癌患者的病死率位居国恶性肿瘤的第 3 位。胃癌的发生是多因素长期作用的结果。我国胃癌发病率存在明显的地区差异,环境因素在胃癌的发生中居支配地位,而宿主因素则居从属地位。有研究显示:幽门螺旋杆菌感染、饮食、吸烟及宿主的遗传易感性是影响胃癌发生的重要因素。

胃癌无特异性临床症状,特别是早期胃癌大多数无明显症状,但随着病情的进展,可逐渐出现非特异性的、类似胃炎或胃溃疡的症状,包括上腹部不适或隐痛、反酸、嗳气、恶心、偶有呕吐、食欲减退、黑便等。胃癌诊断主要依据胃镜和活检病理检查,但同时可以参考血清肿瘤标志物、腹部 CT 乃至 PET/CT 的结果。如活检病理结果为阴性,必要时可重复活检,特别是对于弥漫浸润型胃癌,必要时可以考虑超声胃镜引导下穿刺活检。在明确诊断后,目前各类胃癌诊疗指南均推荐采用 CT 等影像学检查进行术前分期。

胃癌术前分期是实施胃癌综合治疗方案的需要,在胃癌术前评估的基础上,不同分期可选择相应的治疗方案。日本《胃癌治疗指南》(第 3 版)中,根据胃癌的临床分期确定如下治疗方案:部分胃黏膜癌(分化型,无溃疡表现,直径≤2 cm)因其淋巴结转移率极低,可行内镜下微创治疗,包括内镜下黏膜切除术(EMR)和内镜黏膜下剥离术(ESD);其余部分胃黏膜癌和黏膜下癌可行 D1 或 D1＋淋巴结清扫;对于进展期胃癌或术前判断为有淋巴结转移的早期胃癌,均需行 D2 淋巴结清扫;对于直接侵犯邻近脏器的原发肿瘤或转移灶,应联合切除受累脏器以获得 R0 切除;对于临床分期为 M_1 期(有远处转移)的胃癌,仅行姑息性治疗。目前,一项由英国医学研究委员会主持的术前化疗Ⅲ期临床研究(MAGIC 研究)已奠定了围术期化疗在可切除胃癌患者中的标准治疗地位。日本《胃癌治疗指南》中将新辅助化疗归为临床研究级治疗,推荐对下列两类人群使用:①可 R0 切除但复发风险较高者,包括 cⅢA~ⅢC 期(cT_4、cN+无腹膜或肝转移);②可 R0/R1 切除但预后较差者,包括广泛淋巴结转移,较大的Ⅲ型或Ⅳ型(浸润性生长)肿瘤。2013 年《NCCN 胃癌临床实践指南》中,对于术前判断为无远处转移的进展期(cT_2 或 T_2 期以上)可切除胃癌患者,推荐除行手术治疗外,可考虑选择术前化疗或放化疗后再手术。此外,对于无远处转移、肿瘤无法切除的局部晚期胃癌,可选择同期以氟尿嘧啶或紫杉醇为基础的放化疗或化疗,治疗后重新分期,如达到可切除标准,可考虑行手术治疗。

关于近端胃癌的胃切除和淋巴结清扫范围,日本《胃癌治疗指南》(第 3 版)中推荐对临床发现淋巴结转移(cN+)或 cT_2~T_{4a} 期肿瘤的标准手术方式是全胃切除术,但对于 cT_1N_0 期肿瘤,可进行改良胃切除术(近端胃切除术)。原则上,cT_1N_0 期胃癌适合行 D1 或 D1+淋巴结清扫,cN+或 cT_2~T_4 期胃癌适合行 D2 淋巴结清扫,只要临床怀疑存在淋巴结转移的病例,均应接受 D2 淋巴结清扫。此外,对于侵犯近端胃大弯的潜在可治愈性 cT_2~T_4 期胃癌,行 D2 淋巴结清扫时应考虑通过脾切除来彻底清扫第 10 组淋巴结。当胃癌侵犯食管时,全胃切除术联合 D2 淋巴结清扫需包括第 19、20、110 和 111 组淋巴结在内。

该患者根据术前分期结果和目前胃癌诊治规范和研究进展,选择围术期化疗,手术方式采用全胃切除和 D2 淋巴结清扫,经随访发现综合治疗效果较好。

六、思考题

1. 国际抗癌联盟(UICC)/美国癌症联合委员会(AJCC)2010 年发布了第 7 版胃癌 TNM 分期系统,并正式应用于临床实践;2010 年的新版日本《胃癌处理规约》(第 14 版)也采用了 UICC/AJCC 的新版分期法,从而在世界范围内首次实现了胃癌分期系统的统一即为新版胃癌 TNM 分期法,为横向评价胃癌疗效提供了权威的标准,请熟悉新版胃癌 TNM 分期。

2. 胃癌术前化疗的常用方案有哪些?

3. 近端胃癌累及远端食管不足 3 cm 者,采用经腹经食管裂孔手术抑或考虑经胸手术?

七、推荐阅读文献

1. Japanese Gastric Cancer Association. Japanese gastric cancer treatment guidelines 2010 (ver. 3)[J]. Gastric Cancer,2011,14(2):113 - 23.

2. Ajani JA1,Bentrem DJ,Besh S,et al. Gastric cancer,version 2. 2013:featured updates to the NCCN Guidelines [J]. J Natl Compr Canc Netw,2013,11(5):531 - 546.

(严 超)

远端进展期胃癌

一、病历资料

1. 现病史

患者,男性,63岁,因"头晕乏力1月余伴黑便3次"就诊。患者1个月前无明显诱因下感到头晕,无视物旋转,无黑蒙晕厥,立即至我院急诊就诊,予以头颅CT平扫显示左侧基底节区小软化灶,当时急诊予以营养保护神经等对症治疗。一周后患者解黑便3次,柏油色伴中上腹不适,无明显恶心、呕吐、腹痛、黄疸、发热,患者未引起重视,但头晕乏力症状逐渐加重,患者反复就诊于神经内科。急诊血常规显示 Hb 50 g/L,大便隐血(+)。于是进一步查腹部CT,显示胃癌突破浆膜面,周围淋巴结转移,肝内欠强化灶,转移待排;进一步查胃镜显示胃窦体交界处增殖性病灶(累及部分胃体、胃窦及胃角)。现患者为求进一步治疗,拟"胃恶性肿瘤"收治入院。患者发病以来,神清、精神可,饮食睡眠可,小便无殊,大便如上述,1个月内体重减轻约5 kg。

2. 既往史

患者无消化道溃疡病史;否认高血压、糖尿病、心脏病病史;否认肝炎、结核、血吸虫等传染病史;有少浆血输入史。20余年前曾行阑尾切除术。

3. 体格检查

患者神清、精神可,皮肤黏膜未及黄染及出血点,全身浅表淋巴结未及肿大,Virchow's(-),右上腹稍膨隆,未见腹壁静脉曲张。全腹软,中上腹可及一直径约4 cm肿块,质软,稍可推动,边界不清。全腹无压痛,无肌卫及反跳痛,肝、脾肋下未及,Murphy征(-),肝、肾区无叩痛,移动性浊音(-),肠鸣音正常,肛门指检(-)。

4. 实验室和影像学检查

(1)血常规检查:WBC 为 9.63×10^9/L,中性粒细胞比例为 76.6%,淋巴细胞占比为 15.4%,单核细胞占比为 6.7%,RBC 计数为 3.19×10^{12}/L,Hb 水平为 66 g/L,红细胞比容为 0.227,PLT 计数为 575×10^9/L。

(2)其他生化指标:除了白蛋白水平降低为 33 g/L、尿素浓度升高为 8.5 mmol/L、糖类抗原 724 升高为 9.09 IU/ml、甲胎蛋白水平升高为 1 691.36 ng/ml 以外,血糖浓度、肝肾功能指标、电解质指标及免疫学指标均正常。

(3)头颅CT平扫:左侧基底节区小软化灶。头颅MR平扫:双侧额顶叶散在腔梗灶及缺血灶;左侧基底节区神经上皮囊肿可能,周围少许胶质增生;轻度老年脑改变;筛窦及双侧上颌窦炎。

(4)胃镜检查示:胃窦和胃体交界处后壁大弯侧巨大增殖性病灶,向上延伸至胃体下部,向下延伸至胃窦近幽门处,并累及部分胃角(见图 48 - 1)。

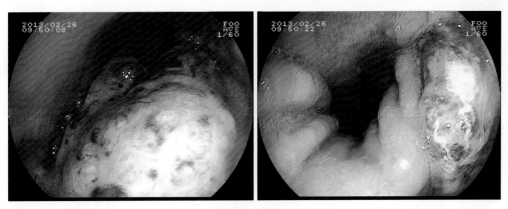

图 48 - 1 胃镜检查示胃窦和胃体交界处后壁大弯侧巨大增殖性病灶,向上延伸至胃体下部,向下延伸至胃窦近幽门处,并累及部分胃角

(5)胃镜活检病理结果:胃窦体低分化腺癌;免疫组织化学结果:Her - 2(+++)(见图 48 - 2)。

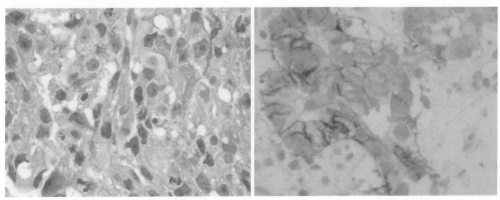

图 48 - 2 胃镜活检病理结果示胃窦体低分化腺癌(HE 染色,×400)(左图);免疫组织化学检测结果示 Her - 2(+++)(IHC×400)(右图)

(6)胃癌术前分期 CT:①胃癌,突破浆膜面,胃周淋巴结转移;②肝脏欠强化灶,转移待排;③左肾低密度灶(见图 48 - 3)。胸部薄层 CT 平扫评估双肺情况:两肺纹理增粗增多紊乱;主动脉迂曲;胸椎侧弯退变。

(7)肝脏磁共振成像(MRI)增强检查:①肝脏左叶囊性病灶;②肝脏左叶血管瘤,建议随访(见图 48 - 4);③左肾多发囊肿。

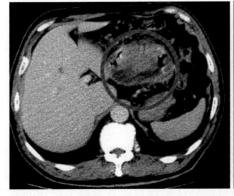 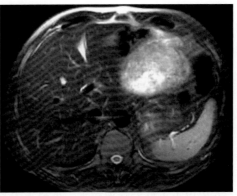

图 48 - 3 胃窦占位性病变;胃周淋巴结转移 　　　图 48 - 4 肝脏左叶血管瘤

二、诊治经过

（1）初步诊断：胃进展期恶性肿瘤，继发性贫血。

（2）诊治经过：患者入院后完善相关检查，给予输血等治疗纠正患者的贫血状态，同时针对该患者常规进行术前胃癌多学科联合治疗（MDT）讨论，结合术前胃癌术前分期 CT 联合对该患者进行术前分期评估。患者术前 KPS 评分 80 分。患者于全麻下行进展期胃癌根治术（远端胃 R0 切除＋D2 淋巴结清扫，残胃－十二指肠 Roux-en-Y 吻合）。术后常规支持治疗，5 d 后进食流质，7 d 后半流饮食，2 周后出院。术后石蜡病理报告：胃窦低分化腺癌，浸润至浆膜外。上切端、下切端、网膜均未见癌累及或转移。淋巴结 6/34 枚见癌转移。术后病理分期：$T_{4a}N_2M_0$，Ⅲ b。术后 1 个月患者就诊胃肿瘤专病门诊接受规律术后随访，同时接受胃癌术后化疗。

三、病例分析

1. 病史特点

患者是典型的进展期胃癌伴消化道出血病例。

（1）男性，63 岁，因"头晕乏力一月余伴黑便 3 次"来院就诊。

（2）病史中无消化道溃疡病史及其相关临床表现。

（3）体检阳性发现：中上腹可及一直径约 4 cm 肿块，质软，稍可推动，边界不清。

（4）胃镜示胃窦、胃体交界处后壁大弯侧巨大增殖性病灶；胃镜病理提示胃窦体低分化腺癌，免疫组织化学检查结果示 Her-2(＋＋＋)。

2. 诊断与诊断依据

（1）诊断：胃恶性肿瘤。

（2）诊断依据：①上消化道出血病史；②术前体格检查提示中上腹可疑肿块；③胃镜病理示胃窦体低分化腺癌，免疫组织化学检查结果示 Her-2(＋＋＋)。

3. 鉴别诊断

（1）胃肠道间质瘤。

（2）胃良性肿瘤。

（3）良性胃溃疡。

四、处理方案及理由

所有确诊胃癌患者，术前必须接受针对该患者常规进行术前胃癌 MDT 讨论。根据胃癌诊疗常规推荐进行腹腔镜探查＋术前胃癌术前分期 CT 联合对该患者进行术前分期评估。该患者术前胃癌分期为 $T_{4a}N_1M_0$，考虑患者术前胃癌分期较晚，推荐开腹胃癌根治性手术。

五、要点与讨论

我国是胃癌高发国家，每年贡献全世界 50％的新发病例。虽然近年来上海市胃癌的发病率和病死率均有所下降，但仍是最常见的恶性肿瘤之一，在消化道肿瘤中发病率仅次于结直肠癌。男性胃癌发病率高于女性，50 岁以上人群发病率较高。外科手术是目前公认治疗胃癌效果最为确切的方法。胃癌的确切病因不十分明确,但可能与地域环境及饮食生活因素、幽门螺杆菌感染、胃息肉、慢性萎缩性胃炎及胃部分切除后的残胃癌前病变,以及遗传和基因等因素有关。

准确的临床病理分期应该能很好地区分预后,因此除了胃癌本身的病理类型外,尚需考虑许多综合因素。国际 TNM 分期的基本原则是根据胃癌的浸润深度(T)、区域淋巴结转移情况(N)、远处转移情况(M)来判断分期,不考虑肿瘤大小、位置和病理分型。分期越晚,预后越差。胃癌的临床诊断思路参考如下。

1. 病史询问要点

(1) 常见主诉:非特异性消化道症状(上腹胀满、隐痛、恶心、呃逆等);晚期肿瘤并发症症状(呕吐宿食、呕血黑便、消瘦纳差、贫血乏力等)。遇到因此类症状求诊的患者,务必考虑胃癌可能,应建议胃镜检查。

(2) 可能诱因:各种癌前疾病史(消化性溃疡、萎缩性胃炎、肥厚性胃炎、胃息肉、残胃、幽门螺杆菌阳性等);不良生活习惯(抽烟饮酒史、长期进食高盐、熏烤、腌制食物等);致癌物接触史;家族性遗传史;环境因素等。

(3) 可资鉴别诊断的重要病史:腹痛描述(部位、性质、诱发因素、缓解因素、放射痛、性质、程度、持续时间、间隔时间、伴发症状等)、呕吐宿食、贫血乏力。

2. 体格检查

(1) 全身情况:有无贫血、黄疸、消瘦、脱水、恶病质表现。

(2) 腹部体征:有无腹块(部位、大小、形态、活动度、质地、边界、触痛、变化趋势等)、振水音、胃型、移动性浊音等。

(3) 远处转移:肛检直肠-子宫陷凹(男性直肠-膀胱陷凹)肿块(Bloomer's shelf)、左锁骨上淋巴结肿大(Virchow's lymph node)、脐周转移结节(Sister Mary Joseph's Node)、女性双合诊卵巢肿块(Krukenberg 瘤)等。

3. 胃癌术前分期

(1) CT:对 TNM 判断的准确率达到 80%,对肿瘤局部可切除性的判断高达 92%,已常规应用于胃癌患者的术前分期。

(2) MRI:对 CT 造影剂过敏的患者可考虑行 MRI 检查。

(3) 上消化道钡餐或水溶性造影剂检查:可以了解胃原发病灶的范围及功能状态,对食管浸润诊断价值大,但一般不适用于幽门梗阻病患。

(4) PET-CT:对全身转移性病灶,尤其是腹膜转移有一定诊断价值。但黏液性病变对示踪剂的浓度水平较低,导致 PET-CT 的检出率较低。可作为较晚期患者 MDT 决策选择的依据。

(5) 超声内镜(EUS):可用于评估肿瘤浸润深度。EUS 对肿瘤 T 分期和 N 分期的准确程度分别达到 65%~92% 和 50%~95%,具体情况视操作而定。然而由于 EUS 探测深度浅,传感器的可视度有限,因此用于评估远处淋巴结转移的准确度并不令人满意。

(6) 腹腔镜:能够发现其他影像学检查无法发现的转移灶。但它的局限性在于仅能进行二维评估,并且对肝转移及胃周淋巴结转移的评估作用有限。

(7) 腹水的细胞遗传学分析:能够鉴别隐匿性转移癌,从而提高分期的准确性。

六、思考题

1. 胃癌外科手术方式有哪些?
2. 胃癌术前分期有哪些?
3. 试述胃癌的综合治疗模式。

七、推荐阅读文献

1. Jemal A, Siegel R, Ward E, et al. Cancer statistics, 2009 [J]. CA Cancer J Clin, 2009, 59 (4): 225 - 249.

2. Kuipers EJ. Proton pump inhibitors and gastric neoplasia [J]. Gut, 2006, 55(9): 1217 - 1221.

3. Kim HJ, Kim AY, Oh ST, et al. Gastric cancer staging at multi-detector row CT gastrography: comparison of transverse and volumetric CT scanning [J]. Radiology, 2005, 236: 879 - 885.

4. Burke EC, Karpeh MS, Conlon KC, et al. Laparoscopy in the management of gastric adenocarcinoma [J]. Ann Surg, 1997, 225: 262 - 267.

5. Lowy AM, Mansfield PF, Leach SD, et al. Laparoscopic staging for gastric cancer [J]. Surgery, 1996, 119: 611 - 614.

6. Huscher CG, Mingoli A, Sgarzini G, et al. Laparoscopic versus open subtotal gastrectomy for distal gastric cancer: Five-year results of a randomized prospective trial [J]. Ann Surg, 2005, 241: 232 - 237.

7. Lee SI, Choi YS, Park do J, et al. Comparative study of laparoscopy-assisted distal gastrectomy and open distal gastrectomy [J]. J Am Coll Surg, 2006, 202: 874 - 880.

8. Yamao T, Shirao K, Ono H, et al. Risk factors for lymph node metastasis from intramucosal gastric carcinoma [J]. Cancer, 1996, 77: 602 - 606.

9. Kim JJ, Lee JH, Jung H-Y, et al: EMR for early gastric cancer in Korea: A multicenter retrospective study. Gastrointestinal Endoscopy 66: 693 - 700, 2007.

10. Gotoda T, Yanagisawa A, Sasako M, et al. Incidence of lymph node metastasis from early gastric cancer: Estimation with a large number of cases at two large centers [J]. Gastric Cancer, 2000, 3: 219 - 225.

11. Jee YS, Hwang SH, Rao J, et al. Safety of extended endoscopic mucosal resection and endoscopic submucosal dissection following the Japanese Gastric Cancer Association treatment guidelines [J]. Br J Surg, 2009, 96: 1157 - 1161.

12. Ishikawa S, Togashi A, Inoue M, et al. Indications for EMR/ESD in cases of early gastric cancer: Relationship between histological type, depth of wall invasion, and lymph node metastasis [J]. Gastric Cancer, 2007, 10: 35 - 38.

13. Bonenkamp JJ, Songun I, Hermans J, et al. Randomised comparison of morbidity after D1 and D2 dissection for gastric cancer in 996 Dutch patients [J]. Lancet, 1995, 345: 745 - 748.

14. Cuschieri A, Weeden S, Fielding J, et al. Patient survival after D1 and D2 resections for gastric cancer: Long-term results of the MRC randomized surgical trial. Surgical Co-operative Group [J]. Br J Cancer, 1999, 79(9 - 10): 1522 - 1530.

15. Bilimoria KY, Talamonti MS, Wayne JD, et al: Effect of hospital type and volume on lymph node evaluation for gastric and pancreatic cancer [J]. Arch Surg, 2008, 143: 671 - 678.

16. Yoo CH, Noh SH, Shin DW, et al. Recurrence following curative resection for gastric carcinoma [J]. Br J Surg, 2000, 87: 236 - 242.

（朱正伦）

胃间质瘤

一、病历资料

1. 现病史

患者,女性,41岁,因"中上腹痛9 d"来院就诊。患者9 d前无明显诱因突发中上腹胀痛,后发展至全腹痛,伴大汗淋漓,无头晕、面色苍白,无腰背放射痛,持续约10 min后自行减轻,改变体位后症状无明显缓解。无返酸、恶心呕吐、腹胀、腹泻、黑便等表现,病程中无发热、咳嗽咳痰。外院腹部增强CT提示:胃窦部区域胃内或腹腔占位性病变,考虑间质瘤可能。外院胃镜提示:胃窦部巨大黏膜隆起(平滑肌瘤可能)。患者发病以来,神清、精神可,睡眠胃纳可,两便无殊,体重无明显改变。

2. 既往史

患者无消化道溃疡病史,曾于外院行双侧扁桃体切除术。

3. 体格检查

患者神清、精神可;皮肤黏膜未见黄染和出血点;全身浅表淋巴结未触及肿大,Virchow's淋巴结未及肿大;右上腹稍膨隆,未见腹壁静脉曲张。全腹软,中上腹可及一直径约5 cm肿块,质软,稍可移动,边界不清。全腹无压痛,无肌卫及反跳痛,肝、脾肋下未及,Murphy's征(一),肝、肾区无叩痛,移动性浊音(一),肠鸣音正常,肛门指检(一)。

4. 辅助检查

(1) 外院胃镜检查提示:①胃窦部幽门区见一巨大黏膜隆起,表面光滑,色泽未见异常,活检易出血,蠕动尚可,考虑平滑肌瘤可能;②病理检查结果提示胃肠道间质瘤,大量梭形细胞呈束状排列,CD117(＋),Dog-1(＋)。

(2) 外院腹部增强CT提示:①胃窦部区域胃内或腹腔占位性病变,考虑间质瘤可能;②子宫肌瘤。

二、诊治经过

(1) 入院初步诊断:胃间质瘤,子宫肌瘤。

(2) 诊治经过:入院后予以完善术前常规检查,血常规、肝肾功能、电解质、心电图、心脏超声检查、肺功能均未见异常,入院第2天行超声内镜检查示肿块巨大,侵犯胃壁全层,内部质地不均。入院第3天全麻下行胃间质瘤切除术(远端胃大部切除术,残胃空肠毕Ⅰ式吻合),图49-1为切除的肿瘤标本。术后予以常规支持治疗,3 d后进食流质,5 d后半流饮食,1周后出院。术后常规石蜡病理报告:胃窦部胃肠道间质瘤,高度风险。经多学科协作(MDT)讨论,术后予以辅助治疗方案：伊马替尼 400 mg 口服,qd;服用 3 年。患者于胃肿瘤专病门诊接受规律术后随访。

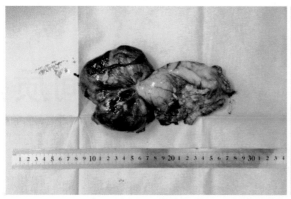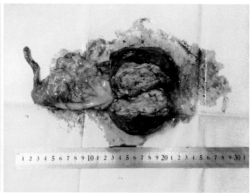

图 49-1 患者切除的肿瘤标本

三、病例分析

1. 病史特点

(1) 女性,41 岁,因"中上腹痛 9 d"来院就诊。

(2) 病史中无消化道溃疡病史及其相关临床表现。

(3) 体检阳性发现：右上腹稍膨隆,可及一直径约 5 cm 的肿块,质软,稍可移动,边界不清。

(4) 辅助检查：①胃镜检查提示：胃窦部幽门区见一巨大黏膜隆起,表面光滑,色泽未见异常,考虑间质瘤可能;子宫肌瘤。②内镜超声检查提示：肿块巨大,侵犯胃壁全层,内部质地不均。

(5) 胃镜病理检查提示：胃肠道间质瘤,大量梭形细胞呈束状排列,CD117(＋),Dog-1(＋)。

2. 诊断及诊断依据

(1) 初步诊断：胃间质瘤(胃窦)。

(2) 诊断依据：①腹痛病史;②术前体格检查提示中上腹可疑肿块;③术前辅助检查胃镜、内镜超声、增强 CT 均提示胃间质瘤可能;④其余术前检查未提示远处转移征象;⑤胃镜病理提示胃间质瘤,大量细胞呈梭形,免疫组织化学 CD117(＋),Dog-1(＋)。

3. 鉴别诊断

(1) 胃癌。

(2) 胃淋巴瘤。

四、处理方案及基本原则

1. 治疗方案

经 MDT 讨论,该患者诊断为胃间质瘤可能,CT 提示肿块直径约 8 cm,超声内镜提示肿块侵犯胃壁全层。术前 CT 读片及内镜超声检查均提示,肿块周围结构模糊,内部结构不均,伴有坏死。尽管胃镜及病理检查均提示胃间质瘤,但考虑术前经皮或经腔内粗针穿刺诊断易造成肿块播散或出血可能性较大,故胃间质瘤再次组织病理分期和分子病理学分型检查无法进行。在此情况下,亦无法行术前伊马替尼新辅助治疗,最终决定直接行手术治疗。

2. 手术步骤

探查患者胃窦部可见一巨大外生性肿块,直径约 10 cm,与胃窦部浆膜层相连。胃内可探及一内生性肿块,直径约 5 cm,边界清楚,考虑为胃间质瘤可能,决定行远端胃大部切除术。根部结扎切断胃网膜右血管。解剖胃右血管,予以根部结扎,充分游离十二指肠第一段。幽门远端 1.5 cm 荷包缝合后切断十二指肠,置入 25♯圆形吻合器钉座。沿胃小弯侧逐个结扎胃左血管下行各分支血管,离断胃网膜左血管。距肿块上缘约 2 cm 以直线切割吻合器关闭并切断胃体,切除远端胃约 30%,移去标本。残胃与十二指肠残端以 25 mm 圆形吻合器行端侧毕 I 式吻合,检查吻合口通畅,腔内无出血,以直线切割吻合器关闭胃残端,冲洗,查无出血,逐层缝合关腹。标本送石蜡病理检查。

3. 术后病理检查

石蜡病理检查结果显示:胃间质瘤大小约 10 cm×10 cm×8 cm(见图 49－1),细胞呈梭形,核分裂象>10/50 HPF;免疫组织化学检测显示 CD117(＋),Dog－1(＋),CD34(＋)。

4. 靶向治疗

根据患者病理结果提示高度风险胃间质瘤,建议术后行辅助治疗,即伊马替尼 400 mg 口服,qd;服用 3 年,并定期随访。

五、要点与讨论

1. 诊断要点

胃肠道间质瘤(GIST)是一种消化道最常见的独立存在的间叶组织源性实体肿瘤,由 Mazur 和 Clark 于 1983 年最早提出。长期以来,胃肠道梭形细胞肿瘤在临床或病理上大多诊断为胃肠道平滑肌肿瘤或神经源性肿瘤。近年来,随着临床病理、免疫组织化学及分子遗传学的发展,发现 GIST 与胃肠道肌间神经丛周围的 Cajal 细胞相似,均有独特的 c-kit 基因,表达 CD117、CD34 和 Dog－1。目前也认为 GIST 起源于间叶干细胞,具有多向分化特征,可向平滑肌、神经分化或不定向分化,是一种具有恶性潜能的胃肠道肿瘤。

GIST 可发生于全消化道,最常见发生于胃(60%)和小肠(25%),其次是结直肠约占 10%,食管占 5%,还可发生于胃肠道邻近组织,例如肠系膜、腹膜后、网膜等。大部分为单发,可缓慢生长至体积巨大而无明显症状,50%GIST 在诊断时已发生转移。转移的部位常发生于肝脏和腹膜,区域淋巴结转移罕见。临床表现与肿瘤大小、发生部位、与肠壁的关系及良恶性有关,往往缺乏特异性的症状,肿瘤小者(直径<2 cm)一般无症状,大多在肿瘤普查、体检或其他手术时无意中发现。消化道出血导致的贫血或黑便是较多 GIST 的临床表现,但绝大多数 GIST 可无明显且典型的症状或体征。

与诊断相关的辅助检查方面,内镜检查是最常规的检查方法,其联合超声内镜(EUS)可发现胃肠壁内型、腔外型的 GIST。EUS 已成为诊断 GIST 的重要检查手段。增强 CT 也是重要的检查方法。磁共振成像(MRI)也可应用,其对组织成分的鉴别能力优于 CT,对肿瘤内部坏死囊变、黏液变区与实性部分嵌插分布、边界清晰的特征反映较 CT 更为敏感。

2. 解剖手术要点

局限性可切除 GIST 的治疗主要采取肿瘤组织和周围少部分正常组织在内的整块手术切除(En-bloc),无须行周围淋巴结清扫,扩大切除并未能使患者获益。但术中尽量防止肿瘤破裂,避免发生可能的医源性种植转移。GIST 术后复发转移率高,如果出现转移可再次单纯手术切除或姑息性切除,但无法提高生存率,亦不能控制病情发展。

3. 治疗要点

石蜡病理镜检、免疫组织化学检查及分子病理学检查是确定术后辅助治疗方案的关键。GIST 主要分三型,梭形细胞为主型(50%～70%)、上皮样细胞为主型(20%～40%)和混合型(10%)。肿瘤部位、大小及细胞核分裂相与肿瘤的危险性相关,将 GIST 分为高、中、低度三类风险度分级(见表 49 - 1)。免疫组织化学检查绝大多数表达 CD117、CD34 和 Dog - 1。

表 49 - 1　原发 GIST 切除术后危险度分级

危险度分级	肿瘤直径(cm)	核分裂象数(/50 HPF)	肿瘤原发部位
极低	<2	≤5	任何部位
低	2~5	≤5	任何部位
中等	≤2	>5	非胃原发
	2~5	>5	胃
	5~10	≤5	胃
高	任何	任何	肿瘤破裂
	>10	任何	任何部位
	任何	>10	任何部位
	>5	>5	任何部位
	2~5	>5	非胃原发
	5~10	≤5	非胃原发

在 GIST 术后辅助治疗方面,由于其对化疗、放疗敏感度均不高,无须采用放化疗。在分子靶向药物伊马替尼治疗时代到来之前,超过 40% 的原发 GIST 完整切除后可能发生转移或复发。其中只有小部分复发或转移病例可以得到根治性切除,这类患者的中位生存期在甲磺酸伊马替尼问世之前仅为 12 个月,5 年生存率 25%。随着研究的不断深入,发现 GIST 存在原癌基因 c-kit 突变,导致 kit 受体酪氨酸激酶持续激活。酪氨酸激酶受体抑制剂甲磺酸伊马替尼是全球第一个获得批准的肿瘤发生相关信号转导的抑制剂。目前推荐中高风险度患者作为伊马替尼辅助治疗的适应人群。由于不同基因突变类型患者辅助治疗的获益存在差异,故推荐患者行分子病理学基因检测。其中 c-kit 外显子 11 突变与 PDGFRA 非 D842V 患者辅助治疗可以获益;同时,c-kit 外显子 9 突变、与野生型 GIST 能否从辅助治疗中获益有待进一步研究。而 PDGFRA D842V 突变的 GIST 患者未能从辅助治疗中获益。伊马替尼辅助治疗的推荐剂量为 400 mg/d;对于中危患者,推荐至少给予伊马替尼辅助治疗 1 年;高危患者,辅助治疗时间至少 3 年;肿瘤破裂患者,可考虑延长辅助治疗时间。

六、思考题

1. 简述胃肠间质瘤的术前诊断方法及确诊方法。
2. 巨大的高危胃肠间质瘤的治疗原则及治疗方案是什么?
3. 简述目前消化系统恶性肿瘤临床常用的靶向治疗药物及靶点。

七、推荐阅读文献

CSCO 胃肠间质瘤专家委员会. 中国胃肠间质瘤诊断治疗共识(2013 年版)[J]. 临床肿瘤学杂志, 2003,18(11): 1030 - 1037.

(刘文韬)

一、病历资料

1. 现病史

患者,男性,63 岁,因"反复中上腹腹痛、腹胀,伴恶心呕吐 1 年余"来院就诊。患者 1 年前进食红柿子后自觉腹胀腹痛,以中上腹为主,伴肛门排气排便停止,感恶心呕吐,呕吐物为当天胃内容物。拟诊肠梗阻予胃肠减压、抗炎解痉、纠正水电解质平衡、奥曲肽 0.1 mg q8h 皮下注射等对症处理后缓解。4 d 前患者餐后又感中上腹腹痛腹胀,伴恶心呕吐,呕吐物仍为当天胃内容物,带少量鲜血。拟诊"肠梗阻"收住入院。患者发病以来,神清、精神萎,睡眠可,胃纳差,小便无殊,肛门停止排便,近 1 年体重减轻约 10 kg。

2. 既往史

患者有高血压病史 5 年,血压最高达 150 mmHg/100 mmHg,口服苯磺酸氨氯地平片(商品名:络活喜)5 mg,qd,控制良好。否认糖尿病、结核病史,否认接触疫区疫水,否认手术外伤史,否认药物、食物过敏史。患者吸烟 15 年余,每天 20～40 支,否认嗜酒。已婚已育,否认家族性遗传病和肿瘤病史。

3. 体格检查

患者 T 37.0℃, HR 84 次/min, R 20 次/min, BP 120 mmHg/80 mmHg。神清气平,自主体位,对答切题,体检合作。皮肤黏膜未见黄染和出血点,全身浅表淋巴结无肿大。无巩膜黄染,无结膜苍白。颈软气管居中,无颈静脉充盈,颈动脉搏动正常,双侧甲状腺无肿大,未触及明显结节。两肺呼吸音清,未闻及干湿啰音。神经生理反射存在,病理征未引出。腹部饱满,未见腹壁静脉曲张,未见异常隆起或凹陷,未见肠形及蠕动波。中上腹和麦氏点轻度压痛,未及反跳痛,未扪及包块。肝脾肋下未及,无触痛。Murphy's 征(一)。移动性浊音(一),肝、肾区无叩痛。肠鸣音活跃,无金属音,有低调气过水声。直肠指检未扪及肿块,指套无染血。

4. 实验室和影像学检查

外院腹部立位片示:中上腹部可见多个气液平面,并可见拱形肠管充气扩张;外院腹部超声示:肝内脂肪堆积,胰腺尾部显示不清,腹腔肠管局部增宽。

外院 CT 检查示:阑尾根部增粗,中远段显示不清,周围回肠和回肠、回肠和腹壁间多发粘连,乙状结肠外壁和系膜炎性增厚,大网膜炎症。

二、诊治经过

（1）初步诊断：小肠梗阻。

（2）入院后进一步检查，血常规、肝肾功能均正常，肿瘤指标 CA125 为 38.10 IU/ml，略升高，其余消化道肿瘤标志物甲胎蛋白(AFP)、CA199、CA724、癌胚抗原(CEA)等水平均正常。腹部 CT 增强扫描提示：上腹部局部腹膜增厚，末端回肠壁增厚，周围脂肪间隙密度增高伴条索状密度增高，盆腔局部肠管结构不清、粘连可能，前列腺点样钙化。胃镜见慢性浅表萎缩性胃炎和十二指肠球炎，肠镜见回盲部多发小憩室。腹部磁共振成像(MRI)提示：腹膜增厚，请临床除外阑尾或盲肠病变；盆腔内小肠与腹膜及乙状结肠粘连改变，双肾多发囊肿。PET－CT 检查未提示肿块存在。腹腔网膜穿刺未见癌细胞。

对症处理后患者恢复排气、排便，腹痛和呕吐缓解。但 1 个月后再次发生腹胀、腹痛伴恶心，中上腹绞痛为主，未停止排气、排便，无发热胸闷、尿频尿急等其他不适。再行肠镜检查，见阑尾开口处溃疡，横结肠多发憩室，末端回肠未见异常。与家属谈话后行腹腔镜探查术，探查见腹膜、大网膜及肠系膜广泛性粟粒样转移结节，腹腔内少量腹水，色淡黄。肿块位于距回盲部约 15 cm 处末端回肠，直径 1.5 cm，累及浆膜层，侵犯肠壁一周。取少量网膜结节送冰冻病理检查，显示为脂肪坏死伴纤维增生，见散在腺样结构，倾向癌。无法行根治性手术，遂行距肿瘤近端 20 cm 处末端回肠造口术。术后石蜡病理结果示：大网膜结节印戒细胞癌转移或浸润，网膜组织少量脂肪组织。目前给予患者静脉＋口服化疗。

三、病例分析

1. 病史特点

患者为中老年男性，无腹部手术史，以反复中上腹腹痛、腹胀、恶心呕吐、停止肛门排气排便为主要症状，体格检查未能发现腹部肿块和固定压痛，辅助检查提示存在低位小肠不完全性梗阻，拟"肠梗阻"入院。

2. 诊断与诊断依据

（1）入院诊断：肠梗阻（不完全性低位小肠梗阻）。

（2）诊断依据：主要依赖症状、体征及辅助检查。

典型的"痛、吐、胀、闭"症状本例患者均有表现；腹胀、腹痛的位置以中上腹为主；呕吐物为胃内容物，不含宿食；有停止排气排便现象。经胃肠减压、抗炎解痉、纠正水电解质平衡、药物抑制消化液分泌等对症治疗后症状可以缓解，符合不完全性肠梗阻表现。

来院就诊时梗阻已缓解，所以未能检查到肠形和蠕动波，腹部均匀饱满，未见局部隆起或凹陷，可排除肠扭转导致的梗阻。存在肠鸣音，排除了血栓形成、血运障碍导致的麻痹性肠梗阻。肠鸣音无金属音，仅有低调气过水声，提示梗阻程度并不完全。

外院提供的腹部平片只有立位，仅可看见中上腹部多个气液平面和肠管充气扩张。出现气液平面提示肠道活动亢进，肠管扩张提示远端存在梗阻。但缺陷是未提供卧位平片，在肠梗阻的定位诊断中不能忽视卧位平片的作用。只有在卧位状态下肠管的分布才处于生理状态，从而根据扩张肠段的位置、形态来判断究竟是低位梗阻还是高位梗阻。腹部超声对于肠梗阻的诊断价值不高。小肠 CT 提示多发粘连，可能是发生不完全性肠梗阻的病因，回肠部位粘连严重，可能是梗阻部位。

根据这些临床证据，基本可以诊断本例患者为"不完全性低位小肠梗阻"，病因可能为腹腔粘连所致，同时也不能排除小肠恶性肿瘤导致管腔狭窄可能。

3. 鉴别诊断

（1）小肠克罗恩病。

（2）小肠淋巴瘤。

（3）肠结核。

四、处理方案及基本原则

该患者首次入院,因肠梗阻基本缓解,无明显急诊手术指征,所以对症处理,并行腹部增强 CT 扫描、MRI 及胃肠镜进行病因诊断。

出院后 1 个月内患者再次发生肠梗阻,提示非手术治疗效果不佳,故在家属同意后行腹腔镜剖腹探查,术中发现末端回肠肿瘤腹腔内广泛转移,多发结节分布于小肠和肠系膜,并于小肠多处形成缩窄,肠管直接多处粘连,无法根治,故仅行姑息性肿瘤远端回肠造口术解除梗阻。

五、要点与讨论

1. 诊断要点

本病例不完全性肠梗阻存在各种原因,较多的是肿瘤、腹腔内粘连、内疝、扭转、套叠等。腹部 CT 似乎提示粘连的可能性,但患者为男性,既往无手术和结核病史,末端回肠出现多发粘连恐怕要考虑炎症性肠病、盲肠炎、Mechel 憩室炎可能。胃肠镜检查未能发现明确的肿块,多发憩室和阑尾开口处溃疡也不足以诊断克罗恩病和憩室炎。

肿瘤标志物 CA125 与消化道恶性肿瘤的腹膜播散存在较密切的联系,因此对这样的病例也应当考虑消化道肿瘤腹膜转移的可能性。小肠肿瘤的诊断非常困难,主要原因是胃镜只能发现食管、胃、十二指肠第 1、2 段的病灶,而肠镜只能发现结肠、回盲部的病灶,长达 5～6 m 的小肠处于检查的盲区。小肠镜检查需要在充分肠道准备的情况下进行,但在已有梗阻的病例无法考虑。因此,本病例在梗阻反复发作,CT、MRI 及胃肠镜都无法找到明确肿瘤的情况下,为解除梗阻和查找病因采取了微创腹腔镜探查,发现了梗阻的真正原因。

小肠肿瘤病理类型以腺癌、恶性淋巴瘤、类癌、小肠间质瘤、平滑肌肉瘤等为主。症状不典型,以贫血、消化道出血、不规则腹痛、肠梗阻等为主,很难与消化性溃疡、炎症性肠病,甚至妇科疾病等鉴别。由于诊断手段缺乏,术前诊断率低于 30%,90% 的病例手术时属于晚期。CT、MRI 仅能发现肠壁增厚征象。全消化道钡餐造影、胶囊内镜及双气囊小肠镜虽然可能发现位于小肠黏膜面的肿块,但很难获得病理证据。因此,对于原因不明的肠梗阻或消化道出血,应该考虑小肠肿瘤的可能性。腹腔镜探查可能是较直观的诊断方式,但其为创伤性检查,且存在探查阴性的风险,应严格把握指征,并征得患者和家属的充分知情同意。PET－CT 在诊断小肠肿瘤中几乎无效,低分化腺癌和类癌很少在 PET－CT 中显像。

2. 解剖手术要点

手术治疗为目前治疗小肠肿瘤的主要方法,也是唯一可能治愈良性小肠肿瘤的手段。因此,对小肠肿瘤的手术治疗应采取积极态度,只要患者全身情况许可,无明确的远处转移时应施行剖腹或腹腔镜根治性手术。对姑息性切除也存着在不同意见。有一种意见认为姑息性切除只能解除梗阻、出血、疼痛以缓解症状,而不能延长生命。因此,剖腹发现癌肿不能根治时,如无上述并发症者即放弃切除手术。多数人认为,有不少手术时认为是姑息切除的小肠肿瘤患者术后存活期 5 年以上,甚至 5 年生存率可达11% 左右。因此,对癌肿切除应采取积极态度,更不要轻易地将某些可根治病例只作简单的姑息切除,使某些患者失去治愈的机会。所以,即使已有超出根治切除范围的转移,只要患者全身情况许可,癌肿局部可能切除时,仍应积极争取姑息性切除术。此外,如癌肿不能切除而有梗阻可作吻合术,解除梗阻,使患者能够进食以改善全身营养状况及创造条件获得肿瘤病理资料,接受其他药物治疗。

3. 治疗要点

肠梗阻属于临床急诊,临床上首先考虑的是解除症状,然后才是查找病因。肠梗阻的病理生理变化主要包括肠膨胀和肠坏死、体液丧失和电解质紊乱、感染和毒素吸收三个方面。解除症状的临床治疗目标就是要阻断这三个过程。

解除症状的治疗策略包括非手术治疗和手术治疗,如何选择由肠梗阻的完全程度决定。禁食禁水、胃肠减压、抑制消化液和消化酶分泌是降低消化道压力、减轻肠膨胀和肠坏死的主要措施。根据临床症状、电解质监测及血气分析结果,适当补液、调节体液丧失和电解质紊乱。肠道菌群大部分为厌氧菌和革兰阴性杆菌,应选择合适广谱抗生素进行抗感染治疗。但在梗阻趋向完全的情况下,非手术治疗不足以阻断病理生理过程,就必须采取及时的手术治疗,手术治疗的目的是解除梗阻而非根治疾病。

该患者首次入院时梗阻症状已经不明显,在辅助检查未能发现明确梗阻原因的情况下,选择非手术治疗。而在短期内反复发作肠梗阻,提示非手术治疗无效的情况下,选择做腹腔镜末端回肠造口以解除梗阻。

六、思考题

1. 小肠肿瘤的常见类型有哪些?
2. 不同类型小肠肿瘤的影像学诊断特点有哪些不同?
3. 简述小肠腺癌的临床特征与生物学特性。

七、推荐阅读文献

Cheung DY, Choi MG. Current advance in small bowel tumors [J]. Clin Endosc,2011,44(1):13-21.

（杨秋蒙）

脾肿瘤

一、病历资料

1. 现病史

患者,女性,46 岁,因"体检发现脾肿物 2 月余"就诊。2014 年 9 月,患者常规体检时 B 超发现脾肿物,当时无腹痛、无恶心呕吐、无发热头疼、无消瘦乏力、无腹泻、无便秘、无皮肤巩膜黄染,于外院就诊。外院上腹部磁共振成像(MRI)增强显示:脾脏无明显增大,脾脏弥漫圆形异常信号影,增强后病灶延迟强化,部分低信号影。为求进一步诊疗,我院拟"脾肿物"收治。患者发病以来,神清、精神可,胃纳可,二便可,体重无明显减轻。

2. 既往史

患者否认高血压、糖尿病史等其他慢性疾病史,否认传染病史,否认手术史,否认输血史,否认食物过敏史,有青霉素过敏史,无家族相关性疾病史。

3. 体格检查

患者全身皮肤黏膜无黄染。全身未及明显肿大淋巴结。全腹平软,未见瘢痕,未见色素沉着,无压痛、反跳痛,未及肿块。肠鸣音正常。肝肋下未及,脾肋下未及,无移动性浊音,肝区无叩击痛,肾区无叩击痛。直肠指检未及明显肿块,指套无染血。

4. 实验室及影像学检查

上腹部 MRI 增强显示:脾脏无明显增大,脾脏弥漫圆形异常信号影,增强后病灶延迟强化,部分低信号影。

二、诊治经过

(1) 初步诊断:脾肿物

(2) 入院后予以完善术前常规检查,血常规、肝肾功能、电解质、心电图、心超、肺功能指标均正常。行上腹部 CT 血管造影[CTA,见图 51 - 1(a)、(b)]显示:脾脏多发占位,血液系统病变待排? 脉管源性病变? 胰腺尾部膨大伸入脾门。

(3) 完善术前谈话:告知手术方式行脾切除术,强调术中脾切除可能累及胰尾可能,需行部分胰腺切除,术后可能发生胰漏,脾脏切除后可能发生脾热、感染、脾静脉血栓、出血等并发症。2014 年 12 月 11 日患者于全麻下行脾脏切除术,术中见脾脏表面小结节病灶,游离脾脏周围韧带,充分游离脾脏,解剖脾门,分道结扎脾门血管,离断脾动静脉,充分切除脾脏送病理,严密止血,脾窝置单腔引流管,后逐层

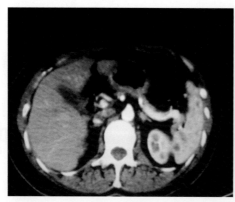 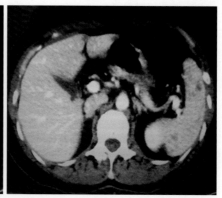

图 51-1(a)　脾血管淋巴管瘤(动脉期)　　图 51-1(b)　脾血管淋巴管瘤(静脉期)

关腹。术后给予常规抗感染、止血、营养补液支持治疗。术后恢复好,术后 7 d 出院。石蜡病理报告示:脾弥漫性血管淋巴管瘤。

三、病例分析

1. 病史特点

(1) 女性,46 岁,因"体检发现脾肿物 2 月余"就诊。

(2) 查体:全身皮肤黏膜无黄染,巩膜无黄染。全身未及明显肿大淋巴结。全腹平软,未见瘢痕,未见色素沉着,全腹部无压痛、反跳痛,未及肿块。肠鸣音正常。肝肋下未及,脾肋下未及,无移动性浊音,肝区无叩击痛,肾区无叩击痛。直肠指检未及明显肿块,指套无染血。

(3) 辅助检查:上腹部 MRI 增强显示脾脏无明显增大,脾脏弥漫圆形异常信号影,增强后病灶延迟强化,部分低信号影。

2. 诊断及诊断依据

(1) 诊断:脾肿物。

(2) 诊断依据:①体检发现脾肿物 2 月余;②上腹部 MRI 增强显示脾脏无明显增大,脾脏弥漫圆形异常信号影,增强后病灶延迟强化,部分低信号影;③CTA:脾脏多发占位,血液系统病变待排? 脉管源性病变? 胰腺尾部膨大深入脾门。

3. 鉴别诊断

(1) 脾脓肿:多来自血行感染,为全身感染疾病的并发症。临床表现为寒战、发热、WBC 增高、左上腹疼痛或左胸疼痛、左上腹触痛、脾区叩痛,B 超、CT 检查可诊断。目前患者无全身感染表现,暂不考虑。

(2) 脾良性肿瘤:良性肿瘤多为血管瘤和内皮瘤。肿瘤小者多无明显症状,肿瘤较大者表现为脾增大及压迫邻近器官等相关症状。应结合患者病情诊断,但无法完全排除。

(3) 脾转移性癌:转移癌为多发,CT 显示转移癌灶边界不清、伴边缘明显强化[见图 51-2(a)、(b)],多能明确有其原发病灶。

(4) 脾囊肿:CT 显示多为单发,边界清楚的低密度病灶,周围不伴有强化表现[见图 51-3(a)、(b)]。

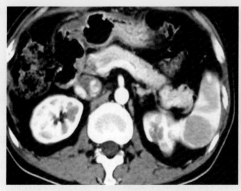
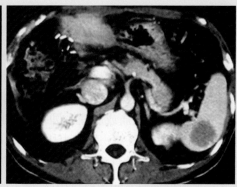

图 51 - 2(a)　脾转移性癌(动脉期)　　　　图 51 - 2(b)　脾转移性癌(静脉期)

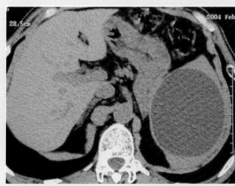
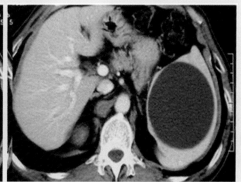

图 51 - 3(a)　脾囊肿(平扫期)　　　　图 51 - 3(b)　脾囊肿(动脉期)

四、处理方案及基本原则

(1) 处理方案：手术行脾切除。

(2) 手术依据：影像学提示脾脏弥漫性占位,具体性质尚未明确。术前临床体检、B超检查均无异常肿大淋巴结,结合患者病史,不考虑转移性肿瘤。患者术前检查无明显手术禁忌证,遂行脾脏切除术,并可明确脾脏肿块的性质。

五、要点与讨论

1. 脾脏的解剖特点

脾脏为一个网状内皮细胞器官,呈紫红色,质地柔软脆弱,呈三角锥体。位于腹腔的左上腹部,在膈肌之下、胃的左后方、左肾的前上方、横结肠之下,被第 9、10、11 肋骨掩盖。成人脾脏长 11~12 cm,宽约 7 cm,厚约 4 cm,重 150~250 mg。整个脾脏除脾门外,几乎都有腹膜掩盖。脾门是在脾脏内侧凹面的中部,为脾动脉、脾静脉及淋巴管出入脾脏之处,披有腹膜的脾动脉、脾静脉即构成为脾蒂,超声显像能清楚显示出脾门和脾门处血管(主要为脾静脉)的声像图。

2. 脾脏肿瘤的分类和临床特点

脾脏肿瘤属于罕见疾病,其发病率很低,我国孙重波等报道 86 160 例肿瘤中脾脏原发肿瘤仅有 18 例,由于发病率极低,常导致临床医师对脾脏肿瘤的认识不足。

脾脏肿瘤的分类尚无统一标准。根据肿瘤的发生部位,可将脾脏肿瘤分为原发性和转移性两大类。

按组织成分来源不同,原发性脾脏肿瘤又分为四种类型:①类肿瘤病变;②血管源性肿瘤;③淋巴肿瘤;④非淋巴肿瘤。常见的原发性脾脏恶性肿瘤包括①血管肉瘤;②原发性淋巴瘤;③其他脾脏原发性恶性肿瘤。良性肿瘤中则以脾血管瘤多见,脾脏淋巴管瘤在脾脏良性肿瘤中的发病率居第二位。

脾脏肿瘤缺乏特异性的临床表现,尤其是早期或较小的良性病变,一般无明显临床症状和阳性体征,仅在查体时意外发现。只有当脾脏肿瘤的体积增大到一定程度,出现压迫周围脏器时,可发生左上腹不适和坠胀感,腹痛多为钝痛或胀痛。肿瘤所致周围脏器压迫症状以消化道症状为主要表现,如腹胀、恶心、呕吐和便秘等。脾脏体积短期内快速增大时因脾包膜被过度牵拉导致局部症状较明显。脾脏恶性肿瘤可伴有不同程度的全身症状,如低热、头晕、乏力、贫血、体重减轻及恶病质等,偶有 WBC 和 PLT 计数减少。脾脏肿瘤合并感染时可出现原因不明的高热,如脾脏肿瘤自发性破裂出血则临床症状明显,突然出现左上腹剧痛、腹腔内大出血并失血性休克。

脾弥漫性血管淋巴管瘤属脾脏良性肿瘤,又称脾海绵状淋巴管瘤或脾囊性淋巴管瘤。是在脾脏局部先天性淋巴管发育异常的基础上合并淋巴管阻塞,使脾被膜下、小梁和小动脉周围的淋巴管不断扩张,形成囊性扩张的淋巴管。也有学者认为与淋巴囊始基未能与静脉系统相连接有关。淋巴管瘤可发生于人体的各个部位,脾淋巴管瘤极为罕见,有时与身体其他部位的淋巴瘤并存。在脾脏内呈结节状或弥漫型,后者可致巨脾症。病理组织学检查脾脏淋巴管瘤由囊性扩张的淋巴管、含铁结节的纤维组织或残存的萎缩脾红髓组织等三者组成,但以扩张的淋巴管为主要成分。与脾血管瘤相比,囊壁特别菲薄。依淋巴管的大小将其分为三型:①毛细血管型:以毛细血管样的薄壁淋巴管为主;②空泡型:以扩张的淋巴管为主,常伴有纤维性外膜;③囊肿型:也可分为结节型和弥漫型。弥漫性囊性海绵状淋巴管瘤可引起巨脾症。个别患者病变呈多中心性病变,可累及肝脏、骨骼或其他脏器。

3. 脾脏肿瘤的诊断方法

原发性脾脏肿瘤早期多无症状或症状轻微,诊断较为困难,其临床表现又无特异性,因而易于延误诊断。随着超声、超声造影、CT、MRI 和脾脏细针穿刺活检(FNA)等影像诊断和技术的发展。尽管影像学检查对脾脏肿瘤的诊断有重要意义,但是它也存在有一定的局限性,最后确诊都依赖于手术探查及病理诊断结果。

4. 脾脏肿瘤的治疗

对较小的脾囊肿瘤可暂不手术治疗,定期随访观察。对于较大的脾脏囊肿,一经诊断,应尽早选择手术治疗,否则有发生囊内感染和破裂的危险。对于脾脏的良性肿瘤,在确保根治的前提下尽量保留部分脾实质以维持脾脏功能。脾脏淋巴管瘤未见有恶变的文献报道,较小病灶者可不予处理,给予定期随诊观察;瘤体较大时手术切除即可获治愈。本病的预后与累及器官的多少和病变范围有关;病变广泛累及多脏器者治疗困难,预后较差。脾脏血管瘤如果病灶较小,诊断明确,并排除恶性病变,可不予处理;如果瘤体巨大,伴有明显的 PLT 计数减少或包膜下血管瘤,为防止自发性破裂应积极手术切除脾脏。如果良恶性肿瘤临床鉴别较为困难,也主张手术治疗。对于确诊的脾脏恶性肿瘤,应行根治性手术切除,即脾脏切除加脾门淋巴结清扫,必要时加行胰尾等联合脏器切除术。手术后根据病理类型辅以辅助治疗。

六、思考题

1. 简述脾切除的主要适应证。
2. 简述脾切除术后常见并发症。
3. 简述脾脏肿瘤的鉴别诊断及研究进展。

七、推荐阅读文献

1. Pearson RK，Longnecker DS，Chari ST，et al. Controversies in clinical pancreatology：autoimmune pancreatitis：Does it exist？［J］Pancreas，2003：27：1－13.

2. Makrin V，Avital S，White I，et al. Laparoscopic splenectomy for solitary splenic tumors［J］. Surg Endosc，2008，22：2009－2012.

3. Marangio A，Prati U，Luinetti O，et al. Radiofrequency ablation of colorectal splenic metastasis［J］. AJR Am J Roentgenol，2002，178（6）：1481－1482.

4. Wood BJ，Bates S. Radiofrequency thermal ablation of a splenic metastasis［J］. J Vasc Interv Radiol，2001，12（2）：261－263.

5. 孙重波，张高嘉，王殿昌. 脾脏肿瘤的诊断与治疗［J］. 中国肿瘤临床，1993，8（6）：600.

6. Vanhoenacker FM，Op de Beeck B，De Schepper AM，et al. Vascular disease of the spleen［J］. Semin Ultrasound CT MR，2007，28（1）：35－51.

7. 晓枫，梁建伟，赵东兵，等. 原发性脾脏肿瘤的临床病理特点及外科治疗［J］. 中华医学杂志，2007，87（24）：1673－1675.

8. Kamaya A，Weinstein S，Desser TS. Multiple lesions of the spleen：differential diagnosis of cystic and solid lesions［J］. Semin Ultrasound CT MR，2006，27（5）：389－403.

9. Compérat E，Bardier-Dupas A，Camparo P，et al. Splenic metastases：clinicopathologic presentation，differential diagnosis，and pathogenesis［J］. Arch Pathol Lab Med，2007，131（6）：965－969.

10. Liang P，Gao Y，Wang Y，et al. US-guided percutaneous needle biopsy of the spleen using 18-Gauge versus 21-Gauge needles［J］. J Clin Ultrasound，2007 35（9）：477－482.

（程东峰）

案例 52

静 脉 炎

一、病历资料

1. 现病史

患者,女性,23 岁,因"右手背红肿 2 d,伴疼痛"就诊。患者 5 d 前因为咳嗽伴发热至当地医院就诊,被诊断为上呼吸道感染,给予抗感染治疗,静脉滴注头孢呋辛、氨溴索等药物。第 3 天补液结束后发现右手背处皮肤发红,轻微触痛,当时没在意。近两日没有静脉滴注药物,右手的红肿区范围有所缩小,但是疼痛略有加重,局部可扪及条索状质硬物。患者近期右上肢无外伤。发病以来,患者食欲、睡眠、大小便均正常,体重无明显变化。

2. 既往史

患者既往体健,无长期服药史,无药物过敏史,无手术外伤史。

3. 体格检查

患者右手背、手腕背侧见一块 1.5 cm×7 cm 的皮肤红肿区,皮肤完好,皮温较周围皮肤略高,可及条索状物,质硬、不活动、有触痛,周围皮肤无水肿,动脉搏动正常。腋窝淋巴结未及肿大,右上肢无活动受限。左上肢未见异常。

4. 辅助检查

血常规:WBC 为 $9.6×10^9/L$,中性粒细胞比例为 78%,淋巴细胞占 22.3%,RBC 计数为 $4.06×10^{12}/L$,Hb 为 115 g/L,PLT 计数为 $7×10^9/L$。

二、诊治经过

(1) 初步诊断:右手药物性静脉炎。

(2) 给予 50% $MgSO_4$ 溶液外敷,Bid,每次 15 min;多磺酸黏多糖(喜疗妥)1 支,Bid 涂擦患处;近期暂停使用静脉注射药物。

三、病例分析

1. 病史特点

(1) 女性,23 岁,因"右手局部红肿疼痛 2 d"来院就诊。

(2) 患者发病前右上肢有静脉滴注药物史,无外伤,无活动受限。

（3）体检阳性发现：右手背、手腕背侧见一块 1.5 cm×7 cm 皮肤红肿区，皮温较周围皮肤略高，可及条索状物，质硬、不活动、有触痛。

2. 诊断及诊断依据

（1）诊断：右上肢药物性静脉炎。

（2）诊断依据：①患处有明确的静脉药物使用史；②手部红肿呈质硬条索状，沿静脉走向；③血常规检查中无明显异常。

3. 鉴别诊断

（1）丹毒。

（2）急性网状淋巴管炎。

（3）网状青斑。

四、处理方案及基本原则

（1）避免静脉再次受到药物刺激。

（2）局部对症治疗为主：缓解疼痛，减轻炎症反应；使用硫酸镁外敷及外用多磺酸黏多糖软膏每日多次涂擦。

五、要点与讨论

1. 静脉炎的分类

静脉炎是一种常见的浅表静脉无菌性炎症，通常发生在四肢。大多由于静脉内输入高浓度、强刺激的药物或者药物使用时间长，导致损伤静脉内皮细胞，引起静脉壁炎症反应，管壁炎变增厚，管腔狭窄，血液瘀滞，形成血栓。可以累及静脉周围组织，并有渗出液，表现为局部肿胀、疼痛，有压痛的索状硬条。按照静脉炎的发生部位一般分为以下三类。

（1）四肢血栓性浅静脉炎：表现为患肢局部红肿、疼痛，可触及痛性索状硬条或串珠样结节。若累及深静脉，出现患肢凹陷性肿胀。按照病因分，一部分患者由于静脉内输注高浓度、强刺激的药物引起；另一部分患者通常在浅静脉曲张的基础上，由于血管迂曲、血流缓慢引起血栓形成，导致静脉炎。

（2）游走性血栓性静脉炎：发生部位不定，具有间歇性、游走性、全身各部位交替出现的特点，可能是动脉硬化性闭塞症的前驱表现，也可能合并女性生殖器官肿瘤或胰腺肿瘤。

（3）胸腹壁血栓性静脉炎：胸壁、乳房、两肋缘及上腹壁静脉血栓形成，并同时有炎性病理改变，称之为 Mondor 病。血栓性静脉炎可以发生于任何年龄，一般根据静脉炎的部位及病史基本可以做出诊断。一般静脉炎以局部症状为主，因此，血象中少有 WBC 增高情况，如果多发浅静脉血栓，在凝血功能指标中 D-dimer 会有轻度增高。在局部硬结无法明确的情况下可以做血管的多普勒超声，探查局部血流信号，表现为管腔内血流信号消失或部分缺失，超声探头挤压管壁，管腔不变形。

2. 诊断要点

（1）病史中局部见条索状红肿区，沿静脉行径发展。

（2）有明确静脉药物使用史或者该部位有静脉曲张史。

3. 解剖要点

浅表静脉全身都有分布，但静脉炎的发生以四肢为主，依据局部红肿的形态沿静脉走行呈线性发展基本可以诊断。

4. 治疗要点

（1）通常血栓性静脉炎有自限性，治疗上首先去除诱因，避免静脉再受刺激。

（2）局部外用消肿、减轻炎症反应的药物对症处理。

（3）若局部血栓性静脉炎面积大，可能导致皮肤营养性改变，出现色素沉着，甚至溃疡，需进行手术切除机化的静脉。

六、思考题

1. 简述血栓性静脉炎的发生机制。
2. 试述游走性血栓性静脉炎与动脉硬化性狭窄的相关性。

七、推荐阅读文献

种振岳，金星. 静脉疾病实用手册[M]. 天津：天津科学技术出版社. 2010.

（匡　洁）

大隐静脉曲张

一、病历资料

1. 现病史

患者,男性,63 岁,教师,因"右下肢静脉迂曲 10 余年,行走后酸胀不适半年"就诊。患者因工作原因长期站立,于十余年开始出现左下肢静脉迂曲,当时无明显不适,未行任何治疗。十余年中静脉迂曲情况越来越明显。近半年来,长时间站立或行走后,出现左下肢酸胀不适、沉重感、皮肤瘙痒,休息后沉重和酸胀感可明显缓解,酸胀情况晨轻夜重。病程中无发热、无肢体发冷、无间歇性跛行。自发病以来,患者食欲、睡眠、大小便均正常,体重无明显变化。

2. 既往史

患者高血压病史 3 年,血压最高 165 mmHg/95 mmHg,服用药物氨氯地平,血压控制良好;无手术外伤史。

3. 体格检查

患者双下肢对称,右下肢小腿内侧及膝关节内侧见迂曲的静脉,高于皮肤,皮肤干燥,有少许脱屑,局部散在色素沉着(见图 53-1)。双下肢皮温正常,右下肢胫前轻度压凹性水肿,无明显触痛,Homans 征阴性,Trendelenburg 试验阴性,Perthes 试验阴性。左下肢无明显异常。双下肢足背动脉搏动良好。

4. 实验室和影像学检查

下肢静脉多普勒超声提示:双侧下肢深静脉血管外形直,管腔内径正常,血流方向正常,管腔挤压闭合良好,其内未见异常回声,valsava 动作后均未引出反流束;彩色多普勒显示,管腔内血流连续完整,边缘规则,未见异常血流信号。附见:右侧小腿处浅静脉局部扩张,内径约 6.5 mm,挤压后闭合良好。

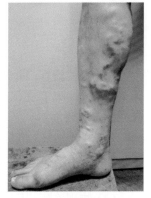

图 53-1 大隐静脉曲张

二、诊治经过

(1) 初步诊断:①右下肢大隐静脉曲张伴色素沉着;②高血压病(Ⅰ级)。

(2) 治疗过程:入院后予以完善术前常规检查,血常规、肝肾功能电解质、凝血功能全套、心电图、胸部 X 线片,结果均正常。患者于腰麻下行右下肢大隐静脉高位结扎＋抽剥术。术后使用弹力绷带加压包扎,术后 24 h 内给予头低脚高位,再 24 h 后嘱患者下地行走,翌日出院。嘱患者术后行走时穿着弹力袜或者使用弹力绷带,建议使用 1 个月;口服威利坦(马栗种子提取物)2 片 Bid 或者地奥司明片(黄酮类)2 片 Bid,持续 1 个月。

（3）术前谈话要点：①术后可能出现深静脉血栓形成，需使用抗凝溶栓治疗。若出现血栓脱落，导致肺动脉栓塞，病情严重者可能危及生命。②抽剥术后长时间站立或行走后可能出现下肢轻度水肿，需服用药物及穿着弹力袜。③术后切口周围皮肤可能出现感觉麻木或感觉减退，该情况可能持续存在。④曲张程度严重者，术后下肢其他部位可能再次出现曲张静脉。

三、病例分析

1. 病史特点

（1）男性，63岁，教师职业，因"右下肢静脉迂曲10余年，下肢酸胀半年伴色素沉着"来院就诊。

（2）症状为长时间站立或行走后出现酸胀感，休息后可缓解，晨轻夜重。

（3）体检阳性发现：右下肢小腿内侧见迂曲的静脉，高于皮肤，皮肤干燥，有脱屑，局部散在色素沉着，右下肢胫前轻度压凹性水肿。

（4）辅助检查：下肢静脉多普勒超声提示双侧下肢深静脉血管外形直，管腔内径正常，血流方向正常，管腔挤压闭合良好，其内未见异常回声，valsava动作后均未引出反流束；彩色多普勒显示管腔内血流连续完整，边缘规则，未见异常血流信号。附见：右侧小腿处浅静脉局部扩张，内径约6.5 mm，挤压后闭合良好。提示深静脉瓣膜功能良好，无深静脉血栓，浅静脉曲张。

2. 诊断及诊断依据

（1）诊断：右下肢大隐静脉曲张伴色素沉着；高血压病（Ⅰ级）。

（2）诊断依据：①右下肢静脉迂曲高于皮肤10余年，下肢酸胀半年，休息后酸胀感可以缓解，酸胀情况有晨轻夜重的规律；②体检发现右下肢内侧静脉迂曲，散在色素沉着，胫前轻度压凹性水肿；③静脉多普勒超声提示深静脉通畅，无反流，浅静脉扩张。

3. 鉴别诊断

（1）深静脉血栓形成。

（2）下肢静脉瓣膜功能不全。

（3）小隐静脉曲张。

四、处理方案及基本原则

（1）术前检查：除常规检查外，需要进行下肢多普勒超声检查，排除深静脉有无血栓，深静脉瓣膜有无关闭不全。若存在深静脉血栓，则为手术绝对禁忌证，若存在深静脉瓣膜关闭不全，严重者需同时行深静脉瓣膜环缩术。

（2）手术治疗：进行左下肢大隐静脉高位结扎加抽剥术，剥除曲张静脉的主干及分支达到根治目的。

（3）术后注意事项：需观察足部皮温、足部有无肿胀、足背动脉搏动情况，避免弹力绷带缠绕过紧引起回流障碍；建议采用足高头低位，促进静脉回流，预防深静脉血栓形成。

（4）物理治疗：术后行走后若出现下肢轻度肿胀，穿着弹力袜或者使用弹力绷带减轻手术创伤导致的水肿，降低浅静脉压力，促进静脉血液回流。

（5）药物治疗：口服马栗种子提取物或者黄酮类药物，增加静脉壁弹性纤维网的张力，减少渗出，减轻术后水肿。

五、要点与讨论

1. 诊断要点

（1）静脉曲张的诊断主要依据体检，下肢内侧（大隐静脉）或外侧（小隐静脉）见迂曲扩张的血管，高于皮肤即可诊断为静脉曲张。

（2）由于大隐静脉行径长，血管承受压力大，故曲张发生率较小隐静脉高。发生静脉曲张的原因来自两方面。首先是静脉壁中弹力纤维网薄弱，导致静脉扩张后回缩不足；静脉瓣膜由于各种原因导致的关闭不全，引起血液逆流增加下肢静脉压。其次是后天诱发因素，导致静脉压增高的因素，如长期站立、行走、肥胖、腹腔肿瘤、怀孕等。

（3）由于静脉血液回流缓慢，导致下肢静脉压力增加，微血管扩张，引起皮下水肿、脂质硬化、色素沉着，甚至溃疡。

（4）多普勒超声主要检测深静脉是否通畅，明确有无手术反指征；另外，可以检查深静脉瓣膜功能情况，是否存在深静脉瓣膜关闭不全导致血液逆流，判定浅表静脉曲张是否同时存在深静脉瓣膜关闭不全。

（5）静脉造影是诊断下肢静脉疾病的金标准，但通常用于一般无创检查不能提供充分诊断依据的情况下进行。

2. 解剖要点

（1）大隐静脉起自足背静脉网内侧，在内踝前方，沿小腿内侧、大腿内侧上行至腹股沟区进入股静脉，进入之前有 5 根属支汇入，手术中为避免大隐静脉根部残留过长导致局部静脉扩张，需结扎其属支，并在大隐静脉汇入股静脉处进行高位结扎，因此，切口选择应在腹股沟下方 1 cm 较为合适。远端切口选择内踝前上方。

（2）小隐静脉起自足背静脉网外侧，在外踝后方，沿小腿后方上行至腘窝处汇入腘静脉。手术中患者需俯卧位，切口选择在腘窝横纹下 1 cm 及外踝后方。

（3）依据静脉曲张的部位，结合静脉的解剖位置，综合判断曲张静脉的来源。

3. 治疗要点

（1）对症治疗：抬高患肢，帮助血液回流；穿着弹力袜压迫浅表静脉，避免血液瘀滞于浅表静脉，加速深静脉血液回流；口服药物可以增加静脉壁弹力纤维网的张力，促进扩张的静脉回缩，有助于静脉血液回流，改善下肢酸胀不适的症状，延缓病情进展；硬化剂治疗一般针对曲张程度轻或者曲张静脉术后局部残留的患者。

（2）对因治疗：手术治疗。①传统手术：高位结扎静脉加曲张静脉抽剥术；②腔内激光治疗，手术适应证与传统曲张静脉抽剥术相同，但在急性发作的血栓性静脉炎，局部扩张静脉达 2 cm 以上被视为禁忌证；③如果曲张静脉伴有溃疡，在溃疡感染控制的基础上，无论采用何种手术方式，均需将溃疡深部的交通支进行结扎或去除。

六、思考题

1. 静脉曲张产生临床症状的病理生理是什么？
2. 静脉曲张手术后如何避免深静脉血栓形成？
3. 静脉曲张各种治疗的目的是什么？

七、推荐阅读文献

Thomas Noppeney，Helmut Nullen，主编. 曲乐丰，钱振宇，主译. 静脉曲张的临床诊治［M］. 上海：第二军医大学出版社，2011.

（匡　洁）

案例 54

肾 结 核

一、病历资料

1. 现病史

患者,女性,62岁,因"反复尿频尿急尿痛 20 余年,加重伴肉眼血尿半年"就诊。20 余年前,患者出现反复尿频、尿急、尿痛伴左侧腰部疼痛,尿液色白浓稠,偶有血尿,无排尿困难,有低热、盗汗等症状。外院就诊,当时予以抗感染治疗,症状缓解,未予重视。近 20 年来反复出现尿频、尿急、尿痛等感染症状,无肉眼血尿,经抗感染治疗后症状缓解。患者于 2 年前再次出现左腰部疼痛,伴排尿不尽感,下腹坠胀感,半年前出现全程肉眼血尿,遂至我院就诊,尿沉渣涂片找抗酸杆菌(一),彩色多普勒超声提示:左肾显示不清,左肾区域多发性不规则钙化灶。肾-输尿管-膀胱摄影(KUB)＋静脉肾盂造影(IVP)示:左肾不规则钙化,无功能。结合胸部 X 线片考虑左肾结核。3 个月前开始口服异烟肼(300 mg qd)、利福平(450 mg qd)至今。患者现为求进一步诊治,门诊拟"左肾结核"收治入院。患者自患病来,神清、精神可,胃纳佳,小便如上述,大便可,体重无明显减轻。

2. 既往史

患者无手术外伤史,30 余年前患有肺结核,后服用异烟肼、利福平、链霉素正规抗结核治疗 2 年。

3. 体格检查

患者神清、精神可,腹软,双肾区无叩痛,双侧输尿管行径无压痛,膀胱区无膨隆压痛,双下肢无水肿。

4. 实验室和影像学检查

(1) 尿常规:WBC 为 25～30/HP,RBC 满视野,蛋白质(＋＋)。

(2) B 超显示:左肾显示不清,左肾区域多发性不规则钙化灶。

(3) KUB＋IVP 显示:左肾显影不佳,左肾不规则钙化,无功能(见图 54－1)。

(4) CT(平扫＋增强)显示:左肾自截(左肾形态缩小,内现多发不规则钙化灶),右肾多发微小囊肿(见图 54－2)。

二、诊治经过

(1) 初步诊断:左肾结核。

(2) 入院后完善检查,血常规、肝肾功能电解质、心电图、心超、肺功能均正常;胸部 X 线片提示左肺可见陈旧性钙化灶,考虑陈旧性肺结核(见图 54－3)。肾小球滤过率(GFR):左侧为 5.18 ml/min;右侧 65.32 ml/min。

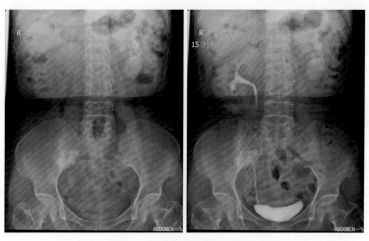

图 54-1 肾结核患者 KUB＋IVP 图像

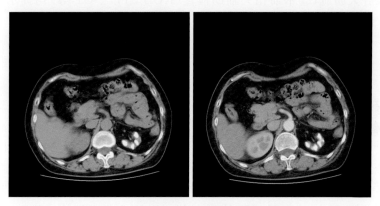

图 54-2 肾结核的 CT 图像(平扫＋增强)

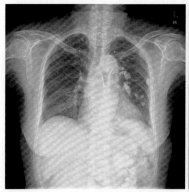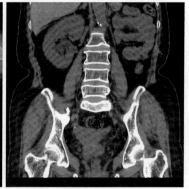

图 54-3 肾结核患者的胸部 X   图 54-4 肾结核患者术后 1
线片图像   年的 CT 图像

　　(3) 术前谈话：告知患者及家属目前诊断为左肾结核、左肾市区功能，需要行左肾左输尿管切除术，由于结核病变通常与周围组织粘连严重，术中损伤腹膜、肠管、脾脏可能高于一般人群，术后可能发生结核病变播散或难治性瘘，术后需定期随访对侧肾功能。

　　(4) 入院第 3 天后在全麻下行"左肾左输尿管切除术"，术顺，术后 1 周出院。患者于泌尿外科门诊继续抗结核药物治疗，定期随访。1 年后复查，全身情况稳定，腹部 CT 提示未见肾周结核残留病灶(见图 54-4)。

三、病例分析

1. 病史特点

（1）女性，62 岁，因"反复尿频、尿急、尿痛，伴左侧腰部疼痛 20 余年"就诊。

（2）患者 30 余年前曾患肺结核，抗结核治疗。

（3）胸部 X 线片提示：左肺可见陈旧性钙化灶，考虑陈旧性肺结核。

（4）KUB＋IVP：左肾显影不佳，左肾不规则钙化，无功能。

（5）CT（平扫＋增强）显示：左肾自截，左肾形态缩小，内现多发不规则钙化灶。

2. 诊断及诊断依据

（1）诊断：左肾结核，左肾市区功能。

（2）诊断依据：①反复尿频尿急尿痛伴左侧腰部疼痛 20 余年；②体格检查无明显阳性体征，双肾区无叩痛，耻骨上未及肿大膀胱；③术前相关辅助检查（KUB＋IVP、CT 等）均提示左肾结核、无功能；④既往史：患者 30 余年前曾患肺结核。

3. 鉴别诊断

（1）肾结石。

（2）肾萎缩。

（3）输尿管结石。

（4）输尿管肿瘤。

四、处理方案及基本原则

（1）术前抗结核：术前使用了 3 个月的抗结核药物治疗，药物选用异烟肼、利福平二联用药。

（2）手术治疗：经腰背部腹膜后的左肾左输尿管切除术，第 11 肋间腰背部切口如图 54－5，手术标本如图 54－6。

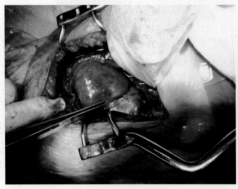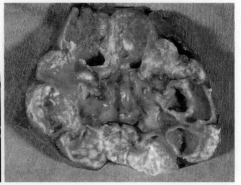

图 54－5　肾结核手术图像（第 11 肋间切口）　　　图 54－6　肾结核手术标本

（3）术后抗结核：术后再使用 3～6 个月的抗结核治疗，定期复查肝肾功能。

（4）其他治疗：肾结核作为全身结核的一部分，治疗时应注意营养、休息，避免劳累。

五、要点与讨论

肾结核属于常见的肺外结核,近年发病率上升。起病大多隐匿,早期症状不明显,后症状逐渐进行性加重。临床肾结核常见症状包括尿频、尿急、尿痛、尿液浑浊、伴或不伴血尿、腰痛等,如并发活动性结核或其他器官结核时则可能出现全身中毒症状(包括发热、盗汗、体重下降、乏力等)。若患者出现慢性膀胱炎反复发作,同时对各类抗生素治疗效果不理想,临床医生应考虑泌尿系统结核的可能性。

1. 诊断要点

主要依靠患者的症状或体征,以及尿常规、尿沉渣涂片找抗酸杆菌、结核杆菌培养、彩色多普勒超声、尿路静脉肾盂造影(KUB+IVP)、CT 等;既往是否有肺、胸膜结核等病史及并发其他部位结核情况。

(1)尿常规:一般呈酸性尿,尿内有蛋白、白细胞或红细胞。

(2)尿沉渣涂片找抗酸杆菌:鉴于包皮垢杆菌的干扰,以及结核菌随尿间断排除的特性,尿沉渣涂片找抗酸杆菌的阳性率并不高,不能作为泌尿系结核的诊断依据,但由于该诊断方法简单、快捷、廉价,可为临床诊断提供线索,仍广泛应用于泌尿生殖系结核的诊断。

(3)结核菌培养:是诊断结核的重要方法,通过细菌培养并可进行细菌耐药性检测。但培养时间需要 2~3 个月。

(4)彩色多普勒超声:可从多切面、多角度观察肾结核病灶,且根据肾结核病理阶段的不同,超声声像图具有不同的典型表现。可分为以下 5 个类型:肾积水型、肾钙化型、肾囊肿型、肾结节型和混合型。

(5)KUB+IVP 及 CT 图像表现:患侧肾脏延迟显影、肾盂肾盏积水、输尿管扩张征象,若肾盏破坏,则杯口呈虫蚀样缺损或溃疡型空洞形成等改变。

2. 解剖要点

肾结核主要通过血源性感染而来。结核菌通常首先侵犯皮质部,引起皮质干酪样坏死。接着侵及肾盏黏膜,引起肾盏扩张,最后肾实质液化性坏死、纤维组织增生、钙盐沉着(见图 54-7),最终导致肾脏功能下降或消失。肾结核起病隐匿,通常于肺结核发生或治愈后 3~10 年出现症状,更有甚者可达 30 年。发现肾结核时,患者通常存在肾脏功能部分或全部丧失,因此早期发现、早期诊断、早期治疗对防治肾结核具有重要作用。预防泌尿生殖系结核的根本措施是预防肺结核。

输尿管结核几乎都继发于肾结核,原发性患者罕见。输尿管结核性梗阻为管腔内结核病变所致的结核结节、溃疡及

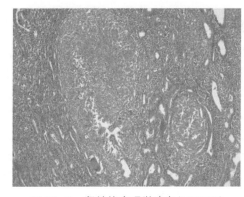

图 54-7 肾结核病理学改变(HE×10)

肉芽肿纤维化等造成的腔内狭窄,即使病变愈合,纤维化可引起永久性狭窄。输尿管结核性梗阻部位多发生在输尿管的 3 个生理狭窄段,大多位于输尿管下段,其次为中段。临床表现多不典型,常因狭窄所致肾积水而引起肾区胀痛,部分患者表现为无痛性血尿,且多为镜下血尿。尿液异常是此类患者诊断的重要线索,肾结核患者常表现为无菌性脓尿,常规细菌培养一般为阴性。因肾结核常合并肾盂肾炎,在抗感染治疗效果不佳的情况下,即使脓尿或菌尿常规培养有普通细菌生长也应详细检查排除结核。

3. 治疗要点

(1)药物治疗:对于能够使用药物治愈的患者,目前提倡的抗结核一线治疗方案(6 个月的短疗程疗法)适用于绝大部分患者,即先行 2 个月的强化期,每日联用异烟肼、利福平、乙胺丁醇、吡嗪酰胺(或链霉素)中的 3 或 4 种,随后为 4 个月的持续期,期间每日联用利福平及异烟肼,仅当出现复发结核、免

疫抑制或 HIV/AIDS 患者时才考虑选用 9～12 个月的方案。对于需要手术切除患肾的患者,术前采用 1～3 个月的药物抗结核治疗,术后再使用 3～6 个月的抗结核治疗。

（2）手术治疗：欧洲泌尿外科协会指出单侧肾切除适用于以下情况：①患肾无功能（无论钙化与否）；②广泛的病变累及患肾、合并高血压或肾盂输尿管结合处梗阻；③合并肾肿瘤。《吴阶平泌尿外科学》建议的肾切除术指征：①广泛破坏、功能丧失的肾结核；②肾结核伴有肾盂输尿管梗阻,继发感染；③肾结核合并大出血；④肾结核合并难以控制的高血压；⑤钙化的无功能肾结核；⑥双侧肾结核一侧广泛破坏,对侧病变较轻时可将重病侧肾切除；⑦结核菌耐药、药物治疗效果不佳者。手术径路可以分为经腹腔和经腹膜后,通常选择经腹膜后入路,因为该径路既减少对腹腔脏器的干扰,还可避免结核病菌可能在腹腔内的播散。手术方式根据术者的熟练程度,可以选择开放或者后腹腔镜手术。

（3）术后随访：予以标准抗结核治疗,利福平、异烟肼、乙胺丁醇 3 片/d,顿服,连续应用 6～9 个月,每个月定期复查肝、肾功能变化。

六、思考题

1. 肾结核的临床诊断有哪些依据？
2. 肾结核手术治疗的指征有哪些？
3. 肾结核围手术期需要注意哪些情况？

七、推荐阅读文献

1. Matos MJ, Bacelar MT, Pinto P, et al. Genitourinary tuberculosis [J]. Eur J Radiol, 2005, 55(2): 181 - 187.

2. 吴在德,吴肇汉. 外科学[M]. 6 版. 北京：人民卫生出版社,2004：686 - 687.

3. 吴阶平. 吴阶平泌尿外科学[M]. 济南：山东科学技术出版社,2004：597 - 609.

4. Cek M, Lenk S, Naber KG, et al. EAU guidelines for the management of genitourinary tuberculosis [J]. Eur Urol. 2005,48(3): 353 - 362.

5. 廖玉峰. 超声诊断肾结核的临床价值探讨[J]. 当代医学,2011,17(2)：68 - 69.

（赵菊平　何竑超）

睾丸鞘膜积液

一、病历资料

1. 现病史

患者,男性,47岁,因"左侧阴囊增大3年余伴酸胀不适"就诊。3年前患者偶然发现左侧阴囊有一肿块,当时无疼痛、酸胀等不适,因未影响正常生活,故未重视。后发现左侧阴囊肿块并未消失且逐步增大,并出现左侧阴囊坠胀、酸胀等不适症状,但患者仍未及时就诊。近1年来,患者左侧阴囊肿块进一步增大,且肿胀不适症状加重,并出现酸痛感,影响到步行和工作,遂来我院就诊。查B超示左侧睾丸鞘膜积液,为进一步手术治疗,门诊拟"左侧睾丸鞘膜积液"收治入院。

2. 既往史

患者无手术外伤史,平日健康。10年前有过一次左侧阴囊疼痛,后服用抗生素后症状消失。

3. 体格检查

患者右侧睾丸形态大小正常。左侧阴囊体积明显增大,质地软有囊性弹性感,触痛(一),透光试验(+)。双侧腹股沟未扪及肿大淋巴结。

4. 实验室和影像学检查

阴囊B超显示:左侧阴囊可见大小约8 cm×6 cm肿块,右侧睾丸鞘膜腔分离,内充满液性暗区,最宽处约25 mm,暗区内可见稀疏点状弱回声。双侧睾丸大小形态正常,包膜清晰、光滑,实质呈均匀低回声。双侧附睾不大,未见异常回声。双侧精索无异常。超声提示:左侧睾丸鞘膜积液。

二、诊治经过

(1)入院初步诊断:左睾丸鞘膜积液。

(2)入院后予以完善术前常规检查,血常规、肝肾功能电解质、心电图。诊断意见:左侧睾丸鞘膜积液。胸部CT、腹部B超均未见明显异常。入院第2天腰麻下行左侧睾丸鞘膜翻转术(见图55-1)。术后病理示:睾丸鞘膜囊壁炎症表现。术后3 d出院,3周后来院复查恢复良好。

(3)术前告知患者及家属:术后可能出现阴囊水肿、血肿等造成不适。

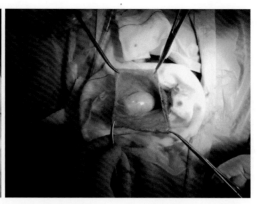

图 55-1 术中见左侧睾丸鞘膜积液

三、病例分析

1. 病史特点

（1）男性，47 岁，因"左侧阴囊进行性增大 3 年余伴酸胀不适"就诊。

（2）检查阳性发现：左侧阴囊体积明显增大，质地软有囊性弹性感，触痛（一），透光试验（＋）。

（3）10 年前有过阴囊疼痛，可能与炎症有关。

（4）辅助检查：超声提示，左侧阴囊可见一大小约 8 cm×6 cm 肿块，左侧睾丸鞘膜腔分离，内充满液性暗区，最宽处约 25 mm，暗区内可见稀疏点状弱回声，双侧附睾不大，未见异常回声，双侧精索无异常；超声拟诊"左侧睾丸鞘膜积液"。

2. 诊断及诊断依据

（1）诊断：左侧睾丸鞘膜积液。

（2）诊断依据：①左侧阴囊增大 3 年余伴酸胀不适；②查体发现左侧阴囊部可见椭圆形肿块，囊性，透光试验（＋）；③超声可见左侧阴囊有一大小约 8 cm×6 cm 的肿块，左侧睾丸鞘膜腔分离，内充满液性暗区，最宽处约 25 mm，暗区内可见稀疏点状弱回声，超声提示"左侧睾丸鞘膜积液"。

3. 鉴别诊断

（1）腹股沟斜疝。

（2）睾丸肿瘤。

（3）精液囊肿。

（4）鞘膜积血。

四、处理方案及理由

鞘膜积液对男性生殖健康影响很大，会导致男性不育等。睾丸鞘膜翻转术为最常用的治疗鞘膜积液的手术方法，本例患者进行了左侧睾丸鞘膜翻转术，术后恢复良好，无复发。

五、要点与讨论

1. 诊断要点

（1）睾丸鞘膜积液：睾丸鞘膜腔内有较多积液，呈卵圆形或球形，表面光滑，有囊性感、无压痛，睾丸与附睾触摸不清,透光试验阳性(见图 55-2)。

(2)精索鞘膜积液:囊性积液位于阴囊内睾丸上方或腹股沟内,呈椭圆形或梭形,表面光滑,随精索移动,透光试验阳性,下方可触及睾丸与附睾。

(3)混合型鞘膜积液:睾丸与精索鞘膜积液同时存在,互不交通,可并发腹股沟疝或睾丸未降等。

(4)睾丸精索鞘膜积液(婴儿型):鞘状突在内环处闭合,精索处未闭合,与睾丸鞘膜腔相通,外观多呈梨形,位于阴囊内,睾丸与附睾触摸不清,外环口因受压扩大,但与腹腔不相通(见图 55-3)。

(5)交通性鞘膜积液:积液量与体位有关,平卧位积液量减少或消失,站立位时增多,可触及睾丸和附睾,透光试验阳性。若鞘状突与腹腔通道较大,场管或大网膜可进入鞘膜突出现腹股沟斜疝。

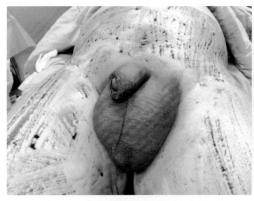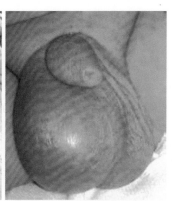

图 55-2　成人左侧睾丸鞘膜积液　　图 55-3　儿童睾丸鞘膜积液

2. 解剖要点

在睾丸下降之前,从睾丸下端至阴囊底有一条间充质形成的带,称睾丸引带。同时在相当成人腹股沟管腹环处,腹膜向外突出成一囊袋,称腹膜鞘突。此突不断延伸,经腹股沟管穿过腹壁,再经耻骨前方伸入阴囊。腹前壁的其余各层也随浆膜向外膨出,形成睾丸和精索的各层被膜(见图 55-4)。

3. 治疗要点

随访观察适用于病程缓慢、积液少、张力小、长期不增长而无明显症状者。婴儿型鞘膜积液常在 2 岁前自行消失,不急于进行治疗。因全身疾病引起的积液,当全身疾病痊愈后,积液可逐渐被吸收。鞘膜积液多数发生在一侧,主要表现为阴囊内或腹股沟区有一囊性肿块。手术是治疗鞘膜积液最佳方法,适用于各种类型的鞘膜积液,治愈率达 99%。治疗鞘膜积液的手术方法主要有 4 种。

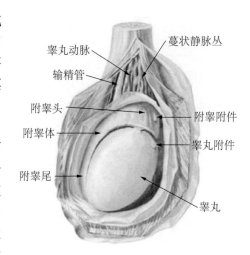

图 55-4　睾丸鞘膜积液图册

(1)交通性鞘膜积液:手术方法和腹股沟斜疝手术相似。除切除鞘膜外,须在腹股沟内环处结扎与腹腔沟通的鞘状突管,并做高位悬吊,进行鞘膜积液的手术。

(2)鞘膜部分切除术:适用于精索鞘膜积液较少者、鞘膜积液较多的中老年患者以及鞘膜周围粘连严重不易大面积分离的患者。切除囊肿前壁鞘膜后,将鞘膜切开缘与内膜层致密缝合,以防出血和粘连复发。

(3)鞘膜翻转术:是最常用的治疗鞘膜积液手术方法。对鞘膜积液较多的患者将大部分鞘膜切除后,翻转至睾丸和精索后方,鞘膜浆膜面朝外予以缝合。缝合精索部鞘膜时不能过紧,以免阻碍血液循环发生睾丸萎缩。本例患者作左侧睾丸鞘膜翻转术,术后恢复良好。

（4）鞘膜切除术：亦很常用，适用于精索鞘膜积液。手术将积液部鞘膜与精索仔细分离，完整切除。手术治疗效果肯定，并发症低。

六、思考题

1. 如何鉴别诊断睾丸鞘膜积液与睾丸肿瘤？
2. 简述睾丸鞘膜积液的几种手术方法。
3. 如何操作透光试验？

七、推荐阅读文献

1. McDougal W S, Wein A, Kavoussi L R, et al. Campbell-Walsh Urology 10th Edition Review [M]. Elsevier Health Sciences，2011.

2. 吴阶平. 吴阶平泌尿外科学[M]. 济南：山东科学技术出版社，2012.

3. 郭震华，那彦群. 实用泌尿外科学[M]. 2 版. 北京：人民卫生出版社，2013.

（张荣明）

良性前列腺增生症

一、病历资料

1. 现病史

患者,男性,62岁,因"尿频、夜尿增多10余年,排尿不畅进行性加重2年"就诊。患者10余年前出现尿频、夜尿增多,每夜3～4次,未予重视。近2年来出现排尿等待,尿线变细,尿无力并伴有尿滴沥,无法憋尿现象,逐年加重,外院就诊拟前列腺增生症,予坦洛新2 mg每晚1次、非那雄胺5 mg每日1次口服,治疗效果不佳。发病以来,患者无尿痛、血尿及排尿中断,可自行排尿。患者食欲、睡眠均正常,体重无明显变化。根据国际前列腺症状评分表(IPSS),症状总评分20分;根据生活质量指数(QOL)评分表,评分5分。

2. 既往史

患者无手术外伤史,无糖尿病史,无反复尿路感染史,无神经系统疾病史。

3. 体格检查

直肠指诊前列腺Ⅲ度大小,质中、光滑,未及结节,无压痛,中央沟浅,左右叶对称。肛门括约肌张力正常。外生殖器无畸形,会阴部感觉正常。腹平软,无压痛,无包块,膀胱无充盈。

4. 实验室及影像学检查

(1) 前列腺特异抗原(PSA)水平为1.4 ng/ml,游离前列腺特异抗原(f-PSA)水平为0.42 ng/ml。

(2) B超:双肾大小正常,内部回声均匀,无肾盂分离,双输尿管无扩张,膀胱充盈可,壁光滑,残余尿150 ml。前列腺56 mm×52 mm×45 mm,内部回声欠均匀,可见钙化点,中叶突入膀胱20 mm。诊断意见:良性前列腺增大伴钙化。

二、诊治经过

(1) 初步诊断:良性前列腺增生症(BPH)伴钙化。

(2) 入院后予以完善术前常规检查,血常规、肝肾功能电解质、凝血功能、心电图、心超、肺功能均正常;尿流率:Q_{max}为12 ml/s,提示重度下尿路梗阻。拟行经尿道气化电切(TUVP)术,术前应充分告知患者及家属术中可能出现经尿道前列腺电切综合征,术后可能出现尿道狭窄、尿失禁等并发症。入院第3天脊麻下行TUVP术,术后第3天拔除导尿管,排尿通畅、尿线粗,无血尿、尿失禁。

三、病例分析

1. 病史特点

（1）男性，62 岁，因"尿频、夜尿增多 10 余年，排尿不畅进行性加重 2 年，药物治疗效果不佳"来院就诊。

（2）体检阳性发现：直肠指诊前列腺Ⅲ度大小，质中、光滑，未及结节，无压痛，中央沟浅，左右叶对称。肛门括约肌张力正常。

（3）实验室及影像学检查：尿常规指标正常；PSA 水平为 1.4 ng/ml，F-PSA 水平为 0.42 ng/ml；B 超显示前列腺 56 mm×52 mm×45 mm，内部回声欠均匀，可见钙化点；残余尿 150 ml；尿流率 Q_{max} 为 12 ml/s，提示重度下尿路梗阻。

2. 诊断及诊断依据

（1）诊断：BPH 伴钙化。

（2）诊断依据：①尿频、夜尿增多 10 余年，排尿不畅进行性加重 2 年，药物治疗效果不佳；②直肠指诊、B 超提示前列腺增大伴钙化，PSA 水平正常；③残余尿 150 ml，尿流率提示重度下尿路梗阻。

3. 鉴别诊断

（1）前列腺癌。

（2）膀胱颈梗阻。

（3）前列腺炎。

四、处理方案和基本原则

（1）手术治疗：患者前列腺增生症诊断明确，手术指征明确，首选经尿道电切手术。

（2）药物治疗：手术后由于尿道充血水肿，建议短期予以 α 受体阻滞药治疗。

五、要点与讨论

BPH 是引起中老年男性排尿障碍原因中最为常见的一种良性疾病。主要表现为组织学上的前列腺间质和腺体成分的增生、解剖学上的前列腺增大、尿动力学上的膀胱出口梗阻和以下尿路症状为主的临床症状以及尿动力学上的膀胱出口梗阻（见图 56-1、图 56-2 和图 56-3）。多项研究证实 BPH 为一种缓慢进展的前列腺良性疾病，其症状随着患者年龄的增加而进行性加重，年龄、血清、PSA、前列腺体积、最大尿流率、残余尿量、IPSS 评分、前列腺慢性炎症、代谢综合征及膀胱内前列腺突出程度等因素与 BPH 的临床进展性相关。

下尿路症状是 BPH 患者的切身感受，最为患者本人所重视。由于患者的耐受程度不同，下尿路症状及其所致生活质量的下降是患者寻求治疗的主要原因。因此，下尿路症状以及生活质量的下降程度是治疗措施选择的重要依据。

根据指南推荐，轻度下尿路症状（IPSS 评分≤7）的患者，以及中度以上症状（IPSS 评分≥8）同时生活质量尚未受到明显影响的患者可以采用观察等待。

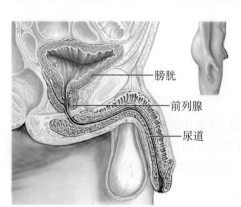

图 56-1　前列腺位置

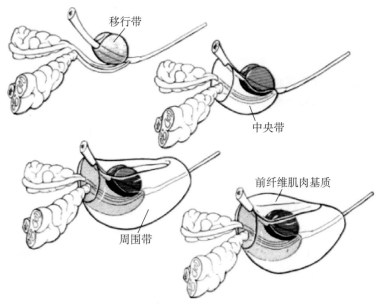

图 56-2　前列腺分区

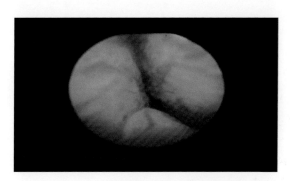

图 56-3　尿道膀胱镜下的增生前列腺

　　BPH 患者药物治疗的短期目标是缓解下尿路症状,长期目标是延缓疾病的临床进展,预防并发症的发生。在减少药物治疗不良反应的同时保持较高的生活质量是 BPH 患者药物治疗的总体目标。临床上主要为 α 受体阻滞药、5-α 还原酶抑制剂及植物类药。

　　BPH 是一种进展性疾病,部分患者最终需要外科治疗来解除下尿路症状及其对生活质量所致的影响和并发症。外科治疗的适应证中-重度 BPH 患者、下尿路症状已明显影响生活质量者可选择手术治疗,尤其是药物治疗效果不佳或拒绝接受药物治疗的患者,可以考虑外科治疗。

　　当 BPH 导致以下并发症时,建议采用外科治疗:①反复尿潴留(至少在 1 次拔管后不能排尿或 2 次尿潴留);②反复血尿,5-α 还原酶抑制剂治疗无效;③反复泌尿系感染;④膀胱结石;⑤继发性上尿路积水(伴或不伴肾功能损害)。

　　外科治疗 BPH 包括常规手术治疗、激光治疗以及微创治疗。BPH 治疗效果主要反映在患者主观(如 IPSS 评分)和客观指标(如最大尿路率)的改变。常规手术包括经尿道前列腺电切术、经尿道前列腺激光手术、经尿道前列腺切开术以及开放性前列腺摘除术,目前 TURP 仍是 BPH 治疗的“金标准”。作为 TURP 或经尿道前列腺切开术(TUIP)的替代治疗手段,经尿道前列腺电气化术、经尿道等离子前列腺剜除术也应用于外科治疗。所有上述各种治疗手段均能够改善 BPH 患者 70% 以上的尿路症状。外科治疗随访中,术后 3 个月时就基本可以评价治疗效果,此后随访视患者情况而定。

六、思考题

1. 简述前列腺解剖及分区。
2. 简述前列腺增生的病理生理机制。
3. 简述前列腺增生症的鉴别诊断。

七、推荐阅读文献

1. 吴阶平. 吴阶平泌尿外科学[M]. 济南：山东科学技术出版社, 2012.
2. 梅骅. 泌尿外科手术学[M]. 2 版. 北京：人民卫生出版社, 2000.
3. 郭应禄. 腔内泌尿外科学[M]. 2 版. 北京：人民军医出版社, 1992.
4. 那彦群, 叶章群, 孙颖浩, 等. (2014 版)中国泌尿外科疾病诊断治疗指南[M]. 北京：人民卫生出版社, 2014.

（芮文斌）

案例 57

隐睾、睾丸癌

一、病历资料

1. 现病史

患者,男性,38 岁,因"发现左侧睾丸肿块 1 个月"就诊。1 个月前,患者洗澡时自觉左侧睾丸沉重感,可以自行扪及质硬肿块。近 1 个月来肿块增大不明显。

2. 既往史

患者 2 岁时因左侧隐睾(腹股沟型)行隐睾下降固定术。

3. 体格检查

患者右侧睾丸形态大小正常;左侧睾丸体积明显增大,下沉感明显,质地硬,触痛(一),透光试验(一)。双侧腹股沟未扪及肿大淋巴结。

4. 实验室和影像学检查

(1) 睾丸 B 超提示:左侧睾丸内可见一大小约 32 mm×21 mm 低回声团块,边界尚清晰,内部声分布不均,彩色多普勒超声示边缘见丰富血流信号(见图 57-1)。

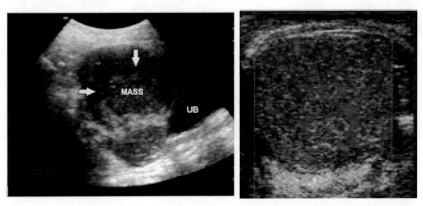

图 57-1　B 超示左睾丸低回声占位(左图),彩色多普勒超声血流信号丰富(右图)

(2) 盆腔 CT 提示:左睾丸内 3 cm 大小占位性病变,增强明显,腹股沟及盆腔未见肿大淋巴结(见图 57-2)。

(3) 全身骨扫描:阴性。

(4) 血清生化检测:血清 β-绒毛膜促性腺激素(β-HCG)水平为 204 IU/L,甲胎蛋白(AFP)为

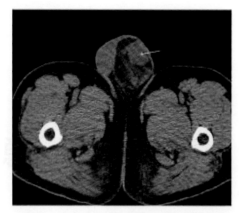

图 57-2 CT 示左侧睾丸实质性占位

57 μg/L,乳酸脱氢酶(LDH)为 157 IU/L。

二、诊治经过

(1) 初步诊断:左隐睾下降固定术后,左侧睾丸肿瘤。

(2) 诊治经过:入院后予以完善术前常规检查,血常规、肝肾功能电解质、心电图、胸部 CT、腹部 B 超均未见明显异常。

(3) 术前谈话:告知睾丸肿瘤大部分属于恶性肿瘤,需要行根治性睾丸切除,术后根据病理决定辅助治疗方案,患者表示接受并签署知情同意书。入院第 2 天腰麻下行经腹股沟左侧睾丸根治性切除术(见图 57-3)。

(4) 术后病理示左侧睾丸精原细胞瘤,未侵犯血管及淋巴,肿瘤组织未突破白膜(见图 57-4)。术后 1 个月对左侧髂淋巴结和腹膜后淋巴结进行低剂量(25 Gy)预防性照射,术后随访至今(44 个月)无复发转移。

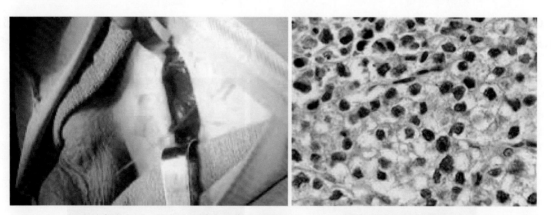

图 57-3 根治性睾丸切除(从腹股沟管中将睾丸切除) 图 57-4 精原细胞瘤镜下表现(HE 染色,10×40)

三、病例分析

1. 病史特点

(1) 男性,38 岁,因"发现左睾丸肿块 1 个月"来院就诊。

(2) 既往有左隐睾下降固定术史。

(3) 体检阳性发现:左侧睾丸体积明显增大,下沉感明显,质地硬。

（4）辅助检查：睾丸 B 超提示左侧睾丸内可见一大小约 32 mm×21 mm 低回声团块，边界尚清晰，内部回声分布不均，彩色多普勒超声示内边缘见丰富血流信号。盆腔 CT 提示左睾丸内 3 cm 大小占位性病变，增强明显，腹股沟及盆腔未见肿大淋巴结。血清 β-HCG 水平为 204 IU/L，AFP 为 57 μg/L，LDH 为 157 IU/L。

2. 诊断及诊断依据

（1）诊断：左隐睾下降固定术后，左侧睾丸肿瘤。

（2）诊断依据：①既往有左隐睾病史；②发现左睾丸肿块 1 个月；③影像学检查提示左睾丸肿瘤。

3. 鉴别诊断

（1）睾丸鞘膜积液：围绕睾丸的鞘膜腔内液体积聚超过正常量而形成的囊肿病变，可见于各种年龄，是临床常见的一种疾病。患者的主要临床症状：阴囊内有囊性肿块，积液量少时无特殊不适，量较多时于竖立位时牵引精索引起钝痛和睾热感，严重者可影响排尿及正常的日常生活。睾丸鞘膜积液与睾丸肿瘤主要的区别在于透光试验阳性，超声为无回声表现。

（2）附睾囊肿：附睾处有增大的肿块，硬、光滑，内含有黄色清亮液体，但扪时硬、有压痛，可出现在一侧或者两侧，大小不等，常与精液囊肿不易区别，确诊主要靠体检和阴囊 B 超。附睾囊肿的体积较睾丸肿瘤小，超声为无回声表现。

（3）腹股沟疝：腹股沟区是位于下腹壁与大腿交界的三角区，腹股沟疝是指腹腔内脏器通过腹股沟区的缺损向体表突出所形成的疝，俗称"疝气"。根据疝环与腹壁下动脉的关系，腹股沟疝分为腹股沟斜疝和腹股沟直疝两种。腹股沟斜疝有先天性和后天性两种。腹股沟斜疝从位于腹壁下动脉外侧的腹股沟管深环（腹横筋膜卵圆孔）突出，向内下、向前斜行经腹股沟管，再穿出腹股沟浅环（皮下环），可进入阴囊中，占腹股沟疝的 95%。右侧比左侧多见，男女发病率之比为 15∶1。腹股沟直疝从腹壁下动脉内侧的腹股沟三角区直接由后向前突出，不经内环、不进入阴囊，仅占腹股沟疝的 5%。老年患者中直疝发生率有所上升，但仍以斜疝为多见。若不及时治疗，容易引起严重并发症。体检有咳嗽冲击感，超声显示为肠道内气体。

四、处理方案及基本原则

（1）手术治疗：任何确认睾丸肿瘤的患者首先应该行高位睾丸切除术，术后根据病理报告选择辅助治疗方式。

（2）辅助治疗：由于精原细胞瘤对放疗高度敏感，故对于单纯精源细胞瘤的患者，术后可行放疗；对于非精源细胞瘤，需行腹膜后淋巴结清扫术；对于绒毛膜癌，需行化疗。本例为临床Ⅰ期的精源细胞瘤，故术后加用小剂量预防性放疗即可。

五、要点与讨论

1. 诊断要点

睾丸肿瘤是泌尿外科中常见的肿瘤之一，几乎都是恶性肿瘤，发病年龄有三个高峰：婴儿期以卵黄囊瘤（婴儿型胚胎性瘤）为多；青年期（20～40 岁）可见各种类型的睾丸肿瘤，但仍以精原细胞瘤为多，老年期（70 岁以后）主要为精原细胞瘤。病因尚不明了，目前认为其发病与遗传和后天因素均有关系。其中与隐睾关系最密切，隐睾患者发生肿瘤的概率比正常人高 10～14 倍，腹腔内隐睾比腹股沟隐睾发病率更高，而睾丸固定术并不降低恶性变的发病率，但可使肿瘤更易被发现。本例中患者 38 岁，处于第 2 个发病高峰，且既往有同侧隐睾病史，故首先应该考虑睾丸癌诊断。

睾丸肿瘤最常见症状为睾丸渐进的、无痛性的增大,并有沉重感。精原细胞瘤肿大的睾丸往往保持睾丸的轮廓,质地一致;而畸胎瘤则呈结节性肿大,软硬不一致。约有10%的患者因睾丸内出血或梗死而感觉疼痛,10%的患者可能出现转移症状,如腹膜后淋巴转移块较大,压迫神经根出现背痛。肺部转移可出现咳嗽和呼吸困难,十二指肠转移可出现厌食、恶心和呕吐,骨转移可引起骨痛等。儿童有睾丸肿块,同时有早熟症状,或成人同时有女性型乳房及性欲减退时应考虑睾丸间质细胞瘤。本例患者有典型早期睾丸癌的症状,但尚未出现转移症状。但必须注意睾丸癌大部分通过淋巴道转移,所以早期腹膜后淋巴结肿大并无临床表现,必须通过影像学检查排除。

睾丸肿瘤患者体检可触及患侧睾丸肿大,质韧、有沉重感,透光试验阴性,本例患者完全符合。

精原细胞瘤、胚胎癌、绒毛膜细胞癌或混合性生殖细胞瘤患者的睾丸肿瘤血清标志物 LDH、AFP 及 HCG 水平可能增高,本例患者均在正常范围,但这并不可作为任何类型睾丸癌的排除诊断。

睾丸肿瘤患者 B 超显示睾丸均匀性增大,回声增强而不均,血流信号强。CT 检查除进一步确诊睾丸占位性病变外,主要观察腹膜后淋巴结转移的情况。本例可以排除转移性睾丸癌的诊断。

2. 解剖要点

睾丸位于阴囊内,左右各一,一般左侧略低于右侧 1 cm。睾丸呈微扁的椭圆形,表面光滑,分内、外侧两面、前、后两缘和上、下两端。其前缘游离;后缘有血管、神经和淋巴管出入,并与附睾和输精管的睾丸部相接触。上端和后缘为附睾头贴附,下端游离。外侧面较隆凸,内侧面较平坦。睾丸随性成熟而迅速生长,至老年随着性功能的衰退而萎缩变小。

3. 治疗要点

睾丸肿瘤的治疗分为手术治疗、放射治疗和化学治疗,其基本手术方式为根治性睾丸切除术和腹膜后淋巴清扫术。放射治疗对精原细胞瘤极为敏感,胚胎癌和恶性畸胎瘤对放射线的敏感度较低,绒毛膜上皮癌对放射线极不敏感。睾丸肿瘤对化疗效果好,一般认为化疗对精原细胞瘤的治疗效果较好,对胚胎癌和绒毛膜上皮癌也有效,尤其是几种药物联合使用效果更好,对畸胎瘤效果较差,对于晚期或复发病例化疗也有一定作用。

因此,对局限性精原细胞瘤可采用根治性睾丸切除术和腹膜后外放射治疗,治愈率可达 90% 以上。对有转移的精原细胞瘤则采用化疗,最有效的三联药物是顺铂、博来霉素和依托泊苷,缓解率约 90%。对局限性非精原细胞瘤,在根治性睾丸切除术后密切随访或行腹膜后淋巴结清扫术。高峰期非精原细胞肿瘤在根治性睾丸切除术后采用化疗,而后行腹膜后淋巴结切除术。本例属于局限性精原细胞瘤,故采取根治性睾丸切除术+辅助性腹膜后外放射治疗,最终达到临床治愈的目的。

六、思考题

1. 睾丸癌好发于什么年龄?
2. 简述睾丸癌的临床表现。
3. 简述非精原细胞瘤的辅助治疗方案。

七、推荐阅读文献

1. Wein AJ. Campbell-Walsh Urology [M]. 11th ed. Saunders, 2011.

2. 吴阶平. 吴阶平泌尿外科学[M]. 济南:山东科学技术出版社,2012.

3. 那彦群,叶章群,孙颖浩,等. (2014 版)中国泌尿外科疾病诊断治疗指南[M]. 北京:人民卫生出版社,2014.

（何　威）

精索静脉曲张

一、病历资料

1. 现病史

患者,男性,23岁,因"左侧阴囊胀痛半年"就诊。入院前半年,患者站立时出现左侧睾丸胀痛不适,伴下坠感,卧位时缓解;持久站立后疼痛明显加剧,休息可缓解。左侧阴囊可扪及不规则蚯蚓状肿块,质地柔软,与周围分界尚清晰,活动度可。发病以来,患者食欲、睡眠、大小便均正常,体重无明显变化。

2. 既往史

患者既往体健,否认有肝炎、结核病史,药物过敏史,无外伤、手术史。

3. 体格检查

患者外生殖器发育正常,包皮过长。左侧阴囊较右侧增大下垂,可见明显迂曲血管,呈蚯蚓团样改变。左侧阴囊内可扪及不规则管状结构的精索静脉团,Valsalva实验阳性。右侧阴囊未及明确肿块。

4. 影像学检查

B超示:左侧精索静脉曲张,双侧睾丸、附睾未见明显异常(见图58-1)。诊断意见:左侧精索静脉曲张。

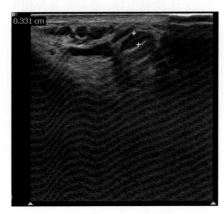

图 58-1 B超提示左侧精索静脉曲张

二、诊治经过

(1)入院初步诊断:左侧精索静脉曲张,包皮过长。

(2)入院后予以完善术前常规检查,血常规、肝肾功能电解质、心电图、胸部X线片均正常。B超检查提示:左侧精索静脉曲张,双侧睾丸、附睾未见明显异常。精子分析提示精子活力下降20.9%,精子存活率27.7%。患者有手术指征,但术前谈话告知患者及家属,术后精液质量有不能提高可能。取得患者同意后,于入院后第2天在全麻下行左侧精索静脉高位结扎术,手术顺利,患者术后恢复可。术后第4天出院,于泌尿外科门诊行术后随访。

三、病例分析

1. 病史特点

(1) 年轻男性,因"左侧阴囊胀痛半年"来院就诊。

(2) 体检阳性发现:外生殖器发育正常,包皮过长。站立时左侧睾丸下坠较右侧明显,左侧阴囊内可扪及不规则管状结构的精索静脉团,Valsalva 实验阳性;右侧阴囊未及明确肿块。

(3) 实验室和影像学检查:B超检查提示左侧精索静脉曲张,双侧睾丸、附睾未见明显异常。精子分析提示精子活力下降 20.9%,精子存活率 27.7%。

2. 诊断及诊断依据

(1) 诊断:左侧精索静脉曲张,包皮过长。

(2) 精索静脉曲张诊断依据:①明确左侧阴囊胀痛病史半年;②体格检查见包皮过长,左侧阴囊内可扪及不规则管状结构的精索静脉团;③术前阴囊超声相关辅助检查提示左侧精索静脉曲张;④精子分析提示精子活力下降 20.9%,精子存活率 27.7%。

3. 鉴别诊断

(1) 丝虫性精索淋巴管扩张:与精索静脉曲张相似,但有丝虫感染史,反复发作性丝虫性精索炎病史。可于精索下部扪及细小索团块肿块,立位明显,卧位时可减轻,透光检查不呈现紫蓝色静脉;入睡后可在外周血找到微丝蚴。

(2) 输精管附睾结核:常有结核病史,可呈现阴囊部位坠胀不适,但输精管呈串珠状硬结改变,附睾尾部有不规则肿块、变硬及硬结,可与阴囊粘连形成窦道。

(3) 阴囊血肿:多有阴囊外伤史,主要表现为阴囊肿胀、疼痛,阴囊表面可见瘀斑,压痛明显,平卧后症状无明显缓解。

四、处理方案及基本原则

手术治疗:该患者术前 B 超提示左侧精索静脉曲张,同时精子分析提示精子活力下降,已经影响患者生育功能,故符合精索静脉高位结扎术的适应证。

五、要点与讨论

精索静脉曲张(varicocele)是一种血管性疾病,指的是各种原因导致的精索静脉回流受阻,从而引起蔓状静脉丛扩张和迂曲。按病因可分为原发性和继发性精索静脉曲张两种。精索静脉曲张是泌尿外科的常见病,也是导致男性不育的最常见原因,在普通人群中的发病率为 10%~15%,WHO 把精索静脉曲张列为男性不育的首位原因。

1. 解剖要点

引起精索静脉回流障碍的因素有多种,通常认为与下列因素有关:①人的直立姿势影响精索静脉回流;②正常时,精索包膜中的肌纤维萎缩或松弛时,泵压作用减弱,不利于静脉回流。另外,90%的精索静脉曲张见于左侧,左侧精索静脉曲张发病率高可能与左睾丸静脉独特的解剖结构密切相关,包括先天性静脉瓣缺如及关闭不全使静脉回流压力增高。有研究证实左侧精索静脉 40%~50%缺少瓣膜,而右侧的缺失率为 23%;左侧精索内静脉较右侧长约 8 cm,且呈直角注入左肾静脉,血流阻力增加;左肾静脉走行于腹主动脉与肠系膜上动脉之间,容易受到挤压;此外,精索静脉曲张的发病率随着年龄的增长而逐渐增高。其发病呈现进展性,可导致睾丸发育障碍,从而影响精子生成、精液质量,最终导致不育。对精索静脉曲张患者的早期诊断、及时干预可有效逆转这一过程。

2. 诊断要点

精索静脉曲张不具备典型的症状,常在入学、考试等常规体检中发现。精索静脉曲张患者多以不明原因的阴囊包块而就诊,部分患者可以疼痛性精索静脉曲张为首发症状,这种疼痛表现为腹股沟管或阴囊疼痛,仰卧时减轻。对精索静脉曲张患者的体格检查应取仰卧位与站立位,伴或不伴有 Valsalva 动作进行。精索静脉曲张常表现为睾丸上方密集的静脉,依据体格检查将其分为 3 度:Ⅲ度(体积大,肉眼可见);Ⅱ度(体积中等大,不进行 Valsalva 动作就可触及);Ⅰ度(体积小,仅进行 Valsalva 动作就可触及)。另外,在对所有精索静脉曲张患者进行体检时,应同时对睾丸的体积和质地进行准确评估。

另外,许多客观的检查方法常用来辅助诊断精索静脉曲张,如彩色多普勒超声、静脉造影、放射性核素阴囊闪烁显像术等方法。①精液分析:成年精索静脉曲张患者精液分析显示精子浓度及能动性降低,病态精子增多,经手术治疗后大部分精索静脉曲张患者上述指标有所改善,提示精索静脉曲张对男性精子质量有着不良的影响。但从心理学以及伦理学上而言,精液分析在青少年并不可行。因此,目前仍以睾丸体积大小作为手术治疗的判断指标。②睾丸容积测定:对精索静脉曲张患者进行睾丸容积测定能够了解睾丸受损的情况,测量方法包括视觉比较、尺测、Prader 模具及超声等。目前认为 B 超是测量睾丸大小最准确的方法,计算公式:睾丸容积(ml)＝睾丸长度(mm)×宽度(mm)×厚度(mm)×0.521。精索静脉曲张同侧睾丸体积减小 2 ml 者有外科手术指征。另外,对患儿而言,睾丸萎缩指数可作为判断睾丸发育情况的另外一个指标。萎缩指数＝(右侧睾丸体积－左侧睾丸体积)/右侧睾丸体积×100%,当萎缩指数＞15%时即可认为存在睾丸萎缩。Robinson 等人指出,对于青少年患者,若睾丸萎缩指数＞20%且最大反流速度＞38 cm/s 时,等待观察往往效果欠佳,应进行手术干预。

3. 治疗要点

精索静脉曲张的治疗包括手术治疗及保守治疗。目前常用的手术方法可分为 4 大类,包括开放手术、腹膜后及腹腔镜下精索静脉结扎术、纤维技术精索静脉结扎术以及经皮精索静脉穿刺栓塞治疗。一旦决定对精索静脉曲张患者进行精索静脉结扎术,可以考虑几种治疗方法。

(1) 开放手术:首先在腹股沟区沿皮纹做一小切口,沿筋膜纤维方向通过外环口打开腹股沟管,找到内环口下方的精索,用 4 - 0 号丝线双重结扎并切断。有研究指出几种辅助技术的应用可以有效改善开放手术的手术效果,其中应用多普勒超声帮助辨认睾丸动脉就是一种重要的辅助技术。Goldstein 等发现将睾丸牵拉至切口外可以更好地对精索外及睾丸引带血管进行结扎处理,而上述血管可能是某些持续及复发性静脉曲张的持续静脉引流血管。另外也有报道,术中进行精索静脉造影可以提高青少年的手术成功率。

(2) 腹膜后及腹腔镜下精索静脉结扎术:具有手术时间短、恢复快的有点,并且在全麻下门诊手术即可完成。腹膜后精索静脉结扎术运用于大的曲张静脉的结扎或动脉保护技术,而腹腔镜下精索静脉结扎术对于熟悉腹腔镜手术的外科医生而言容易掌握。虽然在成人中开放手术与腹腔镜手术后恢复时间类似,但腹腔镜手术在保护睾丸动脉上比开放手术更具有优势。

(3) 显微技术精索静脉结扎术:随着显微微创技术的发展,显微技术精索静脉结扎术也开始应用于临床。有研究显示该技术甚至对无精症也有疗效,而且可以提高辅助生殖技术的成功率。此外,该术式具有较高的成本效益。显微技术精索静脉结扎术在术后并发症发生率及精液参数改善、受孕率方面,综合评估要优于其他途径。目前,该技术已成为欧美国家的主流术式之一。

(4) 静脉栓塞术:基于介入技术的发展,可经股静脉行精索静脉的造影及栓塞,用可膨胀的球囊或钢螺圈可以完成静脉栓塞术。但需注意的是,青少年因为精索静脉管径较小,在这个年龄段发生血管类并发症的可能性也较大。

六、思考题

1. 为什么临床上大部分精索静脉曲张见于左侧？
2. 简述精索静脉曲张的治疗方式。
3. 简述精索静脉曲张的分度。

七、推荐阅读文献

1. 郭应禄,周利群.坎贝尔-沃尔什泌尿外科学[M].9版.北京：北京大学医学出版社,2009：3987－3990.

2. 邓春华,戴宇平,陈炜.男科手术学[M].北京：人民卫生出版社,2012：516－531.

3. 那彦群,郭震华.实用泌尿外科学[M].北京：人民卫生出版社,2009：564－565.

（祝　宇）

输尿管结石

一、病历资料

1. 现病史

患者,男性,36 岁,因"反复左侧腰部闷痛半年余,再发加重半天"就诊。患者于半年前无明显诱因下出现左侧腰部闷痛,伴尿急、尿痛,无夜尿增多,无小便困难,无排尿不尽感,无肉眼血尿,无排尿突然中断,无发热、腹痛等不适。自服清凉解毒中药后好转,但症状反复,半天前上述症状加重。到本院门诊就诊,B 超检查后提示"左输尿管上段结石"。遂收入我科进一步诊治。病后患者无头晕、头痛,胃纳、睡眠良好,大便正常,无明显消瘦。

2. 既往史

患者既往健康,无肝炎、结核病史,无慢性支气管炎病史,无食物、药物过敏史,无外伤史,无手术史,3 年前曾有左肾多发小结石史。

3. 体格检查

患者腹平软,未见肠型,腹肌无紧张,左侧输尿管移行区压痛,无反跳痛,肝脾肋下未触及。左肾区叩痛,右肾区、肝区无叩痛。腹水征(一)。肠鸣音 3～4 次/min。

4. 实验室和影像学检查

(1) 尿常规:RBC 为 25～50/HP,WBC 为 1～5/HP。

(2) B 超提示:左肾结石,左侧输尿管上段结石。

二、诊治经过

(1) 初步诊断:左输尿管结石。

(2) 诊疗经过:入院后行肾-输尿管-膀胱摄影(KUB)+(静脉肾盂造影)IVP 及 CT 尿路造影(CTU)检查,发现左输尿管上段 1 cm 结石和左肾中盏 0.5 cm 小结石(见图 59-1 和图 59-2),行左输尿管硬镜下钬激光碎石和输尿管软镜下左肾盏钬激光碎石术,术后放置输尿管支架。

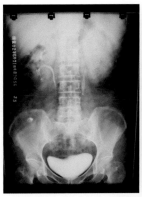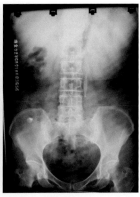

图 59-1　患者 KUB+IVP 图像

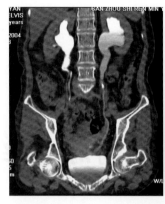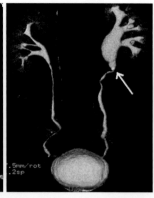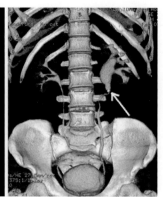

图 59-2   患者 CTU 图像

三、病例分析

1. 病史特点

（1）男性，36 岁，反复左侧腰部闷痛半年余，再发加重半天。

（2）3 年前曾有左肾多发小结石史。

（3）B 超提示左肾结石和左侧输尿管上段结石。

（4）KUB＋IVP 检查示左肾区及左输尿管上段高密度影，左输尿管肾盂积水。

（5）CTU 检查示左肾、左输尿管上段结石，左肾盂输尿管扩张积水。

2. 诊断及诊断依据

（1）初步诊断：左输尿管上段结石，左肾结石。

（2）诊断依据：①主诉"反复左侧腰部闷痛半年余，再发加重半天"。② 查体示腹平软，左侧输尿管移行区压痛，左肾区叩痛（＋）。③KUB＋IVP 检查示左肾区及左输尿管上段高密度影，左输尿管肾盂积水；CTU 检查示左肾、左输尿管上段结石，左肾盂输尿管扩张积水。

3. 鉴别诊断

（1）肾盂输尿管连接处狭窄。

（2）输尿管肿瘤。

（3）睾丸扭转。

四、处理方案及基本原则

（1）治疗方案：①左输尿管镜下钬激光碎石术＋输尿管软镜下左肾钬激光碎石术；②后腹腔镜下左输尿管切开取石术＋2 期左肾体外冲击波碎石（ESWL）。

（2）原则：以腔内泌尿外科手术的方法，微创化，解决结石及引起的上尿路梗阻。

五、要点与讨论

1. 诊断要点

（1）年龄：20～50 岁是上尿路结石发病的高峰年龄。男性与女性发病率之比为 3：1，原因是男性尿钙、草酸和尿酸的排泄比女性多。女性一方面由于尿道较宽、较短、不易发生尿滞留；另一方面雌激素能增加尿中枸橼酸排泄,减少结石形成的机会。

(2)临床表现。①疼痛:中、上段输尿管结石停留在特定区域无移动时,常引起梗阻和肾积水,腰部可出现胀痛、压痛及叩痛。当结石移动时,可出现典型的输尿管绞痛。下输尿管结石引起的疼痛位于下腹部,并向同侧腹股沟放射。②血尿:约 90% 的患者可出现血尿,而其中 10% 的为肉眼血尿。③感染与发热:结石引起梗阻导致的继发感染引起发热。④恶心、呕吐:输尿管与胃肠道有相同的神经支配,所以输尿管结石引起的绞痛常引起强烈的胃肠反应。

2. 解剖要点

较大表面粗糙的结石,易于嵌顿于输尿管的三个生理狭窄处,即肾盂输尿管移行处(输尿管起始处)、越过骨盆入口处(跨过髂血管处)以及输尿管膀胱壁间段(输尿管出口处)。

3. 治疗要点

(1)非手术治疗:一般适合于结石直径<1 cm、周边光滑、无明显尿流梗阻及感染者。①大量饮水:不仅增加尿量起到冲洗尿路、促进结石向下移动的作用,而且还可稀释尿液减少晶体沉淀。②中草药治疗:常用药物有金钱草、海金沙、瞿麦、扁畜、车前子、木通、滑石、鸡内金、石苇等可随症加减。③选择性α受体阻滞剂,可以舒张输尿管平滑肌,促进排石。④针刺方法:针刺或电针肾俞、膀胱俞、三阴交、足三里、水道、天枢等可增加肾盂、输尿管的蠕动,有利于结石的排出。⑤经常做跳跃活动:或对肾下盏内结石行倒立体位及拍击活动,也有利于结石的排出。⑥其他:对尿培养有细菌感染者,选用敏感药物积极抗感染,对体内存在代谢紊乱者,应积极治疗原发疾病以及调理尿的酸碱度等。

(2)手术治疗:①输尿管镜钬激光碎石;②腹腔镜输尿管切开取石术;③开放输尿管切开取石术;④经皮肾镜下输尿管钬激光碎石(上段或输尿管肾盂交界处结石);⑤钬激光也可用气压弹道代替;⑥术后一般放置输尿管支架管,以利于结石碎片排出以及防治输尿管术后狭窄的发生。

(3)术后随访:术后 1 个月左右,局麻下经膀胱镜取出输尿管支架。取支架前应先行 KUB,排除输尿管内的残留结石碎片。

鉴于泌尿系统结石较易复发,因此,除了建议患者多饮水、合理饮食调整外,还应每 3～6 个月行泌尿系统超声检查,如发现较小结石或结晶形成,宜早期进行药物排石或溶石治疗。

六、思考题

1. 不同部位输尿管结石的治疗方法如何选择?
2. 双侧上尿路结石的治疗原则是什么?
3. 如何进行泌尿系统结石(进展性)的术后随访和预防?

七、推荐阅读文献

1. 吴阶平. 吴阶平泌尿外科学[M]. 济南:山东科学技术出版社,2012.
2. 那彦群,叶章群,孙颖浩,等.(2014 版)中国泌尿外科疾病诊断治疗指南[M].北京:人民卫生出版社,2014.

(张翀宇　戴　军)

案例 60

膀胱肿瘤

一、病历资料

1. 现病史

患者,男性,65 岁,退休机关干部,因"间断性无痛性肉眼血尿 8 个月"就诊。患者近 8 个月来反复出现无痛性肉眼血尿,多为终末血尿,有少许小团状血凝块,无明显尿频、尿急、尿痛及夜尿增多表现,无明显双侧腰痛、腹痛、发热等不适,精神、食欲可,无明显消瘦,大便正常,夜间睡眠好。

2. 既往史

患者无特殊病史;有 20 多年抽烟习惯,约每天 20 支;无嗜酒嗜好。

3. 体格检查

患者一般情况可,发育正常,皮肤巩膜未见明显黄染,浅表淋巴结未扪及,腹部平软,无压痛,腹部未及包块,无移动性浊音,肠鸣音正常,双侧肾区无明显叩击痛。双侧睾丸及附睾无明显肿大,直肠指诊,前列腺体积稍大,质地中等,无压痛及结节,中央沟存在。

4. 实验室和影像学检查

(1) 尿常规提示潜血(++);尿白细胞及尿蛋白(-);尿中未见肿瘤细胞;尿 FISH(+);肾功能指标正常。

(2) B 超显示:膀胱右侧壁有一个约 2.5 cm 突起,不随体位改变变动。

(3) 膀胱镜显示:膀胱左壁有一个 2.5 cm 大小的乳头状新生物,有蒂,组织活检提示为膀胱低级别乳头状尿路上皮癌(见图 60 - 1)。

(4) CT 增强显示:膀胱左侧壁 2～3 cm 新生物,肿瘤无明显的穿透膀胱壁层,盆腔内未见明显肿大淋巴结,CT 上尿路检查未见明显异常(见图 60 - 2)。

二、诊治经过

(1) 初步诊断:膀胱癌(低级别乳头状尿路上皮癌)。

(2) 诊治经过:患者入院后完善相关检查,心电图、胸部 X 线片、凝血功能等排除手术禁忌,KUB+IVU 排除上尿路肿瘤后,拟行经尿道膀胱肿瘤切除术(TURBT)。术前告知患者及家属膀胱肿瘤术后可能出现复发,需定期随访。入院后第 3 天行 TURBT 术,术后第 3 天拔除导尿管后出院。术后病理提示:膀胱低级别乳头状尿路上皮癌。出院后每周 1 次,每次比柔吡星 40 mg 膀胱灌注化疗。3 个月后复查膀胱镜,未见肿瘤复发。

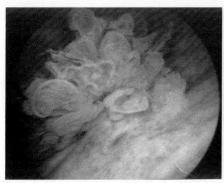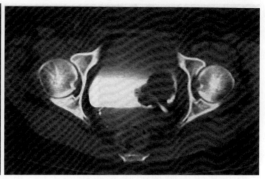

图 60-1　膀胱镜图像显示左侧输尿　　图 60-2　增强 CT 显示膀胱腔内一个乳头状
　　　　　管开口外上方有一个 2.5～　　　　　　　突起,有蒂,并显示其滋养血管
　　　　　3 cm 乳头状新生物

三、病例分析

1. 病史特点

(1) 患者男性,男性患膀胱癌更为常见,男性发病人数是女性的 3 倍。50 岁以下的人群膀胱癌发病人数相对较少,中位诊断年龄为 70 岁,随着年龄的增加,其发病率与病死率随之增高。

(2) 患者有吸烟史,暴露于环境致癌因素和膀胱癌的发生显著相关。吸烟是最常见的暴露因素,患病风险增高(比不抽烟者高 4 倍),戒烟后患病风险缓慢下降。用于纺织品彩染的氨基苯染料是泌尿系肿瘤的致癌因子之一,其他证实于膀胱癌有关的化学致癌物有萘胺、4-萘胺、4-硝基、煤中的燃烧性气体及烟尘、含氯的脂溶性碳水化合物、醛类等。

(3) 患者有无痛血尿病史,绝大多数膀胱肿瘤病人的首发症状是无痛性血尿,这发生在约 85% 的病人。肿瘤位于三角区或其附近,血尿常为终末出现。如肿瘤出血较多时,亦可出现全程血尿。血尿可间歇性出现,常能自行停止或减轻,容易造成“治愈”或“好转”的错觉。血尿严重者因血块阻塞尿道内口可引起尿潴留。血尿程度与肿瘤大小、数目、恶性程度可不完全一致。肿瘤坏死、溃疡、合并炎症以及形成感染时,患者可出现尿频、尿急、尿痛等膀胱刺激症状。

2. 诊断与诊断依据

(1) 诊断:膀胱低级别乳头状尿路上皮癌。

(2) 诊断依据:①老年男性,有抽烟史;②间断性无痛性肉眼血尿 8 月;③查体:无贫血貌,腹软,腹部未及肿块,腹部无压痛,双肾区无叩击痛;④B 超及 CT 等影像学检查提示膀胱实质性占位;⑤膀胱镜示:提示膀胱左壁有一个 2.5 cm 大小乳头状新生物,有蒂,组织活检提示为膀胱低级别乳头状尿路上皮癌。

3. 鉴别诊断

(1) 膀胱结石。

(2) 膀胱内翻性乳头状瘤。

四、处理方案及理由

患者入院后接受手术,因此需要进行有关术前常规其他检查,包括血常规,出凝血时间和心电图等。患者门诊 CT 及 B 超已排除有肝脏等转移,术前还需行胸部 X 线片了解有无肺部占位性病变。此外膀胱肿瘤术前还需行 KUB+IVP 排除上尿路病变。从本例患者病史来看,为 1 例初发单个的膀胱肿瘤病灶,初步病理分级为低级别乳头状尿路上皮癌,肿瘤分期可能为 T1～T1 期为低危的单个膀胱肿瘤,病灶约 2.5 cm,最佳的治疗措施为经尿道膀胱肿瘤切除术。同时由于手术方式是尿道电切,术前需要看有无膀胱感染,若无感染,可以安排手术;有明显的膀胱感染,需要控制感染后再手术治疗。

五、要点与讨论

1. 解剖要点

（1）膀胱是体内含有丰富肌纤维的储存尿液的唯一囊性空腔脏器,其形态、容量、位置、大小随膀胱内尿液的多少及其邻近脏器的状态变化而不同,也与年龄密切相关。成人男性膀胱容量为 350～750 ml,女性膀胱容量为 250～550 ml。成人膀胱空虚时,完全位于盆腔内,充盈则向前上部膨胀至腹腔,可以在下腹部扪及膀胱上界。一般膀胱内小的肿瘤病灶无法通过体检查到,肿瘤体积增大到一定程度,或侵犯周围组织器官,导致膀胱固定,有可能通过男性直肠或女性阴道进行双合诊,扪及膀胱或瘤体的大致大小。但这种检查方法临床并不常用。

（2）被覆尿路的上皮统称为尿路上皮(urothelium)或移行细胞(transitional cell),目前国内大多数文献或指南性文件中主要采用尿路上皮的概念。膀胱癌包括尿路上皮癌、鳞状细胞癌和腺细胞癌,其次还有较少见的小细胞癌、混合型癌、癌肉瘤及转移性癌等。其中,膀胱尿路上皮癌最为常见,占膀胱癌的90%以上;膀胱鳞状细胞癌比较少见,占膀胱癌的 3%～7%。膀胱腺癌更为少见,占膀胱癌的比例＜2%。

（3）膀胱癌好发部位:肿瘤分布在膀胱侧壁及后壁多见,三角区和顶部次之。

2. 诊断要点

（1）尿细胞学检查是膀胱癌诊断和术后随诊的主要方法之一。尿细胞学阳性意味着泌尿道的任何部分,包括:肾盏、肾盂、输尿管、膀胱和尿道,存在尿路上皮癌的可能。根据文献报道,尿细胞学检测膀胱癌的敏感性为 13%～75%,特异性为 85%～100%。敏感性与癌细胞恶性分级密切相关,分级低的膀胱癌敏感性较低,一方面是由于肿瘤细胞分化较好,其特征与正常细胞相似,不易鉴别,另一方面由于癌细胞之间黏结相对紧密,没有足够多的癌细胞脱落到尿中而被检测到,所以尿细胞学阴性并不能排除低级别尿路上皮癌的存在;相反,分级高的膀胱癌或原位癌,敏感性和特异性均较高。

（2）膀胱尿路上皮癌是最常见的膀胱肿瘤类型,在非特指情况下,膀胱癌即指膀胱尿路上皮癌。膀胱癌的分级与膀胱癌的复发和侵袭行为密切相关。膀胱肿瘤的恶性程度以分级(Grade)表示。关于膀胱癌的分级,目前普遍采用 WHO 分级法。肿瘤的级别越高,表明肿瘤细胞的分化程度越差,恶性度越高,预后越差。

（3）对怀疑膀胱肿瘤的患者,进行影像学检查可了解膀胱内肿瘤病变大小及浸润深度,有无肿瘤膀胱外侵犯及周围淋巴结肿大。由于膀胱肿瘤可以和肾盂及输尿管肿瘤同时发生,或肿瘤性病变可能累及输尿管开口而导致上尿路积水。因而行 CT 及 MRI 检查时,最好行全泌尿系统的影像学检查,借助增强造影,一方面可以了解上尿路功能,同时了解有无肾集尿系统及输尿管内的病变。

3. 治疗要点

（1）尿路上皮性膀胱癌的治疗原则及方法:非肌层浸润性膀胱癌(Tis、Ta、T1)首次手术治疗多采取保留膀胱的经尿道膀胱肿瘤电切术,术后给予膀胱灌注治疗。膀胱灌注治疗无效的非肌层浸润性膀胱尿路上皮癌(如肿瘤进展、肿瘤多次复发、CIS 和 T1G3(高级别)肿瘤经 TURBT 及膀胱灌注治疗无效等),建议行根治性膀胱切除术。肌层浸润性膀胱癌的标准治疗方法为根治性膀胱切除术同时行盆腔淋巴结清扫术。

（2）TURBT 既是非肌层浸润性膀胱癌的重要诊断方法,同时也是主要的治疗手段。膀胱肿瘤的确切病理分级、分期都需要根据首次 TURBT 后的病理结果确定。经尿道膀胱肿瘤切除术有两个目的:

一是切除肉眼可见的全部肿瘤,二是切除组织进行病理分级和分期。

（3）非肌层浸润性膀胱癌 TURBT 术后有很高的术后复发率,小部分患者甚至会进展为肌层浸润性膀胱癌。原位癌单纯 TURBT 手术并不能解决术后高复发率和疾病进展的问题。因此,推荐所有非肌层浸润性膀胱癌患者进行术后辅助性膀胱灌注治疗,包括膀胱灌注化疗和膀胱灌注免疫治疗。

六、思考题

1. 无痛性肉眼血尿是膀胱癌最常见的临床表现,如何对血尿进行问诊时需要对血尿特点进行鉴别诊断?

2. 膀胱癌的分级与膀胱癌的复发和侵袭行为密切相关,膀胱癌的病理分期是如何区分的?

3. 除了病史中介绍的实验室检查,患者还可以做哪些实验室检查?

七、推荐阅读文献

1. Siegel R，Naishadham D，Jemal A. Cancer statistics，2013. CA：A Cancer Journal for Clinicians，2013,63：11－30.

2. JemalA，Siegel R，Ward E，et al. Cancer Statistics，2008[J]. CA Cancer J Clin，2008：58(2)：71－96.

3. Ferlay J，Autier P，Boniol M，et al. Estimates of the cancer incidence and mortality in Europe in 2006. Ann Oncol 2007,18(3)：581－592.

4. Jemal A，Siegel R，Xu J，et al. Cancer statistics，2010[J]. CA Cancer J Clin，2010，60(5)：277－300.

5. 那彦群,叶章群,孙颖浩,等. 2014 版中国泌尿外科疾病诊断治疗指南[M].北京：人民卫生出版社,2014：20－60.

（沈周俊　钟　山）

案例 61

肾细胞癌

一、病历资料

1. 现病史

患者，男性，54岁，因"体检B超发现右肾占位2周"就诊。患者入院前2周体检时B超发现右肾实质性占位，无肉眼血尿，无腰痛，食欲、睡眠、两便均正常，体重无明显变化。

2. 既往史

患者有高血压史10年，使用药物控制良好。

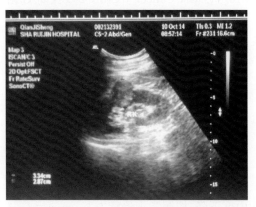

图 61-1 右肾肿瘤 B 超图像

3. 体格检查

患者腹平软，无压痛反跳痛，未触及肿块，双肾区叩痛阴性。

4. 影像学检查

B超示：右肾中部肾实质内可见一个低回声，大小约33 mm×29 mm，形状呈圆形，内部回声不均，内可见小片状高强回声，边界清楚，后方回声无变化(见图61-1)。彩色多普勒超声显示：其内未见明显血流信号。增强CT显示：右肾内见一类圆形不均质软组织影，截面积约3.0 cm×2.8 cm，内伴点状钙化，增强后病灶明显不均匀强化，内见细小动脉分支供血(见图61-2)。诊断意见：右肾占位，拟肾癌可能大。

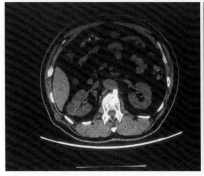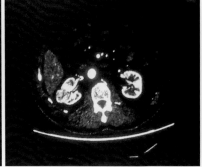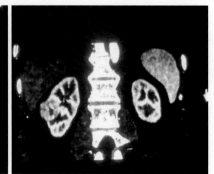

图 61-2 右肾肿瘤 CT 图像(平扫＋增强)

二、诊治经过

（1）入院初步诊断：右肾肿瘤，高血压。

（2）入院后予以完善术前常规检查，血常规、肝肾功能电解质、心电图、胸片、心脏超声、肺功能指标均正常。肾小球滤过率（GFR）提示左肾 25.9 ml/min，右肾 25.6 ml/min。入院后第 5 天全麻下行腹腔镜下行保留肾单位的右肾部分切除术，术中冰冻病理检查提示为肾透明细胞癌，手术切缘未见肿瘤组织。术后石蜡病理报告示：透明细胞性肾细胞癌，Fuhrman Ⅱ～Ⅲ级，伴坏死。

（3）术前告知：肾部分切除术后可能有出血、尿瘘等并发症；根治性肾切除术后可能出现肾功能不全、肾衰竭等风险。

三、病例分析

1. 病史特点

（1）男性，54 岁，因"体检时 B 超发现右肾实质性占位 2 周"入院。

（2）辅助检查：B 超提示右肾中部肾实质内可见低回声占位，CT 提示右肾内见一类圆形不均质软组织影，增强后病灶明显不均匀强化。

2. 诊断及诊断依据

（1）诊断：右肾癌，临床分期 $cT_1N_0M_0$、Ⅰ 期，高血压。

（2）诊断依据：①男性，54 岁，体检 B 超发现右肾占位 2 周入院。②查体：无贫血貌，腹软，腹部未及肿块，无压痛，双肾区无叩击痛。③影像学检查：B 超提示右肾低回声占位，内部回声不均；CT 提示增强后肿瘤明显不均匀强化。

3. 鉴别诊断

（1）肾囊肿。

（2）肾错构瘤（肾血管平滑肌脂肪瘤）。

（3）肾母细胞瘤

四、处理方案及理由

患者虽然肾功能正常，但 GFR 提示双侧肾小球滤过率均中度下降，按照常规治疗方案，应该行右肾根治性切除术；但是考虑到患者两侧肾功能均减退，如果切除右侧，则左侧不能完全代偿，术后可能出现肾功能不全，甚至肾功能衰竭；同时，由于患者的右肾肿瘤比较局限，直径<4 cm，符合保留肾单位的手术指征。

随着腹腔镜技术的飞速发展，目前已经广泛取代开放手术，肾脏疾病的手术治疗大多可以采用腹腔镜技术。其优势在于创伤小、恢复快，并且能到达开放手术的效果。因此，该患者接受了腹腔镜下右肾部分切除术。

五、要点与讨论

1. 诊断要点

肾细胞癌（renal cell carcinoma）简称肾癌，占成人恶性肿瘤的 2%～3%，男女患者比例约为 2:1，城市地区发病率高于农村地区。发病年龄可见于各年龄段,高发年龄 50～70 岁。肾癌的病因未明,其发病与遗传、吸烟、肥胖、高血压及抗高血压治疗等有关。

目前,既往经典血尿、腰痛、腹部肿块"肾癌三联征"临床出现率已经不到 15%,这些患者诊断时往往已为晚期。国外报道无症状肾癌的发现率逐年升高(约占 50%)。10%～40% 的患者出现副瘤综合征,表现为高血压、贫血、体重减轻、恶病质、发热、红细胞增多症、肝功能异常、高钙血症、高血糖、ESR 增快、神经肌肉病变、淀粉样变性、溢乳症、凝血机制异常等改变。30% 为转移性肾癌,可由于肿瘤转移所致的骨痛、骨折、咳嗽、咯血等症状就诊。肾癌的临床诊断主要依靠影像学检查。实验室检查作为对患者术前一般状况、肝肾功能以及预后判定的评价指标,确诊则需依靠病理学检查。

必需的实验室检查项目包括:尿素氮、肌酐、肝功能、全血细胞计数、血红蛋白、血钙、血糖、ESR、碱性磷酸酶和乳酸脱氢酶。必需的影像学检查项目:腹部 B 超或彩色多普勒超声、胸部 X 线片(正、侧位)、腹部 CT 平扫和增强扫描(碘过敏试验阴性、无相关禁忌证者)。腹部 CT 平扫和增强扫描、胸部 X 线片是术前临床分期的主要依据。肾穿刺活检和肾血管造影对肾癌的诊断价值有限。对影像学诊断难以判定性质的小肿瘤患者,可以选择行保留肾单位手术或定期(1～3 个月)随诊检查。对年老体弱或有手术禁忌证的肾癌患者或不能手术的晚期肾癌患者需化疗或其他治疗(如射频消融、冷冻消融等)的患者,治疗前为明确诊断,可选择肾穿刺活检获取病理诊断。

2. 解剖要点

肾脏为成对的扁豆状器官,红褐色,位于腹膜后脊柱两旁浅窝中,长 10～12 cm、宽 5～6 cm、厚 3～4 cm,重 120～150 g;肾纵轴上端向内、下端向外,因此两肾上极相距较近,下极较远,肾纵轴与脊柱所成角度为 30 度左右。肾脏一侧有一凹陷,叫做肾门,它是肾静脉、肾动脉出入肾脏以及输尿管与肾脏连接的部位。这些出入肾门的结构,被结缔组织包裹,合称肾蒂。由肾门凹向肾内,有一个较大的腔,称肾窦。肾窦由肾实质围成,窦内含有肾动脉、肾静脉、淋巴管、肾小盏、肾大盏、肾盂和脂肪组织等。

右肾门正对第二腰椎横突,左侧针对第一腰椎横突,右肾由于肝脏关系比左肾略低 1～2 cm。正常肾脏上下移动均在 1～2 cm 范围以内。肾位于脊柱两侧,紧贴腹后壁,居腹膜后方。左肾上端平第 11 胸椎下缘,下端平 2 腰椎下缘。右肾比左肾低半个椎体。左侧第 12 肋斜过左肾后面的中部,右侧第 12 肋斜过右肾后面的上部。临床上常将竖脊肌外侧缘与第 12 肋之间的部位,称为肾区(肋腰点),当肾有病变时,触压或叩击该区,常有压痛或震痛。

3. 治疗要点

1) 局限性肾癌的治疗:外科手术是局限性肾癌首选治疗方法。

(1) 根治性肾切除手术:是得到公认可能治愈肾癌的方法。经典的根治性肾切除范围包括肾周筋膜、肾周脂肪、患肾、同侧肾上腺、从膈肌脚至腹主动脉分叉处腹主动脉或下腔静脉旁淋巴结以及髂血管分叉以上输尿管。40 多年来,对采用经典根治性肾切术治疗肾癌的观念已经发生了部分变化,特别是在手术切除范围的变化(如选择适当病例实施保留同侧肾上腺根治性肾切除术、保留肾单位手术)已达成共识,治疗方式也不再是单一的开放性手术(如腹腔镜手术、微创治疗)。现代观点认为,符合下列 4 个条件者可以选择保留同侧肾上腺的根治性肾切除术:①临床分期为 I 或 II 期;②肿瘤位于肾中、下部分;③肿瘤直径<8 cm;④术前 CT 显示肾上腺正常。但此种情况下,如手术中发现同侧肾上腺异常,应切除同侧肾上腺。根治性肾切除术可经开放性手术或腹腔镜手术进行。目前不推荐对局限性肾癌患者行区域或扩大淋巴结清扫术。

(2) 保留肾单位手术(nephron sparing surgery, NSS):推荐按各种适应证选择实施 NSS,其疗效同根治性肾切除术。NSS 肾实质切除范围应距肿瘤边缘 0.5～1.0 cm,EAU 的《肾细胞癌诊治指南》中认为只要能完整切除肿瘤,边缘的厚度不影响肿瘤复发率,不推荐选择肿瘤剜除术治疗散发性肾癌。对肉眼观察切缘有完整正常肾组织包绕的病例,术中不必常规进行切缘组织冷冻病理检查。NSS 可经开放性手术或腹腔镜手术进行。①NSS 适应证:肾癌发生于解剖性或功能性的孤立肾,根治性肾切除术将会导致肾功能不全或尿毒症的患者,如先天性孤立肾、对侧肾功能不全或无功能者以及双侧肾癌等患者。②NSS 相对适应证:肾癌对侧肾存在某些良性疾病,如肾结石、慢性肾盂肾炎或其他可能导致肾功能恶化的疾病(如高血压、糖尿病、肾动脉狭窄等)患者。NSS 适应证和相对适应证对肾肿瘤大小没有具体限定。③NSS 可选择适应证:对侧肾功能正常,临床分期 T_{1a} 期(肿瘤≤4 cm),肿瘤位于肾脏周边,单发的无症状肾癌患者。临床分期 T_{1b} 期(肿瘤最大径 4~7 cm)也可选择实施 NSS。

(3) 微创治疗:射频消融(radio-frequency ablation,RFA)、冷冻消融(cryoablation)、高强度聚焦超声(high-intensity focused ultrasound,HIFU)可以用于不适合手术小肾癌患者的治疗,应严格按适应证慎重选择。①微创治疗适应证:不适于开放性外科手术者、需尽可能保留肾单位功能者、有全身麻醉禁忌者、肾功能不全者、肿瘤最大径<4 cm 且位于肾周边的肾癌患者。②肾动脉栓塞:对于不能耐受手术治疗的患者可作为缓解症状的一种姑息性治疗方法。一些研究结果显示术前肾动脉栓塞对延长患者生存期、减少术中出血及降低手术后并发症方面并无明显益处。

(4) 术后辅助治疗:局限性肾癌手术后尚无标准的可推荐的辅助治疗方案。对于高危复发转移的患者推荐使用靶向治疗。

2) 局部进展性肾癌的治疗:首选治疗方法为根治性肾切除术,而对转移的淋巴结或血管瘤栓需根据病变程度、患者身体状况等因素选择是否切除。术后可使用靶向治疗。

3) 转移性肾癌(临床分期Ⅳ期)的治疗:转移性肾癌(metastatic renal cell carcinoma,mRCC)应采用以内科为主的综合治疗,2006 年起 NCCN、EAU 将分子靶向治疗药物(索拉菲尼、舒尼替尼、替西罗莫斯、贝伐珠单抗联合干扰素-α、帕唑帕尼、依维莫斯、厄洛替尼)作为转移性肾癌的一、二线治疗用药。外科手术主要为转移性肾癌辅助性治疗手段,极少数患者可通过外科手术而获得较长期生存。

六、思考题

1. 肾癌在什么情况下可以采取保留肾单位的手术?
2. 如何选择肾癌的手术方式?
3. 肾癌的临床表现有哪些?

七、推荐阅读文献

1. Wein AJ. Campbell-Walsh Urology [J], 11th ed. Saunders, 2011.

2. 吴阶平. 吴阶平泌尿外科学[M]. 济南:山东科学技术出版社,2012.

3. 那彦群,叶章群,孙颖浩,等.(2014 版)中国泌尿外科疾病诊断治疗指南[M]. 北京:人民卫生出版社,2014.

(王浩飞)

案例 62

前列腺癌

一、病历资料

1. 现病史

患者,男性,66 岁,因"尿频、夜尿 2～3 次,伴尿线变细 2 年"就诊。2 年前患者无明显诱因下出现尿频、尿线变细、排尿滴沥,同时出现夜尿增多,每晚 2～3 次;但无尿痛、尿急,无肉眼血尿,无排尿困难。患者来我院就诊,查 B 超示前列腺增大;血清前列腺特异抗原(PSA)升高;遂行 MRI 检查提示左侧外周带异常信号。为进一步明确诊断,行前列腺穿刺,病理检查示前列腺腺癌。现为进一步治疗,门诊以"前列腺癌"收治入院。

2. 既往史

患者平时体健,轻度高血压,每天 5 mg 氨氯地平,血压控制良好。

3. 体格检查

直肠指检(DRE)前列腺Ⅱ度增大,未及明显结节。

4. 实验室和影像学检查

血清 PSA 水平为 12.65 ng/ml,游离/总(f/t)PSA 比值为 0.11。经直肠 B 超示前列腺体积 48 ml,回声欠均匀(见图 62-1);MRI 提示左侧外周带异常信号(见图 62-2)。前列腺穿刺活检(B 超引导,经会阴),共穿刺 12 针,病理检查示:第 1～3、6～9 和 11 针见前列腺癌,肿瘤所占比例第 2、3、7～9 超过 2/3,其余小于 1/4。Gleason 评分 7(3+4)分。

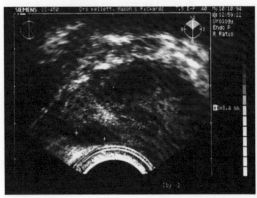

图 62-1 前列腺经直肠超声图像

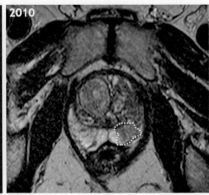

图 62-2 盆腔 MRI 示前列腺左侧叶外周带异常信号(虚线标记处)

二、诊治经过

1. 初步诊断

前列腺癌,中危,分期 T_{2c}。

2. 诊治经过

(1) 治疗方案选择:积极监测＋激素(内分泌)治疗＋前列腺癌根治手术＋放疗。患者选择根治手术,穿刺 4 周后入院,核素骨扫描未见骨转移。术前告知患者及家属:术后可能造成尿失禁、吻合口狭窄造成尿潴留;术后性功能障碍可能,腹腔镜根治性前列腺切除＋双侧盆腔淋巴结清扫。手术顺利,恢复良好,术后拔除导尿管,第 1 个月轻度尿失禁,锻炼后控尿良好。手术病理显示:$pT_{3a}N_0M_0$,前列腺腺泡癌,Gleason 评分 7(4＋3)分。左右叶均见癌组织侵犯包膜和神经(见图 62－3),切缘阴性。双侧髂血管旁和闭孔淋巴结(左 3 右 5)未见癌,术后 6 周,PSA 水平为 0.43 ng/ml。

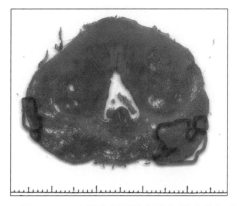
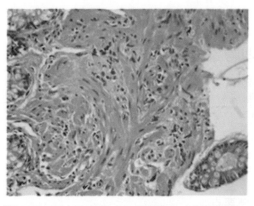

图 62－3 左侧为前列腺根治切除大体标本横切面(红圈标记处有癌组织侵犯);右侧为前列腺组织镜下 HE 染色(HE×40)

(2) 辅助治疗:患者选择激素治疗(担心放疗并发症),术后第 8 周开始全雄激素阻断治疗:比卡鲁胺＋亮丙瑞林(LHRH 类似物),12 个月时 PSA 降至 0.02 ng/ml,再持续 6 个月,停药 3 个月,PSA 水平为 0.18 ng/ml。停药 6 个月,PSA 水平升至 1.05 ng/ml(生化复发)。骨扫描:未见骨转移;盆腔 CT 示:右髂血管旁肿大淋巴结直径为 1.2 cm;治疗:外照射＋激素治疗(比卡鲁胺＋亮丙瑞林)3 个月后,PSA 水平为 0.98 ng/ml,肿大淋巴结直径缩小至 0.6 cm,亮丙瑞林去势治疗继续维持。

(3) 随访:1 年后,PSA 水平再次上升至 5.23 ng/ml;随后 6 个月,上升速度加快,达 32.5 ng/ml。核素骨扫描:多处骨转移(见图 62－4);盆腔 CT 示:双侧淋巴结肿大。

(4) 目前状态:去势抵抗性前列腺癌(CRPC),采用亮丙瑞林联合多西他赛＋泼尼松方案化疗(3 周方案),4 个周期,PSA 水平降至 27.6 ng/ml;6 个周期后 PSA 水平为 20.4 ng/ml,随后 PSA 逐步上升,第 10 个周期后达 82.2 ng/ml,伴有骨痛。

(5) 以后的治疗措施:维持激素治疗(去势)＋化疗(多西他赛),必要时使用阿比特龙。骨相关事件治疗采用双膦酸盐及镇痛药物。

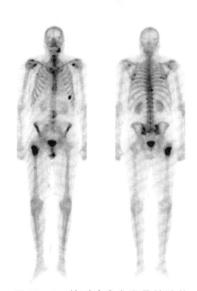

图 62－4 前列腺癌多发骨转移的核素扫描,见肋骨、胸腰椎和骨盆放射性浓聚灶

三、病例分析

1. 病史特点
前列腺癌早期无特异性症状,通常是 DRE 发现前列腺结节或血清 PSA 水平升高才发现。即使有下尿路症状,也多由伴随的前列腺增生引起。

2. 诊断及诊断依据
前列腺癌诊断主要依靠超声引导下前列腺穿刺活检。MRI 可提供一定帮助,了解腺体内病变范围和是否侵犯包膜外。CT 主要用于前列腺外侵犯(如精囊)和盆腔淋巴结的检查。术前穿刺活检的结果与根治手术后的病理会存在一定差异,术后随访和治疗以手术病理为准。

3. 鉴别诊断
(1) 慢性前列腺炎。
(2) 前列腺增生。

四、处理方案及理由

前列腺癌自然进程长,通常用 10~15 年生存率进行评估。在每个分期根据患者个体情况治疗方法各异,尤其是最后 CRPC 阶段还没有很好的治疗方法。

五、要点与讨论

1. 诊断要点
(1) 前列腺癌的筛查与早期诊断:前列腺癌是欧美中老年男性最常见恶性肿瘤。前列腺癌的筛查主要依靠 PSA 筛查,目前推荐适合年龄段 55~69 岁。如果 PSA>4.0 ng/ml,应考虑前列腺癌的可能性,尤其 PSA>10 ng/ml 或者 f/t PSA<0.15、经直肠超声发现结节样病灶。单次发现 PSA 水平升高应在几周后复查,排除尿路感染、插导尿管、膀胱镜和其他经尿道操作的干扰,且在直肠指检之前进行。前列腺行 MRI 检查虽然不是必须,但也被临床经常用于判断腺体内部是否存在可疑病灶、是否有包膜侵犯或者精囊侵犯。

目前唯一确诊前列腺癌的方法是超声引导下前列腺穿刺活检。穿刺指征:DRE 触及结节;B 超、CT 或 MRI 发现异常影像;PSA>10 ng/ml;PSA 水平在 4~10 ng/ml,但 f/t PSA 比值或 PSA 密度(PSA 除以前列腺体积)异常。

(2) 前列腺癌分级分期:前列腺癌的病理分级使用 Gleason 评分系统。前列腺癌组织分为主要分级区和次要分级区,每区的 Gleason 分值 1~5 分,分数越高,恶性程度越大。Gleason 评分用主要分级区分值+次要分级区分值表示。一般总分≤6 分为低度恶性,7 分为中度恶性,8~10 分为高度恶性。

前列腺癌 TNM 分期(2009)如下。

T:原发肿瘤

T_1:临床未触及或影像学未发现的肿瘤

T_{1a}:切除前列腺组织内偶然发现肿瘤,占 5% 或以下

T_{1b}:切除前列腺组织内偶然发现肿瘤,占 5% 以上

T_{1c}:穿刺活检发现肿瘤(例如:由于 PSA 水平升高)

T₂：肿瘤局限于前列腺内

    T₂ₐ：肿瘤累及前列腺一侧叶的一半或以下

    T₂ᵦ：肿瘤累及前列腺一侧叶的一半以上

    T₂꜀：肿瘤累及两侧叶

T₃：肿瘤侵犯前列腺包膜以外

    T₃ₐ：累及前列腺包膜外（单侧或双侧），包括膀胱颈部镜下侵犯

    T₃ᵦ：肿瘤侵犯精囊

T₄：肿瘤固定或侵犯精囊以外的周围脏器：外括约肌、直肠、提肛肌和（或）盆壁

N：区域淋巴结

    N₀：无区域淋巴结转移

    N₁：有区域淋巴结转移

M：远处转移

    M₀：无远处转移

    M₁：远处转移

    M₁ₐ：区域以外淋巴结转移

    M₁ᵦ：骨转移

    M₁꜀：其他部位转移

2. 解剖要点

前列腺癌根治切除手术是标准手术方式，推荐开放式耻骨后前列腺癌根治术和腹腔镜前列腺癌根治术，有条件的可开展机器人辅助腹腔镜前列腺癌根治术。手术切除范围应包括完整的前列腺、双侧精囊和输精管壶腹段和膀胱颈部。

对于中高危的前列腺癌根治手术，推荐行扩大盆腔淋巴结切除术，包括髂外、髂内和闭孔淋巴结，还有主张应包括向上清扫髂总淋巴结和骶前淋巴结。淋巴结切除一方面获得更确切的分期，另一方面对前列腺癌治疗有益。对低危患者不推荐淋巴结切除。

术中解剖要注意：①剪开前列腺两侧盆筋膜时适当远离前列腺包膜，紧贴提肛肌，避免出血或误入腺体（见图 62-5）；②牢固缝扎阴茎背深静脉（见图 62-6）；③紧贴前列腺底部切开膀胱颈部，切断尿道后壁时注意保护输尿管口（见图 62-7）；④沿正确层面分离并切断输精管，游离精囊（见图 62-8 左）；⑤切断前列腺两侧的侧韧带；⑥沿前列腺尖部分离尿道并切断，尽可能保留外括约肌及其血管神经束（见图 62-8 右）；⑦可用双头针可吸收滑线连续吻合尿道膀胱颈部。

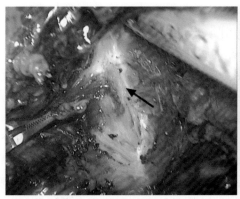
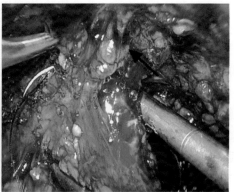

图 62-5　沿右侧提肛肌前方切开盆筋膜（箭头）　　图 62-6　缝扎阴茎背深静脉（箭头）

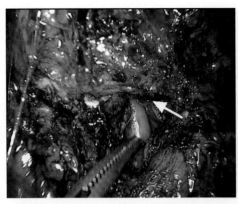

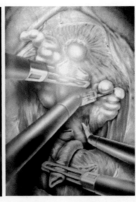
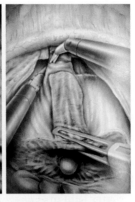

图 62-7 紧贴前列腺切开膀胱颈部(箭头),见到导尿管(分离钳指示) 　图 62-8 机器人辅助腹腔镜前列腺根治性切除,左图:分离精囊,输精管已经切断(下方钳夹);右图:切断前列腺尖端尿道

3. 治疗要点

(1) 治疗方式。①观察等待:用于不愿意或体弱不适合主动治疗者,出现局部或全身症状才采取一些姑息对症治疗。②主动监测:针对低度风险、有根治性治疗指征的患者,因担心生活质量和手术风险,不即刻主动治疗而严密随访。如肿瘤进展达到预先设定的阈值,再予治疗。③前列腺癌根治性手术:没有硬性年龄规定,但70岁以后并发症及手术病死率会增加。$T_1 \sim T_{2c}$ 推荐根治手术;T_{3a} 手术占据主要地位,术后根据患者情况可辅助内分泌治疗或放疗。而 T_{3b} 或 T_4 患者必须严格筛选后,可行根治手术加其他综合治疗。④外放射治疗:与手术一样的前列腺癌根治手段,疗效好、适应证广,并发症少。随着调强适形放疗(IMRT)和图像引导放疗(IMRT)技术的发展,放疗的不良反应明显降低,疗效不断提高。外放射治疗分为三类:根治性放疗,用于局限性和局部进展性前列腺癌;术后辅助放疗和挽救性放疗;转移性前列腺癌的姑息放疗。⑤近距离照射治疗(brachytherapy):将放射源密封后直接放入体腔或被治疗组织内进行照射。一般应用经直肠双平面双实时三维治疗计划系统定位,将放射性粒子植入前列腺内,提高前列腺局部剂量,减少直肠和膀胱的放射剂量。⑥内分泌治疗(雄激素剥夺治疗,ADT):任何去除雄激素和抑制雄激素活性的治疗,包括去势、睾丸切除或使用黄体激素释放激素类似物(LHRHa)抑制睾丸生成睾酮;阻断雄激素与受体结合的药物。治疗指征包括转移性前列腺癌(N_1 和 M_1)、无法行根治术或放疗的局限性前列腺癌、配合放疗、根治性治疗后复发或转移以及去势抵抗性前列腺癌的雄激素持续抑制。

(2) 术后病理和预后、随访:手术切除前列腺标本能获得更为准确的病理信息,涵盖肿瘤分级Gleason 评分、肿瘤是否浸润包膜或精囊、是否有神经血管束侵犯,以及尿道、膀胱颈部切缘是否有癌组织残留。同时检查切除的盆腔淋巴结是否有癌转移。术后的病理分期用"pTx"表示。通常在术后6周以后测定血清 PSA 水平,了解是否彻底切除前列腺,并为以后随访留下 PSA 基线值。一般把 PSA<0.1 ng/ml 作为前列腺手术切除彻底的标准。术后随访一般每3个月监测一次 PSA,必要时增加 CT 或MRI 等影像学或者核素骨扫描。情况稳定的患者可逐步过渡到每6个月随访一次。

(3) 术后辅助治疗与复发。①辅助内分泌治疗:前列腺癌根治手术或放疗后,辅以内分泌治疗,以治疗切缘残余病灶、残余阳性淋巴结或微小转移病灶,以提高长期存活率。适应证为:术后病理切缘阳性;术后病理淋巴结阳性或 T_3 期;伴有高危因素,如 PSA>20 ng/ml、Gleason>7 分;局部晚期前列腺癌放疗后。治疗时机通常主张术后即刻开始,最少持续18个月。②前列腺癌术后复发:分为生化复发和临床复发。生化复发指术后6周 PSA 水平降至 0.1 ng/ml 以下(认为前列腺切除彻底)后,连续2次升高>0.2 ng/ml;或者放疗以后升高到 2 ng/ml 以上,影像学等临床未发现病灶。而临床复发指局部病灶复发或远处查到肿瘤转移病灶,例如骨扫描发现骨转移。

(4) CRPC及骨转移治疗。①CRPC:经过雄激素剥夺治疗后疾病继续进展,同时睾酮维持在去势水平<0.50 ng/ml;间隔1周、连续2次PSA水平上升、较最低值升高50%以上。治疗比较困难,主要采用抗雄激素药物(比卡鲁胺)、肾上腺雄激素抑制剂(如酮康唑、氨鲁米特)、低剂量雌激素等治疗。新药阿比特龙可阻断睾丸、肾上腺和前列腺癌细胞来源的雄激素生物合成,从而最大程度降低体内乃至肿瘤细胞内的雄激素水平。对无转移CRPC可使PSA下降超过50%。以多西他赛为基础的化疗也显示一定疗效。近年来还出现了新的雄激素受体拮抗剂,如TAK700、MDV3 100等,显示一定效果,但长期疗效有待观察。②骨转移:多数患者起病隐匿,最常见表现是疼痛,少数以病理骨折首发。诊断依靠体格检查和影像学。最常用的影像学是核素骨扫描,可在采用X线检查前3~6个月发现病灶;X线或CT能发现多发类圆形或片状"棉絮样"高密度影,MRI有助于了解累及范围。活检+病理是诊断金标准。骨转移的治疗包括内分泌治疗、放疗、地诺单抗和抑制骨破坏的双膦酸盐等,疼痛明显时可以循序使用非甾体类和阿片类镇痛药物,出现病理骨折时进行相应外科治疗,最近还有免疫治疗(Sipuleucel-T,即Provenge)的报道。

六、思考题

1. 前列腺癌如何早期诊断?
2. 前列腺癌根治手术的适应证有哪些?
3. 手术后的随访和辅助治疗如何进行?

七、参考文献

1. 那彦群,叶章群,孙颖浩,等.中国泌尿外科疾病诊断治疗指南2014版[M].北京:人民卫生出版社,2013:61-89.

2. Eastham JA, Riedel E, Scardino PT, et al. Polyp Prevention Trial Study Group. Variation of serum prostate-specific antigen levels: an evaluation of year-to-year fluctuations [J]. JAMA 2003, 289 (20): 2695-2700.

3. Zelefsky MJ, Levin EJ, Hunt M, et al. Incidence of late rectal and urinary toxicities after three-dimensional conformal radiotherapy and intensity-modulated radiotherapy for localized prostate cancer [J]. Int J Radiat Oncol Biol Phys, 2008,70(4): 1124-1129.

4. Ji J, Yuan H, Wang L, et al. Is the impact of the extent of lymphadenectomy in radical prostatectomy related to the disease risk? A single center prospective study [J]. J Surg Res, 2012,178 (2): 779-784.

5. Norderhaug I, Dahl O, Heikkela Reino, et al. Brachytherapy for prostate cancer: A systematic review of clinical and cost effectiveness [J]. Eur Urol, 2003,44: 40-46.

6. de Bono JS, Logothetis CJ, Molina A, et al. Abiraterone and increased survival in metastatic prostate cancer [J]. N Eng J Med, 2011,364(21): 1995-2005.

7. Tannock IF, de Wit R, Berry WR, et al, TAX 327 investigators. Docetaxel plus prednisone mitoxantrone plus prednisone for advanced prostate cancer [J]. N Eng J Med, 2004,351(15): 1502-1512.

(邵　远)

案例 63

肾上腺肿瘤
(ACTH 非依赖性库欣综合征)

一、病历资料

1. 现病史

患者,女性,41 岁,因"血压升高 5 年,体重增加 2 年,停经 1 年,双下肢水肿"就诊。5 年前体检时发现血压升高,最高血压达 190 mmHg/120 mmHg,无头痛、心悸、胸闷、大汗淋漓、面色潮红、手足发麻等不适。于外院就诊,当地医院采用药物降压治疗(具体不详),期间多次更换降压药物,但血压仍控制欠佳,近 2 年来患者血压逐渐升高,伴头晕、头痛等不适,同时自觉脸部渐圆、潮红,体重增加,腹部膨隆,月经不规则。近 1 年来患者出现停经,双下肢水肿。患者为进一步诊治,于我院内分泌科检查。行 CT 检查示:"右肾上腺腺瘤"。进一步查内分泌激素示:血变肾上腺素(MN)、血去甲变肾上腺素(NMN)、醛固酮、肾素水平正常,排除嗜铬细胞瘤和原发性醛固酮增多症;血皮质醇水平升高且节律消失,24 h 尿皮质醇水平升高,促肾上腺皮质激素(ACTH)水平降低。2 mg 和 8 mg 地塞米松抑制试验血皮质醇(血F)不能抑制。垂体 MRI 检查未见异常。故拟诊"非 ACTH 依赖性性库欣综合征,右肾上腺腺瘤"。为进一步手术治疗,门诊收治入院。患者自发病以来,神清、精神可、两便无殊,体重 2 年来增加 10 kg。

2. 既往史

患者素来体健,无手术外伤史。

3. 体格检查

患者 BP 170 mmHg/100 mmHg,神清,多血质面容,满月脸,脸部可见散在痤疮,水牛背,四肢较细,腹部膨隆,下腹部、大腿外侧及臀部可见紫纹,局部可见瘀斑。双下肢凹陷性水肿。

4. 实验室和影像学检查

(1) 内分泌检查:血 F: 0.256 μg/ml(8AM)→0.222 μg/ml(4PM)→0.209 μg/ml(0AM);24 h 尿F: 5.68 μg/ml;2 mg 及 8 mg 地塞米松抑制试验:不能抑制。血糖浓度为 9.8 mmol/L。

(2) 肾上腺 CT 检查示右侧肾上腺类圆形肿块,大小 2.0 cm×1.8 cm,拟腺瘤可能。垂体 MRI 检查未见异常。

二、诊治经过

(1) 入院初步诊断:非 ACTH 依赖性性库欣综合征,右肾上腺腺瘤。

(2) 入院后完善术前常规检查,血常规、肝肾功能电解质、心电图、胸片均正常;术前肾上腺 CT 增强扫描示:右肾上腺类圆性密度稍高的肿块。入院后第 2 天静吸复合麻醉下后腹腔镜下行右肾上腺部分切除术,术中见右肾上腺腹侧面约 2 cm 左右的肿瘤,仔细游离肿瘤,Hemlock 钳夹残留部分肾上腺。

肿瘤切面颜色为金黄色。

(3) 术前充分告知患者及家属：术后可能出现肾上腺皮质功能不全,甚至肾上腺危象,需长期甚至终身激素替代治疗。

三、病例分析

1. 病史特点

患者为中年女性,明确年轻时即有高血压病史,多种降压药物控制血压不佳,血压呈升高趋势,自觉体征出现脸部渐圆、潮红,体重增加,腹部膨隆,月经不规则。近 1 年来患者出现停经表现。既往患者无慢性疾病及手术外伤史。实验室检查提示患者血皮质醇水平升高且节律消失,24 h 时尿皮质醇水平升高,ACTH 水平降低。2 mg 和 8 mg 地塞米松抑制试验血 F 不能抑制,且患者血糖升高,血 MN、NMN、醛固酮、肾素水平正常,影像学 CT 检查提示："右肾上腺 2.0 cm×1.8 cm 腺瘤",垂体 MRI 检查未见异常。查体示患者神清,多血质面容,满月脸,脸部可见散在痤疮,水牛背,四肢较细,腹部膨隆,下腹部、大腿外侧及臀部可见紫纹,局部可见瘀斑。双下肢凹陷性水肿。

2. 诊断与诊断依据

(1) 诊断：非 ACTH 依赖性库欣综合征,右肾上腺腺瘤。

(2) 诊断依据：①患者,女性,41 岁,高血压 5 年,体重增加 2 年,停经 1 年。②体检阳性发现：多血质面容,满月脸,水牛背,四肢较细,腹部膨隆,下腹部、大腿外侧及臀部可见紫纹,局部可见瘀斑;双下肢凹陷性水肿。③内分泌辅助检查：血 F：0.256 $\mu g/ml$(8AM)→0.222 $\mu g/ml$(4PM)→0.209 $\mu g/ml$(0AM);24 h 尿 F：5.68 $\mu g/ml$;2 mg 及 8 mg DX 抑制试验：不能抑制。④影像学检查：肾上腺 CT 示右侧肾上腺类圆形肿块,大小 2.0 cm×1.8 cm,拟腺瘤可能(见图 63-1 和图 63-2);垂体 MRI 检查未见异常。

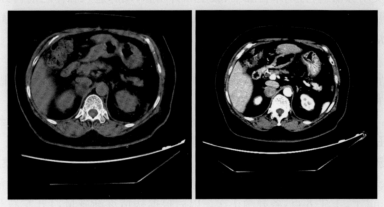

图 63-1　患者肾上腺 CT 平扫图像　　图 63-2　患者肾上腺 CT 增强图像

3. 鉴别诊断

(1) 肾上腺嗜铬细胞瘤。

(2) 肾上腺转移性肿瘤。

(3) 肾上腺腺瘤(原发性醛固酮增多症)。

四、处理方案及理由

1. 完善术前准备

库欣综合征导致高血压、糖耐量降低、高脂血症和高凝状态等,心、脑血管疾病风险增加,年轻女性患者常见,因体征变化,多有不同程度精神心理障碍,术前将血糖及血压控制在理想水平,并进行有效心理疏导,对于围手术期安全具有重要意义。

2. 行腹腔镜肾上腺肿瘤切除术

库欣综合征治疗的基本内容和目标:①原发肿瘤的切除;②高皮质醇血症及其并发症的及早有效控制;③减少永久性内分泌缺陷或长期的药物替代。对于本例患者为ACTH非依赖性库欣综合征,手术切除患侧腺瘤是解除患者高皮质醇血症状态的根本途径,推荐行腹腔镜肾上腺肿瘤切除术;保留部分肾上腺对于围手术期安全及减少永久性内分泌缺陷或长期的药物替代具有重要意义,而行腹腔镜手术相比开放手术具有出血量少、发症少、后恢复快等优势,为首选。

五、要点与讨论

1. 诊断要点

库欣综合征的临床诊断主要依靠实验室和影像学检查,前者主要了解下丘脑-垂体-肾上腺轴系的功能状态,后者注重垂体和肾上腺形态学变化。

(1) 定性诊断方法:①尿游离皮质醇(24 h - UFC,至少2次);②过夜2 mg小剂量地塞米松抑制试验(过夜2 mg - LDDST);③8 mg地塞米松抑制试验。

(2) 病因分型诊断和功能定位:①血浆ACTH:2次ACTH<1.1 mpol/L(5 pg/ml);②大剂量地塞米松抑制试验(HDDST);③岩下窦静脉插管分段取血(BIPSS);④垂体MRI;⑤肾上腺CT/MRI;⑥胸腹部CT/MRI。

2. 解剖要点

肾上腺左右各一,单侧重量4~5 g,位于腹膜后膈肾之间,包于肾周筋膜和脂肪囊内。血供极丰富,每侧有上、中、下三支动脉供应,分别来自膈下、腹主和肾动脉;动脉进入腺体之前再分成数十细支呈"梳齿状"入肾上腺包膜。皮质无引流静脉,髓质毛细血管汇成小静脉,最后汇入中央静脉,左侧入左肾静脉,右侧入下腔静脉。

3. 治疗要点

分泌皮质醇的肾上腺腺瘤推荐腹腔镜肾上腺肿瘤切除术,可以使用后腹腔镜肾上腺肿瘤切除手术,应该保留肾上腺。肾上腺皮质癌首选根治性切除。

(1) 术前准备:①尽可能将血压控制在正常范围,血糖控制在10 mmol/L以下,纠正电解质和酸碱平衡紊乱,改善心脏功能。②注意少数患者存在精神心理障碍。

(2) 糖皮质激素替代治疗和肾上腺危象的处理。①皮质激素替代治疗(给药方案举例):术前1天,氢化可的松100 mg静滴;术中氢化可的松100 mg静滴,术后氢化可的松100 mg静滴。术后第1天开始氢化可的松100 mg上、下午8点,各静滴1次。以后根据病情逐渐减量,4 d左右开始口服醋酸可的松50 mg,上、下午8点各口服一次,出院时醋酸可的松25 mg上下午各口服一次。②肾上腺危象的处理:术后患者可能出现肾上腺危象,表现为厌食、腹胀、恶心、呕吐、精神不振、疲乏嗜睡、肌肉僵痛,体温上升,应该迅速补充氢化可的松,并且予以补液。

4. 随访要点

(1) 随访原因:库欣综合征导致高血压、糖耐量降低、高脂血症和高凝状态等,心、脑血管疾病风险增加,因此术后随访是必需的。

(2) 随访内容:临床表现、生化指标(血常规、血糖、电解质、血脂等)、激素水平(ACTH、血尿皮质醇、CT/MRI扫描。

(3) 随访方案:术后1个月门诊根据化验和临床表现决定激素用量,以后每3个月复查1次,随访期限5年以上。

六、思考题

1. 如何鉴别 Cushing 腺瘤与其他具有内分泌功能的肾上腺肿瘤?
2. 如何诊断库欣综合征?
3. 如何治疗库欣综合征? 试述围手术期注意事项及处理方案。

七、推荐阅读文献

1. Sippel RS, Chen H. Subclinical Cushing's syndrome in adrenal incidentalomas [J]. Surg Clin North Am, 2004,84(3): 875-885.

2. Barwick TD, Malhotra A, Webb JA, et al. Embryology of the adrenal glands and it relevance to diagnostic imaging [J]. Clin Radiol, 2005,60(9): 953-959.

3. 陈杰,刘彤华. 皮质醇增多症——216 例手术切除肾上腺的病理分析[J]. 中华病理学杂志,2000,(6): 15-19.

4. Newll-Price J, Bertagna X, Crossman AB, et al. Cushing's syndrome [J]. Lancet, 2006,367(9522): 1605-1617.

5. Porterfield JR, Thompson GB, Young WF Jr, et al. Surgery for Cushing's syndrome: an historical review and recent ten-year experience [J]. World J Surg, 2008,32(5): 659-677.

6. 刘光,高岚湘,夏同礼,等. 肾上腺皮质肿瘤/肾上腺增生//夏同礼. 现代泌尿病理学[M]. 北京: 人民卫生出版社,2002: 678-699.

7. Sahdev A, Reznek RH, Evanson J, et al. Imaging in Cushing's syndrome [J]. Arq Bras EndocrinolMetabol, 2007,51(8): 1319-1328.

8. Nieman LK, Biller BM, Findling JW, et al. The diagnosis of Cushing's syndrome: an Endocrine Society Clinical Practice Guideline [J]. J Clin Endocrinol Metab, 2008,93(5): 1526-1540.

9. Findling JW, Raff H. Cushing's Syndrome: important issue in diagnosis and management [J]. J Clin Endocrinol Metab, 2006, 91(10): 3746-3753.

10. Meier CA, Biller BM. Clinical and biochemical evaluation of Cushing's syndrome [J]. Endocrinol Metab Clin North Am, 1997,26(4): 741-762.

11. Thompson SK, Hayman AV, Ludlam WH, et al. Improved quality of life after bilateral laparoscopic adrenalectomy for Cushing's disease: a 10-year experience [J]. Ann Surg, 2007,245(5): 790-794.

12. Young WF Jr, Thompson GB. Role for laparoscopic adrenalectomy in patients with Cushing's syndrome [J]. Arq Bras Endocrinol Metabol, 2007,51(8): 1349-1354.

13. Powell AC, Stratakis CA, Patronas NJ, et al. Operative management of Cushing syndrome secondary to micronodular adrenal hyperplasia [J]. Surgery, 2008,143(6): 750-758.

14. Gil-Cardenas A, Cordon C, Gamino R, et al. Laparoscopic adrenalectomy: lessons learned from an initial series of 100 patients [J]. Surg Endosc, 2008,22(4): 991-994.

15. Lindholm J, Juul S, Jorgensen JO, et al. Incidence and late prognosis of cushing's syndrome: a population-based study [J]. J Clin Endocrinol Metab, 2001,86(1): 117-123.

16. Czepielewski MA, Rollin GA, Casagrande A, et al. Criteria of cure and remission in Cushing's disease: an update [J]. Arq Bras Endocrinol Metabol, 2007,51(8): 1362-1372.

(孙福康)

案例 64
踝关节骨折

一、病历资料

1. 现病史

患者，女性，53岁，因"外伤致左踝关节疼痛、畸形伴肿胀6h"就诊。入院前6h患者因骑车不慎摔倒，左踝关节着地，患者自觉左踝关节疼痛、肿胀伴有左下肢活动障碍，无法自主站起。患者无头晕乏力、头痛、胸闷气促、恶心呕吐等伴随症状。皮肤未见明显瘀点瘀斑，下肢红润无苍白，无麻木感，足趾活动无明显异常。X线片检查提示：左踝关节粉碎性骨折伴脱位。现患者为行进一步治疗，急诊拟"左三踝骨折伴脱位"收治入院。

2. 既往史

患者无糖尿病、高血压、冠心病等慢性疾病史。

3. 体格检查

患者神清、精神可，左踝关节压痛，关节畸形，肿胀明显，伴有明显活动障碍。左下肢无苍白、麻木等缺血表现，左足足趾活动无明显异常。

4. 影像学检查

患者入院当天急诊行X线片检查示：左踝粉碎性骨折伴脱位（见图61-1）。

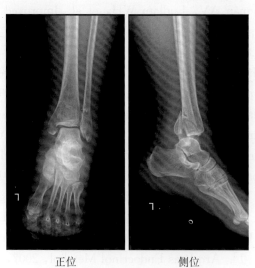

正位　　　　　　　　侧位

图 64-1　术前左踝关节 X 线片检查

二、诊治经过

（1）初步诊断：左三踝骨折伴脱位。

（2）治疗经过：入院后完善相关检查，血常规、肝肾功能电解质、心电图等均无明显异常；术前行左踝关节三维CT（见图64-2），了解骨折形态以及决定手术方案。入院后第2天，患者左小腿以及左踝关节肿胀明显，踝部张力性水泡，予以甘露醇消肿，并用左跟骨牵引（5 kg）。牵引消肿治疗1周后肿胀消退，行全麻下左三踝骨折切开复位内固定术。术前需告知患者手术相关风险，如麻醉意外、术后感染等；以及术后长期并发症，包括关节粘连、骨折不愈合等。术后使用踝关节外侧钢板以及空心螺钉固定，复查X线片示骨折复位良好（见图64-3）。术后第3天开始功能锻炼，股四头肌训练。术后第5天出院。

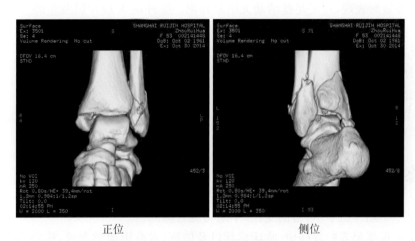

正位　　　　　　　　　　侧位

图64-2　术前左踝关节三维CT重建

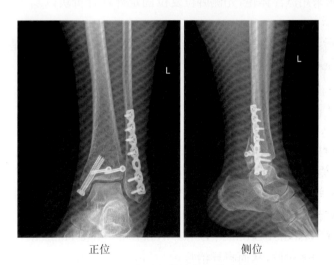

正位　　　　　　　　　　侧位

图64-3　术后左踝关节X线片检查

三、病例分析

1. 病例特点

（1）患者，女性，53 岁，因"外伤致左踝关节疼痛、畸形伴肿胀 6 h"就诊。

（2）查体：神清、精神可，左踝关节压痛，关节畸形，肿胀明显，伴有明显活动障碍；左下肢无苍白、麻木等缺血表现，左足足趾活动无明显异常。

（3）外院 X 线片检查示：左踝关节粉碎性骨折伴脱位。

2. 诊断以及诊断依据

（1）诊断：左三踝骨折伴脱位。

（2）诊断依据：①明确左踝关节外伤史。②体检示左踝关节畸形，肿胀明显，伴有明显活动障碍；左下肢无苍白、麻木等缺血表现，左足足趾活动无明显异常。③外院 X 线片以及左踝三维 CT 示左踝关节骨折。

3. 鉴别诊断

（1）病理性骨折。

（2）陈旧性骨折。

（3）软组织损伤。

四、处理方案及基本原则

（1）治疗原则：早期择机手术；解剖复位；早期功能锻炼。

（2）手术治疗：根据患者的外伤史、临床症状以及体征、术前影像学表现，诊断为左侧踝关节骨折，分型为 Lauge-Hansen 旋后外旋型Ⅳ度，骨折有明显移位，有明确手术指征。在全麻下行左踝关节骨折切开复位内固定术，手术采用漂浮体位，先侧卧位复位固定外踝骨折块以及后踝骨折块，再使用平卧位复位内踝骨折块。

（3）康复治疗：术后第 3 天即鼓励患者行股四头肌训练；同时，根据实际情况康复训练，循序渐进，暂时避免下肢浮肿。

五、要点与讨论

踝关节骨折是关节内骨折，主要是由于间接暴力引起，常发生在体育锻炼、剧烈劳动等情况中。踝关节是下肢重要的负重关节之一，可以承受约体重 5 倍的重量，在人们的日常活动中其稳定性和灵活性起着重要的作用，如果治疗不当将会对日常生活产生严重的影响，因此踝关节骨折的复位要求也很高。

1. 踝关节骨折的解剖要点

踝关节骨折分型包括 Ashurst-Bromer、Danis-Weber 和 Lauge-Hansen(L‐H)分型，分型的目的在于明确诊断，掌握骨折的受伤机制，从而指导治疗。

（1）Ashurst-Bromer 分型法：将踝关节骨折脱位分为四型，即外展型、外旋型、内收型和垂直压缩型，每种类型再分为三度。①外展型：Ⅰ度，单纯内踝骨折；Ⅱ度，内踝骨折伴腓骨骨折；Ⅲ度，胫骨远端骨折和腓骨骨折。②外旋型：Ⅰ度，单纯腓骨骨折；Ⅱ度，腓骨骨折伴内踝骨折或内侧副韧带损伤；Ⅲ度，在Ⅰ度骨折基础上，暴力继续作用致后踝骨折。③内收型：Ⅰ度，单纯外踝横行骨折；Ⅱ度，外踝骨折伴内踝骨折；Ⅲ度，外踝骨折伴后踝骨折或胫骨远端骨折。④垂直压缩型：Ⅰ度，胫骨远端负重面骨折；Ⅱ度，胫骨远端关节面粉碎性骨折；Ⅲ度，胫骨远端"Y"型或"T"型骨折。

（2）Danis-Weber 分型法：是从病理解剖方面，根据腓骨骨折的水平位置和下胫腓联合的相应关系，将踝关节骨折分为 A、B、C 三型。①A 型：腓骨骨折线位于下胫腓联合平面之下，可为外踝撕脱骨折或为外侧副韧带损伤，下胫腓联合及三角韧带未损伤，此型主要由内收内旋应力引起；②B 型：外踝骨折线位于下胫腓联合平面处，自前内向后外侧延伸，可伴有内踝撕脱骨折或仅有三角韧带损伤，下胫腓联合有可能损伤，此型通常由强力外旋外力引起；③C 型：腓骨骨折发生在下胫腓联合平面之上，均合并有下胫腓韧带损伤，其通常为长斜型骨折，骨折线水平越高，损伤越严重，内侧结构损伤为内踝撕脱骨折或三角韧带断裂，此型骨折多由外展外旋应力引起。

（3）Lauge-Hansen（L-H）分型：按受伤时患足所处的位置、致足损伤外力作用的方向对踝关节骨折进行分型，其目的是为了阐明受伤的机制，骨折的类型和韧带损伤的程度。其分型为旋后外旋型（SE）、旋前外旋型（PE）、旋后内收型（SA）、旋前外展型（PA）、旋前背屈型（PD）5 类，每类名称的前半部分指受伤时足所处的位置，后半部分指所受暴力的方向。每种分型又根据骨和韧带损伤的程度分度。①旋后外旋型四度：Ⅰ度，下胫腓前韧带的撕裂；Ⅱ度，Ⅰ度伴腓骨在下胫腓联合处的斜形或螺旋形骨折；Ⅲ度，Ⅱ度伴后踝骨折或下胫腓后韧带撕裂；Ⅳ度，Ⅲ度伴内踝骨折或三角韧带撕裂。②旋前外旋型四度：Ⅰ度，内踝横行骨折或三角韧带撕裂；Ⅱ度，Ⅰ度伴下胫腓前韧带损伤；Ⅲ度，Ⅱ度伴外踝上方螺旋骨折；Ⅳ度，Ⅲ度伴下胫腓后韧带损伤。③旋后内收型分两度：Ⅰ度，外踝撕脱性骨折或外侧韧带损伤；Ⅱ度，Ⅰ度伴内踝骨折。④旋前外展分三度：Ⅰ度，内踝骨折或三角韧带断裂；Ⅱ度，Ⅰ度伴有下胫腓韧带损伤；Ⅲ度，Ⅱ度伴有外踝骨折（胫距关节平面以上的腓骨远端短斜骨折）。⑤旋前背屈型四度：Ⅰ度，内踝骨折；Ⅱ度，Ⅰ度伴胫下关节面前缘骨折；Ⅲ度，Ⅰ度伴腓骨远端高位骨折；Ⅳ度，Ⅲ度伴胫下关节面后缘骨折。

2. 诊断要求

踝关节骨折的诊断要点主要依靠：①详细的病史，明确踝关节外伤史；②体格检查示踝关节明显畸形，周围明显水肿，甚至有充血，踝关节周围明显压痛，同时需要检查有无血管神经损伤；③包含踝关节、膝关节以及足部的多个位置完整摄片，必要时行 CT 检查了解骨折形态以及损伤机制。

3. 治疗要点

踝关节骨折的治疗方法也可以分为保守治疗以及手术治疗。保守治疗适应证：①切开复位禁忌证的患者和儿童骨折患者；②旋后内收型Ⅰ度及Ⅱ度损伤；③旋后外旋型Ⅰ度及Ⅱ度损伤；④旋前外展型Ⅰ度、旋前外旋型Ⅰ度、内踝撕脱骨折或三角韧带损伤。

目前手术治疗为踝关节骨折的主要治疗方式，目的是达到解剖复位、恢复关节内解剖位置以及关系。受伤 6～8 h 内无明显肢体肿胀或有开放性伤口的患者，应进行急诊手术，受伤时间超过 8 h 并有明显水肿的患者，入院后先行消肿治疗，3～7 d，待肿胀消退后再行手术治疗。国际内固定研究学会学派（AO-ASIF）认为，踝穴的完整性依赖于：①腓骨的正常长度及胫骨、腓骨切迹中的精确位置；②下胫腓联合完整，即下胫腓前、后韧带和骨间膜的三部分的完整性。跟腱损伤偶尔同踝关节骨折并发，如治疗时忽略了跟腱损伤，将延误治疗或残留畸形。

本病例为三踝骨折，三踝骨折后踝骨折最常发生于胫骨后外侧，此处有下胫腓后韧带连接其与外踝。踝关节侧位 X 片或外旋侧位片通常可以发现骨折线，但可靠性不如普通 CT 或重建 CT。过去认为如果后踝骨折块累及超过 25%～30% 的关节面且移位大于 2 mm 时，应行切开复位内固定。近来，生物力学实验结果表明当后踝骨折块大于或等于胫骨远端关节面的 10% 时，即需行切开复位固定，否则将改变关节内原有的接触应力，增加创伤性关节炎的发生率。术中将外踝解剖复位后，因为下胫腓后韧带的牵拉，常可以使后踝骨折块获得满意复位。后踝固定可以通过外侧切口直接复位，以松质骨螺钉由后向前固定，如果骨块较大，也可以埋头拉力螺钉由前向后固定。

无论对于保守治疗或是手术治疗，术后早、后期都会出现轻重程度不一的并发症。如术后早期易出现肿胀、疼痛;后期为关节活动受限。康复的目的是通过肌肉的收缩来促进血液循环、消肿、骨折的愈合,使局部微环境向有利于关节软骨修复的方向发展。康复治疗的总目标是恢复踝关节的解剖形态及活动功能。早期主要是消除肿胀、缓解疼痛,红外线灯、蜡疗可缓解肌肉痉挛,促进渗出的吸收,对炎症、疼痛、水肿和局部血液循环障碍有较好的效果。后期主要是消除残余肿胀、软化和牵伸挛缩的纤维组织以增加关节活动范围和肌力、重新训练肌肉的协调性和灵巧性。AO组织建议术后用石膏托或支具将踝关节置于0°位,防止足下垂,一般术后1周开始进行踝关节屈伸活动锻炼,4～6周可部分负重,术后12周待骨折愈合后改为完全负重。

六、思考题

1. 目前国际通用的踝关节骨折分型有哪几种?
2. 踝关节骨折的手术指征有哪些?
3. 踝关节骨折有哪些保守治疗方式?

七、推荐阅读文献

Canale ST，Beaty JH. Campbell's Operative Orthopaedics [M.] 12th Edition, 4461 - 4892. Mosby Elsevier, USA, 2012.

（徐才祺）

案例 65
股骨粗隆间骨折

一、病历资料

1. 现病史

患者，男性，83 岁，因"外伤致左髋疼痛、肿胀伴活动受限半天"就诊。患者于入院前半天因不慎跌倒致左髋疼痛，肿胀，伴明显活动受限，经休息后疼痛未见明显好转，肿胀明显，无发热，无恶心呕吐，皮肤无瘀点瘀斑。遂于我院急诊科就诊，查体显示左髋关节肿胀明显，左下肢外旋畸形，明显短缩，髋关节活动受限，行 X 线片检查示：左侧股骨粗隆骨折，现患者为进一步诊治，急诊拟"左侧股骨粗隆间骨折"收治入院。

2. 既往史

患者高血压病史数十年，平素服用降压药物血压控制良好；无其他手术外伤史。

3. 体格检查

患者神清、精神可，一般情况可。左髋部疼痛、压痛、活动受限明显，周围稍肿胀，左髋关节呈外旋位，左下肢明显短缩、无瘀斑，左下肢远端血供可，皮肤无苍白，无明显运动障碍及感觉异常。

4. 辅助检查

入院当天急诊行 X 线片检查提示：左侧股骨粗隆间骨折(见图 65 - 1)。

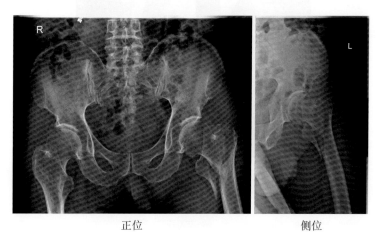

正位　　　　　　　　　　侧位

图 65 - 1　术前左髋关节 X 线片检查

二、诊治经过

初步诊断：左侧股骨粗隆间骨折；高血压

治疗经过：入院后完善相关检查，血常规、肝肾功能、电解质、心电图、心脏超声、血气分析等均无明显异常；术前行左髋关节三维CT（见图65-2），了解骨折形态以及决定手术方案。术前需要告知患者手术相关风险，包括麻醉意外、术中出血较多、术后感染等，以及术后可能的长期并发症，包括骨折畸形愈合、创伤性关节炎、髋关节活动障碍等。

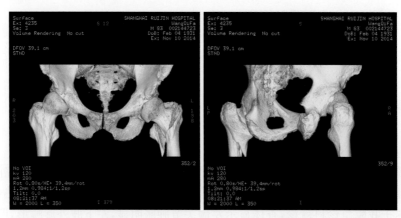

图65-2 术前左髋关节三维CT重建

入院后第3天，患者在全麻下行左股骨粗隆间骨折切开复位内固定术，使用股骨近端髓内钉系统（proximal femoral nail advanced，PFNA）固定，术后复查X线片示骨折复位良好（见图65-3），术后第3天开始功能锻炼，在助步器辅助下下地负重并活动，术后第5天出院。

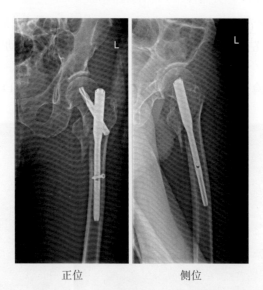

正位　　　　　　　　　侧位

图65-3 术后左髋关节X线片检查

三、病例分析

1. 病例特点

(1) 患者男性,83 岁,因"外伤致左髋疼痛、肿胀伴活动受限半天"就诊。

(2) 患者神清,精神可,一般情况可。左髋部疼痛、压痛,活动受限明显,周围稍肿胀,左髋关节呈外旋位,左下肢明显短缩、无瘀斑,左下肢远端血供可,皮肤无苍白,无明显运动障碍及感觉异常。

(3) 入院前急诊 X 线片检查示:左侧股骨粗隆骨折。

2. 诊断以及诊断依据

(1) 诊断:左侧股骨粗隆间骨折;高血压病。

(2) 诊断依据:①明确左髋关节外伤史;②体检示左髋部疼痛,压痛,活动受限明显,周围稍肿胀,左髋关节呈外旋位,左下肢明显短缩;③入院前 X 线片以及左髋三维 CT 示左股骨粗隆间骨折。

3. 鉴别诊断

(1) 软组织损伤。

(2) 陈旧性骨折。

(3) 股骨颈骨折。

四、处理方案及基本原则

(1) 治疗基本原则:伤后根据患者全身情况尽早手术,术后早期康复,以避免长时间卧床导致的积坠性肺炎等骨折相关并发症。

(2) 手术治疗:根据患者的外伤史、临床症状以及体征、术前影像学表现,诊断为左侧股骨粗隆间骨折,分型为改良 Evans Ⅳ 型,骨折有明显移位,有明确手术指征。入院后 48 h 在全麻下行左股骨粗隆间骨折切开复位内固定(open reduction internal fixation,ORIF)术,手术采用侧卧位,复位后植入股骨近端髓内钉 PFNA。

(3) 康复治疗:术后第 3 天,即鼓励患者在助步器辅助下部分负重;同时,根据实际情况康复训练循序渐进。

五、要点与讨论

股骨粗隆间骨折(intertrochanteric femoral fracture,IFF)是指发生于股骨颈基底部至小粗隆水平以上骨折,有流行病学研究结果显示 90% 的 IFF 发生于 65 岁以上的老年人,随着社会老龄化、人均寿命延长以及骨质疏松人数的增加,老年人股骨粗隆间骨折的发生率呈上升趋势。

1. 股骨粗隆间骨折的解剖要点

股骨粗隆间骨折的典型临床表现为外伤后局部疼痛、肿胀、压痛和功能障碍均较明显,有时髋外侧可见皮下瘀血斑,伤后患肢活动受限,不能站立、行走。大粗隆部肿胀、压痛、伤肢有短缩,远侧骨折段处于极度外旋位,严重者可达 90°外旋。还可伴有内收畸形。

股骨粗隆间骨折分型:AO 分型、Jensen-Evans 分型和 Boyd-Griffin 分型。

(1) AO 分型:将股骨粗隆间骨折纳入其整体骨折分型系统中。①A1 型:经转子的简单骨折(两部分),内侧骨皮质仍有良好的支撑,外侧骨皮质保持完好。a. 沿转子间线;b. 通过大转子;c. 通过小转子。②A2 型:经转子的粉碎骨折,内侧和后方骨皮质在数个平面上破裂,但外侧骨皮质保持完好。a.

有一内侧骨折块;b. 有数块内侧骨折块;c. 在小转子下延伸超过 1 cm。③A3 型：反转子间骨折,外侧骨皮质也有破裂。A. 斜形;b. 横形;c. 粉碎。

（2）Jensen-Evans 分型：Jensen 对于 Evans 分型进行了改进,基于大小粗隆是否受累及复位后骨折是否稳定分为五型。Ⅰ型：2 骨折片段,骨折无移位;Ⅱ型：2 骨折片段,骨折有移位;Ⅲ型：3 骨折片段,因为移位的大粗隆片段而缺乏后外侧支持;Ⅳ型：3 骨折片段,由于小粗隆或股骨矩骨折缺乏内侧支持;Ⅴ型：3 骨折片段,缺乏内侧和外侧的支持,为Ⅲ型和Ⅳ型的结合。

（3）Boyd-Griffin 分型。Ⅰ型：同大粗隆至小粗隆沿着粗隆间线所发生的骨折,稳定无移位,没有粉碎,复位简单(占 21%)。Ⅱ型：骨折位于粗隆肩线,同时伴有皮质骨的多处骨折,为粉碎性骨折,伴有移位,复位较困难,一旦复位可获得稳定。其中有一种特殊骨折——粗隆间前后线型骨折,骨折线只能在侧位片上看到(占 36%)。Ⅲ型：基本属于粗隆下骨折,至少有一骨折线横过近端股骨干小粗隆或小粗隆以远部位,有大的后内侧粉碎区域,并且不稳定,复位比较困难,手术期、恢复期并发症较多(占28%)。Ⅳ型：粗隆区和近端股骨干至少两个平面出现骨折,股骨干多呈螺旋形斜形或蝶形骨折,骨折包括粗隆下部分,不稳定。

2. 诊断要求

股骨粗隆间骨折的诊断要点主要依靠：①详细的病史,明确髋关节关节外伤史;②体格检查示髋关节可有畸形,周围明显肿胀,甚至有充血,髋关节周围明显压痛;③包含髋关节与骨盆的多个位置完整摄片,必要时行 CT 检查了解骨折形态以及损伤机制;④由于股骨粗隆间骨折多发生于老年人,需要详细询问患者有无系统性疾病,评估患者的全身情况。

3. 治疗要点

（1）保守治疗：通常采用患肢牵引 8~12 周或穿矫形鞋,同时配合患肢功能锻炼。保守治疗期需要卧床,护理工作繁重,而且并发症多,极易发生髋内翻、肢体短缩、失用性骨质疏松和肌肉萎缩等。尤为严重的是因长期卧床,造成肺部感染、褥疮、泌尿系感染、下肢深静脉血栓形成及由此诱发或加重心脑血管系统疾患发生率较高,严重威胁着生命。有学者报道采用保守治疗引起的髋内翻发生率高达 40%~50%,病死率高达 35%左右。

（2）手术治疗：包括内固定与外固定手术,其中内固定又可分为髓内固定以及髓外固定方式。

髓外系固定于股骨上端外侧皮质,起到张力带的作用,可以促进骨折早期愈合。①动力髋螺钉(dynamic hip screw, DHS)：DHS 由 1 块钢板和滑动螺钉组成,专门为治疗股骨粗隆间骨折设计的,通过股骨颈的拉力螺钉固定于股骨上端外侧皮质,具有加压与滑动双重功能,可以刺激骨折断面的早期愈合。适用于稳定的和相对稳定的股骨粗隆间骨折,能够达到坚强内固定,患者可以早期功能锻炼,但存在抗旋转能力、股骨头颈单钉固定等缺点,不适用于不稳定骨折。同时,作为髓外固定手术方法之一,一旦 DHS 的滑动螺钉置入后影响了骨折解剖复位,就达不到稳定的内固定目的,限制了患者术后早期活动。②股骨近端锁定钢板固定：其作为一种弹性的内固定支架,是根据骨骼特定部位的解剖形态定做的,不直接对骨膜血液供应加压,最大限度地减少了对骨折部位的血肿及骨折愈合的干扰,不易发生骨块的再移位和内固定物的松动,有较强的抗股骨颈旋转作用和抗弯能力,有利于骨折的愈合,有学者认为更适合骨质疏松和复杂粉碎性骨折患者。但是股骨近端锁定钢板是偏心的髓内钉板固定系统,在抗剪切力方面稍差于髓内固定系统。③动力髁螺钉(dynamic condylar screw, DCS)：DCS 具有进钉位置高、骨折近端能多钉固定、对抗骨折断端移位作用强等特点,能应用于 DHS 进钉点存在骨折块的粗隆间粉碎性骨折或反粗隆骨折。临床上不适用于粉碎严重及明显骨质疏松的患者。

髓内固定系统由于螺钉位于髓腔内,更符合生理负重力线,力矩短,明显降低了钉棒结合处的张应力与压应力,能有效传递负荷,稳定性更好,同时由于闭合复位,组织损伤小出血少,不直接影响骨折端血供,有利于早期下地活动和功能恢复。①Gamma 钉(gamma nail, GN)：Gamma 钉是最早应用于临床治疗粗隆间骨折的髓内固定系统,其主钉位于中心髓腔内,属于轴心固定,将轴向负重的生物力学优势、动力加压螺钉的长处及半闭合的髓内钉插入技术相结合,使股骨内外侧均承载应力,提高了骨折内固定的整体稳定性,有效地减少了髋内翻等并发症的发生,对于粗隆内侧粉碎性不稳定性骨折是一种比较好的内固定方法,其缺点是可能引起较高的内植入物周围骨折发生率,不适合Ⅲ、Ⅳ型骨折。张磊等采用闭合复位 Gamma 钉治疗老年不稳定性股骨粗隆间骨折,发现此种手术方法可以减小手术创伤及减少手术并发症,有利老年人骨折愈合及髋关节功能恢复,是一种治疗老年不稳定性股骨粗隆间骨折的有效方法。②股骨近端髓内钉(proximal femoral nail,PFN):本固定属于髓内固定,不但继承了 Gamma 钉力臂短、弯矩小、加压滑动的优点,同时增加了防旋转螺钉,使股骨颈内双钉承载,加强了平衡、抗拉、防旋转功能,将股骨近端牢固结合,使股骨头、股骨颈、骨折端及股骨干紧密结合为一体。与动力髋螺钉固定相比,固定强度和刚度良好,应力遮挡小,可以有效防止骨折端旋转,矫正因骨折引起的成角、短缩、移位,该法的缺点是手术操作较复杂,内置物较多,取钉后易引起股骨近端不稳定。③股骨近端髓内钉(PFNA):PFNA 是 AO/ASIF 倡导的一种新型治疗股骨粗隆间骨折的固定材料和手术技术,是新改进的 PFN 系统,其远端的可屈性设计,避免了骨局部应力集中,防止股骨干骨折,特别适合老年骨质疏松患者,但是对于大粗隆严重粉碎性骨折者有增加骨折错位或者固定不稳的危险。对于不稳定性老年股骨粗隆间骨折而言,PFNA 亦是一种创伤较小、效果较好的内固定手术方法,值得推广。

目前,随着社会老龄化进程以及医疗水平的提高,老年患者股骨粗隆间骨折的预后得到很大提高,多数患者受伤 48～72 h 内就能进行手术治疗,也保证了患者较好的恢复功能。

六、思考题

1. 目前国际上通用的股骨粗隆间骨折分型有哪几种?
2. 股骨粗隆间骨折髓内固定的适应证有哪些?
3. 老年髋部骨折有哪些保守治疗方法?

七、推荐阅读文献

1. Canale ST,Beaty JH. Campbell's Operative Orthopaedics [M.] 12th Edition,3237 - 3296. Mosby Elsevier,USA,2012.

2. W. Timothy Brox,Karl C. Roberts,Sudeep Taksali,Douglas G. Wright,et al. Management of Hip Fractures in the Elderly. J Bone Joint Surg Am. 2015;97:1196 - 1199.

(徐才祺)

案例 66

桡骨远端骨折

一、病历资料

1. 现病史

患者,女性,45 岁,因"摔伤后右腕肿痛活动受限 1 h"就诊。入院前 1 h,患者骑车不慎摔倒,右手撑地,腕关节疼痛肿胀畸形、活动受限,无头晕乏力、头痛、胸闷气促、恶心呕吐等伴随症状。皮肤未见明显瘀点瘀斑,手指红润无苍白,麻木感,活动无明显异常。至本院急诊,X 线片检查提示:右桡骨远端粉碎性骨折。予手法复位加压包扎固定,为行进一步治疗,拟"右桡骨远端粉碎骨折"收治入院。

2. 既往史

患者无糖尿病、高血压、冠心病等慢性疾病史。

3. 体格检查

患者神清、精神可,右前臂加压包扎支具固定中,末梢感觉血运好。

4. 影像学检查

X 线片示:右桡骨远端粉碎性骨折。

二、诊治经过

(1) 初步诊断:右桡骨远端粉碎骨折。

(2) 诊治经过:入院后完善相关检查,血常规、肝肾功能、电解质以及心电图指标等均无明显异常;术前行右腕关节三维 CT,了解骨折形态以及决定手术方案。入院后第 2 天,患者右手以及右腕关节肿胀明显,腕部张力性水泡,予以甘露醇消肿,消肿治疗 1 周后肿胀消退。术前需要向患者告知手术风险以及相关并发症,如骨折畸形愈合、腕关节活动障碍等。在全麻下行右桡骨远端骨折切开复位内固定术,使用 AO 桡骨远端掌侧锁定解剖钢板以及螺钉固定,术后复查 X 线片示骨折复位良好,术后第 3 天患者开始功能锻炼,术后第 5 天出院。

三、病例分析

1. 病例特点

(1) 患者为女性,45 岁,因"骑车摔倒致右腕关节肿痛 1 h"就诊。

(2) 患者神清、精神可,右腕关节枪刺刀样畸形,肿胀明显,伴有明显活动障碍;肢端无苍白、麻木等缺血表现,手指活动无明显异常。

(3) 急诊行 X 线片检查示:右桡骨远端粉碎骨折。

2. 诊断以及诊断依据

(1) 诊断:右桡骨远端骨折。

(2) 诊断依据:①明确外伤史。②体检示右腕关节畸形,肿胀明显,伴有明显活动障碍;肢端无苍白、麻木等缺血表现,手指活动无明显异常。③入院前 X 线片和右腕三维 CT 检查示右桡骨远端骨折。

3. 鉴别诊断

(1) 病理性骨折。

(2) 陈旧性骨折。

(3) 腕关节软组织损伤。

四、处理方案及基本原则

(1) 治疗的基本原则:早期手术,解剖复位,早期锻炼。

(2) 急诊治疗:血肿麻醉下手法复位,加压包扎临时固定以减轻软组织损伤,为后续治疗创造条件。

(3) 手术治疗:根据患者的外伤史、临床症状、体征以及术前影像学表现,诊断为右桡骨远端骨折,AO 分型为 C_3 型,骨折明显移位,有明确手术指征。收治后积极消肿止痛治疗,待局部水肿消退后行右桡骨远端骨折切开复位内固定术,手术采用掌侧入路,直视下复位骨折,以 AO 桡骨远端掌侧锁定解剖钢板螺钉固定。

(4) 康复治疗:术后第 3 天即鼓励患者行腕指主动非负重屈伸训练。

五、要点与讨论

1. 解剖要点

桡骨远端尤其是距桡骨远端关节面 3 cm 内是松质骨和密质骨交界处,是解剖薄弱的地方,容易发生骨折,其发生率约占急诊骨折病人的 17%,占前臂骨折的 75%,多见于中老年人,女性患者多于男性。最常见的损伤机制为跌伤后手臂伸出、前臂旋前、腕背伸、以手撑地。

2. 诊断要求

根据 AO 分型进行诊断。①关节外骨折(A 型):绝大部分能手法复位;②部分关节内(B 型):部分能复位;③完全关节内(C 型):绝大部分不能复位。

3. 治疗要点

(1) 桡骨远端闭合复位的标准:①正位片尺偏角≥15°;②正位片桡骨茎突长度超过尺骨茎突≥7 mm;③侧位片背侧成角<15°或掌侧成角<20°;④关节面错位<2 mm。

(2) 闭合复位不满意或者复位后不能维持,若无手术禁忌,应考虑手术治疗。①ORIF(open reduction internal fixation, ORIF)手术入路的选择:取决于骨折类型、移位方向和伴随软组织的损伤情况等。②背侧入路:应用于向背侧移位、背侧干骺端粉碎的关节内和关节外骨折、桡骨茎突骨折等,容易破坏桡骨远端肌腱间室,损伤桡神经背侧皮支和尺神经背侧皮支。③掌侧手术入路对正中神经的牵拉易损伤正中神经桡动脉。④对严重的骨质疏松症或者开放性骨折患者可选用外固定支架术。

4. 并发症的处理和预防

①术后感染;②腕部神经损伤,主要由骨折畸形愈合所致;③再发骨折或钢板断裂,注意钢板的放置;④迟发型肌腱炎或肌腱断裂、钢板刺激、肌腱在钢板或不平滑的骨面摩擦所致;⑤骨不愈合或畸形愈

合,固定不牢;⑥功能障碍,没有积极功能锻炼;⑦Sudeck's骨萎缩,也称为反射性交感性骨萎缩、创伤后骨萎缩,特点是疼痛、腕手关节肿胀僵硬、皮肤红而变薄、骨质普遍脱钙疏松,多是骨折后未能积极功能锻炼所致;⑧肩手综合征,术后骨折固定时间过长,未能及时功能锻炼。预防上提倡稳定固定、术中精细操作、术后预防感染、积极功能锻炼。

六、思考题

1. 桡骨远端骨折的复位标准是什么?
2. 桡骨远端骨折的并发症有哪些?
3. 目前国际上通用的桡骨远端骨折治疗策略是什么?

七、推荐阅读文献

Canale ST, Beaty JH. Campbell's operative orthopaedics [M.] 12th ed. Mosby:Elsevier,2012:3441-3446.

（杨耀琦）

案例 67
半月板损伤

一、病历资料

1. 现病史

患者,男性,27 岁。因"外伤后左膝关节反复疼痛 2 年,活动后加重"就诊。患者 2 年前打篮球时跃起后摔倒继发左膝关节,即刻予以冰敷、休息等对症处理后疼痛好转。此后,患者平时走路时自觉左膝关节隐痛,未予以正规治疗。患者自述今年 5 月起左膝关节疼痛持续 1～2 d,偶尔出现打软腿表现,休息后略有缓解,主要为左膝前外侧疼痛,上下楼梯或快走时疼痛明显,为钝性疼痛,无膝关节交锁表现,无肢体麻木,外院中医保守治疗无效,遂来我院就诊。

2. 既往史

既往体健,无手术外伤史。

3. 体格检查

双膝关节无明显肿胀,无明显肌肉萎缩,局部皮肤无明显红肿、皮温正常;左膝关节前外侧关节间隙压痛、挤压痛,过伸及过屈时疼痛,麦氏征(＋),研磨试验(＋),轴移试验(－)。

4. 影像学检查

左膝关节 MR 平扫(见图 67 - 1)提示:左膝关节外侧半月板损伤,左侧膝关节少量积液。

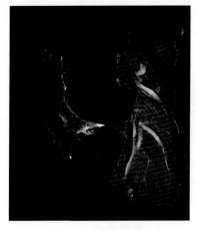

图 67 - 1　左膝关节 MRI 检查示外侧半月板前角撕裂

二、诊治经过

(1) 初步诊断:左膝外侧半月板损伤。

(2) 治疗经过:入院后予以完善术前常规检查,血常规、肝肾功能电解质、心电图、心超、肺功能均正常。予以止痛等对症处理后,排除手术禁忌证,择期行"左膝关节镜下半月板探查＋部分切除术",术后指导患者康复训练。

三、病例分析

1. 病史特点

（1）男性，27 岁。因"外伤后左膝关节反复疼痛 2 年，活动后加重"来院就诊。

（2）平时爱好体育运动，左膝关节外伤病史。

（3）体格检查：左膝关节前外侧关节间隙压痛，过伸痛、过屈痛，麦氏征（＋），研磨试验（＋）。

（4）辅助检查：左膝关节 MRI 平扫提示：髌上囊及关节腔内少量长 T2 信号积液，外侧半月板内见线状高信号直达关节面。

2. 诊断及诊断依据

（1）诊断：左膝外侧半月板损伤。

（2）诊断依据：①明确的左膝外伤史、左膝关节疼痛史，有"打软腿"病史；②术前左膝关节体格检查提示外侧间隙压痛，麦氏征（＋），研磨试验（＋）；③左膝关节 MRI 检查提示左膝关节外侧半月板撕裂。

3. 鉴别诊断

（1）膝关节前交叉韧带损伤。

（2）膝关节外侧副韧带损伤。

（3）胫骨平台骨折。

四、处理方案及基本原则

半月板损伤治疗基本原则：对于有膝关节机械症状，如卡压、绞索以及"打软腿"的，是手术指征，术后即刻开始康复锻炼。

关节镜手术治疗：该患者具有明确的左膝关节外伤疼痛史，左膝关节体格检查及左膝关节辅助检查均提示，左膝关节外侧半月板撕裂损伤，术前已完善相关检查，排除手术禁忌证，故符合关节镜手术适应证。

五、要点与讨论

1. 解剖要点

半月板撕裂（Meniscal Tears）为常见病、多发病，多见于从事剧烈运动的青壮年。膝关节有内、外两个半月形软骨板，简称半月板。其中心部较薄，边缘部较厚。半月板在膝关节活动中起缓冲作用，股骨对胫骨平台的极大扭力很容易损伤半月板，若连带周围连接的韧带损伤，则可能伴随剧烈的疼痛和关节腔出血。该患者为 27 岁发病，平时爱好体育运动，具有明确的膝关节外伤史，属于半月板撕裂高发人群。

2. 诊断要求

半月板撕裂的患者可能没有明确的外伤史，尤其对于畸形或退变的半月板更是如此。这种情况多见于中年患者，他们通常只有膝关节负重时扭转或者下蹲后疼痛的感觉。正常的半月板撕裂经常有明显的外伤史，损伤机制相似：膝关节屈曲是半月板卡在股骨和胫骨髁间，膝关节伸直时发生撕裂。退变的半月板发生撕裂，患者经常出现轻度交锁、弹响、关节疼痛、轻度肿胀等症状。当半月板撕裂范围发展到一定程度时会出现打软腿、交锁等更明显的症状。根据半月板撕裂的症状可以分为两组：一组有交锁症状，诊断明确；另一组没有交锁症状，诊断困难。交锁症状一般见于纵行撕裂，尤其是桶柄状撕裂，通常发生于内侧半月板。当没有交锁症状时，半月板撕裂的诊断要相对困难。这类患者常出现关节内积液，短暂的膝关节功能障碍，但是没有明确的交锁史。患者还可能会有打软腿、弹响、别卡或者抽筋的感觉。还有些患者的症状更加模糊，只是在过度活动后出现关节疼痛、积液及关节间隙压痛。以下线索有助于半月板撕裂的诊断：打软腿、关节积液、关节间隙压痛、查体引出关节弹响。该患者具有明确的左膝关节外伤疼痛史，偶有打软腿出现，明显的左膝关节外侧间隙压痛，过伸痛、过屈痛、麦氏征（＋），研磨实验（＋），这些阳性体征及症状均有助于患者诊断为左膝关节外侧半月板撕裂。

除临床查体外，影像学检查也为半月板撕裂的诊断提供了重要依据，膝关节造影检查诊断阳性率大于 80%，可以确定半月板损伤的部位，表现为对比剂充填在半月板的裂隙内，因属创伤性检查，现很少应用。正常半月板在 MRI 图像的任何序列上都呈低信号。以 T2WI 加脂肪抑制显示半月板最好，关节液及关节软骨均为高信号，与低信号的半月板形成良好对比，诊断半月板撕裂必须在矢状面和冠状面上都看到半月板内线形高信号影延伸至其表面。而线形或球形高信号影不延伸到表面的则代表半月板的慢性创伤或变性。根据文献报道，半月板撕裂的 MRI 诊断准确率为 80%～100%，准确率的这一变化范围与放射科医师的认识程度、关节镜医师的经验、半月板纤维化、游离体干扰、MRI 检查方式和某些特殊撕裂不易诊断等诸多因素相关。以关节镜为标准，MRI 诊断半月板撕裂的准确率为 90%～97%，特异性为 94%。假阳性率高于假阴性率。假阳性的原因主要是将膝横韧带、与外侧半月板相邻的腘肌腱鞘等误认为半月板撕裂。关节镜为诊断半月板撕裂的最佳方法，可以直接看到半月板，并可以镜下行半月板切除术或缝合术。但关节镜也有盲区，并且有创伤性。MRI 为影像诊断半月板病变的最佳选择。与半月板的慢性创伤或变性鉴别：后者常呈线形或球形高信号影，且不延伸到表面。该患者术前MRI 检查提示，髌上囊及关节腔内少量长 T2 信号积液，外侧半月板内见线状高信号直达关节面。符合左膝关节外侧半月板撕裂的影像学表现。

3. 治疗要点

确诊的半月板撕裂通常需要手术治疗，常采用关节镜下手术，极少的病例需要进行切开手术。关节镜的应用使急性半月板撕裂的诊断更精确，并有助于制订治疗计划，缺少关节镜技术的辅助，半月板不全撕裂或小的边缘撕裂（移位＜3 mm）很难确诊。不完全半月板撕裂或小的（5 mm）、稳定的边缘撕裂，只要不伴有其他病变，采用非手术治疗可以取得良好的效果。只要膝关节保持稳定，不完全撕裂一般不会发展为完全撕裂。稳定的半月板小撕裂经 3～6 周的保护即可愈合。陈旧性半月板撕裂后的急性期应用非手术治疗难以愈合。因此，曾经有过别卡、交锁、打软腿等症状的急性半月板撕裂患者应采取手术治疗。半月板桶柄样撕裂导致的膝关节交锁不能应用非手术治疗，更不适合采用强力的手法操作。如果不采取手术治疗，即使撕裂的半月板已经复位，绝大多数也不会愈合。

历史上对于半月板撕裂的手术指征和手术方法曾经存在争议。主要集中在完全切除术和次全切除术，虽然半月板全切除术后短期疗效满意，然而在长期随访中，研究者发现关节退行性病变的发生率增加，尤其是在行半月板完全切除术的患者中更加明显。即使切除 1/3 的半月板组织，膝关节的接触应力便会增加 350%。半月板全切术后关节退变最为显著，次全切除相对较轻。关节软骨退变的量直接跟半月板切除的量成正比。无论切开手术还是关节镜下手术，都要尽可能多地保留半月板。切开手术进行半月板次全切除通常比较困难，而采用关节镜技术要容易得多。该患者经保守治疗后效果欠佳，选择关节镜下手术治疗，术中探查到左膝外侧半月板前角的纵行撕裂（见图 67-2），在关节镜下将撕裂部分切除（见图 67-3）。

术后康复训练，要根据撕裂的大小、范围，膝关节是否稳定，以及是否同时进行韧带重建或其他手术而定。如果术中没有行其他手术，撕裂小而稳定，术后可佩戴膝关节支具并立即开始 0 度到 90 度的关节屈伸练习。术后允许立即开始患肢触地负重，术后 6 周去除支具，患肢可完全负重。术后 3 个月内不允许任何体育活动。该患者术后康复均按上述步骤适时进行膝关节康复训练。

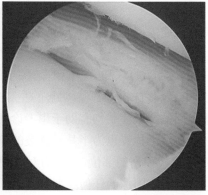

图 67-2 关节镜探查示外侧半月　　图 67-3 关节镜下示半月板前角撕
板前角撕裂　　　　　　　　　　　裂部分切除术后

六、思考题

1. 半月板撕裂的常见症状和体征是什么？
2. 半月板撕裂的常见类型有哪些？
3. 半月板撕裂的手术指征是什么？

七、推荐阅读文献

1. Tudor F，McDermott ID，and Myers P. Meniscal repair：a review of current practice [J]. Orthopaedics and Trauma，2014；28(2)：88-96.

2. Song G-Y，Zhang J，Li X，et al. Current concepts on posterior meniscal root lesion：A treatment algorithm based on the currently available evidence [J]. Asia-Pacific Journal of Sports Medicine，Arthroscopy，Rehabilitation and Technology，2014；1(3)：81-89.

3. Howell R，Kumar NS，Patel N，et al. Degenerative meniscus：Pathogenesis，diagnosis，and treatment options [J]. World J Orthop，2014；5(5)：597-602.

4. Casagranda BU，Leeman J，Costello JM，et al. Coronal oblique imaging of the knee：can it increase radiologists' confidence in diagnosing posterior root meniscal tears? [J]. Clin Radiol，2013；68(6)：e316-322.

5. Barile A，Conti L，Lanni G，et al. Evaluation of medial meniscus tears and meniscal stability：weight-bearing MRI vs arthroscopy [J]. Eur J Radiol，2013；82(4)：633-639.

6. Jung KA，Lee SC，Hwang SH. 'Suture-induced tear' after human meniscal allograft transplantation [J]. Knee，2010，17(1)：88-91.

7. McDermott ID. (ii) Meniscal tears [J]. Current Orthopaedics，2006；20(2)：85-94.

8. Ford GM，Hegmann KT，White GL，Jr.，et al. Associations of body mass index with meniscal tears [J]. Am J Prev Med，2005；28(4)：364-368.

9. Dürselen L，Hebisch A，Claes LE，et al. Gapping phenomenon of longitudinal meniscal tears [J]. Clinical Biomechanics，2003；18(6)：505-510.

（叶庭均）

案例 68

腰 突 症

一、病历资料

1. 现病史

患者，女性，71岁，因"左侧下肢疼痛半月余"就诊。患者半个月前无明显诱因下出现左侧下肢疼痛，长时间站立及行走后疼痛加剧，并有痉挛症状，休息后可缓解。左小腿外侧及脚背感觉麻木。追问病史，患者自十余年前开始有腰痛症状，在出现腿痛症状后腰痛消失。

2. 既往史

患者既往体质较可，否认有肝炎、肺结核及伤寒病史，否认有糖尿病及心血管病史，否认有地方病及职业病史，否认有外伤史、手术史、输血史及中毒史。

3. 体格检查

患者双下肢肌（髂腰肌、股四头肌、胫前肌、拇长伸肌、小腿三头肌及股二头肌）肌力正常；双膝反射（＋＋），双踝反射（＋＋）；左侧下肢直腿抬高试验（＋），加强试验（＋），右侧下肢直腿抬高试验（－）；左侧下肢外侧及足背感觉麻木，右侧下肢无明显感觉障碍。

4. 影像学检查

腰椎 MRI 检查显示：L_{4-5} 椎间盘突出、腰椎退行性变、黄韧带增厚及腰椎不稳定。

二、诊治经过

（1）初步诊断：L_{4-5} 椎间盘突出伴椎管狭窄。

（2）入院检查：入院后完善相关检查，血常规、肝肾功能、电解质以及心电图指标等均正常；腰椎 MRI 检查结果如图 68-1 所示。

（3）治疗经过：入院后第3天完善所有术前检查，告知患者手术可能出现的并发症，包括手术中麻醉意外、神经损伤、术后下肢瘫痪等，在全麻下行腰椎后路减压内固定术，术后患者于门诊接受规律术后随访。

三、病例分析

1. 病史特点

（1）患者，女性，71岁，因"左侧下肢疼痛半月余"就诊。

（2）查体：双下肢肌（髂腰肌、股四头肌、胫前肌、拇长伸肌、小腿三头肌及股二头肌）肌力正常；双膝反射(＋＋),双踝反射(＋＋);左侧下肢直腿抬高试验(＋),加强试验(＋),右侧下肢直腿抬高试验(－);左侧下肢外侧及足背感觉麻木,右侧下肢无明显感觉障碍。

(3) 腰椎 MRI 检查示:L_{4-5}椎间盘突出、腰椎退行性变、黄韧带增厚及腰椎不稳定。

2. 诊断及诊断依据

(1) 诊断:L_{4-5}椎间盘突出伴椎管狭窄。

(2) 诊断依据:①左侧下肢疼痛半月余。②双下肢肌(髂腰肌、股四头肌、胫前肌、拇长伸肌、小腿三头肌及股二头肌)肌力正常;双膝反射(＋＋),双踝反射(＋＋);左侧下肢直腿抬高试验(＋),加强试验(＋),右侧下肢直腿抬高试验(－);左侧下肢外侧及足背感觉麻木,右侧下肢无明显感觉障碍。③腰椎 MRI 示:L_{4-5}椎间盘突出、腰椎退行性变、黄韧带增厚及腰椎不稳定(见图 68-1)。

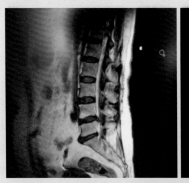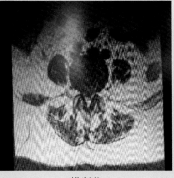

矢状位　　　　　　　　　　　横断位

图 68-1　腰椎 MRI 检查

3. 鉴别诊断

(1) 腰椎滑脱。

(2) 腰椎骨折。

(3) 坐骨神经痛。

四、处理方案及基本原则

(1) 治疗的基本原则:及时解除椎管压迫,摘除突出的椎间盘,并作内固定稳定相邻椎体。

(2) 手术治疗:腰椎后路减压内固定术(见图 68-2)。

(3) 术后康复:①体位患者回病房睡硬板床,取平卧位,3 小时内不翻身以压迫伤口止血。翻身时

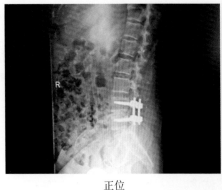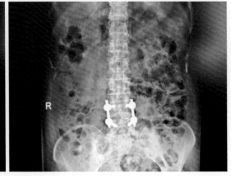

正位　　　　　　　　　　　侧位

图 68-2　术后腰椎 X 线片检查

应保持脊柱成一直线,不可扭转,预防褥疮。②观察并记录引流量、颜色、性质,拔除引流管后注意伤口渗血情况。③观察神经功能的恢复情况:仔细观察患者双下肢感觉及运动、肌力是否改善,神经反射是否对称,有无病理反射,注意有无刺痛、麻木或下肢移动困难等症状。④功能锻炼:鼓励患者早期功能锻炼。术后第 1 天,辅以被动活动,如腿部肌肉按摩、踝关节和膝关节被动活动等,同时指导深呼吸、有效咳嗽和排痰。术后第 2 天,开始做股四头肌等长收缩运动,即绷紧大腿可见到髌骨上移和大腿隆起消失。术后 3 天,开始做直腿抬高运动练习(以主动运动为主,被动运动为辅),以避免术后神经根粘连。术后 1 周,即可指导患者作背肌功能锻炼。术后 3 周,在腰围保护下下床活动。⑤出院康复指导:3 个月内不进行重体力或负重活动,不做上身下屈及左右过度扭曲动作,尽量减少脊柱活动;3 个月后逐渐恢复正常活动,背肌锻炼应持续 6～12 个月以上为好,佩戴腰围 6 个月。

五、要点与讨论

(1) 不同手术方式的选择。①传统术式(如腰椎后路减压内固定术):切除病变椎间盘髓核,解除神经根的刺激或压迫,消除神经、脊髓周围的炎症和水肿,促进神经修复等。②显微镜技术:运用手术显微镜或高倍放大镜,放大手术视野进行手术操作,使脊柱外科手术以最小的医源性损伤实施最有效的治疗,包括颈前路手术显微镜下椎间盘摘除术、后路腰椎间盘显微外科摘除手术(正中入路、外侧入路、孔外入路)等。③椎间孔镜:椎间孔镜与脊柱内窥镜类似,是一个配备有灯光的管子,从病人身体侧方或者侧后方(可以平可以斜的方式)进入椎间孔,在安全工作三角区实施手术。在椎间盘纤维环之外做手术,在内窥镜直视下可以清楚地看到突出的髓核、神经根、硬膜囊和增生的骨组织;然后使用各类抓钳摘除突出组织、镜下去除骨质、射频电极修复破损纤维环,是同类手术中对病人创伤最小、效果最好的椎间盘突出微创疗法。

(2) 腰椎后路减压内固定术的临床疗效及远期观察。①腰部活动范围受限:腰椎后路椎弓根钉内固定后,固定了相临节段的 2 或 3 个椎体,术后对其局部腰部的活动范围影响是不可忽略的。②假关节形成:资料研究显示,假关节多位于融合阶段的最下方,多阶段多个椎间隙融合使假关节发生率增高。③加速相临节段椎间盘退变:坚强的后路椎弓根钉内固定后,腰部活动时临近阶段椎间盘组织应力增加,髓核水分丢失,椎间盘组织加速退变。

(3) 术后康复:鼓励患者早期功能锻炼。

(4) 出院康复指导:患者 3 个月内不进行重体力或负重活动,不做上身下屈及左右过度扭曲动作,尽量减少脊柱活动,3 个月后逐渐恢复正常活动,背肌锻炼应持续 6～12 个月以上为好,佩戴腰围 6 个月。

六、思考题

1. 腰椎间盘突出症有哪些临床表现?
2. 腰椎手术的适应证如何选择?
3. 腰椎手术后如何进行康复训练?

七、推荐阅读书籍

1. McRae R,主编.戴兵,孟祥德,主译.骨科临床检查[M].6 版.北京:人民军医出版社,2012:45-70.

2. 胥少汀,葛宝丰,徐印坎.实用骨科学[M].4 版.北京:人民卫生出版社,2012:560-564.

3. 阿尔比,主编.陈仲强,袁文,主译.AO 脊柱手册[M].济南:山东科技出版社,2010:76-187.

(陈 杰)

案例 69

颈椎病

一、病历资料

1. 现病史

患者，男性，66岁，因"后颈部疼痛伴双上肢麻木2年余"就诊。患者2年前无明显诱因下出现活动时后颈部疼痛，休息后可缓解，伴双上肢麻木及肌力减弱，呈逐渐加重，无明显加重或缓解因素。当时未予重视，后逐渐发展至下肢，行走时下肢抬起受限，右腿尤甚。初步诊断为颈椎病，予以保守治疗，无明显好转。现症状越发严重，出现行走困难，无大小便失禁，无手足疼痛，无感觉异常等，故前往我院就诊。外院 MRI 检查示：C_{4-5}椎间盘突出，拟为"脊髓型颈椎病"收治入院。

2. 既往史

患者既往体质较弱，否认有肝炎、肺结核及伤寒病史，否认有糖尿病及心血管疾患，否认有地方病及职业病史，否认有外伤史、手术史、输血史及中毒史。

3. 体格检查

患者神清、精神可；自主体位，双上肢麻木；双手握力减退，Hoffman 征(＋)，肌力减退；双下肢直腿抬高试验(－)，右膝反射亢进；颈部活动未见明显受限，无明显颈强直。

4. 影像学检查

外院 MRI 检查示：$C_{4\sim5}$椎间盘突出。

二、诊治经过

（1）初步诊断：颈椎间盘突出伴椎管狭窄。

（2）治疗经过：入院检查后完善各项检查，血常规、肝肾功能、电解质以及心电图指标等均正常；术前行 X 线片检查示颈椎曲度改变，生理前凸减少、消失或反常，椎间隙狭窄，椎体后缘骨赘形成，椎间孔狭窄。颈椎 MRI 检查示 $C_{3/4}$、$C_{4/5}$、$C_{5/6}$ 椎间盘突出伴椎管狭窄，$C_{5/6}$ 水平黄韧带增厚，颈椎退行性改变（见图 69-1～图 69-3）。进一步排除手术反指征，术前必须告知患者术后可能出现的并发症：包括麻醉意外、神经血管损伤、术后造成瘫痪等，全麻下行颈椎后路减压内固定术。术后患者在门诊接受规律术后随访。

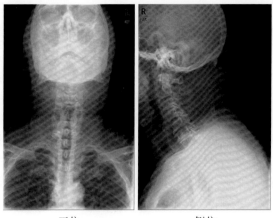

正位　　　　　　　　　侧位

图 69－1　颈椎 X 线片检查

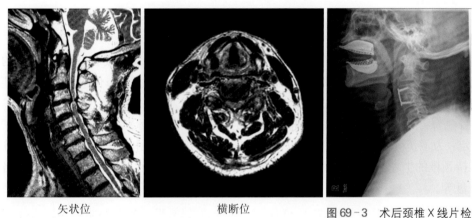

矢状位　　　　　　　　横断位　　　　　　　图 69－3　术后颈椎 X 线片检

图 69－2　颈椎 MRI 检查　　　　　　　　　　　查(侧位)

三、病例分析

1. 病史特点

（1）患者为男性，66 岁，因"后颈部疼痛伴双上肢麻木 2 年余"就诊。

（2）查体：自主体位；双上肢麻木；双手握力减退，Hoffman 征（＋），肌力减退。

（3）颈椎 MRI 检查示：$C_{3/4}$、$C_{4/5}$、$C_{5/6}$ 椎间盘突出伴椎管狭窄，$C_{5/6}$ 水平黄韧带增厚，颈椎退行性改变。

2. 诊断及诊断依据

（1）诊断：颈椎间盘突出伴椎管狭窄。

（2）诊断依据：①后颈部疼痛伴双上肢麻木 2 年余。②查体：患者神清、精神可；自主体位；双上肢麻木；双手握力减退，Hoffman 征（＋），肌力减退；双下肢直腿抬高试验（－），右膝反射亢进；颈部活动未见明显受限，无明显颈强直。③X 线片示：颈椎曲度改变，生理前凸减少、消失或反常，椎间隙狭窄，椎体后缘骨赘形成，椎间孔狭窄。颈椎 MRI 示：$C_{3/4}$、$C_{4/5}$、$C_{5/6}$ 椎间盘突出伴椎管狭窄，颈椎退行性改变。

3. 鉴别诊断

（1）颈椎骨折。

（2）颈椎椎体滑脱。

（3）脑梗死。

四、处理方案及基本原则

（1）治疗基本原则：尽早解除颈椎管压迫，颈椎进行内固定稳定相邻椎体。

（2）手术过程：全麻成功后，患者取仰卧位，颈略过伸，常规消毒铺巾。颈前平环状软骨水平切开皮肤 5 cm，切开颈阔肌，沿胸锁乳突肌内侧间隙进入，辨认颈动脉并保护。将内脏鞘牵向对侧。放置 $C_{4/5}$牵开器，切除 $C_{4/5}$椎间盘，解除颈髓压迫。放置 $C_{4/5}$椎间融合器 7 mm。钢板螺钉固定。透视确认满意后，冲洗，放置引流管 1 根。逐层缝合，术毕（见图 69 - 3）。

（3）术后康复：患者戴石膏颈领，直到植骨块愈合。术后根据引流量拔除引流管，床旁准备好气管切开器械，手术当夜应密切注意患者呼吸情况，有无伤口内出血而引起气管受压。X 线片及 CT 片检查术后情况。

五、要点与讨论

1. 手术方式

（1）减压：颈椎病的致压因素包括突出的椎间盘、增生肥厚的黄韧带或后纵韧带，增生的骨赘、骨化的黄韧带及后纵韧带等。解除脊髓及神经根压力，进行直接减压最为理想；但对于致压因素广泛或压迫严重无法直接减压者，可行间接减压。减压应尽量彻底。

（2）植骨融合：植骨融合作为获得颈椎远期稳定性的保证仍为标准手术。

（3）固定：为了获得术后即刻稳定性以便于早期下地活动，减压植骨后行内固定是有益的；内固定还有助于维持颈椎的生理曲度及椎间高度、防止植骨块塌陷等并发症。固定系统包括颈前路钢板、Cage及人工椎间盘等。

2. 术后康复

活动休息具体实施时间及实施方法根据自身实际情况，劳逸结合。卧床休息时鼓励平卧，允许侧卧。无论采取何种卧姿，都应该保证将头部垫起适当的高度，以使头部相对于躯干的位置保持正直，避免身体出现"拧麻花"的姿势。术后 1 个月内下地活动时要随时佩戴围领。术后 4～6 周内可逐渐恢复各种正常的生活动作，仍应随时佩戴围领。术后 2 个月可完全恢复体育运动外的各种生活动作。如能保证力量练习的质量，手术半年后可逐渐尝试轻体力劳动，手术 1 年后可逐渐尝试较强的体力活。

六、思考题

1. 脊髓型颈椎病的常见阳性体征有哪些？
2. 颈椎手术适应证如何选择？
3. 颈椎手术的手术入路如何选择？

七、推荐阅读文献

1. McRae R，主编. 戴兵，孟祥德，主译. 骨科临床检查[M]. 6 版. 北京：人民军医出版社，2012：45 - 70.
2. 胥少汀，葛宝丰，徐印坎. 实用骨科学[M]. 4 版. 北京：人民卫生出版社，2012：526 - 532.
3. 阿尔比，主编. 陈仲强，袁文，主译. AO 脊柱手册[M]. 济南：山东科技出版社，2010：76 - 187.

（陈　杰）

案例 70

脊柱结核

一、病历资料

1. 现病史

患者,女性,21岁,因"咳嗽发热4个月,背痛伴肿块1个月"就诊。患者4个月前无明显诱因下出现咳嗽,伴有低热,一般波动于37.6～38.1℃,最高38.7℃,午后体温升高,晨起正常。盗汗明显,体重进行性下降,食欲差。于外院就诊,胸部X线片示粟粒样肺结核改变伴轻度胸腔积液。住院给予支持和积极抗结核治疗,体温基本平稳,症状减轻。1个月前逐渐出现背痛伴局部肿块,卧床后疼痛感改善,夜间无加剧。局部肿块无明显压痛,皮温不高,质软无活动,边界不清。腰椎和胸椎MRI检查示脊柱多发性病变,考虑脊柱结核伴腰大肌脓肿,转来本院进一步治疗。

2. 既往史

患者去年起开始减肥,长期仅食用蔬菜水果,不摄食肉、奶、蛋及主食;否认其他重要脏器疾病;停经3个月。

3. 体格检查

患者神清,营养差,消瘦面容,皮下脂肪萎缩,皮肤无弹性,胸廓、骨盆、脊柱均压痛,胸背部可及肿块,质软、边界清晰无活动,双肺可及散在干湿啰音,叩诊双下肺偏浊,双下肢肌力感觉正常。

4. 实验室和影像学检查

(1)血常规WBC为7.6×10^{12}/L,中性粒细胞比例为68%,Hb水平为63 g/L,PLT计数为226×10^9/L,肝肾功能指标AST活性为77 IU/L,ALT活性为115 IU/L,Cr浓度为22 μmol/L,ESR为114 mm/h。T-spot 6点阳性。

(2)影像学检查,脊柱MRI见胸骨、胸椎多发椎体及附件骨质信号异常,椎旁软组织肿胀,多处可见弧形长T_1、T_2信号影环绕,以T_2、T_3水平为著;T_2、T_3椎体形态不整,骨质连续性中断,椎间隙消失,局部硬膜囊前缘受压,椎前软组织影推移食管。前纵韧带、后纵韧带及黄韧带无增厚。胸髓形态尚可,信号未见明显异常改变。双侧胸腔内可见弧形长T_1、T_2信号影,以右侧为著。考虑结核病变伴T_2、T_3压缩骨折、椎旁软组织肿胀、部分椎旁寒性脓肿形成。

二、诊治经过

(1)初步诊断:多发脊柱结核。

(2)入院后完善检查,给予抗结核治疗(异烟肼＋利福平＋乙胺丁醇＋吡嗪酰胺)。鉴于患者营养

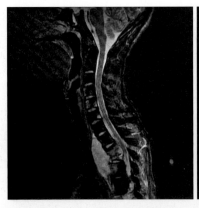

图 70-1　颈椎 MRI 检查

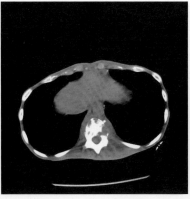

图 70-2　胸部 CT 检查

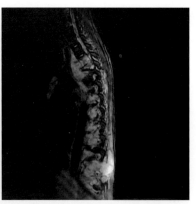

图 70-3　胸腰段 MRI 检查

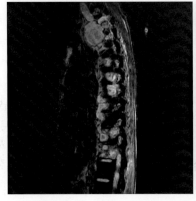

图 70-4　胸椎 MRI 检查

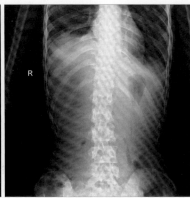

图 70-5　胸椎 X 线片检查

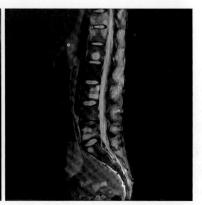

图 70-6　腰椎 MRI 检查

状况差,给予输注白蛋白、输血、补充水电解质。治疗 2 周后患者全身情况恢复不明显,复查胸片显示积液无明显吸收,ESR 为 114 mm/h,C-反应蛋白水平为 11.5 mg/L。鉴于患者全身情况未改善,经麻醉科评估后认为目前全身情况差,无法耐受手术麻醉,继续保守治疗。

三、病例分析

1. 病史特点

(1)患者女性,21 岁,因"背痛伴肿块发热 1 个月"就诊。

(2)患者神清,营养差,消瘦面容,胸廓、骨盆、脊柱均压痛,胸背部可及肿块,质软,边界清晰无活动,双肺可及散在干湿啰音。

(3)实验室检查:血常规 WBC 为 7.6×10^{12}/L,中性粒细胞比例为 68%,Hb 水平为 63 g/L,PLT 计数为 226×10^9/L,肝肾功能指标 AST 活性为 77 IU/L,ALT 活性为 115 IU/L,Cr 浓度为 22 μmol/L,ESR 为 114 mm/h,T-spot 6 点阳性。脊柱 MRI 提示胸骨、胸椎多发椎体及附件、髋骨右侧、腰骶椎多发椎体及附件结核病变,伴椎旁寒性脓肿形成。

2. 诊断及诊断依据

(1)诊断:脊柱结核伴冷脓肿形成,粟粒性肺结核伴胸腔积液。

(2)诊断依据:背痛伴肿块发热 1 个月,恶病质表现,胸廓、骨盆和脊柱广泛压痛,胸背部肿块,质软无活动,脊柱 MRI 提示胸骨、胸椎多发椎体及附件、髋骨右侧、腰骶椎多发椎体及附件结核病变,伴椎旁寒性脓肿形成,T-spot 6 点阳性。

3. 鉴别诊断
(1) 腰椎骨折。
(2) 腰椎椎体肿瘤。
(3) 腰椎间盘突出。

四、处理方案及基本原则

(1) 卧床制动,充分营养支持,补充白蛋白、保肝护肾治疗,少量多次输血支持。患者既往长期营养摄入不足,导致神经内分泌紊乱,引起厌食、停经、贫血等表现,营养状况属恶病质表现,通过输血、输注白蛋白等积极的营养措施可以提高自身免疫能力,进一步纠正神经内分泌紊乱情况。卧床休息,适当地局部制动(支具保护)可能减轻受影响脊柱的负担,减轻不稳定,避免进一步可能出现的神经损害。

(2) 积极抗结核治疗,四联疗法(异烟肼＋乙胺丁醇＋利福平＋吡嗪酰胺),监测肝肾功能及炎症急性相指标(ESR、C反应蛋白)的变化。对于严重的肺结核继发多发性骨关节结核,应该严格坚持"早期、联合、规律、全程、适量"的化疗原则,总疗程在 12～18 月。根据急性相炎症指标了解有无出现耐药迹象,如有可能则需要调整药物,换用二线治疗。

(3) 手术治疗指征有禁忌,继续保守治疗。手术治疗是脊柱结核内科治疗的补充和辅助手段。脊柱结核的手术指征包括脊髓压迫伴神经功能障碍、脊柱不稳定、后凸畸形、巨大脓肿、死骨形成、窦道长期不愈合、抗结核治疗效果差。手术禁忌包括全身结核病处于活动期、伴有混合感染中毒症状明显、伴有其他重要脏器疾病无法耐受手术、抗结核治疗未满 2 周。该患者既往全身情况差,且通过抗结核治疗无论是炎症指标还是自述症状及影像学,均未提示疾病得到初步控制,全身营养状况依旧低下,无法耐受手术,因此继续保守治疗。

五、要点与讨论

骨关节结核是很常见的感染性疾病,多继发于肺结核,多见于青少年。在 20 世纪 70～80 年代,由于抗结核化疗的广泛应用,以及贫困程度的改善,一度很好地控制了疾病的发展。但在 1980 年代以后,由于 HIV 感染的出现、人类迁移活动的广泛增加、耐药结核菌的产生、对于疾病长期危害性的认识不足,导致了新的发病高峰。

骨关节结核多发于脊柱、髋关节、膝关节,以脊柱最为多见(50%)。临床表现为低热、乏力、盗汗、消瘦、食欲不振、贫血等,局部的肿痛、压痛、肿块形成(冷脓肿),体征有拾物试验阳性、托颈试验阳性等。影像学可以看到骨质破坏、椎间隙狭窄,如伴有脓肿可以在 CT 或 MRI 上显示液性肿块。实验室检查无特征性表现,传统的 PPD 试验、结核菌 DNA 等方法特异性、灵敏度都较低,血常规、ESR、C 反应蛋白只是对于疾病活动性的判断有价值。T-spot 是一种细胞生物学技术,近年来用于结核菌或真菌感染的检测,有较高的特异性和灵敏度,但其只能达到定性,无法做到定位。结核菌培养由于技术复杂,培养成功率不高,且培养时间需要 2～8 周。

疾病治疗的核心在于抗结核化疗。严格遵循"早期、联合、规律、全程、适量"的化疗原则,总疗程在 12～18 个月左右。由于现在多种药物耐药菌的出现,二线药物逐渐开始广泛应用,如短期链霉素、四代喹诺酮类抗生素左氧氟沙星、莫西沙星等。手术治疗是脊柱结核内科治疗的补充和辅助手段。手术方式一般有穿刺或切开排脓、病灶清除重建术。病灶清除重建手术包括前路手术、后路手术、前后路联合手术,适用于不同的患者。手术时需要严格掌握手术指征和手术禁忌,选择适当的时机干预。

六、思考题

1. 简述脊柱结核的影像学特点。
2. 简述脊柱结核的鉴别诊断。
3. 脊柱结核的手术适应证和禁忌证有哪些?

七、推荐阅读文献

1. 骨关节结核临床诊断和治疗进展及规范化专题研讨会学术委员会. 正确理解与认识骨与关节结核诊疗的基本问题[J]. 中国防痨杂志,2013,35(5):384-392.

2. 吴在德,吴肇汉. 外科学[M].7版.北京:人民卫生出版社,2008,1083-1091.

(郝 平)

慢性骨髓炎

一、病历资料

1. 现病史

患者,男性,45岁,因"右胫骨骨折术后2年伴反复流脓疼痛"就诊。患者2年前因车祸导致右胫骨远端开放性骨折,于外院急诊行右胫骨远端骨折清创术＋髓内钉植入术。术后第3天出现切口红肿伴渗出,抗感染治疗后好转。术后1个月出现高热,切口崩裂脓性渗出,于外院行右胫骨远端创面清创术＋髓内钉取出术,术后继续予以抗感染治疗数月,切口远端创面未愈合反复流脓,时好时坏。近2个月来,发现碎骨片从窦道内流出。发病以来右胫骨远端一直疼痛,踝关节活动明显受限,无恶心呕吐,无肢体麻木不适。病程中,患者精神、食欲、睡眠一般,二便正常,体力、体重未见明显变化。

2. 既往史

患者否认高血压、糖尿病等疾病史,否认肝炎、肺结核等疾病史,否认食物过敏史,否认药物过敏史。患者有吸烟史20余年,每天1包左右。

3. 体格检查

患者右胫骨远端皮肤色素沉着,皮肤感觉减退,轻度肿胀,压痛明显,可见陈旧性手术切口,切口远端可见1cm左右窦道开口,少许脓性渗出,通骨面,右踝关节活动明显受限,无反常活动,趾端感觉活动血供好。右膝关节及左下肢无明显异常。

4. 实验室和影像学检查

外院X线片检查提示:右胫骨远端骨折不愈合,骨段增粗,骨皮质增厚,骨膜反应(见图71-1)。

二、诊治经过

(1) 初步诊断:右胫骨远端慢性骨髓炎,右胫骨远端骨不连。

(2) 治疗经过:患者入院后,完善常规检查,ESR、CRP轻度增高,血常规、肝肾功能、电解质、心电图、心脏超声、肺功能指标均正常。窦道细菌培养结果为金黄色葡萄球菌。术前需要告知患者术后有再次发生感染、骨折不愈合等可能。入院后第7天在全麻下行右胫骨远端清创术＋负压封闭引流(vacuum sealing

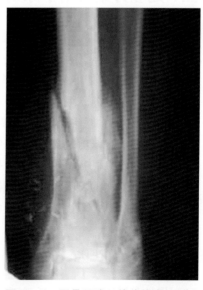

图71-1 胫骨下端X线片检查(正位)

drainage，VSD)覆盖术。术后予以持续髓腔内双腔抗生素冲洗及抗感染、镇痛等对症治疗,术中脓液培养为金黄色葡萄球菌。术后第 2 周行更换 VSD 术,继续持续髓腔内抗生素冲洗。冲洗液清亮,无混浊无絮状物。术后第 4 周行 VSD 去除＋创面缝合术。X 线复查提示右胫骨远端骨痂形成。术后第 5 周,患者一般情况可,血常规、ESR、CRP 水平均在正常范围内;查体:右胫骨远端切口愈合可,无明显渗出红肿,趾端感觉活动血供好,予以出院。出院后嘱患者 1 个月后骨科门诊复查。

三、病例分析

1. 病史特点

(1) 患者男性,45 岁,因"右胫骨远端肿痛 2 年余,伴窦道形成"就诊。

(2) 查体:右胫骨远端皮肤色素沉着,皮肤感觉减退,轻度肿胀,压痛明显,可见陈旧性手术切口,切口远端可见 1 cm 左右窦道开口,少许脓性渗出,通骨面,右踝关节活动明显受限,无反常活动,趾端感觉活动血供好。右膝关节及左下肢无明显异常。

(3) 实验室检查:ESR、CRP 水平轻度增高,细菌培养结果为金黄色葡萄球菌。

(4) 影像学检查:X 线片检查提示右胫骨远端骨折不愈合,骨段增粗,骨皮质增厚,骨膜反应。

2. 诊断与诊断依据

(1) 诊断:右胫骨远端慢性骨髓炎,右胫骨远端骨不连。

(2) 诊断依据:①右胫骨远端肿痛 2 年余,伴窦道形成。②查体:右胫骨远端皮肤色素沉着,皮肤感觉减退,轻度肿胀,压痛明显,可见陈旧性手术切口,切口远端可见 1 cm 左右窦道开口,少许脓性渗出,通骨面,右踝关节活动明显受限。③影像学检查提示右胫骨远端骨折不愈合,骨段增粗,骨皮质增厚,骨膜反应。④脓液细菌培养 2 次皆为金黄色葡萄球菌。

3. 鉴别诊断

(1) 胫骨恶性肿瘤(如骨肉瘤等)。

(2) 胫骨骨结核。

(3) 胫骨良性肿瘤(如骨巨细胞瘤等)。

四、处理方案及基本原则

(1) 手术治疗:右胫骨远端清创术＋VSD 覆盖术。

(2) 手术原则:①慢性骨髓炎治疗的首要原则就是彻底清创,通过窦道扩大切口,将内固定取出,清创,彻底清除掉一切坏死、感染组织和死骨;并多处取材进行组织细菌培养和药敏实验,取材包括肉眼下有明显炎性反应的软组织,或者局部的皮质骨或松质骨。扩创,髓内针取出的病例用扩髓钻扩大髓腔,清除髓腔内的炎性生物膜。②需要术中反复过氧化氢溶液和稀释复合碘冲洗伤口。③VSD 可以根据创面大小和形态修剪覆盖创面,隔绝外界,同时配套的硅胶引流管作为灌洗进水管,安置在软组织深层或者髓腔内,回病房后连接大袋含抗生素生理盐水进行持续缓慢的灌注冲洗。④对于骨缺损较大的患者可以进行二期的可吸收人工骨混合抗生素或者骨水泥负载抗生素链珠植入术或植骨术。该患者骨缺损不多,且在术后 1 月左右已见新的骨痂形成,且软组织条件良好,进行直接缝合关闭创面。

五、要点与讨论

慢性骨髓炎是指长期迁延不愈而又经常反复急性发作的骨组织化脓性感染,其中 1/3 以上是由急性血源性骨髓炎发展演变而来，一部分是由各种创伤和手术继发引起，一部分是邻近软组织局部慢性顽固性感染直接侵袭骨组织所致，还有少数因机体抵抗力强，或致病菌毒力低而无明显典型急性期症状，在发病初期即表现慢性骨组织化脓性感染，即所谓的原发慢性骨髓炎。血源性慢性骨髓炎和原发性慢性骨髓炎是以金黄色葡萄球菌和乙型链球菌为主；而外伤、手术继发的骨髓炎除金黄色葡萄球菌外、表皮葡球菌和 G⁻ 细菌越来越多见；由软组织感染直接侵袭的慢性骨髓炎常由多种细菌所致，其中绿脓杆菌最为重要，另外还包括链球菌、大肠杆菌、奇异变形杆菌、脆弱类杆菌等。

1. 诊断与分级

（1）骨髓炎的诊断：主要依赖于临床表现、实验室检查、微生物学分析以及影像学表现进行诊断。①临床表现：慢性骨髓炎的一般临床表现多不典型，主要表现有局部骨关节疼痛，皮肤红肿隆起以及窦道渗出，多没有发热症状。合并有骨折的患者多有骨不连病史。其主要特点为反复发作或间歇性发作。②实验室检查：在急性骨髓炎患者中，ESR 和 CRP 水平均有明显提高。而在慢性骨髓炎患者中，只有 65％ 的患者 ESR 和 CRP 水平有变化，而 WBC 水平一般都在正常范围内。③微生物学检验：病原菌培养结果仍然是诊断慢性骨髓炎的金标准之一。单纯创面分泌物的培养对诊断来说是不够的，应该于术中取更多的标本进行培养，包括窦道分泌物、脓液、软组织及骨刮取物，尤其是骨组织周围及髓腔内分泌物的培养十分必要。④影像学表现：X 线早期表现包括受累骨质模糊、骨密度丢失、骨膜增厚等。骨吸收、死骨形成、膜内成骨、骨皮质破坏以及萎缩性骨不连是慢性骨髓炎的特征性表现。但是 X 线片无法区分细菌侵蚀和无菌性炎症后的表现，因为骨对损伤后的生理学反应都是类似的。另外，内固定物的存在也会影响诊断活动性感染的特异性和灵敏度。

（2）慢性骨髓炎分级标准：慢性骨髓炎有多种分级标准，目前临床上应用较多的是 Cierny-Mader 在 1985 年制定的成人骨髓炎分级标准，主要根据骨的解剖结构和患者的生理状况将骨髓炎分为 4 级。①解剖学分型：1 型，即骨髓型骨髓炎，感染局限于骨内膜下，未形成无效腔；2 型，即表浅型骨髓炎，有原发软组织病变，受累骨组织表面暴露，未形成无效腔，需要行软组织覆盖创面；3 型，即局限性骨髓炎，炎症侵袭骨皮质层，有边缘明确的皮质死骨形成，常兼有 1 型和 2 型的特点，骨稳定性尚可，无效腔形成；4 型，即弥漫性骨髓炎，累及整个骨结构，骨生物力学稳定性差，无效腔形成，需要行骨组织重建。②患者生理状况分型：A 型，生理功能正常，免疫及血液循环系统正常；B 型，全身或局部生理功能异常；C 型，全身情况差，预后不良。

2. 慢性骨髓炎病理表现

主要为骨组织中脓液、死骨、无效腔及反应性新骨形成及窦道。

3. 治疗原则

基本原则：①彻底清除病灶；②局部及全身应用抗生素，消灭残存细菌；③积极适时修复残留骨及软组织缺损，避免留有无效腔；④防治病理性骨折等。

（1）病灶清除：慢性骨髓炎外科治疗成功的关键是彻底清除感染和坏死的一切组织，彻底去除一切内固定材料、死骨、异物；广泛切除创面周围炎性组织及无血运的瘢痕组织；刮凿骨面，使骨面出血显露出新的骨面为止。但对于硬化骨质的去除，存在着分歧。髓腔内感染病灶清除较困难，常需移除内固定并用特殊装置扩髓。

（2）抗生素的应用。①全身应用抗生素：单纯的全身抗生素治疗效果较差，但通过病灶清除，并将带有丰富血液循环的肌瓣填至残存骨缺损，可以将全身抗生素带到病灶内，发挥一定的抗感染作用，因此目前仍将全身应用抗生素作为治疗骨髓炎的辅助手段。②局部抗生素应用：可以使用局部滴注引流或局部药物释放系统来进行局部抗生素应用。

局部药物缓释系统可在局部获得持续的较高药物浓度，同时保持较低的血药浓度，避免全身系统用药的不良反应及难进入缺乏血供病灶区的弊端。局部药物缓释系统被认为是治疗骨髓炎的有效方法之一，由材料载体和药物两部分组成。病灶清除后，用聚甲基丙烯酸甲酯珠链（PMMA 珠链）填充遗留的骨腔,能在较长的时间内持续稳定的释放抗生素,PMMA 珠链植入后虽在局部药物浓度高,但全身浓度不高,减少了抗生素的不良反应。创面不会过早闭合,其分泌物引流所受影响小。

4. 骨缺损和软组织缺损的治疗

(1)开放植骨术:慢性骨髓炎清创术后常遗留骨性无效腔及软组织缺损。消灭骨性无效腔的常用方法是控制感染 3～6 个月后,二期松质骨移植。分期植骨的目的是通过肉芽组织在骨面的生长情况判断清创是否彻底,如完全有肉芽组织覆盖,认为清创彻底、植骨感染性小。松质骨有较强的抗感染能力,存在低度感染不能成为骨移植的障碍。

(2)自体带血管骨移植:是骨缺损重要且公认的治疗方法,广泛地用于骨科手术填充骨缺损,吻合血管的骨瓣游离移植修复骨缺损可用于四肢骨折术后骨髓炎所致的骨缺损。

(3)骨搬移:也称肢体加压延长,是采用加压外固定＋骨骺牵引及干骺端截骨延长来治疗伴有下肢短缩的骨不连和骨缺损一种方法。常用的方法为 Ilizarov 法。

(4)皮瓣、肌瓣、肌皮瓣修复软组织缺损:慢性骨髓炎病灶清除后往往留有无效腔以及皮肤软组织缺损,伤口难以闭合,成为影响手术疗效的一大因素。随着显微外科技的发展,局部随意皮瓣、带血管皮瓣和肌瓣、肌皮瓣、游离带血管蒂的皮瓣、肌瓣或筋膜瓣以及大网膜移植,被广泛应用于慢性骨髓炎创面的覆盖,既可及时消灭无效腔,又可改善局部血供。

5. 中医治疗

中医治疗慢性骨髓炎以扶正祛邪为总则,以益气健脾、补肾壮骨、活血通络、祛湿解毒为法则,祛除留驻湿毒,恢复机体正气。

六、思考题

1. 简述慢性骨髓炎骨缺损的常用治疗方法。
2. 慢性骨髓炎的治疗原则有哪些?
3. 试述负压封闭引流(VSD)在慢性骨髓炎中使用的优缺点。

七、推荐阅读文献

1. 胥少汀,葛宝丰,徐印坎.实用骨科学[M].4 版.北京:人民卫生出版社,2012:157-163.

2. Canale ST, Beaty JH. Campbell's Operative Orthopaedics [M.] 12th ed. Mosby: Elsevier, 2012:697-716.

3. 陈孝平,石应康,邱贵兴,等.8 年制外科学[M].2 版.北京:人民卫生出版社,2015:1075-1082.

(郝　平)

案例 72
骨 肉 瘤

一、病历资料

1. 现病史

患者,男性,15岁,因"左膝疼痛肿胀3个月"就诊。患者3个月前不慎外伤左膝,稍感疼痛,未予重视,外用扶他林后改善。近1个月逐渐出现左膝部疼痛伴肿胀,夜间加剧,需服用镇痛药物。去外院就诊,摄片提示左股骨远端皮质破坏伴密度异常。转来本院门诊,MRI检查提示左股骨远端肿瘤,CT定位下穿刺活检,病理提示"骨肉瘤"。

2. 既往史

患者无重要脏器疾患,无结核肝炎病史,无家族性肿瘤病史,无职业环境影响。

3. 体格检查

患者左膝部肿胀、压痛,皮温稍高,静脉怒张不明显,可及肿块,质硬、固定无活动。

4. 影像学检查

X线片提示左股骨远端溶骨性病灶、皮质破坏,伴软组织肿块影,有骨膜反应(见图72-1);MRI检查提示,左侧股骨下端干骺端偏内侧呈团片状异常信号,T1W呈等低混杂信号,T2W呈高低混杂信号,短时间反转恢复序列(short time inversion recovery,STIR)信号未被抑制,病灶邻近关节面,骨皮质破坏,周围见软组织肿块,病灶范围约6.5 cm×5.1 cm×4.2 cm(见图72-2),结合病史考虑左侧股骨下段骨肉瘤。

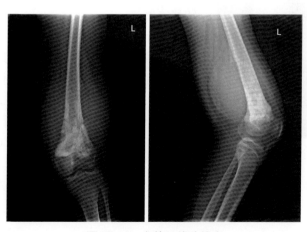

图72-1 术前X线片检查

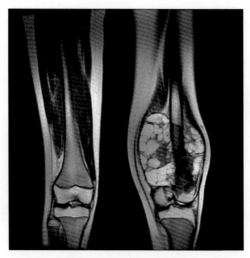

图 72-2　术前 MRI 检查

5. 病理学检查

镜下所见肿瘤细胞呈圆形、卵圆形或不规则,弥散排列,细胞大小不等,异型明显,核深染,易见核分裂,细胞间片状骨样基质形成,部分伴软骨化,考虑诊断骨肉瘤。

二、诊治经过

(1) 初步诊断:左股骨远端骨肉瘤。

(2) 治疗经过:患者入院后完善检查,术前常规包括血常规、肝肾功能电解质、出凝血、心电图、胸片均正常,仅 AKP 为 251 IU/L, ESR 为 42 mm/h。给予肺 CT 检查,未发现明显异常。给予 ECT 骨扫描,提示左股骨下段异常浓集病变。根据体检、影像学检查、病理学检查结果,确诊骨肉瘤,病理分期 II-B 期($G_2 T1 M_0$)。

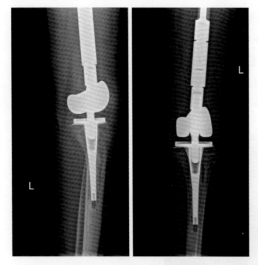

图 72-3　术后 X 线片检查

第 3 天后于麻醉下行右胸化疗泵植入术,开始术前新辅助化疗,方案为 CDP(120 mg/m²)＋DOX(60 mg/m²)、MTX(10 g/m²)、IFO(6 g/m²)＋CDP(120 mg/m²)、IFO(6 g/m²)＋DOX(60 mg/m²)。术前化疗结束时,再次检查局部 X 线片、局部增强 MRI、肺 CT、ECT 骨扫描,提示局部肿瘤较前有缩小,且边界清晰。局部表现坏死,未见远处转移迹象。

化疗结束 2 周后,全麻下行左股骨远端瘤段切除＋假体置换术(图 72-3),术中完整切除肿瘤,保留主要血管神经,植入国产组配式肿瘤假体。术后 2 周起开始术后辅助化疗,DOX(90 mg/m²)、MTX(10 g/m²)、CDP(150 mg/m²)、IFO(10 g/m²)序贯使用,共 3 个循环 12 次。每次循环结束后复查局部假体周围 MRI、肺 CT、ECT 骨扫描,评估疗效。

最后一次化疗结束后总体评估未见肿瘤复发转移迹象,患肢功能良好,步态基本正常。转门诊定期复查随访。

三、病例分析

1. 病史特点

（1）患者为男性，15 岁，因"左膝疼痛肿胀 3 月"就诊。

（2）查体：左膝肿胀、压痛，皮温稍高，静脉怒张不明显，可及肿块，质硬、固定无活动。

（3）影像学检查：X 线片检查提示左股骨远端溶骨性病灶，皮质破坏，伴软组织肿块影，有骨膜反应；MRI 检查提示，结合病史考虑左侧股骨下段骨肉瘤。

（4）病理学检查提示左股骨远端骨肉瘤。

2. 诊断与诊断依据

（1）诊断：左股骨远端骨肉瘤Ⅱ-B 期（G_2T1M_0）。

（2）诊断依据：左膝肿痛 3 个月，体检发现左膝肿胀和肿块；查体发现左膝部肿胀、压痛，皮温稍高，静脉怒张不明显，可及肿块，质硬、固定无活动；影像学提示股骨破坏病变，病理确诊骨肉瘤。

3. 鉴别诊断

（1）股骨良性肿瘤（如骨巨细胞瘤等）。

（2）股骨结核。

（3）股骨骨髓炎。

四、处理方案及基本原则

1. 辅助化疗

患者经病理学证实，确诊病理分期Ⅱ-B 期（G_2T1M_0），患者及家属有强烈保肢的愿望，符合中国临床肿瘤学会及中国抗癌协会的骨肉瘤专家委员会关于骨肉瘤诊治专家共识的要求，给予术前新辅助化疗和术后辅助化疗，选用 HD-MTX、DOX、CDP、IFO 联合方案，并定期对治疗效果进行全面评估。术前化疗效果良好，局部肿瘤较前有缩小，且边界清晰。局部表现坏死，未见远处转移迹象；术后化疗满意，化疗反应轻微，无明显严重化疗不良事件发生，总体评估未见肿瘤复发转移迹象。

2. 手术治疗

鉴于术前化疗效果良好、肿瘤控制，且患者及家属有积极要求保肢的愿望，有保肢指征，因此实施了保肢手术（瘤段切除＋假体置换）。术后康复满意，患肢功能良好，步态基本正常。

五、要点与讨论

1. 疾病特点

骨肉瘤为起源于间叶组织的恶性肿瘤，以能产生骨样组织的梭形基质细胞为特征。骨肉瘤是最为常见的骨原发恶性肿瘤，年发病率为（2～3）/100 万。多发于青少年，中位发病年龄为 20 岁，男性多于女性。80％～90％的骨肉瘤发生于长骨干骺端，以股骨远端、胫骨近端、肱骨近端最为常见。首发症状一般为疼痛和肿胀，大部分伴有软组织肿块。肺部是常见的转移部位。随着诊疗技术的发展，目前骨肉瘤保肢率在 80％以上，5 年生存率在 50％～75％。

2. 诊断要求

疾病的诊断依靠病史、体检和辅助检查，其中影像学检查是核心部分。标准诊断步骤包括体检、原发病灶的影像学检查（X 线片、局部增强 MRI 或 CT）、骨扫描、胸部影像学检查（肺 CT 是发现肺转移的首选方式)、实验室检查(血常规、AKP、LDH 等)、活检组织学检查、肿瘤分级分期。影像学中,MRI 既能清晰显示髓腔内病变范围(包括反应区)及有无跳跃病灶,更加能准确显示软组织侵犯情况,提示肿瘤与周围肌肉、主要血管神经的关系。组织学检查是最终的确诊方式,可选择穿刺活检或切开活检。活检位置应该在最终手术切口线部位,以便于手术时可以切除穿刺道,避免局部种植污染。组织细胞除了镜下检查外还需要酶标志物进行分子生物学测定。本例患者采取了细针穿刺,最大程度上减少了对于肿瘤的干扰。

3. 治疗要点

化疗是骨肉瘤治疗的核心,可以显著提高生存率。术前新辅助化疗的意义在于诱导肿瘤细胞凋亡、促使肿瘤边界清晰化,便于手术、降低术后复发、给予充分时间进行保肢手术方案设计;术后辅助化疗的意义在于杀灭肺部微细转移灶、延迟肺转移发生。化疗方案有多个选择,但主要药物基本一致,并要求维持足量的剂量强度。放疗一般不敏感,仅限于肺转移或骨转移后辅助治疗。患者完成了术前、术后的全部疗程,预后满意。

手术方式有截肢与保肢两种方式。截肢指征:患者要求截肢、化疗无效的 Ⅱ-B 期肿瘤、重要血管神经受累、缺乏保肢后骨与软组织重建条件、义肢功能优于保肢。保肢指征:Ⅱ-A 期肿瘤、化疗有效的 Ⅱ-B 肿瘤、重要血管神经未累及、软组织覆盖良好、预期保肢优于义肢。保肢手术包括肿瘤的彻底切除和重建因切除肿瘤造成的骨肌肉系统功能。重建方式包括骨重建,如肿瘤假体置换、异体骨关节置换、瘤段灭活再植、人工假体-异体骨混合重建、可延长假体。患者的肿瘤属于 Ⅱ-B 期,有保肢指征,采用瘤段切除+假体置换术效果满意,功能状况良好。

术后随访间隔建议最初 3 年每 3 个月 1 次,第 4、5 年每半年 1 次,第 5 年后每年 1 次。每次需要复查局部摄片、骨扫描、肺部 CT 和功能评分。

六、思考题

1. 简述骨肉瘤的临床分期。
2. 骨肉瘤新辅助化疗的临床意义是什么?
3. 骨肉瘤保肢术和截肢术的手术指征有哪些?

七、推荐阅读文献

1. 牛晓辉. 经典型骨肉瘤临床诊疗专家共识解读[J]. 临床肿瘤学杂志,2012,17(10):934-945.

2. Flecher CDM, Unni KK, Mertens F. 骨与软组织肿瘤病理学和遗传学[M]. 北京:人民卫生出版社,2006:46-90.

(郝　平)

骨巨细胞瘤

一、病历资料

1. 现病史

患者,男性,41 岁,因"右侧膝关节酸胀疼痛不适 3 月余"就诊。患者 3 个多月前无明显诱因下出现右膝酸胀疼痛不适,休息后好转,活动后加重,未予以重视。后感上述症状反复存在,于 2 个月前外院就诊,X 线片提示:右股骨远端病灶,考虑骨巨细胞瘤可能(具体不详),建议尽早手术治疗。1 周前外院复查,MRI 检查提示病灶较 3 个月前增大,建议手术治疗。发病以来无夜间痛,无畏寒发热,无恶心呕吐,无肢体麻木不适,无活动受限。患者精神、食欲、睡眠一般,二便正常,体力、体重未见明显变化。

2. 既往史

患者否认高血压、糖尿病史,否认肝炎、肺结核史,否认手术外伤史,否认食物过敏史,否认药物过敏史。

3. 体格检查

患者右股骨远端压痛(＋),无明显肿胀,无静脉怒张。右侧膝关节无肿胀,屈伸活动正常,侧方应力试验(－),抽屉试验(－),浮髌试验(－),关节间隙无压痛,无反常活动,趾端感觉活动血供好。

4. 影像学检查

外院 X 线片提示:右股骨远端病灶,考虑"骨巨细胞瘤"。

二、诊治经过

(1) 初步诊断:右股骨远端骨巨细胞瘤。

(2) 治疗经过:入院后完善常规检查,血常规、肝肾功能、电解质、心电图、心脏超声、肺功能指标均正常。右膝关节 MRI(平扫)提示左股骨远端内侧髁占位,呈多房囊性膨胀性偏心性生长,拟骨巨细胞瘤可能;股骨远端骨松质少许水肿;关节腔少许积液。右膝关节 CT 平扫提示右股骨下段内侧髁多囊状占位伴骨皮质中断,周围软组织内略肿,局部骨膜增生,怀疑"骨巨细胞瘤",其他待排。术前需要告知患者术后肿瘤易复发、术中出血、术后感染等相关并发症。

入院后第 3 天在全麻下行右股骨远端病灶刮除骨水泥填充内固定术,术中冰冻提示骨巨细胞瘤。术后予以抗感染活血镇痛等对症治疗,术后第 3 天拔除引流管,X 线复查提示内固定、骨水泥位置好。术后第 5 天,患者一般情况可,查体:右膝关节敷料干燥,无明显新鲜渗血渗液,局部仍有所肿胀,趾端感觉活动血供好,予以出院。嘱患者出院后 1 个月到骨科门诊复查。

三、病例分析

1. 病史特点

(1) 患者为男性,41岁,因"右侧膝关节酸胀疼痛不适3月余"就诊。

(2) 查体:右股骨远端压痛(＋),无明显肿胀,无静脉怒张。右侧膝关节无肿胀,屈伸活动正常,侧方应力试验(－),抽屉试验(－),浮髌试验(－),关节间隙无压痛,无反常活动,趾端感觉活动血供好。

(3) 影像学检查:X线片提示右股骨远端病灶,考虑"骨巨细胞瘤"(见图73-1)。右膝关节MRI(平扫)提示:左股骨远端内侧髁占位,呈多房囊性膨胀性偏心性生长,拟"骨巨细胞瘤"可能;股骨远端骨松质少许水肿;关节腔少许积液(见图73-2)。右膝关节CT平扫提示:右股骨下段内侧髁多囊状占位伴骨皮质中断,周围软组织内略肿,局部骨膜增生,怀疑"骨巨细胞瘤",其他待排。

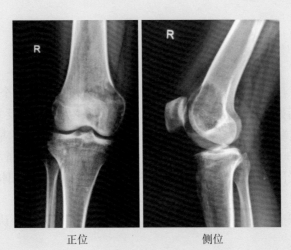

正位　　　　　　　　　　侧位

图73-1　术前右膝关节X线片检查

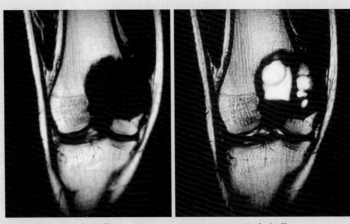

T1加权像　　　　　　　　T2加权像

图73-2　术前右膝关节MRI检查

2. 诊断与诊断依据

(1) 诊断:右股骨远端骨巨细胞瘤。

(2) 诊断依据:①右侧膝关节酸胀疼痛不适3月余。②查体:右股骨远端压痛(＋),无明显肿胀,静脉怒张;右侧膝关节无肿胀,屈伸活动正常,侧方应力试验(一),抽屉试验(一),浮髌试验(一),关节间隙无压痛,无反常活动,趾端感觉活动血供好。③影像学检查均提示考虑骨巨细胞瘤。④术中病理提示骨巨细胞瘤。⑤术后病理:肿瘤组织由单核样细胞及多核巨细胞构成,单核细胞圆形大小一致,多核巨细胞分布均匀,间质血窦丰富,散在泡沫样细胞,符合巨细胞瘤特征(见图 73-3)。

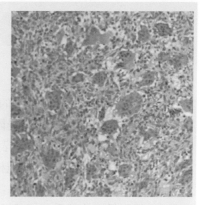

图 73-3　术后病理切片(HE×40)

3. 鉴别诊断

(1) 股骨恶性肿瘤(如骨肉瘤等)。

(2) 股骨结核。

(3) 股骨骨髓炎。

四、处理方案及基本原则

(1) 手术治疗方案:右股骨远端病灶刮除＋骨水泥填充＋钢板内固定术(见图 73-4)。

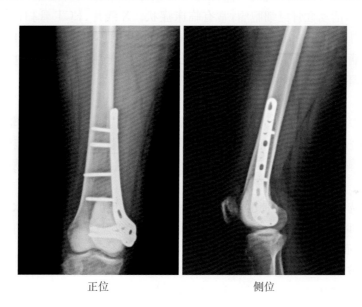

正位　　　　　　　　　　　　侧位

图 73-4　术后右膝关节 X 线片检查

(2) 治疗基本原则:①传统的病灶刮除＋植骨术复发率高达 60%,病灶刮除需联合其他辅助治疗,该患者使用高速磨钻磨削后浓碘酊浸泡,能够明显降低复发率。高速磨钻的优点在于可以将常规刮匙不能刮除的骨嵴间的肿瘤细胞刮除,减少术后的复发率。②对于病灶清除后的骨缺损,可以植骨也可以使用骨水泥。该患者使用骨水泥,填充术操作简单,既可免除取髂骨,又可获得较为满意的疗效。③该患者巨细胞瘤横截面破坏超过 50%,患者应加用内固定,以避免发生病理性骨折。

五、要点与讨论

1. 疾病特点

骨巨细胞瘤(giant cell tumor of bone)好发于长骨骨骺端,为临床常见的交界性肿瘤,虽然被认为是一种良性肿瘤,但却具有侵袭性和潜在恶性。其发病高峰年龄在 30～40 岁,骨巨细胞瘤患者在初次治疗后 3 年以上复发,需要怀疑恶变的可能。早期发现并行根治性手术,有望提高预后。肿瘤组织由单核的基质细胞与多核巨细胞构成,单核细胞和破骨细胞样巨细胞是骨巨细胞瘤的反应成分,而梭形基质细胞是代表肿瘤的新生物成分。

2. 诊断要求

(1) 临床表现:骨巨细胞瘤的常见部位为股骨远端、胫骨近端、桡骨远端,临床症状可有不同程度的疼痛、局部肿胀、相邻关节活动受限,检查时可有压痛、瘤内出血,病理性骨折往往伴有剧烈疼痛。

(2) 影像学表现:①X 线片表现:长骨骨端偏心性、溶骨性、膨胀性、皂泡样改变,达关节软骨下,出现边界清楚的溶骨性破坏。皂泡样改变是骨巨细胞瘤的典型表现,但并非是特征性表现。②CT 表现:干骺端或骨骺处偏心性、膨胀性、溶骨性骨质破坏,骨皮质变薄,连续性完整或栅栏状中断,肿瘤边缘可有程度不等、断续的骨质破坏,肿瘤内可见有短小的骨嵴,即 X 线片上的皂泡征改变。③MRI 表现:长骨骨端偏心性达关节软骨下的异常信号区。T1 加权成像为中等信号,T2 加权成像为中、高等信号混杂,形成"卵石征"。肿瘤的边缘有一相对比较规则的由于骨质硬化引起的 T_1、T2 加权成像,均为低信号的线状影。

(3) 肿瘤分期:Enneking 和 Campanacci 根据临床表现及预后情况提出了骨巨细胞瘤的外科 3 级分期系统以指导临床治疗。①Ⅰ期:良性,隐性骨巨细胞瘤,其特点为肿瘤生长显示静止状态,无局部侵袭性。②Ⅱ期:良性,活动性骨巨细胞瘤,常有临床症状。X 线片、ECT 骨扫描、CT、MRI 证实有膨胀性、透亮性缺损,使得骨皮质的外形有明显的改变。③Ⅲ期:具有侵袭性的骨巨细胞瘤,临床症状明显,发展迅速,常伴有病理性骨折,ECT 骨扫描可见广泛的侵袭性,范围常超过 X 线片所见。CT 和 MRI 可见有溶骨性破坏,不同程度累及骨皮质及骨松质。

3. 治疗要点

(1) 手术治疗:传统的病灶刮除＋植骨术复发率高达 60%。病灶刮除联合辅助治疗,物理措施包括液氮冷冻、高渗盐水浸泡、蒸馏水浸泡、高速磨钻磨削、氩气刀烧灼等;化学措施包括 3%～5%石炭酸灭活、苯酚烧灼、50%氯化锌烧灼、浓碘酊涂擦、无水乙醇浸泡等,可明显降低复发率,达到满意的治愈率。

骨缺损填充物的选择,可以是植骨也可以用骨水泥。骨水泥的优点:①骨水泥的聚合散热所产生的 60℃以上的高温至少持续 10 min,单体的毒性亦可杀肿瘤细胞;②可与周围骨壁牢固粘合并即刻产生牢固的支撑作用,从而早期活动并恢复关节功能。

对宿主骨横截面破坏＜50%或关节面破坏＜25%的患者行病灶刮除、植骨充填即可,但对横截面破坏 50%～80%或关节面破坏 25%～50%的患者应加用内固定,以避免病理性骨折。

瘤体切除术:瘤体切除术主要分为两大类,一是单纯的节段性切除,主要适用于切除后功能影响不大的部位,切除后不必行重建术;二是节段性切除加功能重建术,主要适用于那些位于重要关节且肿瘤破坏又非常广泛者,术后需要重建关节以恢复肢体功能,而以前这类肿瘤往往采取截肢的方法进行治疗。

(2) 化疗:手术仍然是治疗骨巨细胞瘤的主要手段,药物治疗只起到辅助作用。化疗在骨巨细胞瘤的治疗中不常用,化疗药物包括甲氨蝶呤、阿霉素、环磷酰胺、α-干扰素和顺铂均被报道使用,但至今还没有发现对骨巨细胞普遍有效的化疗药物。双膦酸盐是目前研究的热点,主要的作用不仅用于治疗溶骨性癌和骨转移,而且对于其他破骨细胞介导的骨破坏也有相同的治疗作用,不仅能抑制破骨细胞的骨吸收,而且促进病灶中的骨形成,限制肿瘤的进展。Denosumab 是一种受体活化因子配基的单克隆抗体,能抑制破骨细胞功能。作为一种新型治疗骨巨细胞瘤的药物,Denosumab 对于复杂的病例可能成为一种新的治疗方式。

(3) 截肢术:主要适应证包括Ⅲ级骨巨细胞瘤、有广泛组织浸润扩散而不能彻底切除的Ⅱ级肿瘤,或反复发作有恶变倾向者。随着关节重建手术的成功开展,截肢手术已较少采纳,但肿瘤巨大、破坏周围软组织严重及恶性者仍为截肢术的适应证。

（4）其他治疗方法。①放疗：当手术治疗不现实时，放疗可作为备选方案。放疗可作为手术的辅助治疗，降低术后复发率，亦可单独使用。②介入治疗：对于骶骨和部分脊柱的骨巨细胞瘤不宜用外科手术与放、化疗，可用动脉栓塞疗法。③冷冻治疗：基本原理是利用低温杀灭刮除未能完全去除的残余肿瘤细胞，最常用的是液氮冷冻治疗。

六、思考题

1. 试述骨巨细胞瘤的分级。
2. 骨巨细胞瘤的治疗原则有哪些？
3. 骨水泥在骨巨细胞瘤中使用的优缺点有哪些？

七、推荐阅读文献

1. Canale ST，Beaty JH. Campbell's Operative Orthopaedics ［M.］12th Edition，883 - 885. Mosby Elsevier，USA，2012.

2. 胥少汀，葛宝丰，徐印坎，实用骨科学［M］. 第 4 版，871 - 873，北京：人民卫生出版社，2012.

（郝　平）

案例 74

房间隔缺损

一、病历资料

1. 现病史

患儿，男性，14 月龄，因"体检发现心脏杂音 1 年余"入院。患儿出生后 42 d 至当地医院例行体检，查体发现心脏杂音，心脏超声检查提示房间隔缺损，未行手术治疗，来我院就诊，收住入院。追问病史，患儿平素易患上呼吸道感染，感染较难控制。无手足及口唇青紫，平素食欲稍差，睡眠、大小便均正常，体重较同龄儿童偏低。父母均体健，无先天性心脏病家族史。

2. 既往史

患儿易患上呼吸道感染，无手术及外伤史。

3. 体格检查

患儿神清、精神可，生长发育欠佳，SPO$_2$ 为 97%。胸廓无畸形。双肺呼吸音稍粗，对称，未闻及明显干湿性啰音。心前区稍隆起，心尖搏动点位于左侧锁骨中线第 5 肋间，心音有力，心律齐，HR 120 次/min，胸骨左缘 2～3 肋间可闻及 3/6 级收缩期杂音，未触及震颤，P2 亢进，固定分裂。周围血管征阴性。腹部平软，无压痛及反跳痛。

4. 实验室和影像学检查

（1）心电图检查：窦性心律。电轴右偏。

（2）胸部 X 线片检查（正位、侧位）：肺部血流增加，肺野充血，心影轻到中度增大和肺动脉段稍突出。超声心动图显示：二维超声心动图显示房间隔中部回声缺失，大小约 15 mm，继发孔型（见图 74-1）。彩色多普勒超声显示：房间隔缺损水平，收缩期左向右分流彩色血流，各肺静脉位置正常，轻度三尖瓣反流，反流流速 2.5 m/s，估测肺动脉压力 25 mmHg。

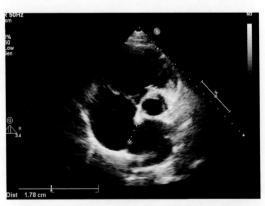

图 74-1 超声心动图显示房间隔中部缺损

二、诊治经过

（1）初步诊断：先天性心脏病，继发孔型房间隔缺损。

（2）诊治经过：入院后完善术前常规检查，血常规、肝肾功能、电解质、凝血功能、输血前四项、动脉血气分析指标均正常。术前行心脏 CT 检查：房间隔中部缺失，大小约 15 mm×20 mm；肺门部血管增粗，气道三维重建正常。入院完善相关检查，诊断明确，未见明显手术禁忌。入院第 3 天入手术室，在全麻体外循环下行房间隔缺损修补术。正中开胸，分开胸腺，切开心包，留取自体心包，0.6% 戊二醛固定 20 min 备用。主动脉和上下腔静脉分别插管开始体外循环，打开右心房，5-0 prolene 线连续缝合自体心包修补房间隔缺损，缝合右心房，逐步脱离体外循环。充分止血、关胸。术后返 ICU，4 h 后脱机拔管，术后 1 d 回普通病房，术后 6 d 出院。术后患者于心脏外科专科门诊接受规律术后随访。

三、病例分析

1. 病史特点

(1) 患儿为男性，14 月龄，因"体检发现心脏杂音 1 年余"来院就诊。

(2) 患儿平素易患上呼吸道感染，感染较难控制。

(3) 体检阳性发现：生长发育欠佳。SPO$_2$ 97%。心界稍大。胸骨左缘 2～3 肋间可闻及 3/6 级收缩期吹风样杂音，未触及震颤，P2 亢进，可闻及固定分裂。

(4) 辅助检查：心电图检查示电轴右偏，右心室肥大；胸部 X 线正侧位片显示肺血增加、心影增大和肺动脉段突出；超声心动图提示房间隔缺损（上腔型）。

2. 诊断及诊断依据

(1) 诊断：先天性心脏病，继发孔型房间隔缺损。

(2) 诊断依据：①体检发现心脏杂音 1 年余。②查体：生长发育欠佳。SPO$_2$ 97%。心界稍大。胸骨左缘 2～3 肋间可闻及 3/6 收缩期吹风样杂音，P2 亢进，可闻及固定分裂；③超声心动图示房间隔缺损（继发孔型）。

3. 鉴别诊断

(1) 室间隔缺损。

(2) 部分性心内膜垫缺损。

(3) 单纯的部分肺静脉畸形引流。

四、处理方案和基本原则

1. 手术治疗

该患儿术前诊断明确，大型房间隔缺损，自愈可能性较低；且患者生长发育受影响，免疫力低下，易患上呼吸道感染；术前胸部 CT 平扫检查排除气道问题。手术指征明确。患儿入院第 3 天入手术室，在全麻体外循环下行房间隔缺损修补术。手术顺利，术后恢复良好，术后第 6 天康复出院。

2. 术后心功能治疗

出院后给予地高辛、呋塞米（速尿）、氯化钾、依那普利口服 1 月，强心、利尿、补钾、扩血管、降肺动脉压治疗。1 个月后门诊复查，患儿恢复良好，精神状态良好，食欲明显好转，体重明显增长，杂音消失。复查超声心动图：房间隔缺损无残余分流，肺动脉压力正常。

五、要点与讨论

房间隔缺损（atrial septal defect）是胚胎发育过程中原始房间隔吸收过多，或继发性房间隔发育异常，导致左、右心房之间遗留孔隙。房间隔缺损是最常见的先天性心脏病之一，占先天性心脏病的

7%～10%。房间隔缺损可单独发生,也可与其他类型的心血管畸形并存,女性多见,男女之比约1∶(2～3)。由于心房水平存在分流,可引起相应的血流动力学异常。从房间隔缺损的发生学方面可将其分为原发孔房间隔缺损和继发孔房间隔缺损两大类。原发孔房间隔缺损常伴有二尖瓣和三尖瓣的畸形。继发孔房间隔缺损根据部位的不同,按发病率通常分为4种类型:中央型缺损(卵圆窝型缺损)、上腔型缺损(静脉窦型缺损)、下腔型缺损和混合型缺损。

房间隔缺损对血流动力学的影响主要取决于分流量的多少,由于左心房压力高于右心房,所以形成左向右的分流,分流量的多少除缺损口大小之外更重要的是取决于左、右心室的顺应性。正常情况下,左心室顺应性小于右心室,决定了左向右分流,进而导致了右心室容量负荷增加以及肺血增多。左向右分流必然使肺循环血流量(Qp)超过体循环血流量(Qs),一般以Qp/Qs值来判定房间隔缺损的大小,Qp∶Qs<2∶1者称之为小房间隔缺损,而Qp∶Qs≥2∶1者为大房间隔缺损。持续的肺血流量增加导致肺瘀血,使右心容量负荷增加,肺血管顺应性下降,从动力性肺动脉高压发展为器质性肺动脉高压,右心系统压力随之持续增高直至超过左心系统的压力,使原来的左向右分流逆转为右向左分流而出现青紫。通常在以下情况会出现发绀:下腔静脉血由大的下腔静脉瓣经房间隔缺损分流入左心房;存在左上腔静脉回流入无顶冠状窦;共同心房致使体静脉、肺静脉的血流在心房内充分混合。

除了较大的缺损之外,婴幼儿期基本上不出现临床症状;通常在婴儿期体检时发现心脏杂音为首要表现。就诊时可闻及心脏杂音;血流经过右心时间延长产生的第二心音分裂。典型病例只需要通过心脏体检、胸部平片、心电图及二维超声心动图检查即可明确诊断,如合并有其他心血管畸形或合并明显肺动脉高压,需要经过心导管检查和心血管造影,来进一步评估。

手术适应证:房间隔缺损直径>8 mm发生闭合的可能性很低,房间隔缺损<4 mm有自愈的可能。目前主张超过1岁时房间隔缺损仍然存在,有明显的收缩期杂音和第二心音固定分裂,心导管或心脏超声提示左向右分流比超过1.5∶1,提示缺损直径在5～6 mm以上,应该在2岁前给予纠治。大多数房间隔缺损患者临床症状不明显,很少有充血性心力衰竭和重度肺动脉发生,术前不需要口服强心药物和利尿药物。

目前治疗方式仍然是手术为主,部分中央型房间隔缺损可考虑行介入封堵治疗。手术效果较好,文献报道手术病死率在0～1.6%左右,患者术后生存率与普通人无差异。该患者为较典型的房间隔缺损病例,根据病史、体格检查及心电图、心脏彩超即可明确诊断,手术顺利,术后恢复良好,远期达治愈效果。

六、思考题

1. 简述房间隔缺损的类型。
2. 试述房间隔缺损的病理生理特征。
3. 简述房间隔缺损微创手术的现状及进展。

七、推荐阅读文献

1. 朱晓东.心脏外科基础图解[M].北京:中国协和医科大学出版社,2010.
2. 顾恺时.顾恺时胸心外科手术学[M].上海:上海科学技术出版社,2003.
3. 兰锡纯、冯卓荣.心脏血管外科学[M].2版.北京:人民卫生出版社,2002.

(薛邦德)

案例 75
室间隔缺损

一、病历资料

1. 现病史

患儿,孙某某,女性,8 月龄,因"体检发现心脏杂音 8 月余"入院。患儿出生后例行体检发现心脏杂音,当地医院心脏彩超示:室间隔缺损,肺动脉高压。患儿平素体质较差,生长发育稍滞后,无手足及口唇青紫病史。发病以来,患儿平素胃纳欠佳,睡眠、大小便均正常,体重较同龄儿童偏低。父母均体健,无先天性心脏病家族史。

2. 既往史

患儿生长发育滞后,易患上呼吸道感染,无手术及外伤史。

3. 体格检查

患儿神清、精神可,生长发育欠佳,SPO₂ 100%,胸廓无畸形,双肺呼吸音稍粗,对称,未闻及明显干湿性啰音。心前区稍隆起,心尖搏动点位于左侧锁骨中线第 5 肋间,心音有力,心律齐,HR 为 125 次/min,胸骨左缘 3～4 肋间可闻及 4/6 级收缩期粗糙杂音,可触及震颤,P2 亢进。周围血管征阴性。腹部平软,无压痛及反跳痛。

4. 影像学检查

(1)心电图检查:电轴左偏,左心室高电压,左右心室肥大。

(2)胸部 X 线正位片:心脏影扩大,肺纹理增多。肺部血流增加,肺充血。肺动脉段隆出,主动脉结变小。

(3)超声心动图:二维超声心动图显示,室间隔上段回声缺失,大小约 6 mm,左心室增大(见图 75-1)。彩色多普勒超声显示:室间隔上段收缩期左向右穿隔血流;轻度三尖瓣反流,反流流速 2.0 m/s,估测肺动脉压力 16 mmHg;二尖瓣轻微反流;LVEF 为 68%。

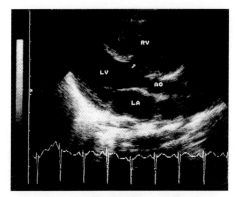

图 75-1 超声心动图显示室间隔缺损

二、诊治经过

(1)初步诊断:先天性心脏病,室间隔缺损(膜周部)。

（2）诊治经过：入院后完善术前常规检查，血常规、肝肾功能、电解质、凝血功能、输血前四项、动脉血气分析指标均正常。术前行心脏 CT 检查：室间隔上段缺失，大小约 6 mm×8 mm，肺动脉增粗。气道三维重建正常。诊断明确，未见明显手术禁忌。入院第 2 天入手术室，在全麻体外循环下行室间隔缺损修补术。正中开胸，分开胸腺，切开心包，留取自体心包，0.6％戊二醛固定 20 min 备用。主动脉和上下腔静脉分别插管开始体外循环，阻断主动脉，根部灌注心肌保护液。打开右心房，拉开三尖瓣暴露室间隔缺损，直径约 8 mm。6-0 prolene 线连续缝合自体心包修补室间隔缺损。缝合右心房，逐步脱离体外循环。充分止血，关胸。术后返 ICU，术后给予强心、扩血管、利尿、补钾、调整内环境等治疗。6 h 后脱机拔管。术后 1 d 回普通病房，术后 7 d 出院。患者于心脏外科专科门诊接受规律术后随访。

三、病例分析

1. 病史特点

（1）患儿为女性，8 月龄，因"体检发现心脏杂音 8 月余"来院就诊。

（2）患儿易患呼吸道感染。

（3）体检阳性发现：生长发育欠佳，SPO$_2$ 100％。心界稍大。HR 为 125 次/min，胸骨左缘 3～4 肋间可闻及 3/6 级收缩期粗糙杂音，可触及震颤，P2 亢进。周围血管征阴性。

（4）辅助检查：心电图检查示电轴左偏、左心室高电压、左右心室肥大。胸部 X 线正位片示肺血增加、心影增大和肺动脉段突出，主动脉结变小。超声心动图示室间隔缺损（膜周部）。

2. 诊断及诊断依据

（1）诊断：先天性心脏病，膜周部室间隔缺损。

（2）诊断依据：①体检发现心脏杂音 8 月余；②查体发现胸骨左缘 3～4 肋间可闻及 3/6 级收缩期粗糙杂音，可触及震颤，P2 亢进；③超声心动图示室间隔缺损（膜周部）。

3. 鉴别诊断

（1）房间隔缺损。

（2）完全性心内膜垫缺损。

（3）肺动脉瓣狭窄。

（4）法洛四联症。

四、处理方案和基本原则

1. 手术治疗

该患者术前诊断明确，膜周部室间隔缺损 6～8 mm，未见膜部瘤形成，自愈可能性较低；且患者生长发育受影响；术前胸部 CT 平扫检查排除气道问题。手术指征明确。入院第 2 天入手术室，在全麻体外循环下行室间隔缺损修补术。手术顺利，术后恢复良好，术后 7 天康复出院。

2. 术后心功能治疗

术后给予多巴胺、米力农等正性肌力药物，术后心功能恢复良好。出院后给予地高辛、呋塞米（速尿）、氯化钾口服 1 月，强心、利尿、补钾等治疗。1 个月后门诊复查，患儿恢复良好，精神状态良好，食欲明显好转，体重明显增长，杂音消失。复查超声心动图示室间隔无残余分流，肺动脉压力正常。LVEF为 70％。

五、要点与讨论

室间隔缺损（venticular septal defect）是最常见的先天性心脏病之一，约占出生婴儿的 1.5‰，占所有先天性心脏病的 20%。室间隔缺损大小不一，可单发或多发，并可以合并其他心内或心外畸形。室间隔缺损是在胚胎发育过程中，室间隔肌部发育不良或膜部融合不完全，即形成各种类型的室间隔缺损。室间隔解剖上由流入道、肌小梁部、流出道三部分构成，三者均与位于主动脉瓣下的一小片膜状间隔相连接。

1. 室间隔缺损的解剖分型

（1）膜周部缺损：位置在三尖瓣隔瓣和前瓣交界处，占室缺类型的 80%，是最为常见的一种，膜周部室间隔缺损与房室传导束有密切关系。希氏束经室间隔膜部后缘行走于缺损的后下缘。

（2）肌部缺损：较少见，可发生于室间隔肌部的任何位置，整个缺损周边均为肌肉结构，好发于心尖部，由于肌小梁的阻挡，可形成许多大小不等的缺损。

（3）漏斗部室间隔缺损：约占室间隔缺损的 20% 左右，可分为圆锥间隔缺损和肺动脉瓣下缺损，一般位于右心室流出道的漏斗部，圆锥间隔缺损四周均为肌肉组织，肺动脉瓣下型室缺则上缘与肺动脉瓣环和主动脉瓣右冠状动脉瓣相连。

（4）房室通道型室间隔缺损：较少见，缺损位于右心室流入道，隔瓣后，前缘为肌部室间隔。

（5）混合型室间隔缺损：同时存在以上缺损的任意两种以上。

2. 室间隔缺损的主要效应

室间隔缺损必然导致心室水平的左向右分流，其血流动力学变化与缺损的大小、左右心室压力差以及肺血管阻力有关。其主要效应如下：①肺循环血量增多；②左心室容量负荷增大；③体循环血量下降。由于肺循环血量增加，肺动脉压力增高早期肺血管阻力呈功能性增高，随着时间推移，肺血管发生组织学改变，形成肺血管梗阻性病变，可使右心压力逐步升高超过左心压力，而转变为右向左分流，形成 Eisenmenger 综合征。

3. 临床表现与室间隔缺损大小的关系

患儿的临床表现与室间隔缺损的大小有关。一般新生儿出生初期由于肺血管阻力尚未下降，心内分流不大，此时可无明显症状。随着生理性肺血管阻力的下降，胸前区出现收缩期杂音。

（1）小型的室间隔缺损：在临床上可无任何症状，仅仅表现为胸前区收缩期杂音，对活动和生长发育无影响。

（2）中型室间隔缺损：其左、右心室之间分流量较大，Qp/Qs 为 1.5~2.0，但右心室收缩期压力仍低于左心室。听诊除在胸骨左缘可闻及全收缩期杂音伴震颤外，并可在心尖区闻及舒张中期反流性杂音，P2 可轻度亢进。部分患者有劳力性呼吸困难。

（3）大型室间隔缺损：左向右分流量大，$Qp/Qs>2.0$。因血流动力学影响严重，存活至成人期者较少见，且常已有继发性肺血管阻塞性病变，导致右向左分流而呈现青紫；并有呼吸困难及运动能力下降；胸骨左缘收缩期杂音常减弱至Ⅲ级左右，P2 亢进；有时可闻及因二尖瓣相对性狭窄所致的舒张期杂音。

小型的室间隔缺损有自然闭合的可能性，估计 20%~50% 的小型室间隔缺损患者在 3~4 岁之前可自然闭合。室间隔缺损自愈和类型有关，<5 mm 的膜部室间隔缺损的自然闭合可能性大，小型肌部室间隔缺损也有可能自然关闭，而肺动脉下型室间隔缺损的关闭可能性极小。

4. 手术适应证

（1）对于小型室间隔缺损，体肺流量比<1∶1.5 的患者，肺动脉压力正常，这类患者通常无任何症状，活动耐量和生长发育正常，可进行随访，在学龄前接受手术治疗。

（2）对于伴有症状的室间隔缺损患儿，体肺血流比>1∶2，肺动脉压力增高，应该早期手术，防止肺血管发生不可逆性病变,手术年龄在 1~2 岁。

（3）对于小婴儿巨大室间隔缺损,伴有充血性心力衰竭,反复呼吸道感染、肺炎、喂养困难、药物不能控制心衰,这类患儿应该及早手术。

（4）肺动脉下室间隔缺损,由于其解剖位置靠近主动脉右冠状动脉瓣,右冠状动脉瓣缺乏支撑再加上血液分流,容易导致主动脉右冠状动脉瓣的脱垂,因此该类患者应尽早手术。

目前,心内直视下室间隔缺损修补的手术成功率很高,是治疗室间隔缺损的最主要方法。部分肌部室间隔缺损及膜周部室间隔缺损可行介入封堵治疗,手术效果较好,单纯室间隔缺损的病死率接近于零。小年龄、低体重患儿的室间隔缺损修补手术成功率也逐年提高,目前手术病死率在 1%~1.5%。室间隔缺损修补远期疗效好,生活质量与同龄人相似。该患儿为较典型的室间隔缺损病例,根据病史、体格检查及心电图、心脏彩超即可明确诊断,手术顺利,术后恢复良好,远期达治愈效果。

六、思考题

1. 试述室间隔缺损临床分类。

2. 简述 Eisenmenger 治疗的进展。

3. 室间隔缺损的手术指征有哪些?

七、推荐阅读文献

1. 朱晓东. 心脏外科基础图解[M]. 北京:中国协和医科大学出版社,2010.

2. 顾恺时. 顾恺时胸心外科手术学[M]. 上海:上海科学技术出版社,2003.

3. 兰锡纯、冯卓荣. 心脏血管外科学[M]. 2 版. 北京:人民卫生出版社,2002.

（薛邦德）

动脉导管未闭

一、病历资料

1. 现病史

患儿,男性,2岁6个月,因"体检发现心脏杂音2年余"入院。患儿出生后3个月因感冒发热至当地医院就诊,查体发现心脏杂音。平日活动力较同龄儿童稍差,患儿平素易患感冒。无喜蹲踞、晕厥病史,无手足及口唇青紫,无活动后口唇发绀,生长发育较同龄儿童稍晚,智力无明显差异。发病以来,患儿平素食欲稍差,睡眠、大小便均正常,生长发育滞后。父母均体健,无先天性心脏病家族史。

2. 既往史

患者易患上呼吸道感染,无手术及外伤病史。

3. 体格检查

患儿神清、精神可。生长发育欠佳。口唇无发绀,SPO$_2$ 96%。胸廓无畸形。双肺呼吸音稍粗,对称,未闻及明显干湿性啰音。心前区稍隆起,心界向左下扩大,心尖搏动点位于左侧第5肋间锁骨中线外0.5 cm,心音有力,心律齐,HR为110次/min,BP为110 mmHg/45 mmHg,左右手血压相同,胸骨左缘2~3肋间可以闻及4/6级连续性机械样杂音,向左锁骨上窝传导,局部可触及震颤,P2亢进。可闻及股动脉枪击音,可触及水冲脉,毛细血管搏动征阳性。腹部平软,无压痛及反跳痛。

4. 实验室和影像学检查

(1) 心电图检查:左心室肥大,左心房扩大。

(2) 胸部X线片:肺部血流增加、肺野充血。心影增大、左心室扩大、右心室扩大、主动脉结稍增大、肺动脉段稍隆起。

(3) 二维超声心动图显示:降主动脉至右肺动脉之间有一异常连接(管型),直径约8 mm,左心增大(见图76-1)。彩色多普勒超声显示:收缩期和舒张期连续性的左向右分流血流;轻度三尖瓣反流,反流流速3.5 m/s,估测肺动脉压力为50 mmHg,LVEF为65%。

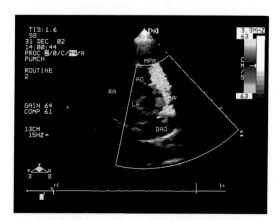

图76-1 超声心动图显示降主动脉与右肺动脉之间有交通

二、诊治经过

（1）初步诊断：先天性心脏病，动脉导管未闭（管型），肺动脉高压（中度）。

（2）诊治经过：入院后完善术前常规检查，血常规、肝肾功能、电解质、凝血功能、输血前四项、动脉血气分析指标均正常。术前行心脏CT显示：动脉导管未闭，直径约1 cm，肺门部血管增粗，肺血流量增多，气道三维重建正常。术前给予间断吸氧（30 min/次，2～3次/d），给予依那普利药物治疗扩张血管。入院完善相关检查，诊断明确，未见明显手术禁忌。入院第2天入手术室，在全麻下行动脉导管结扎术。患儿取右侧卧位，左胸后外侧切口，第4肋间进胸腔，将左肺上叶向前下方牵拉，显露后纵隔。在动脉导管三角处可触及连续性震颤。在膈神经后方切开纵隔胸膜，解剖动脉导管，避免损伤迷走神经和喉返神经。直角钳轻柔分离导管上下间隙，继而分离导管后壁，后壁过钳导入2根10号丝线。控制血压，动脉压降至60～70 mmHg，进行双重结扎。先结扎主动脉端，后结扎肺动脉端。震颤消失。充分止血，关胸。术后返ICU，3 h后脱机拔管，术后1 d回普通病房，术后给予扩管、利尿、补钾治疗。术后6 d出院。患者于心脏外科专科门诊接受规律术后随访。

三、病例分析

1. 病史特点

（1）患儿为男性，2岁6个月，因"体检发现心脏杂音2年余"来院就诊。

（2）患儿出生后3个月因感冒发热至当地医院就诊，查体发现心脏杂音。平日活动力较同龄儿童稍差，患儿平素易患感冒。生长发育较同龄儿童滞后。

（3）体检阳性发现：生长发育欠佳。SPO_2 96%。心前区稍隆起，心界向左下扩大，心尖搏动点位于左侧第5肋间锁骨中线外0.5 cm。胸骨左缘2～3肋间可以闻及4/6级连续性机械样杂音，向左锁骨上窝传导，局部可触及震颤，P2亢进。可闻及股动脉枪击音，可触及水冲脉，毛细血管波动征阳性。

（4）辅助检查：心电图检查示左心室肥大和左心房扩大；胸部X线片（正、侧位）显示肺血流量增加、心影增大、左右心室扩大和肺动脉段突出；超声心动图示动脉导管未闭（管型），肺动脉高压。

2. 诊断及诊断依据

（1）诊断：动脉导管未闭（管型）、肺动脉高压（中度）。

（2）诊断依据：①体检发现心脏杂音2年余。②查体：生长发育欠佳；SPO_2 96%；心界扩大；胸骨左缘2～3肋间可以闻及4/6级连续性机械样杂音，向左锁骨上窝传导，局部可触及震颤，P2亢进；周围血管征阳性。③超声心动图示：动脉导管未闭（管型），肺动脉高压（中度）。

3. 鉴别诊断

（1）主-肺动脉间隔缺损。

（2）冠状动脉瘘。

（3）主动脉窦瘤破裂。

四、处理方案及其基本原则

1. 手术治疗

该患儿术前诊断明确，管型动脉导管未闭，自愈可能性较低；且患儿生长发育受影响，生长发育滞后，免疫力低下，易患呼吸道感染；术前胸部CT平扫检查排除气道问题。手术指征明确。入院第2天入手术室,在全麻体下行动脉导管结扎术。手术顺利,术后恢复良好,术后 6 d 康复出院。

2. 术后心功能治疗

患儿出院后给予呋塞米(速尿)、氯化钾、依那普利口服 1 个月,利尿、补钾、扩血管、降肺动脉压治疗。1 个月后门诊复查,患儿恢复良好,精神状态良好,食欲明显好转,体重明显增长,杂音消失。复查超声心动图:动脉导管无残余分流,肺动脉压力恢复正常。

五、要点与讨论

动脉导管未闭(patent ductus arteriosus)是一种小儿常见的先天性心血管畸形,其发病率占先天性心脏病总数的 15%～21%,女性约是男性的 2 倍。本病可单独发生,也可合并其他心脏畸形。约 10% 的病例并存其他心血管畸形。

动脉导管连接于主动脉峡部和肺动脉分叉处,是胎儿时期的正常结构,起源于胚胎第 6 主动脉弓,是胎儿赖以生存的生理血流通道。绝大多数婴儿在出生后 24 h 内因导管平滑肌收缩而产生功能性闭合,通常在出生后 2～3 周完全自行解剖闭合而成为动脉导管韧带,如果 3 个月后仍未闭合即为病理性动脉导管未闭。未闭的动脉导管长短和粗细不一,根据形态通常分型为:①导管型,导管两端直径相等,此型最常见;②漏斗型,主动脉端较肺动脉端明显增大,形似漏斗;③窗型,动脉导管呈短粗型,主肺动脉几乎相连;④哑铃型,动脉导管中间细,两端粗;⑤动脉瘤型,动脉导管中部呈动脉瘤样扩张,管壁变薄。动脉导管病理分型和手术方法的选择有一定关系,一般来说前两种适合于行单纯结扎,而窗型和动脉瘤型则主张在体外循环下进行手术。

动脉导管未闭构成主动脉和肺动脉之间的异常通路,血液从主动脉经动脉导管向肺动脉分流,其分流量取决于导管的粗细和主、肺动脉之间的压力差值。如果导管细小,分流量较小,则血流动力学变化较小。如果导管粗大则产生一系列病理生理变化。主动脉压力无论收缩期还是舒张期均高于肺动脉,因此血液分流呈连续性。这导致肺血流增加,左心容量负荷增加,左心室扩张肥厚,最终导致充血性心力衰竭。长期肺血流增加导致肺小动脉痉挛,肺小动脉壁内膜和中膜增厚,管腔变小,进一步使肺阻力增高,最终出现梗阻性肺动脉高压。当肺动脉压力超过主动脉压力时,会出现双向分流,甚至右向左分流,临床上出现发绀,称为艾森曼格综合征。

动脉导管未闭的临床表现主要取决于导管的粗细、分流血量的多少以及肺动脉高压的程度。轻者可无明显症状,重者可发生心力衰竭。常见的症状有劳累后心悸、气急、乏力,易患呼吸道感染和生长发育迟缓。晚期肺动脉高压严重,产生逆向分流时可出现下半身发绀。动脉导管未闭体检时,典型的体征是胸骨左缘第 2 肋间听到响亮的连续性机器样杂音,伴有震颤。肺动脉第 2 音亢进,但常被响亮的杂音所掩盖。分流量较大者,在心尖区尚可听到因二尖瓣相对性狭窄产生的舒张期杂音。测血压示收缩压多在正常范围,而舒张压降低,因而脉压增宽,四肢血管有水冲脉和枪击声。

手术适应证:除了少部分较细小的动脉导管未闭(直径<6 mm)可采用介入治疗外,大多数患者均应考虑手术治疗。①动脉导管未闭合并难以控制的肺炎、心力衰竭,应尽早手术治疗;②合并肺动脉高压者,双向分流但仍以左向右分流为主者,应积极采取手术治疗;③理想的手术年龄为 2～4 岁;④复杂先天性心脏病中,导管作为代偿通道时,则不能单独闭合动脉导管。

目前治疗方式仍然是手术为主,部分较细小的动脉导管未闭可考虑采用介入封堵治疗。手术应轻柔操作,预防动脉导管破裂引起大出血;另需避免损伤喉返神经。手术效果较好,文献报道手术病死率在 1% 以下,患者术后生存率与普通人无差异。合并重度肺动脉高压患者如术后肺动脉高压仍继续发展,预后不良,病死率高达 35%～40%。该患者为较典型的动脉导管未闭病例,肺动脉高压中度,分流仍以左向右为主,根据病史、体格检查及心电图、心脏彩超即可明确诊断,单纯导管结扎手术指征明确,手术顺利,术后恢复良好,远期达治愈效果。

六、思考题

1. 什么是差异性发绀?
2. 试述动脉导管未闭的病理生理特征。
3. 简述动脉导管未闭介入封堵的进展情况。

七、推荐阅读文献

1. 朱晓东. 心脏外科基础图解[M]. 北京:中国协和医科大学出版社,2010.
2. 顾恺时. 顾恺时胸心外科手术学[M]. 上海:上海科学技术出版社,2003.
3. 兰锡纯、冯卓荣. 心脏血管外科学[M]. 2版. 北京:人民卫生出版社,2002.

(薛邦德)

案例 *77*

法洛四联症

一、病历资料

1. 现病史

患儿,女性,18 月龄,因"发现心脏杂音伴有口唇青紫 1 年半余"入院。患儿出生时例行体检,查体发现心脏杂音,伴有口唇及指端青紫,哭吵时青紫加重,休息后能缓解。出生 6 个月后青紫逐渐有加重趋势。行为及生长发育较同龄儿童滞后,喂养困难。活动后喜蹲踞,无晕厥及缺氧发作病史。发病以来,患儿平素食欲较差,睡眠、大小便均正常,体重较同龄儿童偏低。父母均体健,无先天性心脏病家族史。

2. 既往史

患者否认有其他他相关疾病史,无手术及外伤史。

3. 体格检查

患儿神清,精神萎,生长发育欠佳,身高 74 cm,体重 8 kg。SPO₂ 82%(未吸氧)。口唇及指端青紫,可见杵状指。胸廓无畸形。双肺呼吸音清,对称,未闻及明显干湿性啰音。心界扩大,心前区隆起,心前区可见抬举样搏动。心音有力,心律齐,HR 为 140 次/min,胸骨左缘 3～4 肋间可闻及 4/6 级收缩期杂音,可触及震颤,P2 消失。腹部平软,无压痛及反跳痛。

4. 实验室和影像学检查

(1) 心电图检查:电轴右偏、右心室肥大、右心房扩大。

(2) 胸部 X 线正片:靴行心,心尖圆钝上翘,右心房、右心室扩大。肺血减少,肺门部血管纤细。肺动脉段凹陷。

(3) 二维超声心动图显示:右心房扩大、右心室肥厚;主动脉骑跨于室间隔上,骑跨约 50%,漏斗隔对位不良型室间隔,肺动脉发育差,肺动脉主干直径为 8 mm,右肺动脉直径为 6 mm,左肺动脉直径为 4.5 mm,左心室发育可。彩色多普勒超声显示,主动脉骑跨于室间隔上,室间隔缺损双向分流,右心室流出道肌肉肥厚,流速 4.2 m/s,压力差为 70 mmHg。

二、诊治经过

(1) 初步诊断:先天性心脏病,法洛四联症。

(2) 诊治经过:入院后完善术前常规检查,肝肾功能、电解质、凝血功能、输血前四项指标均正常。血常规示:红细胞增多症,HCT 为 58%。动脉血气分析:PO₂ 为 48 mmHg,SAT 为 84%。术前行心脏 CT:法洛四联症,圆锥隔室间隔缺损 1.5 cm,右心室流出道狭窄,MPA 为 7 mm,RPA 为 6 mm,LPA 为 4 mm,降主动脉横膈水平直径 7 mm,McGoon 指数 1.42。未见冠状动脉畸形,气道三维重建正常。术前给予间断低流量吸氧,补液保证血容量,避免缺氧发作。入院完善相关检查,诊断明确,无明显手术禁忌。入院后第 3 天入手术室,在全麻体外循环下行法洛四联症根治术。正中开胸,分开胸腺,切开心包,留取自体心包,0.6%戊二醛固定 20 min 备用。主动脉和上下腔静脉分别插管开始体外循环,术中采用中低温低流量体外循环。主动脉阻断,根部灌注心肌保护液,心脏停搏。右心室流出道纵形切口,切断并切除膈束、壁束异常肥厚肌束。避免损伤主动脉瓣及调节束。通过右心室流出道切口暴露室间隔缺损,心包补片连续缝合修补室间隔缺损。自体心包补片扩大 RVOT－MPA－LPA。肺动脉瓣可通过 10 mm 探条。逐步脱离体外循环。术中食道超声显示:室间隔缺损无残余分流,RVOT 流速为 2.5 m/s,MPA 为 3.0 m/s。充分止血,关胸。术后返回 ICU,术后给予强心、利尿、扩管、调整内环境等治疗。术后 18 h 脱机拔管。术后第 3 天回普通病房,术后第 10 天恢复良好出院。患者于心脏外科专科门诊接受规律术后随访。

三、病例分析

1. 病史特点

(1) 患儿为女性,18 月龄,因"发现心脏杂音伴有口唇青紫 1 年半余"来院就诊。

(2) 查体发现心脏杂音,伴有口唇及指端青紫,哭吵时青紫有加重,6 个月后青紫有加重趋势。患儿行为及生长发育较同龄儿童滞后,喂养困难,活动剧烈后喜蹲踞。

(3) 体检阳性发现:生长发育欠佳;SPO_2 为 82%(未吸氧);口唇及指端青紫,可见杵状指。心界扩大,心前区隆起,心前区可见抬举样搏动。胸骨左缘 3～4 肋间可闻及 4/6 级收缩期喷射样杂音,可触及震颤,P2 消失。

(4) 心电图检查:电轴右偏、右心室肥大、右心房扩大;胸部 X 线正位片:肺血减少,靴型心;超声心动图:法洛四联症。

2. 诊断及诊断依据

(1) 诊断:法洛四联症。

(2) 诊断依据:①发现心脏杂音伴有口唇青紫 1 年半余。②查体:生长发育欠佳;SPO_2 为 82%(未吸氧);口唇及指端青紫,可见杵状指;心界扩大,心前区隆起,心前区可见抬举样搏动;胸骨左缘 3～4 肋间可闻及 4/6 级收缩期喷射样杂音,可触及震颤,P2 消失。③超声心动图示法洛四联症;心脏 CT 示法洛四联症。

3. 鉴别诊断

(1) 右心室双出口。

(2) 大动脉转位。

(3) 单心室。

四、处理方案和基本原则

(1) 术前准备:给予间断低流量吸氧,给予补液保持有效血容量、稀释红细胞。

(2) 手术治疗:该患儿术前明确诊断为法洛四联症。患儿生长发育受影响,青紫严重。术前心脏彩超评估:左心室发育可;肺动脉 McGoon 指数 1.42;有一期根治手术指征。入院第 3 天入手术室,在全麻体外循环下行法洛四联症根治术。手术顺利,术后恢复良好,术后第 10 天康复出院。

(3) 心功能治疗:术后给予强心、扩血管、减轻右心负荷治疗,同时给予利尿、补钾、补充血容量、调整内环境等治疗,术后恢复良好。出院后给予地高辛、呋塞米(速尿)、氯化钾、依那普利口服 3 个月。1 个月后门诊复查,患儿恢复良好,精神状态良好,食欲明显好转,体重明显增长,杂音消失。复查超声心动图:室间隔缺损无残余分流,肺动脉无残余梗阻。

五、要点与讨论

法洛四联症(TOF)是一种常见的先天性心脏畸形,在儿童发绀型先天性心脏病中居首位,占发绀型先天性心脏病手术的80％。其基本病理为室间隔缺损、右心室流出道狭窄、主动脉骑跨和右心室肥厚。圆锥动脉干发育异常是该病变的胚胎学基础。圆锥动脉干的正常旋转运动不充分,主动脉瓣未能完全与左心室相连通,而是骑跨在室间隔上,与左右心室均相同,由于圆锥间隔未能与膜部室间隔及肌部室间隔共同闭合室间孔,而残留下主动脉瓣下室间隔缺损。

TOF患者右心室流出道狭窄引起肺血流减少,而肺部的侧支循环增多。由于右心室压力增高使室间隔缺损引起的左向右分流减少,主动脉的骑跨使右心室的血分流入主动脉,产生右向左分流,而且逐渐加重。肺血减少的程度主要取决于右心室流出道狭窄的程度,而与狭窄的部位无关。右心室流出道越狭窄,肺部血流越少,发绀和组织缺氧就越严重。

发绀是TOF患儿最突出的症状。多在婴儿期即有发绀,但在出生早期可能因存在动脉导管未闭而发绀不明显。另一典型症状是蹲踞,患儿在行走、游戏时,常主动下蹲片刻。蹲踞时下肢屈曲,使静脉回心血量减少,减轻心脏负荷;同时下肢动脉受压,体循环阻力增加,使右向左分流量减少,从而缺氧症状暂时得以缓解。由于患儿长期缺氧,致使指、趾端毛细血管扩张增生,局部软组织和骨组织也增生肥大,随后指(趾)端膨大如鼓槌状。婴儿有时在吃奶或哭闹后出现阵发性呼吸困难,严重者可引起突然昏厥、抽搐,这是由于在肺动脉漏斗部狭窄的基础上,突然发生该处肌部痉挛,引起一时性肺动脉梗阻,使脑缺氧加重所致。此外,可因红细胞增加、血黏稠度高、血流变慢,而引起脑血栓;若为细菌性血栓,则易形成脑脓肿。

TOF患者唯一的治疗手段就是手术治疗。手术适应证:单纯TOF患者首选一期根治手术,根治手术需要满足以下条件。首先是肺动脉发育良好,通常用"McGoon比值"来评估肺动脉发育情况,即测量左右两侧肺动脉的直径除以膈面水平降主动脉直径,计算得比值,一般认为McGoon比值>1.2可考虑行一期根治手术。TOF患者由于肺血流减少,左心的血流相应也减少,往往会存在左心室发育偏小。左心室发育情况可通过左心室舒张末容量指数来[左心室舒张末容量(ml)/体表面积(m²)]评估,如该指数>30 ml/m²,通常可行TOF一期根治。如果不满足以上两项条件,则需考虑行分期手术,先行体肺分流手术,增加肺部血供,缓解缺氧,促进肺动脉发育,再行二期根治术。

目前最有效的治疗方式仍是手术。近年来,TOF手术病死率逐年下降,手术效果较好,文献报道手术病死率在1％左右。术后远期并发症主要为右心室流出道残余梗阻以及肺动脉瓣反流引起的右心功能不全,这影响着患者术后的生存质量。该患者为较典型的>患者,明确诊断,术前评估肺动脉发育可、左心室发育良好,手术顺利,术后恢复良好,远期达效果良好。

六、思考题

1. 简述法洛四联症的病理解剖特点。
2. 简述法洛四联症的手术指征。
3. 如何用McGoon比值来评估肺动脉的发育情况?

七、推荐阅读文献

1. 朱晓东. 心脏外科基础图解[M]. 北京:中国协和医科大学出版社,2010.
2. 顾恺时. 顾恺时胸心外科手术学[M]. 上海:上海科学技术出版社,2003.
3. 兰锡纯,冯卓荣. 心脏血管外科学[M]. 2版. 北京:人民卫生出版社,2002.

（薛邦德）

案例 78

风湿性二尖瓣狭窄

一、病历资料

1. 现病史

患者,女性,56岁,因"活动后胸闷气促3年,加重3月"入院。患者3年前出现活动后胸闷不适,伴气促、心慌,间断有咳嗽、咳白色黏痰,量不多,当地医院以"肺炎"诊治,症状反复,无发热,无咯血,无头晕、晕厥,无肢体抽搐以及大小便失禁。3个月前患者感冒后自觉活动后胸闷症状明显加重,夜间时有憋醒,端坐后可以缓解,为求进一步治疗就诊我院。门诊查心脏超声提示:风湿性心脏病、重度二尖瓣狭窄,建议手术治疗,拟"风心、重度二尖瓣狭窄"收治。病程中,患者食纳一般,夜眠尚可,平卧睡眠,大小便尚正常,近期体重无明显变化,目前登1楼即出现胸闷症状。

2. 既往史

患者15年前有风湿热病史,高血压病史6年,平素采用血管紧张素Ⅱ受体拮抗剂(ARB)控制血压尚可,否认糖尿病、脑梗死、肾病、消化性溃疡病史;否认手术外伤病史;否认输血史;否认烟酒嗜好;已绝经。

3. 体格检查

患者BP为130 mmHg/70 mmHg,二尖瓣面容,呼吸平,颈静脉稍充盈,两肺呼吸音清晰,未及明显干湿性啰音,心界不大,心前区未及抬举性搏动,HR为83次/min,律齐,心尖部闻及3/6舒张期杂音,局限于心尖部,余瓣膜区未及杂音,肝脾肋下未及,双下肢不肿。

4. 实验室和影像学检查:

(1)心超检查:风心,重度二尖瓣狭窄,瓣叶增厚、僵硬、开闭受限,瓣口面积0.8 cm^2,左心房直径42 mm,左心室舒张末直径为54 mm,左心室收缩末直径为36 mm,左心室射血分数为56%。

(2)心电图检查:窦性心律,左心房增大。

(3)胸部X线片:两肺纹理稍粗。

(4)冠状动脉造影:冠状动脉大致正常。

(5)肺功能、肝肾功能和凝血功能指标基本正常,白蛋白水平为33 g/L,Hb水平为135 g/L,Pro-BNP为865 pg/ml。

二、诊治经过

(1)初步诊断:风湿性心脏病,重度二尖瓣狭窄,窦性心律,心功能Ⅲ级。

（2）诊治经过：入院后完善检查及其他术前准备工作，术前诊断明确为风湿性心脏病，重度二尖瓣狭窄。入院后 1 周在全麻体外循环下行二尖瓣机械瓣置换术，术中常规主动脉、上下腔静脉插管建立体外循环，经右心房-房间隔切口，探查二尖瓣：二尖瓣瓣叶增厚，交界粘连，瓣口狭窄，瓣下腱索增粗，未见融合。切除前瓣，保留后瓣，植入 25♯SORIN 双叶机械瓣。术后强心、利尿、扩血管、抗感染、雾化等治疗，术后第 1 天起常规华法林抗凝治疗，患者恢复良好，于术后第 8 天顺利出院，术后恢复良好。INR 控制在 2.0～3.0 之间，定期门诊随访。

三、病例分析

1. 病史特点

患者为 56 岁中老年女性，既往有明确风湿热病史，有活动后胸闷气促 3 年，本次因着凉感冒后突然症状加重，心尖部闻及 3/6 级舒张期隆隆样杂音，心脏超声提示风湿性心脏病，重度二尖瓣狭窄。

2. 诊断与诊断依据

（1）患者为女性，56 岁，因"活动后胸闷气促 3 年，加重 3 月"就诊。

（2）查体：二尖瓣面容，颈静脉稍充盈，两肺呼吸音清晰，未及明显干湿性啰音，心界不大，心前区未及抬举性搏动，HR 为 83 次/min，律齐，心尖部闻及 3/6 级舒张期杂音，局限于心尖部，余瓣膜区未及杂音，双下肢不肿。

（3）心脏超声：风湿性心脏病，重度二尖瓣狭窄。

3. 鉴别诊断

（1）Austin-Flint 杂音。

（2）左心房黏液瘤。

（3）三尖瓣狭窄。

四、处理方案及其基本原则

患者目前确诊为风湿性心脏病、重度二尖瓣狭窄，二尖瓣瓣口面积 0.8 cm^2，临床症状明显，根据瓣膜病治疗指南，有外科二尖瓣置换术指征，选择机械瓣，术后常规华法林抗凝，INR 控制在 2.0～3.0 之间，定期门诊随访。

五、要点与讨论

风湿性心脏病是慢性进展性疾病，通常从风湿性心脏炎症到出现明显症状可长达 10 年，此后 10～20 年心功能逐渐下降。最常累及二尖瓣，占 95%～98%，其中单纯二尖瓣病变占 70%～80%，正常成年人二尖瓣瓣口面积为 4～6 cm^2，二尖瓣口面积＞1.5 cm^2 常常不会出现症状，若瓣口面积＜1.5 m^2，即可产生血流障碍而出现临床症状；病理变化主要是：二尖瓣的两个瓣叶在交界处互相粘连融合，造成瓣口狭窄，瓣叶增厚、挛缩、钙化进一步加重瓣叶狭窄，如果累及瓣膜下方的腱索和乳头肌使其融合缩短，可将瓣叶向下牵拉形成漏斗状。临床二尖瓣狭窄主要分为以下类型：隔膜型、漏斗型、混合型。临床表现轻重取决于瓣口狭窄程度，瓣口面积≥1.5 m^2，可无明显临床症状；当瓣口面积＜1.5 m^2 时，左心房排血困难，肺部慢性瘀血，肺顺应性下降，出现典型临床表现，如气促、咳嗽、咯血、发绀等，常在活动后加重，剧烈体力活动、情绪激动、呼吸道感染、妊娠、心律失常等情况下，可诱发并加重上述症状，出现阵发性呼吸困难、端坐呼吸、不能平卧，急性肺水肿可出现血性泡沫痰，部分病例可由于支气管黏膜下静脉曲张破裂引起大咯血;重度二尖瓣狭窄的病例出现肺动脉高压,收缩压可明显增高,右心室负荷加重,逐渐肥厚扩大最终发生右心衰竭。体检可见典型二尖瓣面容(面颊及口唇轻度发绀),心尖部闻及第一心音亢进和舒张中期隆隆样杂音等典型杂音,第 1 心音亢进和开瓣音的存在提示二尖瓣叶柔软、活动度好,瓣膜无明确钙化;但在瓣膜高度硬化尤其是伴有关闭不全的病例,心前区心音则不脆,二尖瓣杂音常常消失,通常根据病史、体征、心脏超声、心电图等检查可确诊。超声心动图是一种无创伤性检查方法,对诊断二尖瓣狭窄很有价值,可以估计瓣口面积、瓣膜及瓣膜下结构的病变特征和肺动脉压力,结合临床资料可判断是否需要手术治疗。心导管检查则能准确地判断二尖瓣狭窄的轻重程度、测定跨瓣压差、肺动脉压、肺血管阻力、心排血量及瓣口面积等,对于决定二尖瓣狭窄的手术时机及术后疗效的评价具有重要意义。

外科治疗的目的是扩大二尖瓣瓣口面积、解除左心房排血障碍、缓解症状、改善心功能。在二尖瓣狭窄的外科手术治疗中,就是基于瓣膜和瓣下结构病变程度的不同来选择手术方式。影响手术方式的病变主要是瓣体的活动度,瓣叶上钙化的程度,是否累及到瓣下结构以及是否合并存在二尖瓣关闭不全。如果超声心动图显示二尖瓣体柔软、活动度好,瓣叶钙化不明显,腱索、乳头肌增粗和缩短不严重,那么提示瓣膜损害不严重,无论瓣口面积多大,都适合二尖瓣修补成形术。对于二尖瓣狭窄伴关闭不全、漏斗型狭窄、瓣叶严重钙化的病变多选择二尖瓣直视下手术治疗,行人工瓣膜置换术。

六、思考题

1. 二尖瓣狭窄的外科手术指征有哪些?
2. 风湿性二尖瓣狭窄的病理解剖类型由哪些?
3. 简述二尖瓣狭窄的病理生理特征。

七、推荐阅读文献

1. 朱晓东. 心脏外科基础图解[M]. 北京:中国协和医科大学出版社,2010.
2. 张宝仁,徐志云. 心脏瓣膜外科学[M]. 北京:人民卫生出版社,2007.
3. 顾恺时. 顾恺时胸心外科手术学[M]. 上海:上海科学技术出版社,2003.
4. 兰锡纯,冯卓荣. 心脏血管外科学[M]. 2 版. 北京:人民卫生出版社,2002.

(徐　洪)

案例 79
退行性二尖瓣病变

一、病历资料

1. 现病史

患者,男性,50岁,因"活动后胸闷不适半年"就诊。患者半年前开始出现活动或劳累后胸闷症状,休息后可以好转,无胸痛,无咳嗽、咯血,无黑蒙头晕,无下肢水肿,无肢体抽搐,当地医院查心脏超声提示二尖瓣后叶脱垂,重度二尖瓣关闭不全,LVEF为70%,建议手术治疗,现为求手术治疗进一步就诊我院,门诊拟"退行性二尖瓣病变、重度二尖瓣关闭不全"收治入院。病程中患者食纳一般,夜眠可以平卧,大小便基本正常,体重无明显改变,登2楼后稍有气促,否认风湿热或自身免疫性疾病史。

2. 既往史

患者有高血压病史2年多,不规则服用降压药物,血压控制不详;吸烟史30年,每日1～2包。

3. 体格检查

患者神清,呼吸平,BP为130 mmHg/75 mmHg,口唇不绀,颈静脉未见明显充盈,两肺呼吸音清晰,未及明显干湿性啰音,心界不大,心前区未及抬举性搏动,HR为74次/min,心律齐,心尖部闻及3/6级收缩期杂音,可向左侧腋下传导,余瓣膜区未及杂音,肝脾肋下未及,双下肢不肿。

4. 实验室和影像学检查

(1) UCG:二尖瓣后叶脱垂伴重度关闭不全,二尖瓣局部增厚,左心增大,二尖瓣回声、活动尚可,二尖瓣后叶收缩期突入左心房,并见腱索样回声于左心房内漂动,LA为43 mm,LVEDD为56 mm,LVESD为32 mm,LVEF为72%。

(2) 胸部X线片检查:心影增大,以左心房和左心室增大为主,肺血稍增多。

(3) 胸部CT平扫:两下肺渗出性改变。

(4) 肺功能检查:轻度限制性通气功能障碍。

(5) 冠状动脉造影:冠状动脉大致正常。

(6) 心电图检查:窦性心律。

二、诊治经过

(1) 初步诊断:退行性二尖瓣病变,重度二尖瓣关闭不全,窦性心律,心功能Ⅲ级。

(2) 诊治经过:入院后完善检查及其他术前准备工作,诊断为退行性二尖瓣病变,重度二尖瓣关闭不全。入院后1周在全麻体外循环下行二尖瓣成形术,术中常规放置食道超声,提示二尖瓣后叶脱垂,重度二尖瓣关闭不全。主动脉、上下腔静脉插管建立体外循环,经右心房-房间隔切口,探查二尖瓣,瓣叶无明显增厚,P2 区域腱索断裂,注水实验提示 P2 区域脱垂,重度二尖瓣反流,矩形切除 P2 区域,瓣膜缝线带垫片褥式缝缩 P2 区域瓣环,5-0 prolene 间断缝合切缘,植入 28♯SORIN 成形环,打水无反流。脱离体外循环后食道超声提示二尖瓣无反流,成形效果满意。术后强心、利尿、扩血管、抗感染等治疗,常规拜阿司匹林＋波立维双联抗血小板治疗半年,患者恢复良好,术后第 8 天顺利出院,定期门诊随访。

三、病例分析

1. 病史特点
(1) 患者为中年男性,因"活动后胸闷不适半年"就诊。
(2) 既往高血压病史,血压控制不佳,否认高热病史,近半年出现有活动后胸闷不适症状。
(3) 心脏超声检查明确提示腱索断裂、后叶脱垂,重度二尖瓣关闭不全;瓣叶结构、质地良好,目前考虑病因二尖瓣退行性病变。
2. 诊断与诊断依据
(1) 诊断:二尖瓣退行性病变。
(2) 诊断依据:①活动后胸闷不适半年。②既往高血压病史,血压控制不佳。③查体:BP 为 130 mmHg/75 mmHg,神清,口唇不绀,颈静脉未见明显充盈,心界不大,心前区未及抬举性搏动,HR 为 74 次/min,心律齐,心尖部闻及 3/6 级收缩期杂音,可向左侧腋下传导,余瓣膜区未及杂音,肝脾肋下未及,双下肢不肿。④心脏超声:二尖瓣后叶脱垂、重度关闭不全。
3. 鉴别诊断
(1) 缺血性二尖瓣关闭不全。
(2) 扩张型心肌病。
(3) 感染性心内膜炎致二尖瓣关闭不全。

四、处理方案和基本原则

结合患者既往病史、症状、体征以及心脏超声检查结果,目前二尖瓣后叶脱垂、重度二尖瓣关闭不全诊断明确,患者有典型临床症状,心脏超声提示腱索断裂,但瓣膜质地、活动度尚可,根据瓣膜病治疗指南,优先考虑外科二尖瓣成形术,如成形失败,则考虑行二尖瓣置换术。

五、要点与讨论

任何原因影响的二尖瓣环、二尖瓣叶、腱索、乳头肌和左心室,均会导致二尖瓣关闭不全。二尖瓣关闭不全的病因中 87％为非风湿性,较常见的有:二尖瓣脱垂、乳头肌功能不全或腱索断裂、左心房黏液瘤、瓣膜环退行性钙化等。

(1) 急性二尖瓣关闭不全:流入左心房的反流量可达左心室排血量的 50％以上,首先将使大小和顺应性正常的左心房内压力突然升高达 8.0～10.7 kPa(60～80 mmHg),一般为 4.0～5.33 kPa(30～40 mmHg)。如果急性二尖瓣关闭不全未纠正,患者的肺静脉压升高,将导致急性肺水肿发作。如果在急性二尖瓣关闭不全发生前,左心室功能是正常的,那么在早期阶段通过增加每搏量和窦性心动过速维持休息时的心排血量。如果左心室功能在关闭不全之前已经减退,并且关闭不全是严重的,心室不能承受大的容量负荷而引起急性左心室扩大、室壁运动减低,结果导致心排血量减少。

（2）慢性二尖瓣关闭不全：发展缓慢，即使是重度关闭不全，通过左心房、左心室功能代偿机制也能维持心排血量。左心室在没有更多能量消耗的情况下增加左心室收缩期的排空来达到增加心排血量。随着慢性关闭不全的过程，慢性容量负荷的过度，增加了左心室舒张末期的容量，从而引起左心室肥厚。

二尖瓣成形的方法可以分为瓣环成形和瓣叶成形。前瓣叶脱垂常用的方法有腱索转移、人工腱索、Alfieri 缘对缘技术、三角形切除术；后瓣叶脱垂常用方法包括矩形切除、三角形切除、Sliding 技术等；瓣环成形的方法包括使用各类成形环、瓣环钙化清除。

六、思考题

1. 二尖瓣关闭不全的病因有哪些？
2. 简述二尖瓣关闭不全的手术技术进展。
3. 试述慢性二尖瓣关闭不全的病理生理特征。

七、推荐阅读文献

1. 朱晓东. 心脏外科基础图解[M]. 北京：中国协和医科大学出版社，2010.
2. 张宝仁，徐志云. 心脏瓣膜外科学[M]. 北京：人民卫生出版社，2007.
3. 顾恺时. 顾恺时胸心外科手术学[M]. 上海：上海科学技术出版社，2003.
4. 兰锡纯，冯卓荣. 心脏血管外科学[M]. 2 版. 北京：人民卫生出版社，2002.

（徐　洪）

案例 80

主动脉瓣关闭不全

一、病历资料

1. 现病史

患者,男性,56 岁,因"活动后胸闷气促 2 年,胸痛 3 月"入院。患者 2 年前出现活动后胸闷气促,休息数分钟后缓解,无夜间发作、恶心呕吐,无头晕黑朦,无意识丧失,无下肢浮肿。3 个月前起患者出现活动后胸痛,位于胸骨后,呈压榨感,向左肩及左前臂放射,休息 5 min 左右可缓解,口服硝酸甘油无效。遂至当地医院查心脏彩超提示:主动脉瓣重度关闭不全,左心增大。现为进一步诊治,拟"主动脉瓣关闭不全"收入病房。发病来,患者神清,精神可,胃纳,二便,夜眠可,体重无明显增减,走 1 层楼可出现胸闷气喘。

2. 既往史

患者否认风湿病史,否认高血压、糖尿病、高血脂等病史,否认心梗、脑梗、COPD 及外周血管疾病史。

3. 体格检查

患者 T 37℃,HR 为 97 次/min,R 20 次/min,BP 为 130 mmHg/50 mmHg。患者身高 165 cm,体重 54 kg。神清,精神可,颈软,气管居中,颈动脉搏动明显,两肺呼吸音清,未及干湿啰音,未及哮鸣音。心尖搏动范围增大,呈抬举感,心浊音界向左下扩大,HR 为 97 次/min,心律齐,第一心音减弱,主动脉瓣第二听诊区可闻 3/6 级舒张早中期叹气样杂音,未及心包摩擦音。腹平软,无压痛反跳痛,水冲脉(+),毛细血管搏动征(+),股动脉枪击音(+)。双下肢无明显浮肿。

4. 影像学检查

(1) 冠状动脉造影:冠状动脉正常。

(2) 超声心动图:主动脉根部内径 32 mm,左心房内径 38 mm,左心室舒张末期内径 49 mm,左心室收缩末期内径 29 mm,室间隔厚度 9 mm,左心室后壁厚度 9 mm。主动脉瓣呈三叶型,局部增厚,开放未见明显受限。主动脉瓣环径约 21 mm。估测肺动脉压力 30 mmHg。主动脉瓣叶增厚,无冠状动脉瓣脱垂,重度主动脉瓣关闭不全,EF 为 50%。

(3) 心电图检查:窦性心动过速,左心室高电压。

(4) 胸部 X 线片:两肺纹理增多增粗,心影向左下扩大。

(5) 肺功能检查:各指标均正常。

二、诊治经过

(1) 初步诊断:退行性主动脉瓣病变,重度主动脉瓣关闭不全,窦性心律,心功能Ⅲ级。

（2）诊治经过：患者入院后，完善各项检查，三大常规、肝肾功能、电解质、DIC 全套、自身免疫指标均正常。予以口服呋塞米及螺内酯利尿。心脏超声提示：重度主动脉瓣关闭不全，EF 为 50%。冠状动脉造影未见明显冠状动脉病变。排除手术禁忌后，行主动脉瓣置换术。经正中切口进胸，切开悬吊心包，全量肝素化，升主动脉及右心房插管建立体外循环，降温至 30℃，升主动脉阻断，经右冠状动脉开口上方约 1.5 cm 呈曲棍球形切开主动脉，经左右冠状动脉开口顺灌冷血停搏液。探查主动脉瓣见瓣叶增厚，无冠状动脉瓣脱垂。予以切除主动脉瓣，植入 21 号 SORIN 双叶机械瓣，逐步复温，关闭主动脉切口，心脏排气，逐步停止体外循环，鱼精蛋白中和肝素，严密止血，逐层关胸。

术后患者静脉麻醉状态下带口插管返回 ICU，继续予以呼吸机辅助通气、抗感染、强心、扩血管、利尿等治疗，每 4 小时复查血气分析，调整内环境。术后 5 h 患者清醒，生命体征平稳，能遵医嘱活动，四肢肌力恢复正常，顺利拔除气管插管。术后第 2 天常规给予华法林，控制 INR 在 2.0～3.0 之间，患者恢复良好，顺利出院。

三、病例分析

1. 病历特点

（1）患者为中年男性，因"活动后胸闷气促 2 年，胸痛 3 个月"入院。

（2）查体：可见心尖搏动范围增大，呈抬举感，心浊音界向左下扩大，HR 为 97 次/min，心律齐，第一心音减弱，主动脉瓣第二听诊区可闻及 3/6 级舒张早中期叹气样杂音，外周血管征阳性。BP 为 130 mmHg/50 mmHg，脉压差增大。

（3）超声心动图提示重度主动脉瓣关闭不全。

2. 诊断与诊断依据

（1）诊断：重度主动脉瓣关闭不全，心功能Ⅲ级，窦性心律。

（2）诊断依据：①活动后胸闷气促 2 年，胸痛 3 月。②HR 为 97 次/min，心律齐，主动脉瓣第二听诊区可闻及 3/6 级舒张早中期叹气样杂音，外周血管征阳性。③超声心动图提示重度主动脉瓣关闭不全。

3. 鉴别诊断

注意与 Gramham-Steel 杂音鉴别。

四、处理方案及其基本原则

患者诊断明确，重度主动脉瓣关闭不全，且有临床症状，手术指征明确。患者主动脉瓣瓣叶增厚，无冠状动脉瓣发育不良，无冠状动脉瓣脱垂，首选主动脉瓣置换术。患者年龄<60 岁，无抗凝禁忌，故选用机械瓣。

五、要点与讨论

1. 诊断要点

主动脉瓣关闭不全是常见的心脏瓣膜病，约占心脏瓣膜病的 25%。引起主动脉瓣关闭不全的病因包括先天性和后天性两种，但以后者居多，且绝大多数为主动脉瓣病变所致。主动脉瓣关闭不全的主要病理生理基础是左心室前负荷增加，左心室肥厚和扩大。

慢性主动脉瓣关闭不全起病缓慢，逐渐出现轻、中、重度关闭不全，随着病程的进展，其病理生理改变可以分为左心代偿期、左心失代偿期和全心力衰竭期三个阶段。在左心代偿期，患者可在相当长的一段时间内无症状，生活质量和正常人一样。患者无症状期时间主要取决于主动脉瓣反流程度和左心室的代偿功能。轻度至中度主动脉瓣关闭不全,患者无任何症状可长达10~30年,未接受手术者的10年存活率为70%。一旦出现症状,则病情进展迅速。一般在心绞痛出现3~5年,左心心力衰竭出现后2年,未接受手术者的死亡率达50%。当患者有严重的左心功能障碍(EF<40%)时,50%的患者在2年内死亡,10年存活率仅为4%。该患者主动脉瓣反流程度已进展为重度,EF尚正常,已出现左心功能不全表现及心绞痛症状,因而行主动脉瓣置换术的手术指征明确。从诊断上来说,主动脉瓣关闭不全主要依据心脏听诊主动脉瓣区有无杂音,结合超声心动图检查,可以明确。如诊断较难,可行心脏MRI检查。

2. 解剖要点

主动脉瓣由3个半月瓣组成,在心室收缩时向动脉窦开放,在心室舒张时,向内对合到一起,并由其所支持的血柱静水压使它们保持闭合。主动脉瓣的附着缘并非位于一个水平面,而是呈王冠形。主动脉瓣根据上方窦部有无发出冠状动脉而命名,分别称为右冠状动脉瓣、左冠状动脉瓣和无冠状动脉瓣。左冠状动脉瓣与无冠状动脉瓣之间的纤维幕帘向下延续为二尖瓣前叶,无冠状动脉瓣及右冠状动脉瓣交界与中心纤维体相延续,术中应当避免损伤传导束。

3. 治疗要点

手术治疗的方法主要为主动脉瓣置换术。手术危险性和预后主要取决于术前左心功能状况。人造瓣膜的选用应依据患者的实际情况、体块指数、瓣口大小及其年龄来综合判断。原则上应选择型号大、中央血流型的人造瓣膜,以增加主动脉瓣开瓣面积,降低左心室射血阻力。70岁以上患者首选生物瓣,根据患者情况可放宽至65岁。如主动脉瓣环较小,应避免PPM(patient-prosthesis mismatch)的发生,如主动脉瓣开瓣面积与体表面积比值<$0.85 \text{ cm}^2/\text{m}^2$,将发生PPM。机械瓣置换术后须终身服用华法林,控制INR在2.0~3.0之间,理论上机械瓣的强度是终生的,但因口服华法林剂量调整不佳可能出现出血或栓塞并发症。生物瓣置换术后予以阿司匹林及波利维口服半年即可,对于生活质量是一种提高,但生物瓣存在衰坏问题,使用寿命一般在10~15年。

主动脉瓣关闭不全术后处理的重点是增强左心室心肌收缩力、防治室性心律失常、控制高血压。慢性主动脉瓣关闭不全患者往往就诊较晚,手术时多数已出现左心室扩大和左心室功能降低,尤其是术前左心室收缩末期内径>55 mm、EF<40%的患者,术后更易出现左心室功能降低和室性心律失常。而左心室功能相对较好的患者,因手术纠正了主动脉瓣反流,术后易出现高血压。

六、思考题

1. 主动脉瓣关闭不全的手术指征有哪些?
2. 简述主动脉瓣关闭不全微创治疗的进展。
3. 主动脉瓣关闭不全的手术方式有哪几种?

七、推荐阅读文献

1. 朱晓东. 心脏外科基础图解[M]. 北京:中国协和医科大学出版社,2010.
2. 张宝仁,徐志云. 心脏瓣膜外科学[M]. 北京:人民卫生出版社,2007.
3. 顾恺时. 顾恺时胸心外科手术学[M]. 上海:上海科学技术出版社,2003.
4. 兰锡纯、冯卓荣. 心脏血管外科学[M]. 2版. 北京:人民卫生出版社,2002.

(陈俊佶)

案例 81

冠心病三支病变

一、病历资料

1. 现病史

患者,男性,63 岁,因"反复胸痛半年余,加重 1 周"入院。半年前患者活动后出现胸痛胸闷,无大汗淋漓,无头晕黑蒙,无呼吸困难,无背部放射痛等不适,休息 2~3 min 后可好转。近 1 周以来患者轻微活动后即可引发胸闷胸痛,症状较前明显加重,休息后难以恢复,至华山医院行 CAG 提示前降支中段狭窄 90%,左回旋支(LCX)近段狭窄 80%,RCA 完全闭塞,建议外科手术遂来我院就诊收住入院。患者自发病以来,无突发心前区压榨性疼痛,无咳粉红色泡沫样痰,无晕厥,患者胃纳、夜眠可,二便无殊,体重无明显改变。目前可登 2 楼。

2. 既往史

患者有高血压史 20 年,口服波依定,一天 1 次,一次 1 粒,血压控制良好,否认糖尿病史,否认高血脂、消化道出血史等;有吸烟史 30 余年,每天 1 包;否认手术外伤史。

3. 体格检查

患者神志清,一般情况好,口唇不绀,无颈静脉怒张,肝颈静脉回流征阴性,颈动脉未及杂音,无心前区异常隆起。心尖搏动范围位于左侧锁中线第 5 肋间,搏动范围未见弥散。心前区未扪及震颤及心包摩擦感,HR 为 62 次/min,心律齐,未及明显杂音,未及心包摩擦音。心界基本正常,外周血管征阴性,双下肢未见静脉曲张,双侧足背动脉可及,Allen's 试验 5 s。

4. 影像学检查

(1) 外院心脏超声:未见明显异常。

(2) 外院冠状动脉造影:前降支中段狭窄 90%(见图 81 - 1),LCX 近段狭窄 80%(见图 81 - 2),右冠状动脉(RCA)完全闭塞(见图 81 - 3)。

二、诊治经过

(1) 初步诊断:冠心病,不稳定心绞痛,三支病变,心功能Ⅲ级,窦性心律;高血压 2 级(极高危组)。

(2) 诊治经过:入院后给予扩冠、低分子肝素抗凝＋拜阿司匹林抗血小板、调脂、降低心肌氧耗等治疗,并完善相关术前检查,包括血常规、尿常规、粪常规＋OB、血气分析、肝肾功能、电解质、血糖、糖化血红蛋白、心肌蛋白、血脂全套、DIC、AT3 定量＋活性、CYP2C19、输血前病毒全套、配血型。心脏超声未见异常,EF 为 62%。胸部 X 线片及胸部 CT 未见异常。血管多普勒超声显示:双侧颈动脉阻力指数增

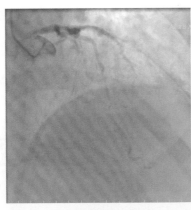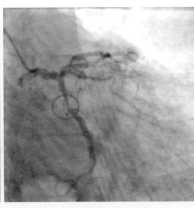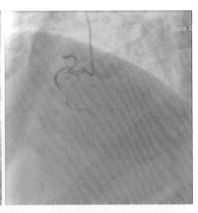

图 81-1　冠脉造影提示前降支弥漫性 图 81-2　冠脉造影提示回旋支近段 图 81-3　冠脉造影提示右冠状动脉
　　　　病变,最狭窄处狭窄 90%　　　　　　　　狭窄 80%　　　　　　　　　　　完全闭塞

高,右侧颈动脉分叉处粥样硬化斑块形成,狭窄率<50%,双侧下肢动脉粥样斑块形成。

（3）完善术前准备,入院后第 4 天在全麻下行不停跳冠状动脉搭桥术。术中取左乳内动脉与前降支端侧吻合,大隐静脉近端与升主动脉吻合,远段依次与钝缘支侧侧吻合,与 RCA 端侧吻合。术后抗血小板方案为替格瑞洛(1 年)＋阿司匹林(长期),同时予以扩张冠状动脉、降脂固斑、控制血糖及血压等治疗,并门诊随访。

三、病例分析

1. 病史特点

（1）患者为男性,63 岁,因"反复胸痛半年余,加重 1 周"入院。

（2）体检无明显阳性体征。

（3）CAG 提示前降支中段狭窄 90%, LCX 近段狭窄 80%, RCA 完全闭塞。

2. 诊断及诊断依据

（1）诊断：冠心病,不稳定心绞痛,三支病变,心功能Ⅲ级,窦性心律；高血压 2 级(极高危组)。

（2）诊断依据：①患者为男性,因"反复胸痛半年余,加重 1 周"入院；②CAG 提示前降支中段狭窄 90%, LCX 近段狭窄 80%, RCA 完全闭塞。

3. 鉴别诊断

（1）主动脉瓣膜性心脏病。

（2）原发性肥厚型梗阻性心肌病。

（3）冠状动脉瘘。

四、处理方案和基本原则

1. 一般治疗

患者应卧床休息,消除紧张情绪和顾虑,保持环境安静,同时积极处理可能引起心肌耗氧量增加的疾病,保持大便通畅。

2. 药物治疗

（1）抗心肌缺血药物：包括硝酸酯类药物,如硝酸甘油、硝酸异山梨酯、单硝酸异山梨酯等；β 受体拮抗剂；钙通道阻滞剂。

（2）抗血小板治疗：包括阿司匹林；ADP 受体拮抗剂，如氯吡格雷、替格瑞洛；GP Ⅱb/Ⅲa 受体拮抗剂，如替罗非班、依替巴肽、拉米非班。

（3）抗凝治疗：包括普通肝素、低分子肝素（依诺肝素、达肝素、那曲肝素）、磺达肝癸钠、比伐卢定。

（4）调脂治疗：他汀类药物在急性期应用可促使内皮细胞释放一氧化氮，远期有抗感染及稳定斑块作用。无论基线血脂水平，不稳定心绞痛及 NSTEMI 患者均应尽早服用他汀类药物。

（5）ACEI 或 ARB：长期应用 ACEI 能降低心血管事件发生率，服用时应注意低血压或者其他相关禁忌证（如肾功能衰竭、双侧肾动脉狭窄和过敏）。

3. 手术治疗

冠心病三支血管病变应首先考虑手术治疗，该患者一般情况可，靶血管条件较好，心脏超声提示无异常，故选择不停跳冠状动脉搭桥术（OPCAB），以减少体外循环给患者带来的不利影响。

五、要点与讨论

1. 诊断要点

冠状动脉粥样硬化性心脏病，简称冠心病，是成人因心脏病死亡的主要原因。我国近 30 年来冠心病发病率呈明显上升趋势。主要病变是冠状动脉内膜脂质沉着、局部结缔组织增生、纤维化或钙化，形成粥样斑块、造成管壁增厚、管腔狭窄或阻塞。病变严重者冠状动脉血流量可减低到仅能满足静息时心肌需要的氧量，但当体力劳动、情绪激动等情况下，心肌需氧量增加就可引起或加重心肌血氧供给不足，出现心绞痛等症状。该患者病程长，并且呈现缺血症状加重的表现，与冠状动脉病变的加重有关，由胸痛胸闷诱发因素、发作次数、持续时间均呈现递进的表现。

本例患者存在动脉粥样硬化危险因素：高血压史和吸烟史。根据患者临床症状及体征，冠心病可能性大，CAG 用以明确冠心病的诊断。根据 2014ESC - EACTS 心肌血运重建指南，冠状动脉三支病变需行 CABG（ⅠA 类）。该患者 CAG 提示冠状动脉三支病变，诊断明确，手术指征明确。

2. 解剖要点

左冠状动脉（LCA）：开口于左 Valsalva 窦的中上部，窦嵴下约 1 cm 处，位于主动脉根部的左后方。发出后为左主干（LM），行走于主肺动脉和左心耳间的左心房室沟内，右心室流出道的后面。LM 直径 4～7 mm，可延伸 0～10 mm，再分支成左前降支（LAD）和 LCX。

LAD：由 LM 向前下沿前室间沟行走于左右心室间，远抵心尖部，在 78% 的心脏中折向心脏膈面的后室间沟与后降支吻合。主要向左心室游离壁、室间隔前上 2/3 及心尖部供血。沿途发出对角支和前室间隔支。对角支（diagonal）：从 LAD 发出 1～3 支至左心室游离壁，向左心室前侧壁、前壁供血。部分心脏的第 1 对角支由左主干上 LAD 和 LCX 之间发出，称中间支（intermediat ramus，IR）。前间隔支（septal）：从 LAD 向室间隔垂直发出 5～10 支，向室间隔前上 2/3 和心尖部供血。

LCX 呈近乎直角从 LAD 发出，沿左心房室沟向左后行走至后室间沟。向左心室侧壁、后壁供血。约 8% 的呈左优势型，此时，LCX 延伸至后降支（posterior descending）中止在心尖部与前降支终末端吻合。钝缘支（OM）：从 LCX 发出 1～3 支，向左心室游离壁和心尖行走，向左心室侧壁、后壁供血。左心房旋支：从 LCX 近侧端发出 1～2 支至左心房，向左心房侧面、后面供血。

RCA：开口于右 Valsalva 窦的外侧中上部，窦嵴下约 1 cm 处，位于主动脉根部的右前方。发出后，行走于主肺动脉干和升主动脉根部间的右心房室沟内，绕向心脏右后方再向左后行走至后十字交叉处，分成后降支和左心室后侧支。直径 3～5 mm。其开口和起始部的走行有较大的生理变异。圆锥支（conus branch，CB）：RCA 的第 1 分支，向左前上方经右心室流出道走行，向右心室左前上方和肺动脉圆锥供血。约 50% 的心脏 CB 单独开口于 RCA 开口上方。窦房结支（sinus branch，SB）：向右后上方走行，供应窦房结和右心房。右心室支（right ventricular，RV）：向左前方行走，通常为 1 支，供应右心室前壁。锐缘支(acute marginal,AM):向右下方行走,有 1 支或以上,供应右心室侧壁。后降支(posterior descending artery,PDA):从 RCA 由后十字交叉处分出,沿后室间沟下行至心尖与 LAD 吻合。沿途发出数支后室间隔支与前间隔支吻合。供应左、右心室后壁、右心室下壁、后室间隔。左心室后侧支(posterolateral,PL):为 RCA 越过后十字交叉后的延续,沿途发出数支分支,末端与 LCX 吻合。供应左心室膈面。房室结支(AVM):在房室交叉处附近由优势动脉发出,供应房室结和房室束。

3. 治疗要点

(1)明确诊断,明确手术指征。

(2)药物治疗(详见处理方案),预防围手术期心肌梗死的发生。

(3)术中桥血管的选择:该患者术中使用左乳内动脉与前降支吻合,取大隐静脉与钝缘支及右冠动脉吻合。大隐静脉桥在远期通畅率方面劣于动脉桥。术后 1 个月内大约有 10% 的静脉桥即闭塞,1 年内有 20% 闭塞,此后 5 年内每年以 2% 的比例增加,术后 10 年,大约只有 50% 的静脉桥保持通畅。而作为最常用的乳内动脉桥,术后 10 年保持 95%~98% 的通畅率。静脉桥闭塞的机制主要是早期以血栓形成为主,后期逐渐出现内膜增厚和纤维化,晚期主要是粥样硬化。动脉桥的优点是较少发生粥样硬化,其直径可以根据血流量进行自身调节,远期通畅率高。

六、思考题

1. 简述冠心病外科治疗的进展情况。
2. 冠状动脉搭桥的手术指征有哪些?
3. 急性心肌梗死的并发症有哪些?

七、推荐阅读文献

1. 朱晓东.心脏外科基础图解[M].北京:中国协和医科大学出版社,2010.
2. 顾恺时.顾恺时胸心外科手术学[M].北京:上海科学技术出版社,2003.
3. 兰锡纯、冯卓荣.心脏血管外科学[M].2 版.北京:人民卫生出版社,2002.

(凌 云)

案例 *82*
肥厚型梗阻性心肌病

一、病历资料

1. 现病史

患者,男性,61岁,因"反复活动后胸闷不适10年,加重半年伴晕厥1次"入院。10年前患者开始出现活动后胸闷不适,偶伴头晕,休息后稍缓解,无发热,无恶心呕吐,无端坐呼吸等,予以药物(β受体阻滞剂、地尔硫卓片)等治疗后有所好转。半年来,患者自觉不适症状明显加重,发作次数频繁,稍有活动便出现胸闷不适。1周前,患者家务时突发晕厥,持续约10余秒,自行苏醒。患者为进一步诊疗,来我院就诊。心脏超声检查后提示"肥厚型梗阻性心肌病",收入病房。病程中,患者精神良好,胃纳夜眠可,大小便正常,体重无明显变化。

2. 既往史

患者有高血压病史15年,服药控制良好,否认糖尿病史,否认心脑血管意外史,否认COPD史,无手术外伤史,否认嗜烟嗜酒史。

3. 体格检查

患者神清,口唇不绀,颈动脉无杂音,颈静脉无充盈,呼吸平,两肺呼吸音尚清,未及明显干湿啰音,HR为82次/min,心律齐,收缩期震颤及抬举样搏动,心界左扩,心尖搏动向左下移位,主动脉瓣第一听诊区闻及4/6级收缩期杂音,心尖部可及3/6级收缩期吹风样杂音。腹软,无压痛,肝脾肋下未及,双下肢无明显水肿,双下肢股动脉、足背动脉搏动可及。

4. 实验室和影像学检查

(1) 心脏超声检查:肥厚型梗阻性心肌病,二尖瓣中度反流,收缩期可见二尖瓣前叶前移(SAM征),左心室舒张功能障碍,左心室收缩末内径56 mm,左心房内径52 mm,室间隔厚度20 mm,左心室壁厚度12 mm,EF为67%。

(2) 心电图检查:窦性心律,T波变化,左心室高电压。

(3) 胸部X线片检查:两肺纹理增多紊乱,主动脉迂曲钙化,心影略大。

(4) 胸部CT检查:心脏增大,左心室明显,主动脉壁钙化。

(5) 肺功能检查:轻度限制性肺通气功能障碍。

(6) 心脏MRI检查:左心室壁增厚明显,尤以室间隔明显,突向左心室腔,二尖瓣中度反流(见图82-1)。

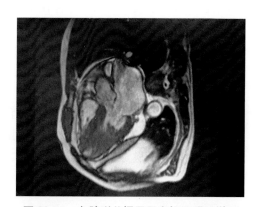

图82-1 心脏磁共振显示室间隔明显增厚

二、诊疗经过

（1）初步诊断：肥厚型梗阻性心肌病，二尖瓣中度反流，窦性心律，心功能Ⅲ级。

（2）诊治经过：入院后完善相关检查，血常规、肝肾功能、血脂、电解质指标均在正常范围；行冠状动脉造影示冠状动脉大致正常。排除明显手术禁忌，于入院后第7天行左心室流出道疏通＋二尖瓣机械瓣置换术。术中见：二尖瓣瓣叶质地稍增厚，室间隔肥厚，最肥厚处位于室间隔中上段，并累及左心室游离壁；于右冠状动脉瓣中点下8 mm处作纵形切口，向下向左充分切除室间隔及左心室游离壁肥厚肌肉，充分游离乳头肌，手指探查肥厚肌肉解除彻底，切除二尖瓣前叶，保留后叶，植入27♯Sorin双叶机械瓣。手术顺利，术后予抗感染、利尿、化痰、补液支持等治疗，患者恢复良好出院。定期来院随访复查。

三、病例分析

1. 病史特点

（1）患者为男性，61岁，因"反复活动后胸闷不适10年，加重半年伴晕厥1次"入院。

（2）查体阳性体征：心界略左扩，心尖搏动向左下移位，有抬举样搏动及收缩期震颤，主动脉瓣第一听诊区闻及4/6级收缩期杂音，心尖部可及3/6级收缩期吹风样杂音。

（3）辅助检查：①心脏超声提示肥厚型梗阻性心肌病，二尖瓣中度反流，收缩期可见SAM征，左心室收缩末内径56 mm，左心房内径52 mm，室间隔厚度20 mm，左心室壁厚度12 mm，EF 67%。②心脏MRI检查提示左心室壁增厚明显，尤以室间隔明显，突向左心室腔，二尖瓣中度反流。③冠状动脉造影及左心导管检查提示冠状动脉未见异常，左心室腔与流出道见压力差60 mmHg。

2. 诊断与诊断依据

（1）诊断：肥厚型梗阻性心肌病，二尖瓣反流（中度），心功能Ⅱ级（窦性心律），高血压2级（高危组）。

（2）诊断依据：①患者的临床表现有活动后胸闷、头晕及晕厥；②心脏超声及心脏MR提示患者左心室肥厚，以室间隔非对称性肥厚为甚，室间隔厚度/左心室后壁厚度比值＞1.5∶1，伴二尖瓣收缩期前向运动，呈SAM征；③冠状动脉造影可排除冠心病可能；④体征：心界向左扩大，有抬举样搏动，伴收缩期震颤，主动脉瓣第一听诊区闻及4/6级收缩期杂音，心尖部可闻及3/6级收缩期吹风样杂音。

3. 鉴别诊断

（1）主动脉瓣狭窄：症状与此病有相似之处，但杂音部位较高，并常有主动脉瓣区收缩期喷射样杂音，左心导管显示收缩期压力差存在于主动脉瓣前后，心脏超声可以明确病变部位。此患者心脏超声无主动脉瓣病变，故予排除。

（2）风湿性/退行性二尖瓣关闭不全：此病若发生SAM征可能有二尖瓣反流的杂音，但从病史、病程及心脏超声对瓣膜形态的描述可鉴别。此患者心脏超声提示二尖瓣未见明确增厚钙化或腱索断裂等描述，待进一步检查排除。

（3）冠心病心绞痛：心电图上均可有ST-T、T波等改变，但冠心病一般无特征性杂音，多合并高血压、糖尿病、高血脂等，心脏超声上室间隔不增厚，多有节段性左心室壁活动异常。此患者有长期高血压病史，但冠状动脉造影提示冠状动脉大致正常，故可初步排除。

四、处理方案及其基本原则

1. 一般治疗

应避免劳累、激动或剧烈活动。

2. 药物治疗

（1）β受体阻滞剂：可使心肌收缩减弱，减轻流出道梗阻，减少心肌氧耗，减慢心率，增加舒张期心室扩张。

（2）钙拮抗剂：有负性肌力作用及减弱心肌收缩，且改善心肌顺应性而有利于舒张功能。

（3）抗心律失常药物：如有合并快速性心律失常及房颤，可用胺碘酮。

3. 手术治疗

采用经主动脉切口左心室流出道肥厚心肌切除术。手术病死率较一般手术高，约为10%，常见手术并发症有术后低心排、室间隔穿破、高度房室传导阻滞。此患者选用经主动脉切口左心室流出道肥厚心肌切除术，因该患者同时合并二尖瓣反流，并考虑到年龄及二尖瓣反流机制，故同期行二尖瓣机械瓣置换术。

五、要点与讨论

1. 疾病概况

肥厚型梗阻性心肌病曾被称为主动脉瓣下肌性梗阻。其病变特征是以室间隔非对称性肥厚为主，室间隔突向左心腔，收缩时二尖瓣前叶向肥厚间隔移位引起左心室流出道狭窄、梗阻和二尖瓣反流，并在左心室腔和左心室流出道之间存在压力阶差，同时伴收缩功能增强、舒张功能减退及心肌缺血。故左心室梗阻病变的程度可能轻重不一。Davies于1952年报道一家9位兄弟姐妹中5人得此病，其中3例发生猝死。1958年Teare描述心室间隔高度肥厚其厚度远远超过左心室游离壁。且心肌细胞粗而短，排列杂乱细胞间侧向连接丰富称为非对称性心室间隔肥厚。1960年后被认为是原发性心肌病的一种类型，在各类心肌病中约占20%因而称为特发性梗阻性心肌病、特发性肥厚性主动脉瓣下狭窄或肥厚型梗阻性心肌病。本病约30%的病例有家族史可能具有遗传因素。发病时间可从婴幼儿到60多岁，但最常见的是在10～30岁之间，提示可能是先天性畸形，亦可能为后天获得。

2. 诊断要点

（1）特征性临床表现：胸痛、乏力、头晕，甚至晕厥，病程晚期可有气急等心力衰竭表现。

（2）特征性临床体征：临床上在胸骨下段左缘有收缩期杂音应考虑本病，用生理动作或药物作用影响血流动力学而观察杂音改变有助于诊断。

（3）超声心动图检查：极为重要的无创性诊断方法，无论对梗阻性与非梗阻性的患者都有帮助，室间隔厚度≥18 mm并（可能）有二尖瓣收缩期前移，可区分梗阻性与非梗阻性病例。

（4）心导管检查：显示左心室流出道压力差可以确立诊断。心室造影对诊断也有价值。

3. 解剖要点

典型的病变以心室间隔上部肥厚最为显著，心室间隔最厚部位处于二尖瓣前瓣叶游离缘的下方，心室间隔在该处因与前瓣叶互相冲撞而呈现局限性纤维化内膜增厚。病变进入晚期，左心室可能扩大，左心房腔常扩大，心房壁增厚，二尖瓣前瓣叶增厚，可伴有腱索断裂或先天性畸形。右心室因肥厚的心室间隔突入右心室可引致流出道梗阻。病程长者右心室游离壁可因梗阻病变或肺循环压力升高而增厚。心室间隔和心室壁的冠状动脉分支管壁常增厚，管腔狭小，可能引致透壁心肌梗阻。

4. 治疗要点

（1）药物治疗：解除症状和控制心律失常。①β受体阻滞剂：使心肌收缩减弱，减轻流出道梗阻，减少心肌氧耗,增加舒张期心室扩张,且能减慢心率,增加心搏出量。②钙拮抗剂:既有负性肌力作用以减弱心肌收缩,又改善心肌顺应性而有利于舒张功能。β受体阻滞剂与钙拮抗剂合用可以减少不良反应而提高疗效。③抗心律失常药:用于控制快速室性心律失常与心房颤动,以胺碘酮为较常用。药物治疗无效时考虑电击。

(2)手术治疗:临床症状明显,内科药物治疗未能奏效,静息时左心室腔与流出道收缩压差超过50 mmHg者应施行外科手术治疗,切除心室间隔肥厚的心肌以解除梗阻。常见手术方式有:经主动脉和左心室联合切口心肌切除术、经主动脉切口心室间隔心肌切除及切开术。

5. 疾病自然转归

经心导管检查明确诊断的病例,在 10 岁以下仅 10% 呈现严重症状,50 岁以上则增加到 70%。有的病例病情可多年稳定或持续发展日趋严重。发生房颤后常呈现充血性心力衰竭或体循环栓塞。呈现临床症状和心律失常未经手术治疗的病例中,5 年生存率约 15%,10 年生存率约 25%。大多数患者猝死,仅少数病例死于心力衰竭或感染性心内膜炎。

六、思考题

1. 简述 SAM 征。
2. 肥厚型梗阻性心肌病的药物治疗有哪些?
3. 试述肥厚型梗阻性心肌病的病理特征。

七、推荐阅读文献

1. Rick A, David R. Hypertrophic obstructive cardiomyopathy [J]. N England Med, 2004, 350 (10): 1320 - 1327.

2. Spirito P, Seidman CE, McKenna WJ, et al. The management of hypertrophic cardiomyopathy [J]. N Engl J Med, 1997, 336(11): 775 - 785.

3. 李莉. 肥厚型心肌病的分子遗传学基础及致病机制[J]. 医学综述, 2002, 8(10): 567 - 569.

(朱 愉)

一、病历资料

1. 现病史

患者,男性,39 岁,因"突发胸痛 8 h"入院。患者 8 h 前在无明显诱因下突发胸痛胸闷,未引起充分重视,未至医院就诊。4 h 前,患者胸痛加重,呈撕裂样,伴有胸闷气急,否认意识丧失、黑蒙昏厥、呼吸困难、咯血呕血等不适。患者表示无法耐受,遂至地段医院急诊。急诊胸部增强 CT 示主动脉根部、升主动脉、主动脉弓、降主动脉夹层动脉瘤(Debakey Ⅰ型),心包积液。遂予以镇痛降压治疗。发病以来,患者神志焦躁,小便减少,无排便,体重无明显变化。家族中双亲患高血压,目前健在。

2. 既往史

患者有高血压病史 4 年,服药后血压控制不佳,维持在 160 mmHg/100 mmHg;高血脂病史 3 年,未服用药物治疗;10 年前有阑尾切除史;青霉素阳性史。

3. 体格检查

患者神清、精神萎,皮肤未见黄染及瘀点瘀斑,口唇未见发绀,颈静脉怒张未及,双肺呼吸音增粗,未及明显干湿啰音。心前区未及明显隆起及异常搏动,心界未见明显扩大;HR 为 92 次/min,律齐;胸骨左缘第 2、3 肋间 2/6 级舒张期杂音,余各瓣膜区未闻及明显病理性杂音;腹软腹壁静脉无曲张,肝脾肋下未及,Murphy 征(一),肝肾区叩击痛(一)。腹部无压痛、反跳痛,腹部移动性浊音(一),肠鸣音正常。双下肢无水肿。左上肢 BP 140 mmHg/90 mmHg,右上肢 BP 160 mmHg/100 mmHg。

4. 实验室和影像学检查

(1) 胸部增强 CT 检查:主动脉根部、升主动脉、主动脉弓、降主动脉夹层动脉瘤(Debakey Ⅰ型),心包积液,积血沿肺动脉向两肺延伸,两肺血管旁渗出性改变,两肺动脉主干受压变细,考虑夹层动脉瘤破裂可能(见图 83-1)。

(2) 上腹部增强 CT 检查:腹主动脉及两侧髂总动脉夹层动脉瘤,右侧髂窝畸胎瘤可能(见图 83-2)。

(3) 心脏超声检查:主动脉夹层,轻度主动脉瓣关闭不全,少量心包积液,左心室肥厚伴左心室中部血流速度增快。

二、诊治经过

(1) 初步诊断:急性主动脉夹层(Debakey Ⅰ型)、高血压病。

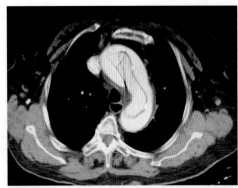 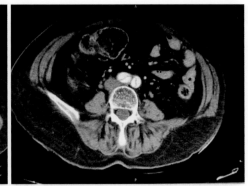

图83-1　CT增强可见夹层累及主动脉　　　图83-2　CT增强可见夹层累及左右髂总
　　　　弓,可见撕裂内膜片　　　　　　　　　　　动脉,可见内膜片

（2）诊治经过：入院后予以积极完善术前常规检查,急诊查血常规、肝肾功能电解质、心电图、心脏超声,均无绝对手术禁忌;心电监护,行深静脉置管、镇痛、降压、控制心率等处理,入院2 h后行升主动脉置换＋全弓置换＋降主动脉支架植入术。术后患者顺利脱机转入心脏外科ICU继续治疗,予以血管活性药物维持循环,降压控制心率、强心利尿、雾化祛痰等对症支持治疗。患者恢复可,20 d后复查全主动脉CTA顺利出院。术后予以口服降压药、利尿剂、调脂药等治疗。患者于心脏外科门诊接受规律术后随访。

三、病例分析

1. 病史特点
（1）患者为男性,39岁,因"突发胸痛8 h余,加重4 h余"来院就诊。
（2）高血压史4年,血压控制不佳,维持在160 mmHg/100 mmHg,双亲有高血压史。
（3）体检阳性发现：左上肢BP 140 mmHg/90 mmHg,右上肢BP 160 mmHg/100 mmHg。HR为92次/min,胸骨左缘第2、3肋间2/6级舒张期杂音,余各瓣膜区未闻及明显病理性杂音。
（4）胸部增强CT提示主动脉根部、升主动脉、主动脉弓、降主动脉夹层动脉瘤（Debakey Ⅰ型）,心包积液,积血沿肺动脉向两肺延伸,两肺血管旁渗出性改变,两肺动脉主干受压变细,考虑夹层动脉瘤破裂可能。上腹部增强CT提示腹主动脉及两侧髂总动脉夹层动脉瘤。

2. 诊断及诊断依据
（1）诊断：急性主动脉夹层（Debakey Ⅰ型）,高血压病。
（2）诊断依据：①急性撕裂样胸痛发作,持续无缓解;②术前胸部增强CT提示主动脉根部、升主动脉、主动脉弓、降主动脉夹层动脉瘤（Debakey Ⅰ型）;③其余术前实验室检查未提示明显异常。

3. 鉴别诊断
（1）急性心肌梗死。
（2）肺栓塞。
（3）胰腺炎。
（4）大叶性肺炎。

四、处理方案和基本原则

1. 术前准备（一般对症治疗）
该患者为Ⅰ型主动脉夹层,破口位于升主动脉,血压较高,有动脉瘤随时破裂的风险,有强烈手术指征。术前予以绝对卧床,吗啡镇痛、镇咳,静脉入硝普钠、艾司洛尔、尼卡地平联合降压。

2. 手术治疗

该患者为Ⅰ型主动脉夹层,夹层累及主动脉根部、升主动脉、主动脉弓、降主动脉,心脏超声示主动脉瓣轻度关闭不全,主动脉窦部扩张不明显,未受明显累及,予以行人工血管置换升主动脉和全主动脉弓,并行降主动脉支架植入术。

五、要点与讨论

1. 诊断要点

主动脉夹层的临床症状主要为疼痛,但变化大,疼痛开始时常有大难临头感或剧烈疼痛,疼痛呈剧烈地撕裂样、刀割样或具有非常特征性的疼痛,除非鸦片类药物不能缓解。突然严重疼痛,又突然消失或反复发作,提示致命性主动脉夹层动脉血肿,破入胸膜腔或心包,形成致死性的心脏压塞。主动脉夹层的疼痛开始于胸部,而后向背部或腹部及下肢扩散。这种疼痛可提示典型的临床症状,但具有特征性者仅为少数病例。疼痛也可开始于腹部、背部或上腹部胃区,此时必须与急腹症鉴别。主动脉夹层的体征常不典型,可于心前区听到收缩期杂音,由于主动脉关闭不全,在主动脉瓣区可有舒张期杂音,两上肢血压可明显不等,提示一根或两根锁骨下动脉受夹层血肿的压迫。所有表浅脉搏均可用触诊或听诊进行检查。

主动脉夹层的辅助诊断方式较少,主要通过胸部增强 CT 予以诊断,患者的实验室检查多在在正常范围,除非患者有进行性出血,可见红细胞减少。随着病情的进展,血细胞比容可下降。胸部 X 线片诊断主动脉夹层的特异性不高,不能作为确诊手段,但可作为筛选手段,主要表现为上纵隔增宽,透视可发现异常扩张的主动脉搏动减弱或消失,主动脉造影可显示夹层的范围、破口和破口部位,还可估测主动脉血液反流的严重程度和内脏分支及冠状动脉的状态。螺旋 CT 诊断胸主动脉夹层的敏感度和特异度均为 100%,在主动脉弓分支血管病变检出的敏感性明显优于动脉造影,为外科医师制订手术方案提供了有效的信息,并可用于有效的随访。螺旋 CT 还可行三维成像,增强螺旋 CT 获取原始图像,重建三维图像,称为 CTA,其敏感度和特异度均为 98%,目前被认为是诊断主动脉夹层分离的金标准。因而在主动脉 CTA 上出现主动脉内的真假腔分离、内膜片即可诊断急性主动脉夹层。

2. 解剖要点

临床上主要运用的是 DeBakey 分型:Ⅰ型,主动脉夹层内膜裂口在升主动脉,夹层累及范围自升主动脉到降主动脉,甚至到腹主动脉;Ⅱ型,主动脉夹层内膜裂口在升主动脉,且夹层累及范围限于升主动脉;Ⅲ型,主动脉夹层内膜裂口在降主动脉,夹层累及降主动脉,如向下未累及腹主动脉者为ⅢA型,向下累及腹主动脉者为ⅢB型。另外常用的分型如 Stanford 分型,Stanford A 型相当于 DeBakey Ⅰ型和 DeBakey Ⅱ型;Stanford B 型相当于 DeBakey Ⅲ型。

3. 治疗要点

(1) 内科治疗:急性主动脉夹层威胁生命的并发症有严重的高血压、心包填塞、主动脉破裂大出血、严重的主动脉瓣反流及心脑肾等重要脏器的缺血。因此,所有患者必须严格卧床休息,予以镇痛、降压治疗,药物治疗的原则是降低左心室射血速度和降低收缩压。充分控制血压是主动脉夹层抢救的关键,术前准备的药物治疗只能对症支持治疗,原则是降低心脏冲动和使收缩压降低。因此,要求扩张阻力血管和抑制心脏收缩的药物配伍使用。主动脉夹层患者如有高血压必须降压,正常血压者降压也是有益的。钙离子通道拮抗剂同时有降压和负性肌力作用,近来也越来越多地应用于临床治疗。必要时联合利尿剂控制血压,血管紧张素转换酶抑制剂和血管紧张素受体拮抗剂也是抗高血压治疗的有效药物。

(2) 外科治疗:急性近端主动脉夹层分离都有手术治疗指征,急性远端夹层分离伴下列情况需手术治疗。①进展的重要脏器损害;②动脉破裂或接近破裂(如囊状主动脉瘤形成);③主动脉瓣反流;④逆行进展至升主动脉;⑤马方综合征的夹层分离。DeBakeyⅡ型主动脉夹层未累及主动脉弓者,可经股动脉和右心房插管,根据夹层是否累及窦部和瓣膜拟行 Bentall 手术、Wheat 手术或者 Cabrol 手术。累及弓部的 DeBakeyⅠ型主动脉夹层则需结合深低温停循环方可采用上述方法施行主动脉弓部血管置换手术。而对于累及降主动脉的夹层,可以使用"象鼻技术",即将人造血管插入降主动脉,并将其近端锚定于相对正常的主动脉壁组织上,主动脉切口可取纵行或者横行,将 10~15 cm 长的人造血管插入降主动脉。

六、思考题

1. 急性主动脉夹层的临床表现有哪些?
2. 急性主动脉夹层分型的有哪些?
3. 简述 Bentall 手术要点。

七、推荐阅读文献

1. 朱晓东. 心脏外科基础图解[M]. 北京:中国协和医科大学出版社,2010.
2. 顾恺时. 顾恺时胸心外科手术学[M]. 上海:上海科学技术出版社,2003.
3. 兰锡纯、冯卓荣. 心脏血管外科学[M]. 2 版. 北京:人民卫生出版社,2002.

(孙延军)

案例 *84*

食 管 癌

一、病历资料

1. 现病史

患者,男性,61 岁,因"进食哽咽感 3 月余"就诊。患者 3 个月前无明显诱因下出现进食后哽噎感,主要于进食干饭时出现,无进食后胸骨后疼痛,无胸闷、胸痛等不适,未予重视。1 个月前症状加重,于进食粥类食物时也出现明显哽噎感,无发热、胸痛等不适,遂至上饶市人民医院就诊,12 月 9 日行胃镜检查,示距门齿 32~35 cm 处可见食管后壁黏膜糜烂,有一不规则隆起,大小约 2.0 cm×3.0 cm,周围黏膜不规则,呈结节状,组织脆,触之易出血,食管管腔狭窄,内镜勉强通过,狭窄段长约 3 cm,边界不清,病理示鳞癌。12 月 17 日至我院门诊行胃镜检查,示中段距门齿 32~35 cm 处见增殖性病变,约占管腔 1/2 周,表面颗粒样高低不平、粗糙、充血、质硬。病理报告尚未出。现患者为进一步诊治入院,门诊拟"食管肿物"收治入院。自患病以来,神清、精神可,胃纳可,夜眠可,两便无殊,近 3 个月来体重下降 3 公斤。

2. 既往史

患者既往体健,否认慢性病史。吸烟史 40 余年,每天抽烟 20 支左右。否认腌制食品嗜好。

3. 体格检查

患者 T 36.5℃, R 20 次/min, BP 117 mmHg/76 mmHg。患者神清、精神可,发育正常,自主体位,对答切题,查体合作。皮肤黏膜无黄染,全身淋巴结未及肿大,气管居中,未及甲状腺肿大,未闻及血管杂音。双肺呼吸音清,未闻及干湿啰音,HR 为 74 次/min,律齐,各瓣膜区未及杂音。腹软,无压痛、反跳痛,肝脾肋下未及,Murphy 征(一),移动性浊音(一),肠鸣音正常。双下肢无浮肿。

4. 实验室和影像学检查

(1)当地医院胃镜检查示:距门齿 32~35 cm 处可见食管后壁黏膜糜烂,有一不规则隆起,大小约 2.0 cm×3.0 cm,周围黏膜不规则,呈结节状,组织脆,触之易出血,食管管腔狭窄,内镜勉强通过,狭窄段长约 3 cm,边界不清,病理检查示鳞癌。

(2)我院门诊胃镜检查示:中段距门齿 32~35 cm 处见增殖性病变,约占管腔 1/2 周,表面颗粒样高低不平、粗糙、充血、质硬(见图 84 - 1)。

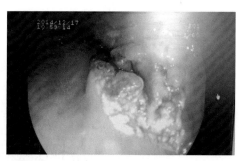

图 84 - 1 胃镜显示中段距门齿 32~35 cm 处见增殖性病变

325

二、诊治经过

（1）初步诊断：食管鳞癌。

（2）诊治经过：入院后完善术前常规检查，血常规、肝肾功能、电解质、消化道肿瘤指标、凝血功能、输血前四项、动脉血气分析指标均正常。食管癌增强CT扫描：食管中下段管壁明显增厚，伴管腔狭窄。气管隆嵴左侧数枚淋巴结稍大；两肺纹理增多变乱，两上肺气肿。食管吞钡检查：食管钡剂下行尚通畅，食管中下段交界区管腔狭窄，见不规则充盈缺损及龛影，纵行黏膜皱襞中断破坏，病变段长3～4 cm。贲门通过顺利（图84-2）。B超检查示：肝胆囊胰体脾肾甲状腺未见明显异常，双侧颈部未见明显异常肿大淋巴结。

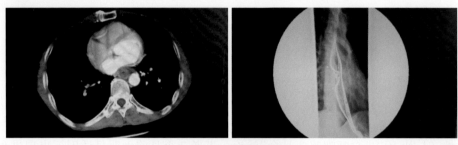

图84-2 食管癌影像学检查

入院完善相关检查，诊断明确，未见明显手术禁忌。入院第5天入手术室，患者取平卧位，腹正中切口进腹，沿胃大弯侧游离胃，断胃网膜左血管和胃短血管，保留胃网膜右血管弓，沿胃小弯侧游离胃，断胃左血管，分离食管及膈肌脚，在贲门上断食管，使用80 mm直线切割器将胃割成管状胃，使用丝线包埋，将管状胃与食管相连，充分止血后行空肠造瘘，关闭腹部切口。

将患者右胸抬高90°，第4肋间外侧切口进胸，使用断奇静脉弓充分游离食管，经右胸顶断食管，置入25 mm自动吻合器钉钻座，移除食管标本，上切端送冰冻，充分止血后，将管状胃与食管残端吻合，关闭胃残端，固定吻合口周围胸膜，留置32号胸腔引流管一根，200 ml负吸球一个，关闭切口。术后第6天出院。患者于胸外科专科门诊接受规律术后随访。

（3）术后病理结果：取食管＋贲门＋胃小弯切除标本，食管鳞状细胞癌Ⅱ级（溃疡型），浸润至外膜层；食管上切端阴性；胃切端及食管基底未见癌累及。另送左喉返神经旁淋巴结1枚见癌转移；食管周围淋巴结1枚、胃小弯侧淋巴结13枚、肝动脉旁淋巴结1枚、上胸段食管旁淋巴结3枚、中胸段食管旁淋巴结2枚、右喉返神经旁淋巴结4枚、隆突下淋巴结3枚，均未见肿瘤；腹腔干旁淋巴结和左肺门淋巴结示纤维脂肪组织，未见肿瘤。

三、病例分析

1. 病史特点

（1）患者为男性，61岁，因"进食后哽噎感3月余"就诊。

（2）当地医院胃镜检查示：距门齿32～35 cm处可见食管后壁黏膜糜烂，有一不规则隆起，大小约2.0 cm×3.0 cm，周围黏膜不规则，呈结节状，组织脆，触之易出血，食管管腔狭窄，内镜勉强通过，狭窄段长约3 cm，边界不清，病理示鳞癌。我院胃镜检查示：中段距门齿32～35 cm处见增殖性病变，约占管腔1/2周，表面颗粒样高低不平、粗糙、充血、质硬。

（3）食管癌增强CT扫描示：食管中下段管壁明显增厚，伴管腔狭窄；气管隆嵴左侧数枚淋巴结稍大；两肺纹理增多变乱，两上肺气肿。

（4）食管吞钡检查示：食管钡剂下行尚通畅，食管中下段交界区管腔狭窄，见不规则充盈缺损及龛影，纵行黏膜皱襞中断破坏，病变段长 3～4 cm。贲门通过顺利。

2. 诊断与诊断依据

（1）诊断：食管癌。

（2）诊断依据：①当地医院胃镜示：距门齿 32～35 cm 处可见食管后壁黏膜糜烂，有一不规则隆起，大小约 2.0 cm×3.0 cm，周围黏膜不规则，呈结节状，组织脆，触之易出血，食管管腔狭窄，内镜勉强通过，狭窄段长约 3 cm，边界不清，病理示鳞癌。我院胃镜示：中段距门齿 32～35 cm 处见增殖性病变，约占管腔 1/2 周，表面颗粒样高低不平、粗糙、充血、质硬。②食管癌增强 CT 扫描显示：食管中下段管壁明显增厚，伴管腔狭窄。气管隆嵴左侧数枚淋巴结稍大；两肺纹理增多变乱，两上肺气肿。③食管吞钡检查：食管钡剂下行尚通畅，食管中下段交界区管腔狭窄，见不规则充盈缺损及龛影，纵行黏膜皱襞中断破坏，病变段长 3～4 cm。贲门通过顺利。

3. 鉴别诊断

（1）食管贲门失弛缓症患者多见于女性，病程较长，症状时轻时重。食管钡餐检查可见食管下端呈光滑的鸟嘴样狭窄，应用解痉剂时可使之扩张。

（2）食管良性狭窄可由误吞腐蚀剂、食管灼伤、异物损伤等引起的瘢痕所致。病程较长，咽下困难发展至一定程度即不再加重。有相应病史和 X 线钡餐检查可以鉴别。

（3）食管良性肿瘤主要为平滑肌瘤，病程较长，咽下困难多为间歇性。X 线钡餐检查可显示食管有圆形、卵圆形或分叶状的充盈缺损，边缘整齐，周围黏膜纹正常。超声胃镜可以明确诊断。

四、处理方案和基本原则

患者术前已确诊为食管中下段鳞癌，术前检查提示患者一般情况良好，可以耐受手术治疗。为较好地清扫喉返神经旁淋巴结及腹部淋巴结，选择手术方式为胸腹两切口的食管癌根治术（Ivor-Lewis 术）。

五、要点与讨论

1. 食管癌诊断与治疗的一般流程

食管癌诊断与治疗的一般流程如图 84-3 所示。

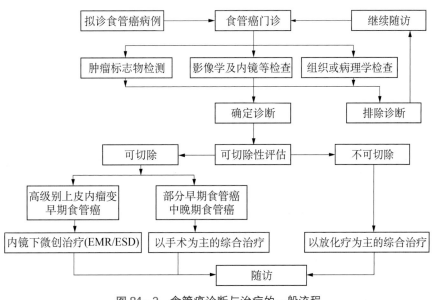

图 84-3　食管癌诊断与治疗的一般流程

2. 食管癌的 TNM 分期

食管鳞状细胞癌及其他非腺癌 TNM 分期如表 84-1 所示，食管腺癌 TNM 分期如表 84-2 所示。

表 84-1　食管鳞状细胞癌及其他非腺癌 TNM 分期

TNM 分期	T 分期	N 分期	M 分期	G 分期	肿瘤部位
0 期	Tis	N_0	M_0	G_1，X	任何部位
ⅠA 期	T_1	N_0	M_0	G_1，X	任何部位
ⅠB 期	T_1	N_0	M_0	$G_{2\sim3}$	任何部位
	$T_{2\sim3}$	N_0	M_0	G_1，X	下段，X
ⅡA 期	$T_{2\sim3}$	N_0	M_0	G_1，X	中、上段
	$T_{2\sim3}$	N_0	M_0	$G_{2\sim3}$	下段，X
ⅡB 期	$T_{2\sim3}$	N_0	M_0	$G_{2\sim3}$	中、上段
	$T_{1\sim2}$	N_1	M_0	任何级别	任何部位
ⅢA 期	$T_{1\sim2}$	N_2	M_0	任何级别	任何部位
	T_3	N_1	M_0	任何级别	任何部位
	T_{4a}	N_0	M_0	任何级别	任何部位
ⅢB 期	T_3	N_2	M_0	任何级别	任何部位
ⅢC 期	T_{4a}	$N_{1\sim2}$	M_0	任何级别	任何部位
	T_{4b}	任何级别	M_0	任何级别	任何部位
	任何级别	N_3	M_0	任何级别	任何部位
Ⅳ 期	任何级别	任何级别	M_1	任何级别	任何部位

注：肿瘤部位按肿瘤上缘在食管的位置界定；X 指未记载肿瘤部位

表 84-2　食管腺癌 TNM 分期

TNM 分期	T 分期	N 分期	M 分期	G 分期
0 期	Tis	N_0	M_0	G_1，X
ⅠA 期	T_1	N_0	M_0	$G_{1\sim2}$，X
ⅠB 期	T_1	N_0	M_0	G_3
	T_2	N_0	M_0	$G_{1\sim2}$，X
ⅡA 期	T_2	N_0	M_0	G_3
ⅡB 期	T_3	N_0	M_0	任何级别
	$T_{1\sim2}$	N_1	M_0	任何级别
ⅢA 期	$T_{1\sim2}$	N_2	M_0	任何级别
	T_3	N_1	M_0	任何级别
	T_{4a}	N_0	M_0	任何级别
ⅢB 期	T_3	N_2	M_0	任何级别
ⅢC 期	T_{4a}	$N_{1\sim2}$	M_0	任何级别
	T_{4b}	任何级别	M_0	任何级别
	任何级别	N_3	M_0	任何级别
Ⅳ 期	任何级别	任何级别	M_1	任何级别

注：肿瘤部位按肿瘤上缘在食管的位置界定；X 指未记载肿瘤部位

3. 手术治疗原则

在任一非急诊手术治疗前,应根据诊断要求完成必要的影像学等辅助检查,并对食管癌进行 c-TNM 分期,以便于制订全面、合理和个体化的治疗方案。应由以胸外科为主要专业的外科医师来决定手术切除的可能性和制订手术方案。尽量做到肿瘤和区域淋巴结的完全性切除。根据患者的病情、并发症、肿瘤的部位以及术者的技术能力决定手术方式。经胸食管癌切除是目前常规的手术方法。胃是最常替代食管的器官,其他可以选择的器官有结肠和空肠(对术者有准入要求)。食管癌完全性切除手术应常规行区域淋巴结切除,并标明位置送病理学检查,应最少切除 11 个淋巴结以进行准确的分期。

(1)手术适应证:①Ⅰ、Ⅱ期和部分Ⅲ期食管癌;②食管癌放疗后复发,无远处转移,一般情况能耐受手术者。

(2)手术禁忌证:①诊断明确的Ⅳ期、部分Ⅲ期(侵及主动脉及气管的 T_4 病变)食管癌患者;②心肺功能差或合并其他重要器官系统严重疾病,不能耐受手术者。

4. 随访

对于新发食管癌患者应建立完整病案和相关资料档案,治疗后定期随访和进行相应检查,治疗后前 2 年每 4 个月 1 次,第 3~4 年每 6 个月 1 次,第 5 年起每年 1 次。

六、思考题

1. 试述食管癌的术前评估标准。
2. 试述食管癌术后吻合口漏的诊断及处理方法。
3. 简述食管癌的 TNM 分期。

七、推荐阅读文献

1. 张志庸.胸外科医师临床实用手册[M].北京:人民军医出版社,2009.
2. 林强.临床胸部外科学[M].北京:人民卫生出版社,2013.

(陈 凯)

案例 85

贲 门 癌

一、病历资料

1. 现病史

患者：男性，65岁，因"进食后上腹部隐痛不适9月"来院。患者9个月前自觉快速进食硬质食物时上腹部隐痛，饮水、进食流质半流质时无症状，病程中无吞咽困难、无进食哽噎感，无进食后胸骨后疼痛、烧灼感，无胸闷胸痛、恶心呕吐等不适。患者于外院就诊，食道造影示"食道下段近贲门口可疑病变"。随后，患者至我院就诊，胃镜检查示"贲门胃底、胃体上部增殖浸润性病变性质待病理，十二指肠球部畸形伴腺瘤样息肉（待病理），食管上段黏膜增生灶"；病理检查示"球部活检浅表黏膜慢性炎，贲门活检腺癌，HP（一）"。患者为进一步诊治，门诊拟以"贲门恶性肿瘤"收治入院。

2. 既往史

患者否认高血压、糖尿病、心脏病史，否认肝炎、结核、血吸虫等传染病史，有少浆血输入史。20余年前患者曾行阑尾切除术。

3. 体格检查

患者神清、精神可，皮肤黏膜未及黄染及出血点，全身浅表淋巴结未及肿大，Virchow's（一），腹部稍膨隆，未见腹壁静脉曲张。全腹软，无压痛、无肌卫及反跳痛，肝、脾肋下未及，Murphy征（一），肝、肾区无叩痛，移动性浊音（一），肠鸣音正常，肛门指检（一）。

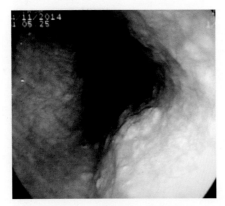

图 85-1　胃镜镜下肉眼所见

4. 影像学检查

（1）胃镜检查示：贲门胃底、胃体上部增殖浸润性病变（性质待病理检查确诊），十二指肠球部畸形伴腺瘤样息肉（待病理检查确诊），食管上段黏膜增生灶（见图85-1）。

（2）胃镜活检病理结果：球部活检示浅表黏膜慢性炎症，贲门活检示腺癌，HP（一）（见图85-2）。

（3）术前CT检查示：贲门区食管下段黏膜增厚，纵隔及双侧腋窝未见明显肿大淋巴结（见图85-3），请结合临床其他相关检查。

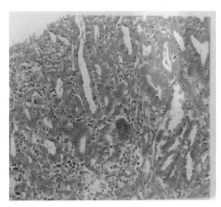
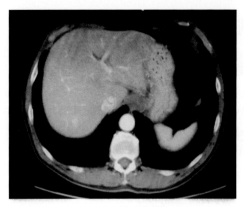

图 85-2　胃镜活检病理切片　　　　图 85-3　术前腹部增强 CT

二、诊断及诊治经过

1. 入院诊断

贲门恶性肿瘤(腺癌),临床病理分期 $cT_2N_0M_0$。

2. 诊治经过

入院后予以完善术前常规检查,血常规、肝肾功能、电解质、心电图、心脏超声、肺功能指标均未见异常,入院第 5 天全麻下行贲门癌根治术,术后常规支持治疗,6 d 后进食流质,7 d 后半流饮食,1 周后出院。术后石蜡病理报告:贲门中-低分化腺癌,部分印戒细胞癌,浸润至浆膜外纤维脂肪组织,肿块旁淋巴结 1/1 枚、小弯侧淋巴结 6/7 枚见癌转移。上、下切端及网膜均未见肿瘤。大弯侧淋巴结 1 枚,肝动脉旁淋巴结 3 枚未见肿瘤。免疫组织化学法检查:HER2(+),Ki67(50%+)。术后经多学科联合门诊讨论,给予辅助化疗,患者于食管贲门肿瘤专病门诊接受规律术后随访。

3. 鉴别诊断

(1) 贲门痉挛即贲门失弛缓症。

其临床特点是多发生于年轻人,且病史较长、多伴有吞咽困难等症状。X 线食管造影检查贲门上方可见对称光滑的漏斗形狭窄及其近侧段食管高度扩张,经胃镜活检可鉴别。

(2) 食管下段慢性炎症。

是贲门癌常混淆的疾病之一,应注意鉴别。食管下端慢性炎症常伴有裂孔疝及胃液反流等症状,患者体态多为矮胖型,贲门癌的鉴别诊断是可有长期胃灼热反酸史,炎症长期浸润,反复发作可引发瘢痕,狭窄时可引起吞咽困难。X 线钡餐显示下段食管贲门狭窄黏膜不完整,食管镜检查可见炎症肉芽和瘢痕,肉眼观察时不易于贲门癌相鉴别,但反复的病理活检可区分。

(3) 贲门部消化溃疡。

贲门部消化性溃疡常表现为上腹部的不适,轻度的食后饱胀感,消化不良或心窝部隐痛等症状,都容易与贲门癌相混淆,且贲门癌出血与消化道溃疡出血易混淆,临床上多采用胃镜活检进行鉴别。

(4) 食管良性肿瘤。

主要为少见的平滑肌瘤,病程较长,咽下困难多为间歇性。X 线钡餐检查可显示食管有圆形、卵圆形或分叶状的充盈缺损,边缘整齐,周围黏膜纹正常。

三、病例分析

1. 病史特点

（1）患者为老年男性，因"进食后上腹部隐痛不适9月"来院就诊。

（2）病史中无消化道溃疡病史及其相关临床表现。

（3）查体：浅表淋巴结未及肿大，Virchow's（－），腹部稍膨隆，未见腹壁静脉曲张。全腹软，无压痛、无肌卫及反跳痛。

（4）胃镜示：贲门胃底、胃体上部增殖浸润性病变；腹部CT示：贲门区食管下段黏膜增厚；胃镜病理检查示：贲门活检腺癌，HP（－）。

2. 诊断及诊断依据

（1）诊断：食管胃交接部肿瘤（贲门腺癌），临床病理分期 $cT_2N_0M_0$。

（2）诊断依据：①腹部隐痛不适病史；②术前辅助检查胃镜及增强CT检查均提示贲门肿瘤；③其余术前检查未提示远处转移征象；④胃镜病理示贲门腺癌。

四、处理方案及理由

对于病理明确的贲门恶性肿瘤患者，手术治疗是目前最为有效和彻底的治疗方法，根治性手术不仅可以改善患者的生存质量还可以延长患者的生存时间。该患者据胃镜病理诊断为贲门腺癌，术前CT检查纵隔、腹腔及后腹膜区域淋巴结未及明显肿大，无手术禁忌，心肺功能耐受好，予以行手术治疗。

五、要点与讨论

1. 解剖要点

国内统称"贲门"为管状食管与胃的连接。解剖上的贲门位于管状食管向下延伸为囊状的胃壁处的食管胃交界。在希氏角或腹膜反折水平，相当于食管下括约肌下缘——食管胃的生理学交界。胸外科贲门癌手术一般选择胸腹联合切口，贲门食管区的一个重要性标志就是左右膈肌脚：右侧膈肌脚纤维主要是来源右侧，而左侧膈肌脚纤维主要是来源于左右两侧。连接食管和膈的弹性纤维组织，主要是延续于胸腹内的连接组织嵌入胸膜和腹膜，为膈食管韧带。在打开膈肌脚的表面腹膜时，可以看见含有微小间隙的密闭结缔组织，很容易钝性分离，是进入食管游离的层面。食管贲门癌的根治要点除了肿瘤的切除外，淋巴结的清扫直接影响预后。贲门癌的区域淋巴结分为4站29组范围，可参见胃癌淋巴结分组。贲门癌淋巴结转移重点在腹腔，其转移方式近似于胃癌。贲门癌早、中期先向腹腔淋巴结转移，晚期才向胸腔淋巴结转移；其淋巴结转移可以逐站转移与跳跃式转移并存，淋巴结的转移率、转移度大致随分站、分组顺序递减的趋势，但高站别者也可明显高于低站别者，如腹主动脉旁（第16组）淋巴结的转移率可高达21.7%～27.9%，纵隔淋巴结的转移率也高达27.9%，与淋巴结转移有关的因素主要包括病变浸润深度、细胞分化程度、肿瘤大小、Borrmann分型及贲门癌侵犯食管的长度等。

2. 诊断要点

贲门癌的发病率正逐年增高，对此疾病做出正确地诊断，已达到早发现、早治疗。临床贲门癌的主要诊断方式有X线钡餐造影检查、纤维食管镜或胃镜检查、贲门部CT或B超检查及拉网细胞学检查等，其中X线钡餐造影和胃镜检查是贲门癌最主要的诊断方法

（1）X线钡餐造影是诊断贲门癌的主要手段。①早期：早期表现为细微的黏膜改变，小的溃疡龛影

以及不太明显而恒定存在的充盈缺损。在早期病例中,必须行内镜检查、涂刷细胞学检查及病理活检,始能确诊。②晚期:晚期病例X线检查所见明确,包括软组织影、黏膜破坏、溃疡、龛影、充盈缺损。贲门通道扭曲狭窄,下段食管受侵,以及胃底、大小弯胃体皆有浸润,胃壁发僵,胃体积缩小等。

(2)胃镜检查可见贲门处肿物或糜烂,质地脆硬易出血。严重时管腔扭曲狭窄,进镜困难。检查同时可多次活检行病理检查。

(3)腹部CT可以了解肿物与周围器官的关系,相对食管的CT所见,贲门癌的阳性发现往往不太肯定,CT有助于发现肝转移以及判断是否侵及胰和腹腔淋巴结,有利于贲门癌的术前评估。

3. 治疗要点

随着医学技术的发展,贲门癌的发病率正逐年提高,早期病变首选手术治疗;进展期病变的治疗方法多样,如放疗、化疗、热疗、手术治疗乃至晚期的姑息性治疗及中医中药的治疗等。手术根治包括病灶及其周围正常组织的切除,局部淋巴结(如贲门左右、胃大小弯侧及腹主动脉旁淋巴结等)清扫,由于贲门胃底癌的位置,根据肿瘤大小及侵犯范围常决定行近端胃大部切除术或全胃切除＋空肠代胃术。由于贲门胃底癌的特殊性、食管腹段长度的限制、手术视野的暴露情况,以及术中处理的难易,常将贲门胃底癌的手术治疗归于胸外科范畴,经胸腔经膈肌行根治术或经胸腹联合切口行根治术为贲门癌的常用手术方式。贲门癌的施术径路主要包括单纯经腹径路、左胸后外径路、经裂孔径路、上腹＋右胸径路、上腹＋左胸径路等。近年来,胸、腹腔镜辅助下贲门癌手术治疗正逐渐开展并受到重视。

六、思考题

1. 试述食管胃交接部肿瘤的定义及分型。
2. 简述贲门癌的施术径路。
3. 简述贲门癌淋巴结的转移规律。

七、推荐阅读文献

1. 任光国,周允中.胸外科手术并发症的预防和治疗[M].北京:人民卫生出版社,2004,150-160.
2. 黎介寿,吴孟超.胸外科手术学[M].北京:人民军医出版社,2004,401-459.

(杜海磊)

案例 86
肺 癌 1

一、病历资料

1. 现病史

患者,男性,54 岁,因"咳嗽、咳痰 1 个月伴胸闷"就诊。1 个月前,患者因头晕胸闷 1 月余至上海市第九人民医院心内科就诊,诊断为"原发性高血压 3 级(极高危组)",予以异山梨酯改善心脏供血、拜阿司匹林及波立维抗血小板、阿罗洛尔及倍博特控制血压后好转,住院期间行胸部 CT 平扫示左肺上叶尖后段结节,建议 1 个月后复查。遂于 1 个月后复查胸部增强 CT,示左肺上叶尖后段占位,两下肺慢性炎症,左腋窝淋巴结肿大,甲状腺左叶占位,腺瘤可能。第 3 天在上海解放军第 411 医院行全身 PET - CT 检查示:①左肺上叶软组织结节,FDG 摄取增高,肺癌可能大;②左侧腋窝、气管前间隙及左肺门多发小淋巴结,FDG 部分摄取增高,考虑淋巴结炎性增生;③肝脏小囊肿,左肾小结石;④甲状腺左叶小结节,FDG 摄取增高,考虑腺瘤;⑤双侧上颌窦及筛窦黏膜下囊肿。因此,再行 CT 定位下肺穿刺活检,病理报告为腺癌。患者现无明显头晕、胸闷,病程中偶有咳嗽、痰少,无胸痛,无发热、乏力等不适,现为进一步手术治疗,门诊拟"左肺癌"收治入院。自患病以来,患者神清,精神可,胃纳可,夜眠可,两便无殊,近期体重无明显改变。

2. 既往史

患者有高血压、糖尿病、高血脂病史,服药治疗后控制良好,无手术外伤史,有吸烟史十余年,每天 4～5 支,已戒烟 2 年。

3. 体格检查

患者神清、精神可,发育正常,自主体位,对答切题,查体合作。皮肤黏膜无黄染,全身淋巴结未及肿大,气管居中,未及甲状腺肿大,未闻及血管杂音。双肺呼吸音清,未闻及干湿啰音,HR 为 77 次/min。律齐,各瓣膜区未及杂音。腹软,无压痛、反跳痛,肝脾肋下未及,Murphy 征(-),移动性浊音(-),肠鸣音正常。双下肢无浮肿。

4. 辅助检查

(1) 胸片未见明显结节(见图 86 - 1),胸部 CT 平扫示左肺上叶尖后段结节(见图 86 - 2)。

(2) 全身 PET - CT 示:①左肺上叶软组织结节,FDG 摄取增高,肺癌可能大;②左侧腋窝、气管前间隙及左肺门多发小淋巴结,FDG 部分摄取增高,考虑淋巴结炎性增生;③肝脏小囊肿,左肾小结石;④甲状腺左叶小结节,FDG 摄取增高,考虑腺瘤;⑤双侧上颌窦及筛窦黏膜下囊肿。

(3) 经皮肺穿刺活检病理报告:腺癌。

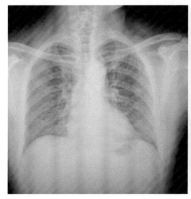

图 86-1 术前胸片未见明显结节

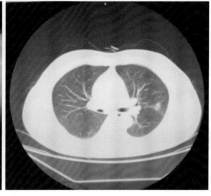

图 86-2 术前 CT 平扫示左肺上叶
尖后段结节

二、诊疗经过

（1）入院初步诊断：左肺上叶腺癌，高血压病，糖尿病，高脂血症。

（2）入院后予以完善术前常规检查，血常规、肝肾功能、电解质、心电图、心脏超声、肺功能、B超、核素骨扫描、头颅 MRI 检查均正常。遂全麻下胸腔镜下行左肺上叶切除＋系统淋巴结清扫术，术中见左肺上叶结节，直径约 2 cm，距胸膜甚近，肺内淋巴结、上叶支气管旁淋巴结、第 5 组淋巴结肿大，直径 0.5～1.0 cm，质软。术后病理报告：左肺上叶浸润性腺癌（多灶），未累及脏层胸膜，淋巴结均未见癌转移。术后患者未接受放化疗，门诊随访 3～4 个月，定期复查，肿瘤评估。

三、病例分析

1. 病例特点
（1）患者为中年男性，因"咳嗽咳痰 1 个月伴胸闷"就诊。

（2）患者有吸烟史十余年，每天 4～5 支，已戒烟 2 年；家属无肿瘤病史。

（3）体检无阳性发现。

（4）胸部 CT 平扫示左肺上叶尖后段结节。

（5）全身 PET-CT 示：①左肺上叶软组织结节，FDG 摄取增高，肺癌可能大；②左侧腋窝、气管前间隙及左肺门多发小淋巴结，FDG 部分摄取增高，考虑淋巴结炎性增生；③肝脏小囊肿，左肾小结石；④甲状腺左叶小结节，FDG 摄取增高，考虑腺瘤；⑤双侧上颌窦及筛窦黏膜下囊肿。

（6）经皮肺穿刺活检病理报告：腺癌。

2. 诊断及诊断依据
（1）诊断：左肺上叶腺癌，临床分期 $cT_1N_0M_0$，ⅠA 期；高血压；糖尿病；高脂血症。

（2）诊断依据：有明确的吸烟史十余年；术前胸部 CT 平扫示左肺上叶尖后段结节。全身 PET-CT 示：①左肺上叶软组织结节，FDG 摄取增高，肺癌可能大；②左侧腋窝、气管前间隙及左肺门多发小淋巴结，FDG 部分摄取增高，考虑淋巴结炎性增生；③肝脏小囊肿，左肾小结石；④甲状腺左叶小结节，FDG 摄取增高，考虑腺瘤；⑤双侧上颌窦及筛窦黏膜下囊肿。其余术前分期检查为提示远处转移征象；术前经皮肺穿刺活检病理报告：腺癌。

3. 鉴别诊断
（1）肺结核：肺结核尤其是肺结核瘤（球）应与周围型肺癌相鉴别。肺结核瘤（球）较多见于青年病人,病程较长,少见痰带血,痰中发现结核菌。影像学上多呈圆形,见于上叶尖或后段,体积较小,不超过5 cm直径,边界光滑,密度不匀可见钙化。结核瘤(球)的周围常有散在的结核病灶称为卫星灶。周围型肺癌多见于40岁以上病人,痰带血较多见,痰中癌细胞阳性者达40%～50%。X线胸片肿瘤常呈分叶状,边缘不整齐,有小毛刺影及胸膜皱缩,生长较快。在一些慢性肺结核病例,可在肺结核基础上发生肺癌,必须进一步做痰液细胞学和支气管镜检查,必要时施行剖胸探查术。

(2) 肺部感染:肺部感染有时难与肺癌阻塞支气管引起的阻塞性肺炎相鉴别。但如肺炎多次发作在同一部位,则应提高警惕,应高度怀疑有肿瘤堵塞所致,应取病人痰液做细胞学检查和进行纤维光导支气管系统检查,在有些病例,肺部炎症部分吸收,剩余炎症被纤维组织包裹形成结节或炎性假瘤时,很难与周围型肺癌鉴别,对可疑病例应施行剖胸探查术。

(3) 肺部良性肿瘤:肺部良性肿瘤:如结构瘤、软骨瘤、纤维瘤等都较少见,但都须与周围型肺癌相鉴别,良性肿瘤病程较长,临床上大多无症状,X线摄片上常呈圆形块影,边缘整齐,没有毛刺,也不呈分叶状。支气管腺瘤是一种低度恶性的肿瘤,常发生在年轻妇女,因此临床上常有肺部感染和咯血等症状,经纤维支气管镜检查常能做出诊断。

四、处理方案和基本原则

1. 手术治疗

该患者肺部肿块位于左肺上叶,大小约2 cm,术前已确诊为腺癌,故在胸腔镜下行左肺上叶切除＋系统淋巴结清扫术,符合肺癌手术适应证。

2. 化疗

该患者病理分期为$pT1M_0N_0$,ⅠA期,故无须化疗。

3. 放疗

该患者病理分期为$pT1M_0N_0$,ⅠA期,故无须放疗。

4. 靶向治疗

随着肺癌分子发病机制的阐明,针对这些发病机制的生物靶向性治疗制剂逐步进入临床用于肺癌的治疗,尤其对晚期非小细胞肺癌的治疗发挥着重要作用。目前应用最广泛的靶向治疗药物包括吉非替尼、厄洛替尼和埃克替尼。该患者病理分期为$pT1M_0N_0$、ⅠA期,行根治性手术,故暂不需靶向治疗。

五、要点与讨论

1. 解剖要点

肺位于胸腔内,借肺根和肺韧带固定于纵隔两侧,肺表面包有胸膜脏层,左肺由斜裂分为上、下两叶,肺斜裂的投影位置相当于由第3胸椎棘突向外下方绕胸外侧部至锁骨中线与第6肋相交的斜线。左支气管分出上叶和下叶支气管,分别进入左肺的上、下二叶。肺的淋巴可分为浅、深两组。浅组为分布于肺脏胸膜及其深面的淋巴管丛,由此丛汇合成淋巴管注入支气管肺门淋巴结;深组位于各级支气管和血管周围,并形成淋巴管丛,然后汇合成淋巴管,沿肺血管和各级支气管回流至支气管肺门淋巴结。

肺叶手术解剖步骤及学习要点:①打开胸壁,需注意检查胸廓内血管、胸壁肌肉、验证肋间内肌、肋间血管及神经;②探查胸膜腔,可将已掀起的胸前壁复回原位,检查肺前、下缘和叶间裂的体表投影;③解剖并摘除肺叶,辨认已摘掉肺的肺门结构排列顺序。

2. 诊断要点

早期肺癌一般无典型的症状和体征,常通过体检肺部 CT 发现。CT 横断面成像完全清除了前后组织周围结构重叠的干扰,密度分辨率高,能检出胸部 X 线片不易发现的盲区,如肺尖、心后区、后肋膈角及脊椎旁的病灶,能有效显示密度低的小病灶,如肺膜下小结节。低剂量螺旋 CT 被认为是最有希望的肺部筛查和早期诊断技术。该病人就是在心内科住院期间行胸部 CT 检查,发现左肺上叶肿块。肺癌原发肿瘤症状有:咳嗽、咳痰、咯血、呼吸困难、喘息、胸痛和发热。晚期征象有:声音嘶哑(喉返神经麻痹)、吞咽困难(因食管周围淋巴结转移增生硬气食管受压)、Pancoast 综合征(由于肺尖原发肺癌向胸腔外生长,侵及邻近结构)等,该患者尚未发现这些肺癌局部晚期症状。

低剂量螺旋 CT 筛查可显著改善患者生存,但能否降低肺癌病死率仍处于争议中,[18]F - FDG PET 可以在形态结构发生改变以前通过组织葡萄糖代谢的改变而达到早期诊断的目的,该患者达到 PET - CT 示:左肺上叶软组织结节,FDG 摄取增高,肺癌可能大,但 PET - CT 仅为一种代谢显像,不能做出病理诊断,最终需要活检确诊。活检的目的是明确病变性质、肿瘤分类、指导临床治疗。CT 定位下经皮肺穿刺活检,根据病灶部位,决定穿刺时体位,再选择病变直径最大和靠近体表最近的层面,选择胸膜肥厚有粘连的层面进针,减少并发症的发生。该患者经穿刺活检证实为肺腺癌。经皮肺穿刺活检是创性的诊断手段之一,对肺周围部位的病变,尤其对靠近或紧贴胸膜的肺部肿瘤的诊断迅速、有效。

3. 治疗要点

近 20 年来,非小细胞肺癌的综合治疗进展很快,对于早中期肺癌,尤其对Ⅰ、Ⅱ、ⅢA - N_1 期非小细胞肺癌患者首选根治性手术,手术切除范围至少为病灶及其累及的肺叶,并进行系统淋巴结清扫。该患者左肺上叶腺癌,因此行左肺上叶切除+系统淋巴结清扫术。分期是术后辅助化疗的重要预后因素,Ⅱ、Ⅲ期患者有明显的生存获益,而Ⅰ期未见辅助化疗延长生存期。因此,ⅠA 期非小细胞肺癌术后不需要化疗或放疗;但ⅠB 期为高危患者:低分化癌,侵犯脉管和脏层胸膜,楔形切除术,肿瘤靠近切源,仍主张术后辅助化疗。该患者为ⅠA 期,故术后无须接受放、化疗。

六、思考题

1. 肺癌的手术治疗基本原则是什么?
2. 肺癌的诊断方法有哪些?
3. 简述肺癌的 TNM 分期。

七、推荐阅读文献

何建行.微创胸外科基本手术与机械缝合图解[M].广州:广东科技出版社,2011.

(杨孝清)

案例 87

肺 癌 2

一、病历资料

1. 现病史

患者,男性,69岁,因"咳嗽咳痰伴发热1月余,偶痰中带血丝"入院。患者1个月前在无明显诱因下出现咳嗽咳痰,初为白色黏液痰,未予重视,后出现发热,最高达38.9℃,伴畏寒,无寒战,无恶心、呕吐,无腹痛、腹泻,无尿急、尿频、尿痛等其他不适症状。遂于普陀区中心医院就诊,查胸部CT提示两肺慢性支气管炎症伴肺气肿、肺大泡;左肺上叶散在慢性炎症感染灶及机化灶;左侧肺门占位。支气管镜提示左肺上叶新生物。活检病理提示低分化癌,倾向鳞癌。予以抗感染治疗后体温下降,具体用药不详,现患者为进一步诊治入我院拟"左肺上叶癌"收治。

2. 既往史

患者有室性早搏病史,口服美托洛尔,高血压病史数十年,具体不详,数十年前曾患肺结核,正规治疗后痊愈,否认糖尿病、慢性支气管炎等慢性疾病史。

3. 体格检查

患者神清、精神可,浅表淋巴结未及肿大,HR为80次/min,律齐,未及杂音,双肺呼吸音粗,右下肺可及湿啰音,腹平软,未及压痛反跳痛,肝、脾未及,移动性浊音(一),肠鸣音正常,双下肢无水肿。

4. 辅助检查

(1) 支气管活检:低分化癌,倾向鳞癌。

(2) 骨扫描检查示:骨代谢未见明显异常。

(3) 胸部CT示:两肺慢性支气管炎症伴肺气肿、肺大泡。左肺上叶散在慢性炎症感染灶及机化灶,左侧肺门占位(见图87-1)。

二、诊治经过

(1) 诊断:肺上叶恶性肿瘤(左肺上叶中央型肺癌,鳞癌),高血压病,阻塞性肺炎,室性早搏。

(2) 入院完善相关检查,诊断明确,未见明显手术禁忌。患者在全麻下行左肺上叶袖式切除术+胸膜粘连烙断术,术中见左肺上叶与胸壁、心包明显粘连,下叶与膈肌多处粘连。左肺门下区中央型肿块,与左上叶舌段不张肺形成15 cm×8 cm×8 cm大小肿块,质硬。肺门第10、11组淋巴结明显肿大,大者2.5 cm,镶嵌于左上叶肺动脉分支;斜裂分裂不全;第4、5、6、7、9组处见多枚淋巴结。

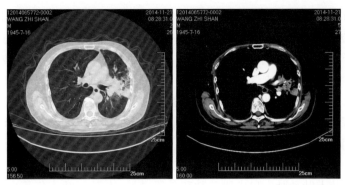

图87-1　胸部CT示左肺上叶散在慢性炎症感染灶及机化灶,左侧肺门占位

三、病例分析

1. 病史特点

(1) 患者为老年男性,因"因咳嗽咳痰伴发热1月余,偶痰中带血丝"就诊。

(2) 既往有肺结核病史,正规治疗后痊愈。

(3) 体检阳性发现:双肺呼吸音粗,右下肺可及湿啰音。

(4) 支气管活检示低分化癌,倾向鳞癌;胸部CT示两肺慢性支气管炎症伴肺气肿、肺大泡,左肺上叶散在慢性炎症感染灶及机化灶,左侧肺门占位。

2. 诊断及诊断依据

(1) 诊断:肺上叶恶性肿瘤(左肺上叶中央型肺癌,鳞癌);高血压病;阻塞性肺炎;室性早搏。

(2) 诊断依据:①因咳嗽咳痰伴发热1月余,偶痰中带血丝;②查体阳性体征示双肺呼吸音粗,右下肺可及湿啰音;③支气管活检示低分化癌,倾向鳞癌;④胸部CT示两肺慢性支气管炎症伴肺气肿、肺大泡,左肺上叶散在慢性炎症感染灶及机化灶,左侧肺门占位。

3. 鉴别诊断

(1) 支气管肺炎:早期肺癌产生的足赛性肺炎,易被误诊为支气管肺炎。支气管肺炎发病较急,感染症状比较明显。X线片表现为边界模糊的片状或斑点状阴影,密度不均匀,且局限于1个肺段或肺叶。经抗生素药物治疗后,症状迅速消失,肺部病变吸收也较快。

(2) 肺部良性肿瘤:如错构瘤、纤维瘤、软骨瘤等有时需与周围型肺癌相鉴别。一般肺部良性肿瘤病程长,生长缓慢,临床上大多没有症状。X线片呈接近圆形的块影,密度均匀,可以有钙化点,轮廓整齐,多无分叶状。

四、处理方案和基本原则

(1) 手术治疗:该患者术前诊断明确,左肺上叶中央型肺癌,鳞癌,无明显手术反指征。

(2) 术式选择:支气管袖状左肺上叶切除术。

五、要点与讨论

1. 解剖要点

左侧肺段内的支气管和血管主要分布于从左主支气管权至心尖左侧的4个矢状断层里。①在左主支气管权层面上,左肺下叶支气管向后发出上段支气管;其下方,上段静脉与底段总静脉在此合成左下肺静脉。②在左肺动脉叶间部层面上,尖后段静脉、前段静脉和舌静脉干于左肺上叶支气管前方合成左上肺静脉,下叶基底干支气管发出内前底段支气管、外侧底段支气管和后底段支气管。③在心尖层面上,左肺上叶支气管发出全部肺段支气管,可用尖后段静脉后段间支、前段静脉下支和舌静脉干区分相邻肺段,左肺下叶动脉分出的肺段动脉居相应支气管上方。④在心尖左侧层面上,在左肺上叶内,从后上至前下依次可见尖后段静脉后段间支、前段静脉下支和上、下舌段静脉;在左肺下叶内,肺段支气管居中,上方为相应动脉,下方为相应静脉。

右侧肺段内的支气管和血管主要分布于从右主支气管权至右心房右侧的 4 个矢状断层里。①在右主支气管权层面上,右肺上叶动脉发出尖段动脉和前段动脉,右肺下叶支气管向后发出上段支气管、向下发出内侧底段支气管。②在叶间动脉层面上,右肺上叶支气管发出尖、后、前段支气管,基底干支气管发出前、外侧和后底段支气管。③在叶间动脉分叉层面上,后段静脉居前、后段支气管之间,尖段静脉与前段静脉合成尖前静脉,中叶支气管分为外、内侧段支气管,下叶动脉发出的段级动脉居相应支气管的上方。④在右心房右侧第二层面上,右肺上、中叶的支气管和血管已为亚段级,在右肺下叶内,肺段支气管居中,其上、下方分别为相应的肺动脉和肺静脉。

2. 诊断要点

多层螺旋 CT 增强扫描时,肿瘤多呈轻到中度强化,形态、边界显示清晰,与周围结构分界良好。在判断肿瘤的位置、侵犯范围与程度、肿瘤与肺血管、支气管之间的关系方面是一种非常可靠、有价值的诊断方法,是中央型肺癌诊断的基础。其中,二维多平面重建可对平扫及增强图像多平面清晰显示肿瘤、肿瘤与气管、支气管的关系,曲面重建可全长、完整显示肿瘤对支气管的侵犯及二者的关系,对中央型肺癌支气管壁增厚的厚度和长度、支气管腔内外肿瘤的显示是横断面 CT 的重要补充,可多维度测量肿瘤所致支气管壁增厚的厚度及增厚管壁的长度,是肿瘤良、恶性鉴别的重要手段。三维容积重建应用于气管、支气管树的三维显示时,得到的图像类似于支气管造影图像,可从不同方向、深度显示支气管树,发现管腔微小的变化以及气管、支气管的复杂病变。最大密度投影可显示任意厚度空间范围内肿瘤的立体构成及肺动脉、肺静脉、气管、支气管,充分展示肿瘤的大小、范围及相互之间的关系;其显示肿瘤对肺血管的压迫、推移及侵犯效果独特。仿真内镜重建对平扫及增强图像均可从腔内直观显示肿瘤所致的气管、支气管管腔狭窄、闭塞及腔内肿块结节影,也可从足端入路了解狭窄远端的支气管管腔情况。

支气管镜检查对中央型肺癌的诊断有不可替代的作用,但需避免不必要的并发症和提高诊断率。因此,术前心电图和血常规检查是必要的,可首先排除心脏病和血小板数量减少,检查前应摄胸部 X 线片和(或)CT,能在术前提供肿瘤及肿瘤侵犯支气管、血管的详细情况,避免漏检及意外发生。支气管镜检查可根据病灶情况不同而采取不同的取材方法,对病理学确诊中央型肺癌起到了至关重要的作用。

多层螺旋 CT 扫描及三维重建与支气管镜检查及病理学活检的结合应用,将为中央型肺癌治疗方案的选择、术前的定位及分期、手术方案的制订、疗效的判断,提供更加科学、实用的客观依据。

3. 治疗要点

肺癌外科规范的手术方式为肺叶切除或全肺切除＋淋巴结清扫,当肿瘤侵犯肺叶支气管开口或主支气管时,单纯的肺叶切除就无法彻底切除肿瘤,全肺切除可达到彻底切除肿瘤的目的,但肺功能损失又较大。支气管袖状肺叶切除术作为一种特殊的肺叶切除术,既可以彻底切除肿瘤,又能够最大限度地保留患者的正常肺叶,避免了全肺切除,最大限度地保留了患者的肺功能。

支气管袖状肺叶切除是把肿瘤所累及的肺叶和相应支气管的一段切除,再将保留的肺叶支气管与主支气管相吻合。支气管袖状肺叶切除术设计的初衷,主要是为那些肺功能储备不足、不能耐受全肺切除的患者而设计的,因为该术式在切除肿瘤的同时能够最大限度地保留健康肺组织,保护了患者的肺功能,免除了全肺切除术后肺功能的严重损失带来的不良后果,提高了术后生活质量。目前已成为肺功能不全患者为避免全肺切除又获得根治性效果的最佳术式。但是随着手术经验的积累，以及肺功能的保存可降低术后并发症、病死率，同时提高了术后患者的生活质量以及残余健康肺组织并不增加肺癌复发风险的临床验证，目前已不再局限于肺功能差的患者。对那些单纯肺叶切除不能完全切除肿瘤、而全肺切除又过多地损害肺功能、肿瘤累积叶支气管开口、主支气管、隆突及气管下端侧壁的中央型肺癌，也是支气管袖状肺叶切除术的指征。少数侵犯了上腔静脉、心包、心房以及食管等ⅢB期患者，如果同期能部分切除受累组织，也不是支气管袖状肺叶切除术的禁忌证。Martin-Ucar统计报道，由于支气管袖状肺叶切除术的大量实施，全肺切除的比例有了明显下降，因而认为有相当部分中央型肺癌患者可以避免全肺切除，不但不会影响患者的治疗效果，还更有利于患者生存，5年生存率更是达到61%，明显高于全肺切除的41%。因此，支气管袖状肺叶切除术是治疗中央型肺癌值得大力推广运用的术式。

六、思考题

1. 简述肺癌的手术适应证。
2. 支气管袖状肺叶切除术的基本步骤有哪些？
3. 肺癌的主要术后并发症有哪些？

七、推荐阅读文献

1. 茅乃权，祝家兴，黄鼎铬，等.袖状肺叶切除术后肺通气功能的研究[J].广西医学，2004，26(5)：657-658.

2. End A，Hollaus P，Pentsch A，et al. Bronchoplastic procedures in malignant and nonmalignant disease：multivariable analysis of 144 cases [J]. J Thorac Cardiovasc Surg，2000，120(1)：119-127.

3. Okada M，Yamagishi H，Satake S，et al. Survival related to lymph node involvement in lung cancer after sleeve lobectomy compared with pneumonectomy [J]. J Thorac Cardiovasc Surg，2000，(4 Pt 1)：119.

4. Gezer S，Oz G，Findik G，et al. Sleeve resections for squamous cell carcinoma of the lung. Heart Lung Circ，2010，19(9)：549-554.

5. Schirren J，Bölükbas S，Bergmann T，et al. Prospective study on perioperative risks and functional results in bronchial and bronchovascular sleeve resections [J]. Thorac Cardiovasc Surg，2009，57(1)：35-41.

6. Martin-Ucar AE，Chaudhuri N，Edwards JG，et al. Can pneumonectomy for non-small cell lung cancer be avoided? An audit of parenchymal sparing lung surgery [J]. Eur J Cardiothorac Surg，2002，21(4)：601-605.

7. Abel GC，Samuel G，Noemi R，et al. Determining the appropriate sleeve lobectomy versus pneumonectomy ratio in central non-small cell lung cancer patients：an audit of an aggressive policy of pneumonectomy avoidance [J]. Eur J Cardiothorac Surg，2011，39(3)：352-359.

8. Barnett S，Baste JM，Murugappan K，etal. Long-term survival of 42 patients with resected N2 non-small-cell lung cancer：the impact of 2-(18)F-fluoro-2-deoxy-D-glucose positron emission tomogram mediastinal staging [J]. Eur J Cardiothorac Surg，2011，39(1)：96-101.

（项　捷）

案例 88
胸部外伤

一、病历资料

1. 现病史

患者,男性,51 岁,因"胸部外伤 3 日余伴胸闷"就诊。患者 3 d 前从卡车上跌落,左侧季肋部砸伤后疼痛,至外院就诊,查胸部 CT 提示左侧多发肋骨骨折,胸腔积液,予以胸带固定,支持治疗。今日上午患者突感胸闷,略有气促,遂至我院就诊。查胸部 CT 发现左侧胸腔积液量增多,左肺下叶不张,考虑胸腔内出血。予以留置胸腔闭式引流,引流出 1 100 ml 暗红色血液。为行急诊手术,拟"外伤性血胸、肋骨骨折"收治入院。

2. 既往史

患者否认高血压、糖尿病、心脏病等慢性疾病史。

3. 体格检查

患者胸廓无畸形,右侧胸廓饱满,无皮下气肿,右侧胸廓动度减低;双侧胸廓压痛未及胸膜摩擦感。右侧叩诊鼓音,呼吸音减低,左侧呼吸音增强,未及湿啰音。心前区无异常隆起,HR 为 80 次/min,律齐,杂音未闻及,无异常心音,未及心包摩擦音。

4. 影像学检查

胸部 CT:左侧第 4~7 肋肋骨骨折,双侧胸腔积液,左侧为甚,左侧胸腔积血可能,邻近肺组织膨胀不全。

二、诊治经过

(1) 入院后初步诊断:多发性肋骨骨折(左侧第 4~7 肋),创伤性血胸(左侧)。

(2) 入院完善相关检查,诊断明确,未见明显手术禁忌。急诊行胸腔镜下血胸清创术＋肋骨固定术,术中见胸内积血,壁层胸膜广泛渗血,第 5 肋肋骨骨折断端尖锐,离心脏甚近。

三、病例分析

1. 病史特点

(1) 男性患者,51 岁,因"高处坠落伤后 3 d,胸闷"来院就诊。

(2) 患者平素体健,否认慢性疾病。

（3）体检阳性发现：右侧胸廓饱满，胸廓动度减低；双侧胸廓压痛，右侧叩诊鼓音，呼吸音减低，左侧呼吸音增强。

（4）胸部 CT 检查示：左侧第 4～7 肋肋骨骨折，双侧胸腔积液，左侧为甚，左侧胸腔积血可能，邻近肺组织膨胀不全。

2. 诊断及诊断依据

（1）诊断：多发性肋骨骨折（左侧第 4～7 肋），创伤性血胸（左侧）。

（2）诊断依据：①高处坠落伤后 3 d，胸闷；②查体右侧胸廓饱满，右侧胸廓动度减低；双侧胸廓压痛，右侧叩诊鼓音，呼吸音减低，左侧呼吸音增强；③胸部 CT 显示：左侧第 4～7 肋肋骨骨折，双侧胸腔积液，左侧为甚，左侧胸腔积血可能，邻近肺组织膨胀不全。

3. 鉴别诊断

（1）心脏，主动脉，腔静脉及肺动静脉主干出血：多为急性大出血，常来不及抢救。

（2）胸壁出血：多为胸壁内肋间血管损伤出血，来自体循环压力较高，不易自行停止，持续性出血需要开胸手术。

四、处理方案和基本原则

（1）急诊手术：患者术前诊断明确，多发肋骨骨折伴创伤性血胸，活动性出血可能，遂急诊手术。

（2）术式选择：血胸清创术＋肋骨固定术。术前 CT 见图 88-1。

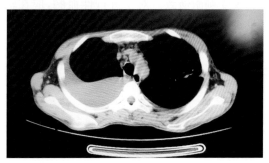

图 88-1　术前 CT 检查

五、要点与讨论

1. 解剖要点

胸膜腔内积血谓之血胸。创伤性血胸的发生率在钝性伤中占 25％～75％，在穿透性伤中占 60％～80％。出血的来源通常为肋骨骨折断端出血经壁层胸膜上的刺破口流入胸膜腔，以及肺破裂或裂伤出血。由于肺循环的压力仅为体循环的 1/5～1/6，一般出血缓慢，加之损伤局部的肺泡萎陷以及血胸或血气胸腔引流起的肺受压，可使肺裂口变小和通过肺血管的循环血量较正常减少，故出血可自行停止，尽管较大的肺裂伤出血量可较多。来自肋间动脉和乳内动脉的出血，常呈持续性大出血，不易自然停止，往往需要开胸手术止血。心脏或大血管及其分支的出血，量多而猛，多在短时间引起患者死亡，仅少数得以送达医院。有时出血来自膈肌破裂及其伴发的腹内脏器破裂。由于肺、心脏和膈肌的活动而起着去纤维蛋白作用，析出并沉积于脏、壁层胸膜表面形成粗糙的灰黄色纤维膜，故而胸膜腔内的积血一般不凝固。但如果出血较快且量多，去纤维蛋白作用不完全，积血就可发生凝固而成为凝固性血胸。凝固性血胸经过 3 d 以后,即在胸膜表面沉积一层纤维板,限制肺膨胀,称为纤维胸。5～6 周以后,逐渐有成纤维细胞和成血管细胞长入,发生机化,成为机化血胸,限制肺的胀缩以及胸廓和膈肌的呼吸运动。积血是良好的细菌培养基,特别是战时穿透性伤,常有弹片等异物存留,如不及时排除,易发生感染而成为感染性血胸即脓胸。

2. 诊断要点

对于早期血胸的诊断,除明确血胸存在之外,尚必须判定胸腔内出血已经停止还是仍在继续。有下列情况应考虑为进行性血胸:①经输血、补液等措施治疗休克不见好转,或暂时好转后不久又复恶化,或对输血速度快慢呈明显相关。②胸腔闭式引流或胸腔穿刺出来的血液很快凝固。③胸腔穿刺抽出胸内积血后,很快又见积血增长。④红细胞和血色素进行性持续下降,检查积血的红细胞计数和血色素含量与体内血液接近。⑤胸腔闭式引流量超过 200 ml/h,持续 3 h 以上,或第 4～5 小时以后仍超过 100～150 ml/h;引流出的血液颜色鲜红,温度较高。⑥凝固性血胸血液抽不出来,或在已行胸腔闭式引流者亦引流不出来,然而病情不断恶化,肺与纵隔受压严重,连续 X 线片检查胸部阴影逐渐扩大。

3. 治疗要点

血胸的治疗旨在防治休克;及早清除胸膜腔积血以解除肺与纵隔受压和防治感染;对进行性血胸开胸探查;以及处理合并伤和并发症。少量血胸多能自行吸收,但要连续观察积血有否增多的趋势。中量血胸可行胸腔穿刺抽出积血。对于积血量较多的中量血胸和大量血胸,以及几次胸腔穿刺后又出现中量血胸,均应进行胸腔闭式引流术。但是,对于估计出血已经停止的中、大量血胸,例如伤后 12 h 以上且一般情况尚好,也可先进行胸腔穿刺,尽量多抽排净。但病人如出现面色苍白、头晕出汗、胸闷不适、频繁咳嗽、脉搏细数等不良反应,立即停止操作,让病人平卧,对症处置,可逐渐缓解。这些反应常由于病人的体位不适、畏惧、疼痛或胸膜受刺激所致。对于进行性血胸,应在输血、补液及抗休克治疗下,及时进行开胸探查。根据术中所见,对胸廓的破裂血管予以缝扎、对肺裂伤进行修补、对严重肺裂伤或肺挫伤进行肺切除、对心脏或大血管破裂进行修复等。创伤性血胸的开胸率在闭合性伤中占 10%～15%,在穿透性伤中占 18%～34%。

六、思考题

1. 试述创伤性血胸的诊治要点。
2. 试述进行性血胸的观察要点。
3. 胸外伤的手术指征有哪些?

七、推荐阅读文献

北京协和医院. 胸外科诊疗常规[M]. 北京:人民卫生出版社,2012.

(朱良纲)

气 胸

一、病历资料

1. 现病史

患者,男性,20 岁,因"右侧胸痛 5 d 伴突发加重"而就诊。患者 5 d 前运动时突发胸部疼痛,位于右侧前胸区,疼痛程度中等,与体位无关,无咳嗽、咯血、呼吸困难、头晕乏力等不适,至当地医院就诊。胸部 X 线片示:右侧气胸,肺组织压缩约 30%,予以吸氧、休息等对症治疗 3 d 后,复查胸片仍提示右侧气胸。患者为进一步治疗,我院门诊拟"右侧气胸"收治。病程中患者神清、精神可,胃纳可,二便可,体重无变化。

2. 既往史

患者去年 8 月突发胸痛,外院诊断为右侧自发性气胸,予以吸氧休息对症治疗后好转。无肺部感染、手术史等。

3. 体格检查

患者神清、精神可,胸廓无畸形。右肺呼吸音稍低,未闻及明显干湿性啰音,右侧触觉语颤减弱,叩诊过清音。心律齐,未及杂音。腹部平软,无压痛及反跳痛。

4. 辅助检查

外院胸部 X 线片示:右侧气胸,压缩 30%。

二、诊治经过

(1) 初步诊断:右侧自发性气胸。

(2) 入院后完善术前常规检查,血常规示 WBC 稍升高;肝肾功能、电解质、凝血功能、输血前四项、动脉血气分析指标均正常;生命体征正常;入院后复查胸片提示右侧气胸,压缩约 40%(见图 89-1)。

入院完善相关检查,诊断明确,未见明显手术禁忌。入院第 2 天在全麻下气管双腔插管,行胸腔镜右肺肺大疱切除术。术中探查右肺尖见一单发破裂肺大疱,直径约 3 cm,其余肺叶未见明显异常,胸腔少量脓性积液。吸尽积液,提起肺尖部肺大疱,于其底部用直线切割器将肺大疱完整切除,冲洗胸腔,鼓肺未见明显漏气,放置 1 根胸腔引流管。术后予以常规抗感染治疗,复查胸片示肺复张(见图 89-1),胸腔引流瓶内未见气体逸出,术后 2 d 拔管出院。

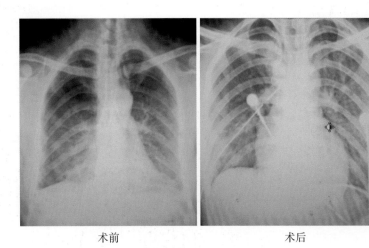

术前　　　　　　　　　　　术后

图 89-1　胸部 X 线片检查

三、病例分析

1. 病史特点

(1) 患者为男性,20 岁,因"右侧胸痛 5 d 伴突发加重"来院就诊。

(2) 有自发性气胸发作史,与本次同侧。

(3) 体检阳性发现:右肺呼吸音稍低,未闻及明显干湿啰音,右侧触觉语颤减弱,叩诊过清音。

(4) 外院胸部 X 线片示:右侧气胸,压缩 30%。

2. 诊断及诊断依据

(1) 诊断:自发性气胸。

(2) 诊断依据:①右侧胸痛 5 d;②右肺呼吸音稍低,未闻及明显干湿啰音,右侧触觉语颤减弱,叩诊过清音;③胸部 X 线片示右侧气胸,压缩 30%。

3. 鉴别诊断

(1) 肺大泡:巨大肺大泡,X 片表现为近似局限性气胸,多为圆形或椭圆形透亮影,向周围膨胀,将肺压向肺尖部、肋膈角和心膈角,有时大泡内可见细小的条纹影。而局限性气胸表现为外带透亮,其中见不到肺纹理。

(2) 支气管哮喘和阻塞性肺气肿:两者均有呼吸困难存在;肺气肿呼吸困难是长期缓慢加重的,支气管哮喘患者有多年反复发作史;哮喘、肺气肿病人呼吸困难突然加重时,应注意是否有气胸发生;X 线可帮助鉴别。

四、处理方案和基本原则

该患者为年青男性,体型较瘦长,无肺炎等肺部疾病史,目前考虑肺尖部肺大疱破裂可能性大,并且是第 2 次同侧自发性气胸发作,有手术探查指征。

手术方式首选胸腔镜微创手术,1 个观察孔,1 个操作孔。术中探查右肺尖见单个破裂肺大疱,直径约 3 cm,其余肺叶未见明显异常,胸腔少量脓性积液。用直线切割器将肺大疱完整切除,胸腔冲洗,鼓肺后未见明显漏气,放置 1 根胸腔引流管。术后予以常规抗感染治疗,复查胸片示肺复张,胸腔引流瓶内未见气体逸出,术后 2 d 拔管出院。

五、要点与讨论

1. 解剖要点

自发性气胸指肺实质破裂或脏层胸膜破裂导致胸膜腔内进入空气,从而导致胸膜腔内压减小甚至消失(见图 89 - 2)。

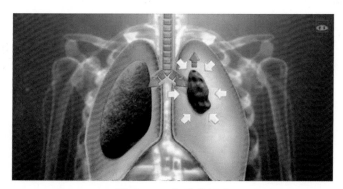

图 89 - 2　气胸的原理

2. 诊断要点

自发性气胸最常见的病因为胸膜发育不全,尤其是肺尖部胸膜下的小气疱破裂,多见于体型瘦长的男性,常无其他呼吸道疾病。其他病因还有肺气肿性肺大疱、肺结核及肺炎、恶性肿瘤、囊性肺纤维化、肺间质纤维化及月经性气胸等。自发性气胸诱因常与咳嗽、哮喘、活动等引起胸腹腔内压升高的因素有关;医源性因素如机械通气也可诱发自发性气胸;有时正常活动下也可发生。

自发性气胸症状主要有突发胸部疼痛,伴咳嗽、呼吸困难,吸气时加剧,可有放射痛至肩部。如出现张力性气胸可有大汗、发绀、呼吸增快、皮下气肿等表现。体检阳性发现主要包括患侧呼吸音减弱或消失,叩诊呈鼓音,严重时纵隔可向健侧偏移。主要的检查方式包括胸片及胸部 CT,胸片显示均匀透亮的胸膜腔内积气带,无肺纹理,其内侧可见肺压缩线,少量气胸胸片不易发现。胸片亦可有液气胸表现,提示胸膜腔内可能有出血,当大量胸腔积液时应考虑到有活动性出血可能,往往为肺尖粘连束带断裂造成。张力性气胸还可有纵隔积气、皮下积气表现。CT 发现少量气胸的敏感性高于胸片,还可观察到小的肺气疱。胸腔镜手术兼顾诊断和治疗,对于肺大疱的病变范围观察更为直观。鉴别诊断主要区别心肌梗死,特别是老年患者,因此对于此类患者需检查心电图。此外局限性气胸易与巨大肺大疱混淆,CT 见肺组织压缩有助鉴别。

3. 治疗要点

气胸的治疗方式有休息、镇咳、止痛、吸氧等对症治疗,有感染患者予以抗生素治疗。肺压缩<20% 时可自行吸收;当肺压缩>30% 时,应及早行抽气或胸腔闭式引流术促肺复张。抽气部位位于锁骨中线第 2 肋间或腋前线第 3 肋间,用 50 ml 粗针头抽气。闭式引流穿刺点同抽气,术后需观察胸腔引流瓶,如没有气泡逸出且水封瓶中的液面随呼吸上下波动,提示破口愈合,可以夹管 1 d 后复查胸片,如肺复张则可以拔管。

手术指征:自发性气胸发作 2 次以上;闭式引流 1 周以上仍有气泡逸出。首选胸腔镜手术,如粘连严重可转开胸手术。手术方式首选肺大疱切除术,如肺大疱病变范围广,可能需做肺楔形切除术甚至肺叶切除术。

六、思考题

1. 自发性气胸阳性体检可发现什么?
2. 试述自发性气胸穿刺或插管的位置。
3. 自发性气胸的手术指征有哪些?

七、推荐阅读文献

1. 张志庸.胸外科医师临床实用手册[M].北京:人民军医出版社,2009.
2. 林强.临床胸部外科学[M].北京:人民卫生出版社,2013.

(韩丁培)

案例 90

血 胸 1

一、病历资料

1. 现病史

患者,男性,25 岁,因"胸痛 1 d 伴进行性加重"就诊。患者 1 d 前劳累后突发胸部疼痛,位于右侧,间歇性,疼痛程度中等,深吸气加重。当日下午觉呼吸困难,不能平卧,伴背部放射痛,至当地医院就诊,予以针灸拔罐治疗,无明显好转。当夜患者自觉症状明显加重,至我院急诊科就诊,胸部 X 线片示:右胸外 1/2 带见一肺压缩缘,未见肺纹理,右下肺野见野平。急诊拟"右侧液气胸"收治。病程中患者神清、精神可,胃纳可,二便可,体重无变化。

2. 既往史

患者无肺部感染、手术史等,无心脏病、糖尿病史等。

3. 体格检查

患者神清、精神可,体型瘦长,胸廓无畸形。右肺呼吸音消失,未闻及明显干湿啰音,右侧触觉语颤减弱,叩诊过清音,右背部叩诊浊音。心律齐,未及杂音。腹部平软,无压痛及反跳痛。

4. 实验室和影像学检查

(1) 本院胸部 X 线片示:右胸外 1/2 带见一肺压缩缘,未见肺纹理,右下肺野见野平(见图 90-1)。

(2) 本院急诊血常规示:WBC 为 10.5×10^9/L, Hb 水平为 145 g/L。

二、诊治经过

(1) 初步诊断:右侧液气胸、血胸。

(2) 入院后完善术前常规检查,DIC、EKG 等未见异常,复查血常规:Hb 水平为 126 g/L,且患者诉胸闷症状加重。胸部 X 线片提示右胸积液,结合患者 Hb 水平进行性下降及症状加重,提示存在胸腔内活动性出血;并且患者体型瘦长,胸片提示气胸,考虑肺大疱破裂导致出血可能性大,有手术探查指征。

(3) 手术方式选择:胸腔镜探查术,全麻双腔插管,术中探查见右侧胸腔大量积血,吸引量约1 000 ml,右肺尖见一破裂肺大疱,胸顶部胸壁见一粘连束带断端,断端有活动性出血,用电钩电凝束带断端止血,提起肺尖部肺大疱,endoGIA 将肺大疱完整切除,鼓肺未见漏气,冲洗胸腔,放置 1 根胸腔引流管。术后复查胸片示肺复张(见图 90-1),胸腔引流瓶内未见气体逸出,引流量少,术后 2 d 拔管出院。

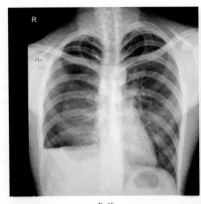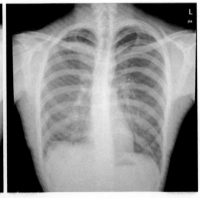

术前　　　　　　　　　　　　　　术后

图 90 - 1　胸部 X 线片检查

三、病例分析

1. 病史特点

(1) 患者为男性,25 岁。因"胸痛 1 d 伴进行性加重"来院就诊。

(2) 体检阳性发现:体型瘦长,胸廓无畸形;右肺呼吸音消失,未闻及明显干湿啰音,右侧触觉语颤减弱,叩诊过清音,右背部叩诊浊音。

(3) 本院胸部 X 线片示:右胸外 1/2 带见一肺压缩缘,未见肺纹理,右下肺野见野平。

2. 诊断及诊断依据

(1) 诊断:右侧液气胸、血胸。

(2) 诊断依据:①右侧胸痛 1 d。②查体:体型瘦长,胸廓无畸形。右肺呼吸音消失,未闻及明显干湿啰音,右侧触觉语颤减弱,叩诊过清音,右背部叩诊浊音。③胸部 X 线片示:右胸外 1/2 带见一肺压缩缘,未见肺纹理,右下肺野见野平。④术中探查见积血约 1 000 ml。

3. 鉴别诊断

(1) 感染性血胸:有畏寒、高热等感染的全身表现;血涂片和细菌培养发现致病菌。

(2) 凝固性血胸:当闭式胸腔引流量减少,而体格检查和放射学检查发现血胸持续存在的证据,应考虑凝固性血胸。

四、处理方案及基本原则

该患者为年青男性,体型较瘦长,无肺炎等肺部疾病史,入院后患者诉胸闷症状加重,胸部 X 线片示右胸积液,急诊到入院期间患者 Hb 水平进行性下降约 19 g/L,提示存在胸腔内活动性出血。而且,患者体型瘦长,胸片提示气胸,考虑肺大疱破裂导致出血可能性大,有手术探查指征。手术方式首选微创胸腔镜手术,1 个观察孔,1 个操作孔。术中探查右侧胸腔大量积血约 1 000 ml,右肺尖见一破裂肺大疱,胸顶部胸壁见一粘连束带断端,断端有活动性出血。止血后用直线切割器将肺大疱完整切除,胸腔冲洗,鼓肺后未见明显漏气,放置 1 根胸腔引流管。术后复查胸片示肺复张未见明显积液,胸腔引流瓶内未见气体逸出,引流量少,术后 2 d 拔管出院。

五、要点与讨论

1. 解剖要点

血胸指各种原因造成的胸膜腔内积血,原因为胸壁或胸腔内器官受损出血并与胸膜腔相通,同时有气胸时称为血气胸。胸腔内积血主要来自于心脏、大血管及其分支、胸壁、肺组织、膈肌和心包血管出血。创伤是血胸的主要病因,医源性血胸包括胸腔穿刺、胸腔手术等。此患者血胸来源于胸壁粘连束带内的血管破裂,由于胸壁血管大多发自主动脉,压力较高,因此自行凝血可能性较小。由于肺动脉压力相对较低,因此肺组织出血多能自行停止。

血胸腔引流起的病理生理改变主要是失血引起循环稳定的破坏及对呼吸的影响。大量失血可导致失血性休克及循环衰竭。大量血液在胸腔内压迫肺组织,使呼吸面积减少导致呼吸障碍。大量血胸还能引起纵隔移位,进一步加重循环不稳定。积血量过大,超过胸腔内去纤维蛋白作用时,凝固的血液附着于肺表明形成凝固性血胸,血凝块机化形成纤维板,犹如肺表面的盔甲,限制肺及胸廓舒张活动,损害呼吸功能。在此过程中细菌通过破口进入胸腔,则会导致脓胸。

2. 诊断要点

根据胸腔内出血量多少可分为:①少量血胸:积血量少于500 ml,胸片提示肋膈角消失,液面不高过膈顶;②中量血胸:积血量500~1 000 ml,胸片液面达到肺门平面;③大量血胸:积血大于1 500 ml,胸片液面达到上肺野(见图90-2)。

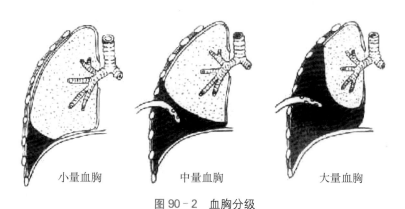

小量血胸　　　　中量血胸　　　　大量血胸

图90-2 血胸分级

少量血胸无明显症状;中量血胸可有呼吸困难、心率增快、血压下降等循环不稳定表现,大量血胸可造成休克。体检阳性体征包括患侧呼吸音减弱或消失,肋间隙饱满,纵隔气管向健侧移位,叩诊呈浊音。胸片是发现血胸最便捷的检查方式,主要观察气液平。胸腔穿刺抽出血液是确诊手段,但凝固性血胸可能抽不出血液。对于肋骨骨折的患者,需提防迟发性血胸,指的是最初检查未发现血胸,胸片也未见积液,但数小时甚至数天后出现血胸,原因可能为血凝块脱落,所以此类患者需伤后短期内复查胸片。

3. 治疗要点

少量血胸能自行吸收,对症治疗即可,定期复查胸片,也可通过胸腔穿刺抽液治疗。中量以上血胸大多数需要行胸腔闭式引流术,穿刺点为腋前线第5、6肋间。放置胸腔引流管的目的除了引流血液起到治疗作用外,更重要的意义在于观察有无活动性胸腔内出血,判断开胸探查指征。急诊开胸指征包括①胸腔闭式引流量>200 ml/h,连续2~3 d消失;②引流出来的血液很快凝固,经补充血容量后,病人生命体征无明显改善,或有恶化,Hb水平进行性下降;③引流出来的血液鲜红,化验与外周血相似,术前应先积极纠正失血性休克。

探查术可选择开胸手术或胸腔镜手术。开胸手术切口选择后外侧切口,第4或第5肋间,清除血块,寻找出血点。胸腔镜手术一般适用于出血点较小的病人,例如肺大疱破裂出血,对于出血原因、位置预估不明确的病人,或术中发现出血破口较大应及时转开胸手术。术中应彻底冲洗胸腔,放置胸腔引流管,对于脓胸病人还需放置冲洗管。

心脏、大血管出血应采取缝合修补,必要时需建立体外循环。肺组织撕裂出血一般缝合即可,对于大块肺组织撕裂,肺组织受损严重,应选择肺叶部分切除术或肺叶切除术。对于病程较长的血胸、病情稳定且无感染表现的病人,及早行开胸或胸腔镜探查术,取尽血凝块,去除纤维板,防止出血机化性血胸、纤维胸,一般在病情稳定2周内进行。术后严密监测生命体征及引流管情况,防止再次出血。鼓励患者咳嗽、咳痰,促肺复张,防止残腔形成。

六、思考题

1. 血胸发病的主要原因及分级是什么?
2. 血胸病理生理特征是什么?
3. 血胸手术探查指征有哪些?

七、推荐阅读文献

1. 张志庸. 胸外科医师临床实用手册[M]. 北京:人民军医出版社,2009.
2. 林强. 临床胸部外科学[M]. 北京:人民卫生出版社,2013.

（韩丁培）

一、病历资料

1. 现病史

患者,男性,55 岁,因"眼睑下垂 3 月"就诊。3 个月前,患者出现眼睑下垂,晨起明显。去神经内科检查,诊断为重症肌无力(眼肌型),同时检查胸部 CT 提示前纵隔占位性病变。患者平时无吞咽困难,无四肢无力或呼吸困难,食欲稍差,睡眠可,二便可,最近体重减轻约 5 kg。

2. 既往史

患者无糖尿病、高血压史,无手术及外伤史。

3. 体格检查

患者神清、精神可,两侧眼睑下垂,瞳孔等大瞪圆,对光反射正常。左颈外静脉曲张。胸廓无畸形。双肺呼吸音清晰,对称,未闻及明显干湿啰音。心尖搏动点位于左侧锁骨中线第 5 肋间,心音有力,心律齐,HR 为 85 次/min,未闻及杂音。腹部平软,无压痛、反跳痛。四肢肌力正常,生理放射存在,病理反射未引出。

4. 影像学检查

(1) 胸部 X 线正位片:上纵隔影明显增宽(见图 91 - 1)。

(2) 胸部 CT(增强)检查:左前纵隔占位(见图 91 - 2)。

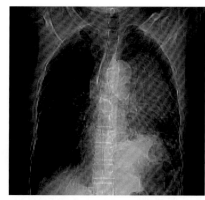

图 91 - 1　胸部 X 线片检查

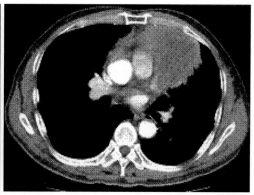

图 91 - 2　胸部 CT 检查

二、诊治经过

(1) 入院初步诊断：前纵隔肿瘤(胸腺瘤)伴重症肌无力。

(2) 入院前开始做术前准备，由神经内科门诊治疗重症肌无力，口服溴吡斯的明 60 mg q8h、泼尼松 30 mg qd。肌无力症状控制 1 个月后入院。

(3) 入院后完善术前常规检查，血常规、肝肾功能、电解质、凝血功能、输血前四项、动脉血气分析指标均正常；术前行胸部增强 CT 检查示左前纵隔肿瘤，侵犯心包；超声心动图示未见异常。术前谈话重点：心脏大血管损伤、肌无力危象。入院后诊断明确，未见明显手术禁忌。入院第 5 天入手术室，在全麻下行前纵隔肿瘤切除术。术中见左前纵隔肿瘤大小 10 cm×7 cm×5 cm，侵及心包、双侧胸膜、主动脉弓外膜、左无名静脉全段以及左侧膈神经。胸膈正中切口，切开双侧胸膜腔，切开上半部分心包；沿肺动脉外膜分离肿瘤左侧缘，左膈神经从肿瘤中分离出；切断、缝扎左无名静脉远心端，近心端不出血，完全闭塞；从颈部部分分离肿瘤上缘，分离出无名动脉、左颈总动脉及主动脉弓上下缘，沿主动脉弓外膜分离肿瘤侵犯处；沿右侧膈神经前 10 cm 游离肿瘤右侧缘；连同部分心包将肿瘤完整切除。探查心包内、脊柱旁沟中无种植病灶，进一步切除升主动脉-主动脉弓处附壁残留肿瘤。

(4) 术后带呼吸机返回监护室，4 h 后脱机拔管，术后 2 d 回普通病房，术后 12 d 出院。手术病理检查示 C 型胸腺瘤。术后患者继续口服溴吡斯的明 60 mg q8h、泼尼松 30 mg qd 控制肌无力症状，泼尼松以后可逐步减量撤药。出院后，于胸外科专科门诊术后随访(每 3 月复查)；神经内科专科门诊继续接受抗胆碱酯酶类药物治疗，并随访重症肌无力。

三、病例分析

1. 病史特点

(1) 患者为男性，55 岁，因"眼睑下垂 3 月"就诊。

(2) 患者平素无吞咽困难、无四肢无力或呼吸困难。

(3) 体检阳性发现：两侧眼睑下垂，左颈外静脉曲张。

(4) 胸部增强 CT 检查示：左前纵隔肿瘤，侵犯心包。

2. 诊断及诊断依据

(1) 诊断：前纵隔肿瘤(胸腺瘤可能)伴重症肌无力。

(2) 诊断依据：①眼睑下垂 3 月，CT 发现前纵隔占位；②查体：两侧眼睑下垂，左颈外静脉曲张；(3)胸部增强 CT 检查示：左前纵隔肿瘤，侵犯心包。

3. 鉴别诊断

(1) 根据组织学分类，前纵隔肿瘤可以有许多种类，包括上皮源性肿瘤(良性胸腺瘤、侵袭性胸腺瘤、胸腺癌、鳞状细胞癌、淋巴上皮样癌、基底细胞样癌、黏液上皮样癌、混合性小细胞未分化鳞癌、透明细胞癌、未分化癌)、神经内分泌源性肿瘤(类癌、燕麦细胞癌)、干细胞源性肿瘤(胚胎癌、内胚窦肿瘤、畸胎瘤、精原细胞瘤、绒毛膜癌、混合干细胞瘤)、淋巴源性肿瘤(霍奇金病、非霍奇金淋巴瘤)、脂肪组织肿瘤(脂肪瘤)等。术前往往需要通过穿刺活检来做出区别。

(2) 升主动脉瘤：在胸部侧位相升主动脉瘤呈梭形、圆形阴影，沿自左心室，胸透可见肿块呈膨胀性搏动，听诊可闻及杂音，二维超声检查可发现升主动脉扩张，彩色多普勒检查可见湍流频谱，胸部 CT 像可显示升主动脉局限性瘤样扩张。诊断有困难时可行升主动脉造影。近年来 MRI 在临床上应用逐渐增多，对于心脏大血管畸形及血管瘤的诊断有特殊的价值，是区分纵隔肿瘤与升主动脉瘤敏感而有效的检查方法。

四、处理方案及基本原则

1. 手术治疗

该患者术前纵隔肿瘤诊断明确,已经侵犯心包,且患者体重出现下降,手术指征明确。入院第 5 天入手术室,在全麻下行前纵隔肿瘤切除术。手术顺利,术后恢复较好,术后 12 d 康复出院。

2. 抗胆碱酯酶类药物治疗

患者同时合并重症肌无力,术前应先口服溴吡斯的明 60 mg q8h、泼尼松 30 mg qd 控制肌无力症状。术后继续口服溴吡斯的明,泼尼松可逐步减量撤药。

3. 围手术期处理

围手术期需胸外科和神经内科共同治疗、随访。

五、要点与讨论

1. 解剖要点

(1) 纵隔的解剖:纵隔是左右纵隔胸膜之间的器官、结构和结缔组织的总称。纵隔上界为胸廓出口,下界为膈肌,前界为胸骨,后界为脊柱,两侧为纵隔胸膜。纵隔分区在解剖学上常采用四分法,即以胸骨角和第 4 胸椎体下缘的平面,将纵隔分为上纵隔和下纵隔,下纵隔又以心包的前、后壁为界划分为前纵隔、中纵隔和后纵隔。临床上多采用三分法,即以气管和支气管的前壁以及心包后壁为界分为前纵隔和后纵隔,再以胸骨角平面分为上纵隔和下纵隔。

(2) 纵隔不同区域的好发肿瘤:前上纵隔常见肿瘤有胸骨后甲状腺肿、胸腺瘤;后上纵隔常见肿瘤主要为神经源性肿瘤;前下纵隔常见肿瘤为畸胎瘤;中纵隔常见肿瘤有心包囊肿、支气管囊肿等;后纵隔常见肿瘤有神经源性肿瘤、食管囊肿、肠源性囊肿等。

2. 诊断要点

胸腺瘤在前纵隔肿瘤中最为常见。

(1) 胸腺瘤与重症肌无力之间的发病关系:30%~65%胸腺瘤患者可伴有重症肌无力,仅 10%~15%重症肌无力患者有胸腺瘤。对于有重症肌无力而无胸腺瘤的患者,胸腺切除术后,约 80%可达到改善症状或完全消除症状;对于重症肌无力合并胸腺瘤的患者,胸腺切除术后仅 60%达到改善症状。

(2) 胸腺瘤的病理分型。A 型:梭形细胞;B 型:B1 型-淋巴细胞,B2 型-皮质型,B3 型-上皮型(非典型性、鳞状上皮样、高分化胸腺癌);A-B 型:混合型,具有 A 型胸腺瘤特性细胞,局灶富有淋巴细胞,大多为良性,但也有恶性;C 型:胸腺癌。其中 B 型和 C 型为恶性胸腺瘤。

(3) 影像学诊断方法。胸部 X 线片检查:后前位提示上纵隔影增宽或呈不规则影,侧位片示胸骨后软组织密度影。但须与其他疾病鉴别,如异位甲状腺肿瘤、前纵隔囊肿、肉芽肿性反应、血管瘤以及纵隔转移性肿瘤。胸部 CT 检查:有助于查明肿瘤范围、结构密度、是否侵犯邻近组织。MRI 检查:有助于明确肿瘤是否影响血管。PET、PET-CT 检查:除能获取普通 CT 的资料外还可鉴别肿瘤良恶性。

(4) 组织学诊断检查:经皮穿刺获取组织,作细胞学和病理学检查,诊断准确度达 87%~90%,也有报道达 88%~100%。细针穿刺法尚不能鉴别霍奇金病、非霍奇金淋巴瘤,如采用大针穿刺可将准确度由 96%提高到 100%。纵隔镜、胸腔镜也可用于前纵隔肿瘤的鉴别诊断。

3. 治疗要点

目前纵隔肿瘤的治疗方式仍然以手术为主,但如果明确是淋巴源性恶性肿瘤,原则上首选放化疗。对于胸腺瘤患者,一旦明确合并重症肌无力,围手术期须用溴吡斯的明、泼尼松药物治疗加以控制症状,否则术后极易发生呼吸窘迫,长时间应用呼吸机病情进一步加重。

（1）手术切口的选择：①单侧胸部前外切口：适用于偏向一侧的体积较大的纵隔肿瘤；②颈部横切口：适用于靠近颈部且体积不大的前纵隔肿瘤；③胸腔镜下肿瘤切除：适用于无外侵的体积较小的纵隔肿瘤；④胸部正中切口：适用于向两侧外侵的前纵隔肿瘤，必要时切口可向颈部延伸。

（2）侵袭性胸腺瘤手术切除范围包括：①完全切除胸腺以及前纵隔肿瘤、前纵隔脂肪组织；②探查双侧胸膜腔，切除种植病灶、继发病灶；③切除受侵犯的心包、胸膜、肺组织（肺楔形或肺叶切除）；④切除受侵犯的左无名静脉、单侧颈内静脉；⑤切除上腔静脉段，对端吻合或人造血管、管状心包移植。

六、思考题

1. 简述纵隔的解剖位置。
2. 纵隔不同部位的常见肿瘤有哪些？
3. 胸腺瘤的治疗原则是什么？

七、推荐阅读文献

1. 郑家豪,曹子昂,梁而慷,等.原发性纵隔肿瘤的外科治疗[J].中国胸心血管外科临床杂志,2006,13(1)：49-51.

2. 王云华.原发性纵隔肿瘤的CT诊断[J].实用放射学杂志,2001,17(2)：92-94.

3. 申翼,景华,李德闽,等.手术治疗原发性纵隔肿瘤[J].中国现代医学杂志,2004,14(21)：105-106.

4. 王振捷,于洪泉,任华,等.上腔静脉和无名静脉的切除及重建治疗纵隔肿瘤[J].中国胸心血管外科临床杂志,2005,12(1)：22-25.

5. 陈应泰,王俊,刘军,等.纵隔肿瘤的胸腔镜手术治疗[J].中国微创外科杂志,2002,2(5)：283-285.

（周　翔）

案例 92

多发性肋骨骨折

一、病历资料

1. 现病史

患者,男性,23 岁,因"前胸挤压伤 1 h 伴呼吸困难"就诊。患者被重物挤压前胸 1 h,即刻出现胸痛及呼吸困难,口中吐出鲜红色血块,随即送至我院急诊科。急诊查血常规示:WBC 为 18.4×10^9/L,中性粒细胞比例为 61%,RBC 为 4.75×10^{12}/L,Hb 水平为 157 g/L;胸部 CT 平扫检查示:右侧第 5～10 后肋骨折伴错位、左侧锁骨。两肺广泛渗出影;右下肺挫伤,右侧胸腔积液(血),右侧液气胸(肺压缩 50%),右胸壁皮下气肿。故急诊收治我院。

2. 既往史

患者否认高血压、糖尿病、慢性支气管炎等慢性疾病史。

3. 体格检查

患者神清、精神萎,HR 为 90 次/min,BP 为 105 mmHg/78 mmHg,SPO_2 为 85%,HR 为 90 次/min,律齐,未及杂音;气管居中,未及气肿;右侧胸廓局部塌陷,见反常呼吸,右侧胸壁压痛明显,局部触及握雪感;左侧胸廓无异常;左肺呼吸音粗,右肺呼吸音减低;腹平软,未及压痛、反跳痛,肝、脾未及,移动性浊音(一),肠鸣音正常,双下肢无水肿。

4. 实验室和影像学检查

(1)胸部 HRCT 平扫示:左侧锁骨、右侧第 5～10 后肋骨折伴错位。两肺广泛渗出影;右下肺挫伤,右侧胸腔积液(积血),右侧液气胸(肺压缩 50%),右胸壁皮下气肿(见图 92 - 1)。

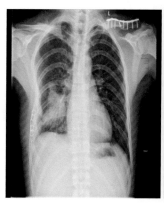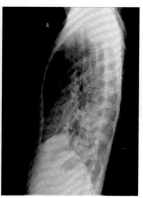

图 92 - 1 胸片检查

(2) 血常规检查示：WBC 为 $18.4 \times 10^9/L$，NE 为 61%，RBC 为 $4.75 \times 10^{12}/L$，Hb 水平为 157 g/L。

二、诊治经过

1. 初步诊断

创伤性血气胸（右侧），多发性肋骨骨折（右侧 5～10 肋）；锁骨骨折（左侧）；牙槽骨骨折。

2. 诊治经过

（1）患者急诊入院后，立即维护生命体征平稳，并积极完善相关检查明确诊断后，给以右侧胸腔闭式引流，见 400 ml 血性液体并大量气体引出；并止痛抗炎化痰等对症支持治疗；密切观察患者生命体征及有无活动性血胸；其他骨折予以局部固定，待生命体征平稳后进一步处理。

（2）入院后第 3 天，患者突然出现 SPO_2 下降至 78%，呼吸困难，听诊双肺呼吸音低，左肺可及哮鸣音，胸腔引流管内引流量较前增多，呈血性，行床边胸片示右侧大片不透光区域，考虑急性呼吸窘迫综合征，予以甲强龙及喘定对症支持治疗，症状稍有好转，SPO_2 上升至 90% 左右。

（3）入院后第 4 天，患者持续出现 SPO_2 下降至 80% 左右，予以甲强龙，呋塞米（速尿）等对症处理治疗无效，与家属沟通，予以气管插管，同时予以胃管置入，操作顺利，目前呼吸机辅助通气，SIMV 模式，SPO_2 维持在 92% 左右，继续观察。

（4）入院后第 5 天，血胸清除＋右侧肋骨固定术＋左锁骨骨折切开复位钢板内固定术。

（5）1 个月后患者康复出院（见图 92 - 2）。

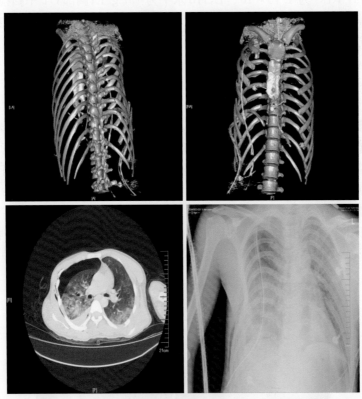

图 92 - 2 术后检查（胸部三位重建 CT、胸部 CT、胸片）

三、病例分析

1. 病史特点

(1) 患者为青年男性,因"前胸挤压伤1h伴呼吸困难"就诊。

(2) 患者既往体健。

(3) 患者多根、多处肋骨骨折,使胸壁失去肋骨支持而软化,形成连枷胸,严重者影响呼吸功能。大部分患者肋骨骨折后经止痛、包扎及外固定等保守治疗可治愈,但临床对伴有胸内脏器损伤、进行性血胸等要剖胸探查时,对多根多处肋骨骨折进行复位和内固定,对胸腔稳定性恢复、住院时间缩短、早期恢复劳动能力、减少术后并发症都有重要意义。

2. 诊断及诊断依据

(1) 诊断:创伤性血气胸(右侧)多发性肋骨骨折(右侧5~10肋),锁骨骨折(左侧),牙槽骨骨折。

(2) 诊断依据:①青年男性外伤病史。②症状:胸痛及呼吸困难,咯血。③右侧胸廓局部塌陷,见反常呼吸,右侧胸壁压痛明显,局部触及握雪感;左侧胸廓无异常;左肺呼吸音粗,右肺呼吸音减低。④辅助检查:左侧锁骨、右侧第5~10后肋骨折伴错位。两肺广泛渗出影;右下肺挫伤,右侧胸腔积液(积血),右侧液气胸(肺压缩50%),右胸壁皮下气肿。

3. 鉴别诊断

(1) 胸壁结核:胸壁结核一般没有外伤史,表现为肋骨处肿胀,压痛不明显,部分病人尚有午后低热/盗汗等表现。

(2) 肋软骨炎:多半慢性起病,亦无外伤史,局部可有轻度肿胀,也有压痛,但疼痛部位多在胸前居正中线较近部位,X线可鉴别。

四、处理方案和基本原则

本例患者采用手术治疗。多发肋骨骨折的适应证:①胸廓多处肋骨骨折塌陷导致连枷胸和反常呼吸;②骨折断端移位特别明显,或多段、粉碎性肋骨骨折,有可能损伤神经、血管,保守治疗将导致畸形愈合、影响呼吸功能;③胸壁有顽固性疼痛伴呼吸困难,且有血气胸的单纯性肋骨骨折;④需开胸探查者可同时行肋骨固定术;⑤机械通气治疗效果差或脱机困难;⑥年轻患者对美观要求较高、经济条件许可等。

五、要点与讨论

1. 解剖要点

肋骨骨折常发生在第4~10肋。第1~3肋较短,且有肩胛骨、锁骨保护,不易骨折。第11~12肋为浮肋,活动度大,骨折少见。但如果造成第1~3肋或第11~12肋骨折,则往往外力打击很大,应密切注意有无合并胸内或腹内器官损伤。由于致伤暴力不同,可以产生单根或多根肋骨骨折,每根肋骨又可在一处或多处折断:单处骨折如无胸内脏器损伤,多不严重。但相邻的几根肋骨同时有两处以上骨折,可造成连枷胸,产生反常呼吸运动,严重影响呼吸和循环功能。肋软骨骨折常发生在肋软骨与肋骨或与胸骨连接处,并易脱位。胸骨骨折的部位多发生在胸骨体部或柄体交界处,由于易合并胸内脏器损伤,病死率达25%~45%。

2. 诊断要点

骨折断端刺激肋间神经产生疼痛,深呼吸、咳嗽或身体转动可使疼痛加剧。疼痛使伤侧呼吸活动度受限，咳嗽无力，易使呼吸道分泌物潴留，易造成肺不张、肺部感染等并发症。骨折断端向内移位可刺破胸膜、肋间血管和肺组织，产生气胸、血胸、皮下气肿或咯血等，则有相应的症状和体征。胸壁伤处局部可能有肿胀或局部血肿，骨折移位时可见局部变形。连枷胸患者可见软化胸壁与正常胸壁在呼吸时呈反常运动，病人可有呼吸困难、发绀，甚至休克。体格检查可有骨折部位明显压痛，伴有骨擦音。

3. 治疗要点

胸廓骨折的治疗原则为镇痛、清理呼吸道分泌物、固定胸廓恢复胸壁功能和防治并发症。镇痛方法很多，可口服或肌肉静脉注射镇痛剂和镇静剂；或应用自控止痛泵；也可肋间神经阻滞和痛点封闭。由于肋间神经的神经支配范围不十分明确，所以阻滞范围一般应包括骨折部位上、下各 $1\sim2$ 个肋间。痛点封闭可用 $0.5\%\sim1\%$ 普鲁卡因 10 ml，直接注入骨折部位及其周围。药物作用一般持续 $6\sim12$ h，必要时可重复施行。均无效时，甚至可应用硬膜外置管镇痛。老年人的单纯性肋骨骨折如处理不当，可因疼痛限制其有效的呼吸运动和咳嗽排痰，使肺的顺应性在较低的基础上进一步下降，易造成呼吸窘迫和缺氧，肺部的感染率升高，故对老年人肋骨骨折，应严密观察和积极处理。积极鼓励和协助病人咳嗽、排痰及早期下床活动，可减少呼吸系统并发症。固定胸廓方法因肋骨骨折损伤程度与范围不同而异。

（1）单处闭合性肋骨骨折的治疗：骨折两端因有上下肋骨和肋间肌支撑，发生错位、活动很少，多能自动愈合。固定胸廓主要是为了减少骨折端活动和减轻疼痛，方法有宽胶条固定、多带条胸布固定或弹力胸带固定。

（2）多发性肋骨骨折的治疗：纠正反常呼吸运动，抗休克、防治感染和处理合并损伤。

固定胸廓方法如下。①厚敷料固定包扎：适用于软化胸壁范围较小者或紧急处理时暂时使用。方法是用棉垫数块或沙袋压迫覆盖于胸壁软化区，并固定包扎。注意压力适中，不宜过紧，以免肋骨骨折端嵌入胸膜腔内，发生气胸、血胸等并发症。②胸壁牵引固定：在局麻下用手术钳夹住游离段肋骨，或用不锈钢丝绕过肋骨上、下缘，将软化胸壁提起，固定于胸壁支架上，或用牵引绳通过滑车进行重量牵引，牵引时间为 $2\sim3$ 周。③呼吸机"内固定"：适用于伴有呼吸功能不全的病人。施行气管插管或气管切开术，连接呼吸机进行持续或间歇正压呼吸 $2\sim4$ 周，待胸壁相对稳定、血气分析结果正常后逐渐停止呼吸机治疗。④手术内固定：手术内固定优势较多，Balci 等发现，手术内固定组的 ICU 监护时间、机械通气时间、肺部感染和气道损伤等并发症以及病死率、住院时间等指标都显著低于非固定组。可在手术时切开胸壁软组织，暴露肋骨骨折断端，用金属缝线固定每一处骨折的肋骨。对于双侧前胸部胸壁软化，可用金属板通过胸壁后方将胸骨向前方托起，再将金属板的两端分别固定于左右两侧胸廓的肋骨前方。目前常用的固定材料有不锈钢板螺钉固定、Judet 架（Judet staple）、Kirschner 钢丝、滑动 U 型针支撑以及可吸收钢板等。

（3）开放性骨折的治疗：应及早彻底清创治疗。清除碎骨片及无生机的组织，咬平骨折断端，以免刺伤周围组织。如有肋间血管破损者，应分别缝扎破裂血管远近端。剪除一段肋间神经，有利于减轻术后疼痛。胸膜破损者按开放性气胸处理。术后常规注射破伤风抗毒血清和给予抗生素防治感染。

六、思考题

1. 你认为该患者手术时机选择是否得当？

2. 假如你是设计师，请设计一款肋骨固定材料，可从固定原理、材料选择、组织相容性、性价比等方面考虑。

3. 假如你是一名胸外科医师，急诊首诊一名踩踏伤、多发肋骨骨折的病人，你会如何处理？

七、推荐阅读文献

1. Nirula R，Diaz JJ Jr，Trunkey DD，et al. Rib fractured repair：indications，technical issues，and future directions [J]. World J Surg，2009，33(1)：14‐22.

2. Balci AE，Eren S，Cakir O，et al，Open fixation in flail chaest：review of 64 patients [J]. Aasian Cardiovasc Thorac Ann，2004，12(1)：11‐15.

3. Pettiford BL，Luketich JD，Landreneau RJ，et al. The management of flail chest [J]. Thorac Surg Clin，2007，17(1)：25‐33.

4. Ali J，Harding B，deNiord R. et al. Effect of temporary external stabilization on ventilator weaning after sternal resection [J]. Chest，1989，95(2)：472‐473.

5. Balci AE，Eren S，Cakir O，et al. Open fixation in flail chest：review of 64 patients [J]. Asian Cardiovasc Thorac Ann，2004，12(1)：11‐15.

6. Bibas BJ，Bibas RA. Operative stabilization of flail chest using a prosthetic mesh and methylmethacrylate [J]. Eur J Cardiothorac Surg，2006，29(6)：1064‐1066.

（项　捷）

案例 93

食管自发性破裂

一、病历资料

1. 现病史

患者:男性,63岁,因"剧烈呕吐后胸痛2d伴气促发热"就诊。患者2d前剧烈呕吐后突发左胸疼痛,疼痛位于左侧胸部,疼痛较剧,无放射痛,深吸气时疼痛明显。遂入当地医院就诊,查胸片考虑左下肺感染,予以抗感染、补液支持治疗。1d前患者出现气促同时伴有发热,体温最高38.6℃,遂转入我院急诊科就诊。查胸部CT示左侧液气胸,纵隔积气;胃镜检查见食管破裂口,拟"食管破裂,左侧液气胸"收入病房。

2. 既往史

患者否认高血压、糖尿病、慢性支气管炎等慢性疾病史。

3. 体格检查

患者神清、精神萎,T 38.5℃, HR 为 105 次/min, BP 105 mmHg/78 mmHg, SPO$_2$ 为 92%。心律齐,未及杂音。气管右偏,未及气肿。双侧胸廓无异常。左肺呼吸音消失,左下胸叩诊浊音。腹平软,未及压痛、反跳痛,肝、脾未及,移动性浊音(一),肠鸣音正常,双下肢无水肿。

4. 实验室和影像学检查

(1) 胸部 CT 平扫示:左侧液气胸,纵隔右移,纵隔积气(见图 93-1)。

(2) 胃镜检查示:食管破裂(见图 93-2)。

(3) 血常规示:WBC 为 15.3×10^9/L,中性粒细胞比例为 89%。

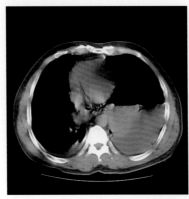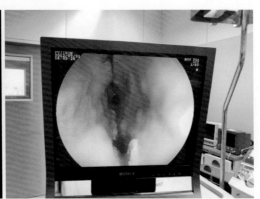

图 93-1 胸部 CT 平扫示左侧液气　　图 93-2 胃镜检查示食管破裂
胸,纵隔右移,纵隔积气

二、诊治经过

（1）初步诊断：食管自发性破裂，左侧液气胸。

（2）诊治经过：入院后完善相关检查，急诊行剖胸探查术，左侧 90 度卧位，常规消毒铺巾，左第 6 肋间外侧切口进胸，探查见肺表面及胸壁面均有脓苔覆盖，以食管下段处、膈肌后为甚，最厚面有 0.5 cm，食管下段从膈肌上至肺下静脉平面，肌层裂开，膈肌上 1 cm 处食管一破口直径 1 cm。剥离脓苔，用碘附水及生理盐水反复冲洗胸腔，食管破口用可吸收线 40 缝合 3 针食管肌层缝合数针，置冲洗管 1 根，引流管 2 根，常规关胸，手术顺利。术后予以放置空肠营养管，肠内营养支持、抗感染等对症支持治疗，检测患者体温、血常规生化等变化。患者禁食 2 周后开始饮水至半流质饮食，体温无变化，血常规无异常，予以出院。

三、病例分析

1. 病史特点

（1）患者为老年男性，剧烈呕吐后胸痛 2 d 伴气促发热。有剧烈呕吐史，左侧胸痛，无吞咽异物史。

（2）查体：神清、精神萎，T 38.5℃，HR 为 105 次/min，BP 105 mmHg/78 mmHg，SPO_2 为 92%。气管右偏，未及气肿。双侧胸廓无异常。左肺呼吸音消失，左下胸叩诊浊音。

（3）胸部 CT 平扫：左侧液气胸，纵隔右移，纵隔积气；胃镜示食管破裂；血常规示：WBC 为 15.3×10^9/L，中性粒细胞比例为 89%。

2. 诊断及诊断依据

（1）诊断：食管自发性破裂，左侧液气胸。

（2）诊断依据：①急性起病，剧烈呕吐史，呕吐后胸痛，无吞咽异物史；②发热，SPO_2 下降，左侧呼吸音消失，左下胸叩诊浊音，气管右偏。③胸部 CT 平扫示左侧液气胸，纵隔右移，纵隔积气；胃镜示食管破裂；血常规示 WBC 为 15.3×10^9/L，中性粒细胞比例为 89%。

3. 鉴别诊断

（1）食管异物穿孔：多有进食尖锐物体病史，可有胸痛，恶心等不适，也可无明显症状，严重纵隔感染可有发热等败血症表现，CT 多可见食管内异物。

（2）夹层动脉瘤：同样剧烈的胸痛，血压增高，突发主动脉瓣关闭不全，两侧脉搏不等，或触及搏动性肿块也应该考虑此病。超声心动图、CT、MRI、DSA 等检查均可确诊。

四、处理方案和基本原则

（1）立即禁食，作空肠造瘘，控制感染。

（2）伤在颈段食管者由颈部作引流术。

（3）伤在胸段食管者作胸腔闭式引流及纵隔引流术，同时作空肠造瘘术以便术后营养支持。

（4）伤在胸段食管且在伤后 24 h 内已明确诊断，全身情况良好者可考虑开胸探查术缝合裂口。

（5）对晚期作出诊断（伤后超过 24 h）的胸段食管损伤患者，可待纵隔及胸膜腔感染控制及患者全身情况改善后行食管重建术。

五、要点与讨论

1. 解剖要点

突然升高的胃内压（通常可致 200 mmHg 以上）传导至食管，同时食管上端肌肉及咽下括约肌未及时协调松弛,所导致的食管腔内压力急剧升高是造成食管破裂的主要原因。多见于暴饮、暴食,酗酒后发生的剧烈呕吐,也可见于哮喘、癫痫患者。破裂的位置最常见于食管下 1/3 段,此处食管先天性薄弱,且周围缺乏其他器官的支持保护,为生理性低抵抗力区。

2. 诊断要点

(1) 症状:大多数患者有饮酒、暴食引起剧烈呕吐病史,呕吐时伴有撕裂样疼痛,通常位于剑突下及胸骨后,呕吐物可带血,但大出血较少见。严重病例因纵隔感染、胸腔积液、气胸、心律失常等并发症可发现高热、气促、呼吸困难,甚至休克等呼吸循环衰竭表现。

(2) 体检:患者呈急性病容,可有中上腹、左上腹轻压痛,如食管或胃内容物进入腹腔,可有不同程度的腹膜刺激征;胸膜炎、胸腔积液可引起患侧肺呼吸音减低,叩诊呈浊音;严重纵隔感染病例可出现败血症或中毒性休克症状:低血压、脉搏细速、皮肤湿冷、周围性发绀等。

多数病人症状均为非特异性,常需与急腹症、心梗、肺梗死等鉴别,因此仔细询问患者病史对诊断非常重要。

(3) 辅助检查。①胸片:阳性发现取决于三个方面:穿孔的时间、穿孔的部位及纵隔胸膜的完整性。治疗延误出现纵隔增宽则提示纵隔炎症及纵隔气肿;胸膜被破坏时,胸片可显示气胸,液气胸等。②食道造影:可见造影剂逸出到周围组织,可明确穿孔部位。但由于组织水肿或肌肉痉挛也可能无造影剂逸出。③CT 检查:对于可疑胸痛患者,应常规行 CT 检查。CT 是早期发现食管旁积气最有效的检查方式。如怀疑食管破裂,则应常规行造影剂对比 CT 检查。④内镜:如操作不慎,有加重积气、扩大裂口的风险,而且对操作医师技术有非常高的要求,目前不推荐常规进行。

3. 治疗要点

自发性食管破裂患者的病死率据文献报道高达 40%～60%,早期正确诊断是降低患者病死率的关键,延误诊断将造成严重的细菌性、化学性纵隔炎及脓毒症。处理原则为限制污染扩散、充分引流及抗生素治疗。

手术治疗仍是最有效的治疗方式,对于发病早期的患者,首选急诊开胸食管裂口修补术＋引流术(胸膜腔/纵隔),术后予以广谱抗生素,胃管肠内营养,PPI 等对症支持治疗,通常 2 周后行造影检查,如无异常则可恢复饮食。

对于发病时间超过 48 h 的患者一般采用保守治疗,主要包括抗生素及穿刺引流术。当患者出现脓毒症表现,则应及时行清创引流术。如裂口大、胸腔内容物多,以及已形成脓胸、纵隔炎及食管胸膜瘘等,则需延期修补,甚至作部分食管切除,对于这种患者,空肠/胃造口术通常同时进行,方便术后肠内营养支持。此外,对于术后缝合口漏的患者,因其漏口较小,周围已有充分引流,一般采取保守治疗,大多 2 周内可愈合。

六、思考题

1. 食管自发性破裂的症状有哪些?
2. 假如你是一名胸外科医生,急诊首诊一名呕吐后胸痛患者,该如何处理?
3. 食管自发性破裂修补术后造影剂显示有食管漏,下一步该如何处理?

七、推荐阅读文献

1. 徐乐天,张志庸. 协和胸外科[M]. 北京:科学出版社,2010.
2. 中华医学会. 临床技术操作规范胸外科学分册[M]. 北京:人民军医出版社,2009.
3. 中华医学会. 临床诊疗指南胸外科学分册[M]. 北京:人民卫生出版社,2009.

(韩丁培)

案例 94
脑挫裂伤

一、病历资料

1. 现病史

患者,男性,42岁,因"头部外伤10 h,意识进行性恶化3 h"而就诊。患者入院前10 h安装电器时自3 m高处跌落,后枕部着地,救护车送至急诊科。患者诉头痛、恶心,无肢体活动障碍,GCS 12分,头颅CT检查示右颞脑组织散在挫伤,中线结构未见明显移位。于急诊止血、脱水、神经营养治疗。3 h前患者出现烦躁进而意识状况恶化伴呕吐,头颅CT复查示双侧颞叶脑组织挫裂伤、脑内血肿形成。为手术治疗收治入院。

2. 既往史

患者否认高血压、心脏病、糖尿病史。

3. 体格检查

患者神志昏迷,GCS 8分,查体不合作,睁眼刺痛,言语仅有发音,肢体刺痛躲避。双侧瞳孔正大等圆,对光反射(＋)。双侧病理征未引出。心肺听诊无异常,腹软,肠鸣音正常。BP为145 mmHg/95 mmHg, HR为63次/min, R 14次/min。

4. 影像学检查

(1) 外伤后首次头颅CT显示:右颞散在脑组织挫伤,中线结构未见明显移位(见图94-1)。

(2) 复查头颅CT显示:双颞广泛脑组织挫裂伤、脑内血肿形成、伴周围脑组织水肿,环池消失(见图94-2)。

二、诊治经过

(1) 初步诊断:重度颅脑外伤,双侧颞叶脑组织挫裂伤。

(2) 入院后完善术前检查,经与家属充分沟通后于全麻下行双颞脑组织挫裂伤、脑内血肿清除术＋去骨瓣减压术,术中见脑组织张力高,双颞叶弥漫性脑挫裂伤,左右两侧分别清除挫伤坏死脑组织及血凝块各约30 ml,硬膜减张缝合,去骨瓣减压。术后予以脱水药物降颅压、神经营养、全身营养支持治疗。患者于术后第5天起意识状况逐渐好转,术后第10天复查CT显示双颞脑组织挫裂伤、脑内血肿基本清除、吸收,术野可见低密度水肿表现,中线结构、脑室系统正常(见图94-3)。术后2周患者康复出院,拟术后6个月行颅骨缺损修补。

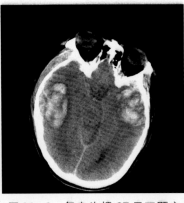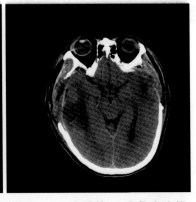

图 94-1 外伤后首次头颅 CT 示右颞散在脑组织挫伤,中线结构未见明显移位　　图 94-2 复查头颅 CT 示双颞广泛脑组织挫裂伤、脑内血肿形成、伴周围脑组织水肿,环池消失　　图 94-3 术后第 10 天复查头颅 CT 显示双颞脑组织挫裂伤、脑内血肿基本吸收,术野可见低密度水肿表现,中线结构、脑室系统正常,环池形态恢复

三、病例分析

1. 病史特点

(1) 患者为中年男性,高处跌落,后枕部着地。

(2) 外伤当时患者诉头痛、恶心,GCS 12 分,无肢体活动障碍,保守治疗过程中逐渐出现烦躁进而意识恶化。

(3) 查体:GCS 8 分,刺痛睁眼,言语混乱,肢体刺痛躲避。双侧瞳孔正大等圆,对光反射(+)。

(4) BP 升高(145 mmHg/95 mmHg),HR 缓慢(63 次/min),R 缓慢(12 次/min)。

(5) 伤后首次头颅 CT 示右颞散在脑组织挫伤,中线结构居中。

(6) 复查头颅 CT 示双颞广泛脑组织挫裂伤、脑内血肿形成,环池消失。

2. 诊断与诊断依据

(1) 诊断:重度颅脑外伤,双侧颞叶脑组织挫裂伤。

(2) 诊断依据:①高处跌落,后枕部着地,进行性意识障碍伴头痛呕吐;②神志昏迷,GCS 8 分,颅高压 Cushing's 反应;③复查头颅 CT 示双颞广泛脑组织挫裂伤、脑内血肿形成,环池消失。

3. 鉴别诊断

由于患者头部外伤病史明确,结合头颅 CT 挫伤灶内出血和水肿呈混杂密度的典型表现,故诊断多较为明确,无须特殊鉴别。

四、处理方案和基本原则

(1) 急诊全麻下行双颞脑组织挫裂伤、脑内血肿清除术＋去骨瓣减压术。患者伤后短期内出现进行性意识障碍伴颅内压增高表现,CT 示双颞广泛脑组织挫裂伤、脑内血肿形成,环池消失,因此手术指征明确。

(2) 患者术前即存在明显颅高压表现,术中见脑组织张力高,双颞叶弥漫性脑挫裂伤。为预防术后可能出现严重脑水肿导致的颅内压增高,故清除挫伤坏死脑组织和血肿的基础上另行双侧额颞去骨板减压。

（3）术后予以营养神经治疗，促进神经功能恢复。

（4）出院后康复治疗，拟术后 6 个月行颅骨缺损修补。

五、要点与讨论

脑挫裂伤是脑挫伤和脑裂伤的统称，是一种常见的原发性脑损伤。作用于头部的暴力，在冲击点和对冲部位均可引起脑挫裂伤，严重时合并脑深部结构的损伤。

1. 病因

脑挫裂伤主要是因脑组织在外力作用后在颅内作直线加速或减速运动，或旋转运动，脑表面与颅骨内面或颅底碰撞、摩擦而形成。通常脑表面的挫裂伤多发生在暴力打击部位和对冲部位，临床上以枕顶部受力时产生对侧额极、额底和颞极的广泛性损伤最为常见，而枕叶的对冲性损伤却很少有，这是由于前颅底和蝶骨嵴表面粗糙不平，外力作用使对侧额极和颞极撞击，产生相对摩擦而造成损伤。而当额部遭受打击后，脑组织向后移动，但由于枕叶撞击于光滑平坦的小脑幕上，外力得以缓冲，很少造成对冲性损伤。脑实质内的挫裂伤，则常因脑组织的变形和剪切力引起损伤，并以挫伤及点状出血为主。

2. 临床表现

脑挫裂伤的临床表现因致伤因素和损伤部位的不同而各异。轻者，如单纯的闭合性凹陷性骨折、头颅挤压伤，可没有原发性意识障碍；重者，可致深度昏迷，甚至死亡。意识障碍是脑挫裂伤最突出的临床表现之一，伤后大多立即昏迷。由于伤情不同，昏迷时间由数分钟乃至迁延性昏迷不等。长期昏迷者多有广泛脑皮质损害或脑干损伤存在。严重脑挫裂伤可出现颅内压增高症状乃至脑疝发生，部分患者亦可有明显的下丘脑功能紊乱，出现持续高热、尿崩和严重的内环境紊乱表现。

3. 检查

（1）X 线片：在伤情允许的情况下，X 线颅骨平片可了解骨折的具体情况。

（2）CT 扫描：对脑挫裂伤可以做出明确的诊断，并能清楚地显示脑挫裂伤的部位、程度和有无继发损害，如出血和水肿情况。同时，可根据脑室和脑池的大小、形态和移位的情况间接估计颅内压的高低。尤为重要的是，可以通过定期 CT 扫描，动态地观察脑水肿的演变或迟发性血肿的发生。

（3）MRI：一般少用于急性颅脑损伤的诊断，但在伤情允许的情况下可用于对微小脑挫伤灶、轴索损伤及早期脑梗死的诊断。

（4）颅内压监测：通常适用于入院 CT 检查有异常（血肿、脑挫裂伤、脑水肿）、GCS<8 分的重型颅脑外伤患者，其主要意义是通过对颅内压，尤其是脑灌注压客观、动态的监测，使医师早期察觉颅内血肿与脑水肿，指导治疗并判断预后。此外，脑室 C5F 引流也是一种降低 ICP 的治疗。

4. 治疗

（1）非手术治疗：应以防治继发性脑损伤进一步加重脑损害为主、严密观察颅内有无继发血肿、维持机体内外环境平衡及预防各种并发症的发生。尽早进行合理的治疗，是减少伤残率、降低病死率的关键。①一般处理：主要是防治脑水肿及对症治疗，密切观察病情，及时进行颅内压监护及（或）复查 CT 扫描。②特殊处理：对伤后早期就出现中枢性高热、频繁去脑强直或癫痫持续发作者，应尽早采用过度换气、巴比妥、激素及脱水药物，同时冬眠降温也有助于减轻脑水肿、降低颅内压。③降低颅内高压：轻度颅内压增高者可酌情给予卧床、输氧、激素及脱水等常规治疗；重症则应尽早施行过度换气、大剂量激素，并在颅内压监护下进行脱水治疗。在降颅压治疗过程中，应注意血液流变学变化并予纠正。④脑机能恢复治疗：在颅脑外伤急性期治疗中就应给予神经营养药物保护脑机能，尽量减少废损。当病情较为稳定时，应开始功能锻炼，包括理疗、按摩、针灸及被动或主动的运动训练。

（2）手术治疗：原发性脑挫裂伤或其产生的继发性损害引起意识障碍进行性加重、颅内压升高甚至脑疝形成时，则需予以手术干预。对非手术治疗效果欠佳、患者意识障碍进行性加重、CT 示颅内血肿有明显占位效应、颅内压监护压力持续升高超过 4.0 kPa(30 mmHg)或顺应性较差时,应及时施行开颅手术,清除糜烂脑组织和脑内血肿,并行内、外减压术。

六、思考题

1. 简述脑挫裂伤典型临床表现。
2. 简述脑挫裂伤的临床治疗原则。

七、推荐阅读文献

1. 周良辅. 现代神经外科[M]. 2 版. 上海: 复旦大学出版社, 2015: 305 - 418.

2. Corrigan JD, Selassie AW, Orman JA. The epidemiology of traumatic brain injury [J]. J Head Trauma Rehabil, 2010, 25: 72 - 80.

3. Gean AD, Fischbein NJ. Head trauma [J]. Neuroimaging Clin N Am, 2010, 20: 527 - 556.

4. Badjatia N, Carney N, Crocco TJ, et al. Guidelines for prehospital management of traumatic brain injury 2nd edition [J]. Prehosp Emerg Care, 2008, 12(Suppl 1): S1 - S52.

5. Fink ME. Osmotherapy for intracranial hypertension: mannitol versus hypertonic saline [M]. Continuum (Minneap Minn), 2012, 18: 640 - 654.

6. Childs C. Human brain temperature: regulation, measurement and relationship with cerebral trauma: Part 1[J]. Br J Neurosurg, 2008, 22: 486 - 496.

7. Li J, Jiang JY. Chinese Head Trauma Data Bank: Effect of hyperthermia on the outcome of acute head trauma patients [J]. J Neurotrauma, 2012, 29: 96 - 100.

(李 宁)

案例 95
急性创伤性硬膜外血肿

一、病历资料

1. 现病史

患者,男性,38 岁,因"车祸外伤后 3 h,头痛呕吐 1 h"就诊。入院前 3 h 车祸致头部外伤。当时无意识障碍、无呕吐及耳鼻流血。救护车送至急诊,头颅 CT 检查示右顶颅骨线性骨折,梭形高密度病灶。1 h 前于急诊完善检查和止血治疗过程中出现烦躁、头痛伴喷射样呕吐,复查 CT 示原梭形高密度病灶明显增大。为手术治疗收治入院。

2. 既往史

患者否认高血压、心脏病、糖尿病史。

3. 体格检查

患者神志嗜睡,GCS 11 分,问答不切题,查体不合作,双侧瞳孔正大等圆,对光反射灵敏。鼻唇沟无变浅。颈软,无抵抗。左侧肢体肌力 4 级,右侧肢体肌力 5 级。左侧巴氏征(+)。心肺听诊无异常,腹软,肠鸣音正常。BP 为 130 mmHg/85 mmHg,HR 为 65 次/min,R 为 14 次/min。

4. 影像学检查

(1) 头颅 CT 检查:右顶颅骨线性骨折,内板下梭形高密度病灶(见图 95-1)。

(2) 复查头颅 CT:右顶原梭形高密度病灶明显增大,中线结构左移(见图 95-2)。

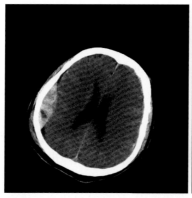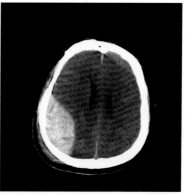

图 95-1 创伤后首次头颅 CT,显示右顶颅骨线性骨折,梭形高密度病灶,中线结构未见移位

图 95-2 创伤后 2 h 复查头颅 CT,显示原梭形高密度病灶明显增大,中线结构左移

二、诊治经过

（1）初步诊断：右侧顶叶急性硬膜外血肿。

（2）完善术前检查，与家属充分沟通。全麻下行右侧顶叶急性硬膜外血肿清除术，术中见顶骨线性骨折，清除血凝块约 50 ml，未见活动性出血点。术中颅骨回复。术后予以营养神经、全身营养支持治疗。患者恢复良好，1 周后痊愈出院。

三、病例分析

1. 病史特点

（1）车祸外伤后进行性意识障碍伴头痛呕吐 3 h。

（2）查体：神志嗜睡，GCS 11 分，左侧肢体肌力 4 级，左侧巴氏征（+）。

（3）头颅 CT 示右顶颅骨线性骨折，梭形高密度病灶进行性增大，中线结构左移。

2. 诊断与诊断依据

（1）诊断：中度颅脑外伤，右侧顶叶急性硬膜外血肿，右顶颅骨线性骨折。

（2）诊断依据：①车祸外伤后进行性意识障碍，伴头痛呕吐；②查体：神志嗜睡，GCS 11 分，左侧肢体肌力 4 级；③头颅 CT 示右顶颅骨线性骨折，颅骨内板下梭形高密度病灶。

3. 鉴别诊断

急性创伤性硬膜下血肿：急性硬膜外血肿 CT 多表现为颅骨下梭形高密度区，常伴有颅骨骨折；硬膜下血肿多表现为颅骨下方新月形高密度区，故两者头颅 CT 表现可予以鉴别。

四、处理方案和基本原则

（1）急诊全麻下行右侧顶叶急性硬膜外血肿清除术。患者伤后短期内出现头痛、呕吐的颅内压增高表现，发生进行性意识障碍并伴有左侧肢体肌力减退的局灶神经功能障碍表现，影像学硬膜外血肿特征明确，血肿量>30 ml，因此手术指征明确。

（2）术后予以营养神经治疗，促进神经功能恢复。

（3）出院后康复治疗，门诊随访。

五、要点与讨论

硬膜外血肿是位于颅骨内板与硬脑膜之间的血肿，好发于幕上半球凸面，约占外伤性颅内血肿30%，其中大部分属于急性血肿，亚急性、慢性较少。

1. 发病原因及发病机制

急性硬膜外血肿的形成与颅骨损伤有密切关系，多因头部受过外力直接打击，产生着力点处的颅骨变形或骨折，撕破位于骨沟的硬脑膜动脉或静脉窦引起出血或骨折的板障出血，其中损伤脑膜中动脉引致硬膜外血肿占 3/4 左右。硬膜外血肿以额颞部和顶颞部最多，这与颞部含有脑膜中动、静脉，又易为骨折所撕破有关。枕部外伤后骨折线可穿越上矢状窦或横窦，故可引起骑跨于横窦的巨大硬膜外血肿。发展急速的硬脑膜外血肿，其出血来源多属动脉或静脉窦损伤所致，血肿迅猛增大，可在数小时内引起脑疝，威胁生命。若出血源于静脉，如硬脑膜静脉或板障静脉，则病情发展稍缓，可呈亚急性或慢性病程。

2. 临床表现

急性硬膜外血肿常见于以额颞部和顶颞部,其临床表现取决于原发脑损伤的程度、血肿形成速度、血肿部位及年龄的差异。典型的幕上急性硬膜外血肿患者临床表现如下。

(1)意识障碍:患者伤后早期可由于原发性脑损伤程度不一而出现不同程度意识障碍。如原发性脑损伤较轻,伤后无原发昏迷,至颅内血肿形成后,始出现意识障碍。如原发性脑损伤略重,伤后曾一度昏迷,随后即完全清醒或有意识好转,但不久又再次陷入昏迷状态,这类患者即昏迷—清醒—再昏迷的典型病例,容易诊断。如原发性脑损伤严重,则伤后持续昏迷,且进行性加深。

(2)颅内压增高:随着颅内压增高,患者常有头疼、呕吐加剧,躁动不安和 Cushing's 反应(即出现血压升高、脉压差增大、体温上升、心率及呼吸缓慢等代偿性反应;等到衰竭时,则血压下降、脉搏细弱及呼吸抑制)。如颅内压持续增高,则引起颞叶钩回疝,造成严重后果。

(3)神经系统体征:单纯的硬膜外血肿早期较少出现神经受损体征,仅在血肿压迫脑功能区时,才有相应的阳性体征。当血肿不断增大引起颞叶钩回疝时,患者不仅意识障碍加深,生命体征紊乱,同时相继出现患侧瞳孔散大,对侧肢体偏瘫等典型征象。幕下急性硬膜外血肿患者多缺乏典型临床表现,常见①剧烈头痛、呕吐;②意识恶化后常缺乏瞳孔改变表现;③血压急剧升高,呼吸障碍出现早且显著。

3. 诊断

幕上急性硬膜外血肿的早期诊断,应判定在颞叶钩回疝征象之前,而不是昏迷加深、瞳孔散大之后,故临床观察非常重要。当临床怀疑存在外伤后颅内血肿,通过进行必要的影像学检查,包括 X 线颅骨平片、CT 扫描等,较易得出明确诊断。CT 表现:绝大多数急性硬脑膜外血肿都有典型的 CT 特点:在颅骨内板下方有双凸形或梭形边缘清楚的高密度影,骨窗位常可显示骨折。

4. 治疗

(1)非手术治疗:对于神志清楚、病情平稳、血肿量<15 ml 的幕上急性硬膜外血肿,经 CT 扫描确诊后,可密切观察、应用止血药物治疗,但应慎用脱水药物。一般血肿可于 15~45 d 吸收,保守治疗期间需根据病情变化进行动态 CT 监护,若出现意识恶化、血肿量进行性增加超过 30 ml 则需立即手术治疗。

(2)手术治疗:硬膜外血肿手术原则上清除血肿以缓解颅内高压。手术指征包括①伤后或在非手术治疗过程中病情恶化,意识障碍程度进行性加重;②CT 检查血肿较大(幕上>30 ml,幕下>10 ml,颞部>20 ml,或血肿虽不大但中线移位>1 cm),脑室或脑池受压明显者;③颅内压的监测压力在 2.7 kpa 以上,并呈进行性升高表现;④有局灶性脑损害体征;⑤儿童硬膜外血肿幕上>20 ml,幕下>10 ml 可考虑手术。

5. 预后

对于原发脑损伤轻、无其他严重并发症患者,及时手术通常预后良好。原发脑损伤的程度和脑疝形成后引起的脑干继发性损伤是导致患者预后不佳的主要因素。对于合并有明显硬膜下血肿、脑内血肿、脑挫裂伤患者,病死率约为单纯硬膜外血肿的 4 倍。

六、思考题

1. 试述急性创伤性硬膜外血肿与硬膜下血肿鉴别诊断。
2. 试述急性硬膜下血肿的治疗原则。

七、推荐阅读文献

1. 周良辅. 现代神经外科学[M]. 2 版. 上海：复旦大学出版社，2015：305 - 418.

2. McGarry LJ，Thompson D，Millham FH，et al. Outcomes and costs of acute treatment of traumatic brain injury [J]. *J Trauma*，2002，53：1152 - 1159.

3. Biros MH，Heegaard W. Head trauma [M]//Marx JA，Hockberger R，Walls R，Rosen's emergency medicine. 5th ed. St. Louis (MO)：Mosby，2002：286 - 314.

4. Langlois JA，Rutland-Brown W，Wald MM. The epidemiology and impact of traumatic brain injury：a brief overview [J]. J Head Trauma Rehabil，2006，21：375 - 378.

5. Ghajar J. Traumatic brain injury [J]. Lancet，2000，356：923 - 929.

6. Teasdale GM，Pettigrew LE，Wilson JT，et al. Analyzing outcome of treatment of severe head injury：a review and update on advancing the use of the glasgow outcome scale [J]. J Neurotrauma，1998，15：587 - 597.

（李　宁）

案例 96
慢性硬膜下血肿

一、病历资料

1. 现病史

患者,男性,68岁,因"头痛头晕1个月,加重3 d"就诊。入院前1个月,患者无诱因下出现头痛头晕,口服止痛药物后症状能够缓解,无肢体活动障碍。近3 d头痛加剧,伴恶心、纳差,并感右侧活动迟缓、乏力,为求治疗急送我院。自述2个月前曾有轻微头部撞击史,当时未就医。

2. 既往史

患者高血压史,否认心脏病、糖尿病史,否认抗凝药物服用史。

3. 体格检查

患者神志清楚,GCS 15分,问答正确,查体合作,双侧瞳孔正大等圆,对光反射灵敏。双侧额纹对称,鼻唇沟无变浅。颈软,无抵抗。右侧肢体肌力4级,左侧肢体肌力5级,四肢肌张力正常。双侧病理征(一)。心肺听诊无异常,腹软,肠鸣音正常。BP为130 mmHg/85 mmHg。

4. 影像学检查

(1) 头颅CT检查示:左侧额颞顶广泛新月形等密度灶,脑沟模糊(见图96-1)。

(2) 头颅MRI检查示:左侧额颞顶T1加权(见图96-2)、T2加权(见图96-3)均可见新月形高信号病灶。

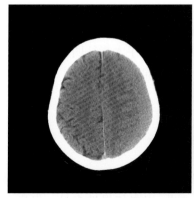 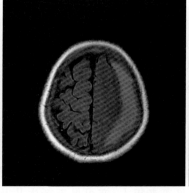 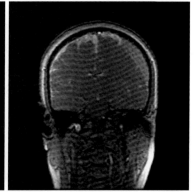

图96-1 头颅CT显示左侧额颞顶新月形等密度灶,脑沟模糊　　图96-2 头颅MRI T1加权轴位显示左侧额颞顶新月形高信号病灶　　图96-3 头颅MRI T2加权冠状位显示左侧大脑半球硬膜下高信号病灶

二、诊治经过

（1）初步诊断：左侧额颞顶慢性硬膜下血肿。

（2）入院后完善相关检查，经与患者及家属充分沟通后，于局麻下行左侧额颞顶慢性硬膜下血肿钻孔引流术，术中引流陈旧性血液约 60 ml，硬膜下置管外接无菌收集袋。术后持续引流 48 h，并予以营养神经、预防癫痫等治疗。患者恢复良好，于 1 周后痊愈出院。

三、病例分析

1. 病史特点

（1）患者为老年男性，头痛头晕进行性加重 1 个月，伴右侧活动迟缓、乏力。

（2）2 个月前曾有头部外伤史。

（3）查体：神志清楚，GCS 15 分，右侧肢体肌力 4 级。

（4）头颅 CT 示：左侧额颞顶广泛等密度灶，脑沟模糊。

（5）头颅 MRI 示：左侧额颞顶 T1 加权、T2 加权均可见高信号病灶，脑沟模糊。

2. 诊断与诊断依据

（1）诊断：左侧额颞顶慢性硬膜下血肿。

（2）诊断依据：①老年男性，头痛头晕伴右侧肢体乏力 1 个月；②2 个月前曾有头部外伤史；③查体示右侧肢体肌力减退，4 级；④头颅 CT 示左侧额颞顶广泛等密度灶，脑沟模糊；⑤头颅 MRI 示左侧额颞顶 T1 加权、T2 加权均可见高信号病灶。

3. 鉴别诊断

（1）创伤性硬膜下积液：为创伤造成的蛛网膜撕裂，脑脊液经蛛网膜裂口进入硬膜下腔二不能反流，形成张力性水囊肿。临床表现与慢性硬膜下血肿相似。头颅 CT 与慢性硬膜下血肿很难鉴别。MRI 对颅内血肿较为敏感，因此具有良好的鉴别价值。

（2）蛛网膜囊肿：致病原因不明，临床表现可与慢性硬膜下血肿相似，故易被误诊。CT 表现多位低密度且形状多呈不规则形，这与慢性硬膜下血肿呈规则新月形具有明显差别。

四、处理方案和基本原则

（1）局麻下行左侧慢性硬膜下血肿钻孔引流术。患者存在头痛、恶心等颅内压增高表现和右侧肢体肌力减退的局灶神经功能障碍表现，影像学慢性硬膜下血肿特征明确，因此手术指征明确。

（2）术后持续引流 48 h，并予以营养神经、抗癫痫药物预防气颅引发癫痫等治疗。

（3）出院后 2～3 周门诊随访，复查 CT。

五、要点与讨论

硬膜下血肿是指位于硬脑膜和蛛网膜之间有完整包膜的血肿，伤后 3 周以后出现症状者称为慢性硬膜下血肿。慢性硬脑膜下血肿常见于老年人，亦可见于新生儿及小儿，以老年男性多见。发病率较高，约占各种颅内血肿的 10%，在硬膜下血肿中占 25%，双侧血肿发生率 10% 左右，血肿常发生于额顶颞半球凸面，积血量可达 50～300 ml。

1. 病因

慢性硬脑膜下血肿的发生原因,绝大多数都有轻微头部外伤史,尤以老年人脑组织在颅腔内的移动度较大,最易撕破自大脑表面汇入上矢状窦的桥静脉引起出血,血液集聚于硬膜下腔引起硬膜内层炎症反应形成包膜。新生包膜产生组织活化剂使局部纤溶过多,纤维蛋白降解产物增高,后者的抗凝血作用使血肿腔内失去凝血功能,导致包膜新生的毛细血管不断出血及渗出,从而使血肿进一步扩大。近年来的临床观察发现慢性硬脑膜下血肿病人在早期头部受伤时,CT 常出现少量蛛网膜下腔出血,这可能也与慢性硬脑膜下血肿发生有关。非损伤性慢性硬脑膜下血肿较为少见,多与凝血功能障碍或长期服用阿司匹林、波立维等抗凝药物有关。小儿慢性硬脑膜下血肿双侧居多,常因产伤引起,一般 6 个月以内的小儿发生率最高。小儿非外伤性硬膜下血肿,则可能是全身性疾病或颅内炎症所致硬脑膜血管通透性改变之故。

2. 临床表现

通常,慢性硬脑膜下血肿病史中可有轻微头部外伤史,或外伤史不能记忆。在伤后较长时间内无症状,或仅有头痛、头昏等。临床表现以颅内压增高为主,头痛较为突出,部分有痴呆、淡漠和智力迟钝等精神症状,少数可有偏瘫、失语和局源性癫痫等局源性脑症状。幼儿常有嗜睡、头颅增大,囟门突出、抽搐、视网膜出血等。

3. 辅助检查

(1) 颅骨 X 线片:婴幼儿病人可有前囟扩大,颅缝分离和头颅增大等。

(2) 头颅 CT 检查:多表现为颅骨内板下方新月形、半月形低密度区,也可为高密度、等密度或混杂密度。单侧等密度血肿应注意侧脑室的受压变形及移位,同侧脑沟消失以及蛛网膜下腔内移或消失等间接征象。

(3) 头颅 MRI 检查:对于慢性硬膜下血肿的诊断,MRI 比 CT 扫描具有优势。MRI 的 T1 加权像可呈高信号,但部分病例由于反复出血,血肿信号可不一致。其冠状面在显示占位效应方面更明显优于 CT。

4. 鉴别诊断

慢性硬膜下血肿在确诊之前,特别是外伤史不明确者易出现误诊,及时的影响学检查是减少误诊的关键;临床上主要与创伤性硬膜下积液(又称硬膜下水瘤)进行鉴别。创伤性硬膜下积液与慢性硬膜下血肿病程可较为相似,硬膜下积液亦可演变成慢性硬膜下血肿。慢性硬膜下积液通常为淡黄色或无色透明,蛋白含量高于正常脑脊液,低于血肿液体。常需颅脑 CT 或 MRI 检查才能明确诊断。

5. 治疗

(1) 目前对于成人慢性硬脑膜下血肿的治疗意见已基本一致,一旦出现颅内压增高症状,即应施行手术治疗,而且首选方法是钻孔引流。因此,即使患者年老病笃,亦须尽力救治,甚至进行床旁椎颅引流,只要治疗及时,常能转危为安。现存的问题主要是术后血肿复发率仍有 3.7%~10%。目前临床主要采用是手术方式是钻孔冲洗引流术:根据血肿的部位和大小选择前后两孔(一高一低)。临床研究证明单孔钻孔冲洗引流术与双孔钻孔冲洗引流术的疗效基本相同,故目前临床多采用单孔钻孔冲洗引流术。根据患者全身情况和手术配合程度采取局部或全身麻醉,血肿引流后用硅胶管置入囊腔,进一步引流液态血肿。

(2) 婴幼儿慢性硬脑膜下血肿前囟未闭者,可经前囟行硬膜下穿刺抽吸积血。

(3) 术后血肿复发的处理:无论是单孔或是双孔钻孔冲洗引流,都有术后血肿复发的问题。常见的复发原因有:老年病人脑萎缩,术后脑膨起困难;血肿包膜坚厚,硬膜下腔不能闭合;血肿腔内有血凝块未能彻底清除;新鲜出血而致血肿复发。因此,须注意防范,术后早期宜采用平卧位、多饮水,避免应用脱水药物,适当补充低渗液体。术后残腔积液、积气的吸收和脑组织膨起需时 10~20 d,故应作动态的 CT 观察,如果临床症状明显好转,即使硬膜下仍有积液,亦不必急于再次手术。

6. 预后

慢性硬脑膜下血肿预后良好,80%以上的患者能恢复正常的神经功能。

六、思考题

1. 试述慢性硬膜下血肿诊断与鉴别诊断。
2. 慢性硬膜下血肿手术指征和常见术后并发症有哪些?

七、推荐阅读文献

1. 周良辅. 现代神经外科学[M]. 2 版. 上海:复旦大学出版社,2015:359 - 361.

2. Gelabert-González M, Iglesias-Pais M, García-Allut A, et al. Chronic subdural hematoma: Surgical treatment and outcome in 1000 cases [J]. Clin Nurol Neurosurg, 2005,107:223 - 229.

3. Soto-Granados M. Treatment of chronic subdural hematoma through a burr hole [J]. Cir Cir, 2010,78:203 - 207.

4. Stanisic M, Lund-Johansen M, Mahesparan R. Treatment of chronic subdural hematoma by burr-hole craniotomy in adults: influence of some factors on postoperative recurrence [J]. Acta Neurochir (Wien), 2005,147:1249 - 1257.

5. Mori K, Maeda M. Surgical treatment of chronic subdural hematoma in 500 consecutive cases: Clinical characteristics, surgical outcome, complications, and recurrence rate [J]. Neurol Med chir (Tokyo), 2001,41:371 - 381.

6. EI-Kadi H, Miele VJ, Kaufman HH. Prognosis of chronic subdural hematomas [J]. Neurosurg Clin N Am, 2000,11:553 - 567.

(李　宁)

案例 97

脑 膜 瘤

一、病历资料

1. 现病史

患者,男性,46岁,因"突发右侧肢体抽搐伴意识障碍6h"就诊。入院前6h,患者无明显诱因及先兆下突发右侧肢体抽搐,持续3~5 min,肢体抽搐时伴意识障碍,无二便失禁。救护车送至急诊,意识清楚,无肢体活动障碍。追问病史,1个月前曾无诱因下发生右手抽搐约1 min左右,当时无意识障碍,抽搐自行停止后无肢体活动障碍,故未予以就医。病程中无明显头痛或恶心呕吐发作,无肢体感觉障碍。急诊头颅CT显示左侧额叶高密度占位性病灶,为进一步诊治收治入院。

2. 既往史

患者否认高血压、心脏病、糖尿病史,否认明确外伤史。

3. 体格检查

患者神志清楚,GCS 15分,问答正确,查体合作,双侧瞳孔正大等圆,对光反射灵敏。双侧额纹对称,鼻唇沟无变浅。颈软,无抵抗。四肢肌力肌张力正常。病理征(一)。心肺听诊无异常,腹软,肠鸣音正常。BP为120 mmHg/75 mmHg。

4. 影像学检查

头颅CT检查示:左侧额叶高密度占位性病灶,无明显水肿,脑室结构未受压(见图97-1)。

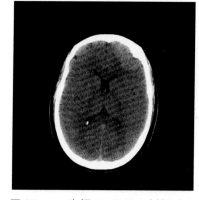

图97-1 头颅CT显示左侧额叶高密度占位性病灶,无明显水肿,脑室结构未受压

二、诊治经过

(1) 初步诊断:左侧额叶占位。

(2) 入院后给予德巴金(丙戊酸钠)0.4 g Bid静脉滴注抗癫痫治疗。进一步完善头颅MRI检查显示:左侧额叶T1加权(见图97-2)等、低信号,T2加权(见图97-3)等信号占位性病灶;周围无明显水肿,脑室、中线结构正常;MRI增强显示:T1加权可见病灶均匀、明显强化(见图97-4)。临床拟诊:左侧额叶、大脑凸面脑膜瘤。完善术前准备后,与患者及家属充分沟通后,于全麻下行左侧额叶、大脑凸面脑膜瘤切除术,术中肿瘤血供一般,肿瘤及其附着的脑膜予以全切除(Simpson 1级)。硬膜缝合后骨板回复。术后予以神经营养、预防癫痫等治疗。病理诊断:左侧额叶脑膜瘤。患者恢复良好于术后1周

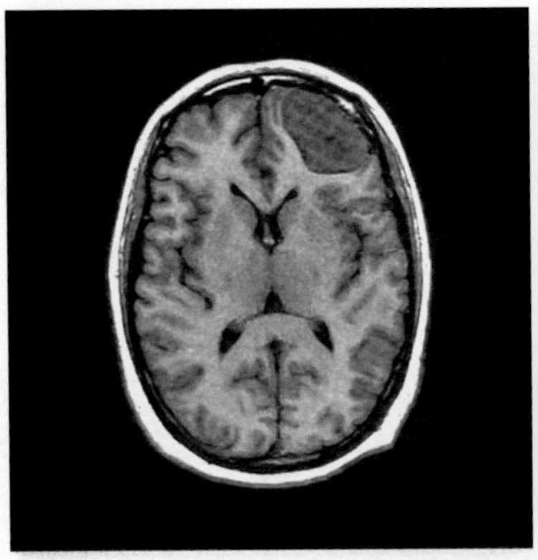

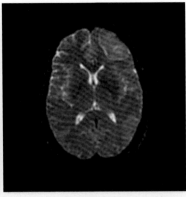
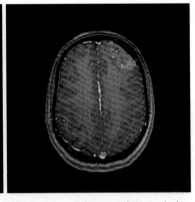

图 97-2　头颅 MRI 显示左侧额叶 T1 加权等、低信号占位性病灶；基底宽、病灶与脑组织之间可见低信号分界，病灶周围无明显水肿、脑室、中线结构正常

图 97-3　头颅 MRI 显示左侧额叶 T2 加权等信号占位性病灶；病灶基底宽、病灶与脑组织之间可见高信号分界，病灶周围无明显水肿、脑室、中线结构正常

图 97-4　头颅 MRI 增强 T1 加权可见左侧额叶病灶均匀，明显强化

出院。门诊随访，后续丙戊酸钠口服抗癫痫治疗。

三、病例分析

1. 病史特点

（1）患者为中年男性，突发短暂右侧肢体抽搐伴意识障碍，持续 3～5 min。

（2）曾有右手抽搐发作史。

（3）头颅 CT 检查示：左侧额叶高密度占位性病灶，基底宽。

（4）头颅 MRI 检查示：左侧额叶 T1 加权等、低信号，T2 加权等信号占位性病灶；病灶基底宽；MRI 增强 T1 加权可见病灶均匀、明显强化。

2. 诊断与诊断依据

（1）诊断：左侧额叶、大脑凸面脑膜瘤。

（2）诊断依据：①中年男性，突发短暂右侧肢体抽搐伴意识障碍；②头颅 CT 和 MRI 示左侧额叶占位性病灶，基底宽广、密度、信号较为均匀，MRI 增强 T1 加权可见病灶均匀、明显强化。

3. 鉴别诊断

（1）脑转移瘤：临床症状多发展迅速，患者多可提供原发疾病病史，头颅 CT 及磁共振多显示皮层下结节性病灶，周围水肿明显，占位表现显著。

（2）脑胶质瘤：头颅 CT 和 MRI 常见为边界欠清，密度或信号不均的脑内病灶，瘤周常见明显水肿，占位效应较为明显。增强检查多位不均匀强化，故可通过影像学检查与脑膜瘤鉴别。

四、处理方案和基本原则

（1）患者存在典型癫痫发作表现，故急诊及术前予以德巴金（丙戊酸钠）0.4 g Bid 静脉滴注抗癫痫治疗。

（2）左侧额叶、大脑凸面脑膜瘤的影像学特征明确，故术前诊断、手术指征明确。

（3）手术予以脑膜瘤 Simpson 1 级完全切除。术后予以神经营养、预防癫痫等治疗。病理诊断：脑膜瘤。

（4）出院后续丙戊酸钠口服抗癫痫治疗、门诊随访。

五、要点与讨论

脑膜瘤（meningiomas）来源于脑膜的蛛网膜细胞，成纤维细胞和血管，其中多数来源于蛛网颗粒的蛛网膜细胞。脑膜瘤占颅内肿瘤的 $15\%\sim24\%$，发病率仅次于胶质瘤，为最常见的颅内良性肿瘤。女性与男性发病率比例约为 2：1，发病高峰年龄 45 岁，儿童少见。由于其主要来源于脑膜的蛛网膜细胞，故凡属颅内富于蛛网膜颗粒与蛛网膜绒毛之处皆是脑膜瘤的好发部位。但幕上较幕下多见，约为 8：1，好发部位依次为大脑凸面、矢状窦旁、大脑镰旁和颅底（包括蝶骨嵴、嗅沟、岩斜区、桥小脑角等），生长在脑室内者很少，也可偶见于硬膜外。

1. 病因

脑膜瘤的发生可能与内环境改变和基因变异有关，但并非单一因素造成。通常认为各类诱发因素加速了蛛网膜细胞的分裂速度，可能是导致细胞变性的重要因素。

2. 分类

脑膜瘤按其病理学特点分为以下各型：内皮型或纤维型、血管型、砂粒型、混合型或移行性、恶性脑膜瘤、脑膜肉瘤。一般将前 5 种归类于良性脑膜瘤的范畴，以血管型脑膜瘤最常发生恶变，多次复发者亦应考虑恶变可能。

3. 临床表现

脑膜瘤属于良性肿瘤，生长慢、病程长，其出现早期症状平均约为 2.5 年。因肿瘤呈膨胀性生长，患者往往以进行性头痛和癫痫为首发症状。根据肿瘤位置不同，还可以出现相应的神经功能障碍，如视力、视野、嗅觉或听觉障碍及肢体运动障碍等。在老年人，尤以癫痫发作为首发症状多见，颅压增高症状多不明显，部分患者经 CT 扫描偶然发现为脑膜瘤。

4. 影像学检查

（1）X 线检查：①肿瘤钙化，见于砂粒型；钙化较密集，可显示整个肿瘤块影。②局部颅骨增生或破坏。

（2）CT 检查：仍是诊断本病的重要方法，特别显示脑膜瘤与邻近骨性结构的关系、钙化等。脑膜瘤 CT 的表现：①瘤呈圆形或分叶状或扁平状，边界清晰。②密度均匀呈等或偏高密度，少数可不均匀和呈低密度，为伴瘤内囊变或坏死；部分可有瘤内钙化表现。③增强后密度均匀增高。④局部颅骨可增生或破坏。

（3）MRI 检查：在诊断脑膜瘤方面有取代 CT 之势。一方面，脑膜瘤 MRI 的图像较 CT 清晰；另一方面，MRI 在显示肿瘤与重要血管的毗邻关系上也优于 CT。脑膜瘤 MRI 的表现：①硬脑膜附着处基底宽广。②在 T1 加权像上脑膜瘤多表现为等信号或略低信号；在 T2 加权像上，肿瘤呈低至高信号，且与瘤病理类型有关，如纤维型多为低信号，内皮型为高信号。③部分病例在肿瘤和脑组织间存有界面，T1 加权像为低信号，T2 加权像为高信号。此界面代表受压的蛛网膜或静脉丛，如此界面消失，常提示蛛网膜界面被破坏。④脑膜尾征（肿瘤附着的硬膜和邻近硬膜可增强），反映该处硬脑膜的通透性增大。

（4）血管造影检查。血管造影脑膜瘤的特点：①肿瘤染色明显，动脉期有增粗的小动脉，毛细血管肿瘤染色，静脉期有粗大静脉包绕肿瘤；②颈外供血动脉增粗、血流速度加快。此外，DSA 和超选择性血管造影，对证实肿瘤血管结构、肿瘤血供程度、重要动脉的移位或包裹、肿瘤与硬膜窦关系以及窦的开放程度都提供了重要信息。同时造影技术也为术前栓塞供应动脉，减少术中出血提供了帮助。

5. 诊断

脑膜瘤缺乏特异性的临床症状和体征，其诊断主要依靠影像学（CT、MRI、DSA）检查。

6. 治疗

（1）手术：脑膜瘤是一种潜在可治愈性肿瘤,外科手术可治愈大多数脑膜瘤。影响手术切除程度的因素包括肿瘤部位、术前颅神经损伤情况、瘤周血管结构、侵袭静脉窦和包裹动脉情况。对大脑凸面、大脑镰旁、矢状窦旁的脑膜瘤,力争全切肿瘤,并要切除受累硬膜以减少复发机会。对于肿瘤位于重要功能区的或位于颅底且对颅神经、重要动静脉关系密切或产生包裹的病例,考虑到全切肿瘤有可能术后出现难以接受的功能丧失的风险,可选择部分切除,术后采取伽马刀治疗。

脑膜瘤的手术切除程度,Simpson 分为 5 级。1 级：肉眼全切肿瘤及其附着的硬脑膜,异常颅骨和肿瘤起源的静脉窦；2 级：肉眼全切肿瘤及可见的扩展瘤组织,电凝附着硬脑膜；3 级：全切硬脑膜内的肿瘤,电凝硬脑膜,硬膜外的浸润不作处理；4 级：部分切除肿瘤；5 级：只做减压术和(或)活检。

（2）立体定向放射外科：包括伽马刀和 X 线刀。适用于术后肿瘤残留或复发、颅底和海绵窦内肿瘤,以肿瘤最大直径≤3 cm 为宜。伽马刀治疗后 4 年肿瘤控制率为 89%,但其长期疗效还有待观察。

（3）栓塞疗法：DSA 超选择性颈外供血动脉栓塞可阻塞肿瘤供血动脉和促使血栓形成,减少术中出血,可作为术前的辅助疗法,但只限于颈外动脉供血为主的脑膜瘤。

（4）放射治疗：可作为血供丰富的恶性脑膜瘤和非典型脑膜瘤术后的辅助治疗,可延缓复发。

7. 预后

脑膜瘤绝大多数为良性,预后良好。脑膜瘤术后复发与预后和手术切除程度密切相关。复发脑膜瘤首选治疗仍是手术切除。脑膜瘤术后平均生存期为 9 年,术后 10 年生存率为 43%~78%。

六、思考题

1. 试述脑膜瘤的典型影像学表现。
2. 试述脑膜瘤手术的 Simpson 分级。

七、推荐阅读文献

1. 周良辅. 现代神经外科学[M]. 2 版. 上海：复旦大学出版社,2015. 660 - 3691.

2. Bigner DD, McLendon RE, Bruner JM. Russell and Rubinstein's pathology of tumors of the nervous system [M]. 6th ed. New York：Oxford University Press, 1998：69 - 112.

3. Campbell BA, Jhamb A, Maguire JA, et al. Meningiomas in 2009：Controversies and Future Challenges [J]. A J Clin Oncol. 2009,32：73 - 85.

4. Wiemels J, Wrensch M, Claus EB. Epidemiology and etiology of meningioma [M]. J Neurooncol, 2010,99：307 - 314.

5. Grant R. Overview：brain tumour diagnosis and management/Royal College of Physicians guidelines [J]. J Neurol Neurosurg Psychiatry, 2004,75：18 - 23.

6. Gelabert-González M, Serramito-García R. Intracranial meningiomas：I. Epidemiology, aetiology, pathogenesis and prognostic factors [J]. Rev Neurol. 2011,53：165 - 172.

7. Nussbaum ES, Djalilian HR, Cho KH, et al. Brain metastases：histology, multiplicity, surgery, and survival [J]. Cancer, 1996,78：1781 - 1788.

（李　宁）

脊膜瘤

一、病历资料

1. 现病史

患者,女性,46 岁,因"左胸背部疼痛 1 年、双下肢麻木无力 5 个月"就诊。患者于入院前 1 年无明显诱因下渐感左胸背部疼痛,为间断性刺痛,放射到肩部。当时无肢体感觉、活动障碍及二便障碍。行腹部 B 超、心电图、胸片等检查未见异常。5 个月前出现双下肢麻木,当时下肢活动尚正常,下肢麻木感逐渐向上发展;2 个月前患者自觉乳头平面以下麻木、痛觉减退,并出现步态不稳、双下肢乏力,且有排尿缓慢、便秘表现。为进一步治疗至本院就诊。

2. 既往史

患者否认高血压、心脏病、糖尿病史,否认明确外伤史。

3. 神经系统查体

患者神志清楚,GCS 15 分,问答正确,查体合作,双侧瞳孔正大等圆,对光反射灵敏。颈软、无抵抗。四肢肌张力正常,双上肢肌力 V 级,双下肢肌力 IV 级,双下肢腱反射较双上肢活跃,T_4 平面以下深浅感觉减弱,双侧 Babinsky(+)。

4. 影像学检查

(1) MRI 检查:胸 2～3 节段 T_1、T2 加权均见等信号病灶,矢状位脊髓向后受压移位明显,可见脊髓受压部位水肿表现(见图 98-1、图 98-2)。

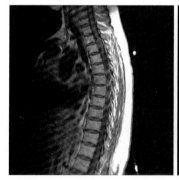 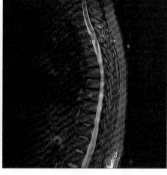 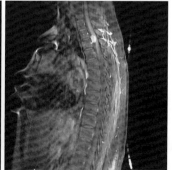

图 98-1 胸椎 MRI 示胸 2～3 节段 T1 加权见等信号病灶,矢状位脊髓向后受压移位明显

图 98-2 胸椎 MRI 示胸 2～3 节段 T2 加权见等信号病灶,矢状位脊髓向后受压移位明显,髓内可见高信号表现,提示脊髓水肿

图 98-3 胸椎增强 MRI 示胸 2～3 节段病灶均匀、明显强化,基底宽广,可见硬膜尾征

（2）MRI 增强：T1 加权可见病灶均匀、明显强化，基底宽广，可见硬膜尾征（见图 98-3）。

二、诊治经过

（1）初步诊断：胸 2～3 节段脊膜瘤。

（2）入院后给予甲强龙激素疗法改善脊髓水肿，神经营养药物保护脊髓功能。完善相关检查后，经与患者及家属充分沟通后于全麻下行胸 2～3 节段脊膜瘤切除术，术中肿瘤血供丰富，位于脊髓腹外侧，显微镜下予以分块全切除，肿瘤附着的硬膜予以电灼，硬膜缝合后椎板回复成形。术后予以神经营养（神经生长因子、神经节苷脂）、甲强龙激素等治疗。病理诊断：脊膜瘤。患者术后恢复良好，胸背部疼痛消失，双下肢深浅感觉和肌力改善。于术后 2 周出院，门诊随访。

三、病例分析

1. 病史特点

（1）患者为中年女性，左胸背部疼痛 1 年，双下肢麻木无力 5 个月，感觉障碍上行性发展。病程中伴有排尿缓慢、便秘表现。

（2）查体：双下肢肌力 IV 级，双下肢腱反射较双上肢活跃，T4 平面以下深浅感觉减弱，双侧 Babinsky（＋）。

（3）MRI 检查：胸 2～3 节段 T1、T2 加权均见等信号病灶，矢状位脊髓向后受压移位明显，可见脊髓水肿表现；MRI 增强 T1 加权可见病灶均匀、明显强化，基底宽广，可见硬膜尾征。

2. 诊断与诊断依据

（1）诊断：胸 2～3 节段脊膜瘤。

（2）诊断依据：①中年女性，左胸背部疼痛伴双下肢麻木无力；②感觉障碍上行性发展，病程中伴有且有排尿缓慢、便秘表现；③神经系统查体：双下肢上运动神经元性运动障碍，T4 以下深浅感觉减弱；④MRI 示胸 2～3 节段占位性病灶，伴脊髓受压水肿，MRI 增强 T1 加权可见病灶均匀、明显强化，基底宽广，可见硬膜尾征。

四、处理方案及基本原则

（1）患者存在由于脊髓受压引起的双下肢感觉、运动及括约肌功能障碍表现，故术前给予甲强龙激素疗法改善脊髓水肿，神经营养药物保护脊髓功能。

（2）胸 2～3 节段脊膜瘤定位、定性诊断明确，故行胸 2～3 节段脊膜瘤切除术手术指征明确。

（3）术后予以神经营养（神经生长因子、神经节苷脂）、甲强龙激素等治疗改善脊髓功能。

（4）出院后继续随访及康复治疗，促进功能恢复。

五、要点与讨论

脊膜瘤起源于蛛网膜内皮细胞，也可起源于蛛网膜或硬脊膜的间质成分，是一种良性椎管内肿瘤。脊膜瘤多发于女性，多发于 40～70 岁，最高峰为 50～60 岁。绝大多数脊膜瘤位于硬膜下髓外，与硬膜关系密切，其中约有 80％发生在胸椎位置的硬膜下，颈段次之，腰段最少。

1. 病因

脊膜瘤发生的确切原因尚不清楚，可能与多种方面有关。

（1）遗传因素：曾有人提出胚胎发育不良假说，即肿瘤发生于异位的胚胎细胞。

（2）激素因素：统计表明，脊膜瘤多发于女性，与男性之比，国内报道为1∶0.92，国外报道为1∶0.79，提示肿瘤的发生与雌激素有关。人们已在肿瘤组织中发现有雌激素受体及黄体酮受体，临床也发现妊娠期肿瘤生长加快。

（3）物理和化学因素：有报道外伤、射线、微波、慢性炎症、危险职业（如橡胶、石化行业）可能诱发脑膜恶性肿瘤，但与脊膜瘤发生的因果关系难以确定。

2. 临床表现

脊膜瘤生长缓慢，其早期症状不具有特征性，多为非持续性的轻微疼痛或不适感，亦可能被误诊为胸膜炎、心绞痛、胆囊炎等内科疾病，一般给予对症处理也可缓解，从而延误治疗。随着肿瘤体积增大，临床主要表现为慢性进行性脊髓压迫症状，导致受压平面以下的肢体运动、感觉、反射、括约肌功能及皮肤营养障碍，由于脊髓的代偿机制，症状可以表现为波动性。

3. 影像学诊断

脊膜瘤在CT扫描中不容易与脊髓区分，表现为与脊髓组织接近的密度，增强与脊髓同样的强化。在MRI检查中表现为界限清晰、基底宽大的占位病变，T1WI、T2WI中表现与脊髓相等信号，有些瘤体在T2WI上表现出瘤体内流空信号提示血供丰富。增强MRI可见瘤体均匀、明显强化，亦可见硬膜尾征。

4. 治疗

脊膜瘤属良性肿瘤，若无手术禁忌，一经发现都应及早手术，预后良好。绝大多数病例均可通过标准的后路椎板切开或半椎板切开、肿瘤全切除而达到治愈。理想手术结果应将肿瘤及其附着的硬膜一并切除，但需根据肿瘤的大小、硬膜侵犯程度及其与脊髓的关系、所在的脊髓节段做出综合判断。

六、思考题

1. 胸椎脊膜瘤典型神经影像学表现有哪些？
2. 试叙椎管内髓内、髓外占位鉴别诊断。

七、推荐阅读文献

1. 周良辅. 现代神经外科学[M]. 2版. 上海：复旦大学出版社，2015：866-881.

2. Ahn DK, Park HS, Choi DJ, et al. The surgical treatment for spinal intradural extramedullary tumors [J]. Clin Orthop Surg，2009；1：165-172.

3. Klekamp J, Samii M. Surgical results for spinal meningiomas [J]. Surg Neurol, 1999,52：552-562.

4. Schaller B. Spinal meningioma：relationship between histological subtypes and surgical outcome [J]. J Neurooncol, 2005,75：157-161.

5. Bostrom A, Burgel U, Reinacher P, et al. A less invasive surgical concept for the resection of spinal meningiomas [J]. Acta Neurochir (Wien)，2008,150：551-556.

6. Cohen-Gadol AA, Zikel OM, Koch CA, et al. Spinal meningiomas in patients younger than 50 years of age：A 21-year experience [J]. J Neurosurg, 2003,98：258-263.

7. Gottfried ON, Gluf W, Quinones-Hinojosa A, et al. Spinal meningiomas：surgical management and outcome [J]. Neurosurg Focus，2003,14：e2.

（李　宁）

案例 99

胶 质 瘤

一、病历资料

1. 现病史

患者，男性，56 岁，因"进行性头痛 6 个月，右侧肢体乏力 1 个月"就诊。入院前 6 个月，患者出现间歇性枕部头痛，多发生于清晨，口服止痛药物后症状缓解，无肢体活动障碍。近 1 个月患者头痛加剧，呈持续性，伴恶心、纳差，并感右侧活动迟缓、乏力，为求治疗至门诊。病程中无肢体感觉障碍及抽搐发作。

2. 既往史

患者否认高血压、心脏病、糖尿病史，否认明确外伤史。

3. 体格检查

患者神志清楚，GCS 15 分，问答正确，查体合作，双侧瞳孔正大等圆，对光反射灵敏。双侧额纹对称，鼻唇沟无变浅。颈软，无抵抗。右侧肢体肌力 4 级，病理征（＋），左侧肢体肌力 5 级，病理征（－），四肢肌张力正常。心肺听诊无异常，腹软，肠鸣音正常。BP 130 mmHg/85 mmHg。

4. 影像学检查

（1）头颅 CT 检查：左侧顶枕叶团块状混杂密度病灶，伴周围水肿，中线结构移位（见图 99-1）。

（2）头颅 MRI 检查：左侧顶枕叶 T1 加权混杂信号、T2 加权高信号病灶（见图 99-2、图 99-3）；病灶周围水肿明显，中线结构移位；MRI 增强 T1 加权可见病灶不规则强化（见图 99-4）。

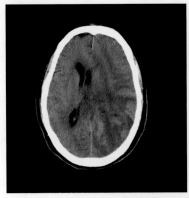 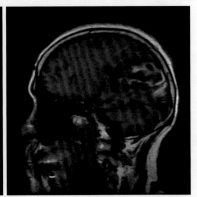

图 99-1　头颅 CT 示左侧顶枕叶团块状混杂密度病灶，伴周围水肿，中线结构移位

图 99-2　头颅 MRI 示 T1 加权矢状位显示左侧顶枕叶混杂信号，瘤周水肿明显

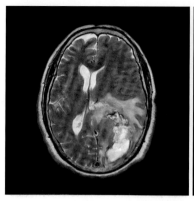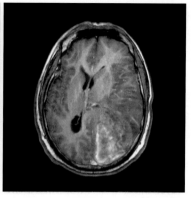

图 99 - 3　头颅 MRI 示 T2 加权轴位显示左侧顶枕叶高信号病灶,周围水肿明显,中线结构移位　　图 99 - 4　头颅 MRI 增强 T1 加权可见病灶明显、不规则强化

二、诊治经过

(1) 初步诊断:左侧顶枕叶胶质瘤。

(2) 入院后给予甘露醇降低颅内压,丙戊酸钠口服预防癫痫治疗,患者头痛症状明显缓解,右侧肌力有所改善。完善相关检查后,经与患者及家属充分沟通后于全麻下行左侧顶枕叶胶质瘤切除术,术中肿瘤血供丰富,予以次全切除。硬膜减张缝合后骨板回复。术后予以降颅压、神经营养、预防癫痫等治疗。病理诊断:多形胶母细胞瘤,WHO 分级Ⅳ级。予以替莫唑胺化疗(泰道胶囊 200 mg・m^{-2}・d^{-1}×5 d),患者恢复良好,肌力恢复,于术后 2 周出院。门诊随访,后续放、化疗综合治疗。

三、病例分析

1. 病史特点

(1) 中年男性,枕部进行性头痛,多发生于清晨,伴右侧肢体乏力。

(2) 查体:右侧肢体肌力 4 级,病理征(+)。

(3) 头颅 CT:左侧顶枕叶团块状混杂密度病灶,伴周围水肿明显。

(4) 头颅 MRI:左侧顶枕叶 T1 加权混杂信号、T2 加权高信号病灶;增强 T1 加权可见病灶不规则强化。

2. 诊断与诊断依据

(1) 诊断:左侧顶枕叶胶质瘤。

(2) 诊断依据:①中年男性,进行性头痛加剧,伴右侧肢体乏力;②查体:右侧肢体肌力减退,4 级;③头颅 CT 和 MRI 示左侧顶枕叶占位性病灶,伴周围水肿明显。MRI 增强 T1 加权可见病灶不规则强化。

3. 鉴别诊断

(1) 颅内转移瘤:病程短、发展快,原发性肿瘤男性肺癌最常见,女性以乳癌居多。头颅 CT 及磁共振大多显示皮层下单发或多发结节性病灶,周围水肿明显,占位表现显著。

(2) 脑膜瘤:肿瘤多生长缓慢、病程较长,神经影像学表现肿瘤多为圆形或扁平状占位,边界清晰,密度或信号均匀,增强扫描后均匀强化,可见脑膜尾征。

四、处理方案和金基本原则

（1）患者存在头痛、恶心等颅内压增高表现和右侧肢体肌力减退的局灶神经功能障碍表现，故术前给予甘露醇降低颅内压，丙戊酸钠口服预防癫痫治疗。

（2）左侧顶枕叶胶质瘤的影像学特征明确，故术前诊断明确，存在手术指征。并予以营养神经、预防癫痫等治疗。

（3）术后予以降颅压、神经营养、预防癫痫等治疗。

（4）病理诊断：多形胶母细胞瘤，WHO 分级 Ⅳ 级。予以替莫唑胺化疗（泰道胶囊 200 mg·m^{-2}·d^{-1}×5 d）。

（5）多形性胶质母细胞瘤对放疗中度敏感，故后续放、化疗综合治疗。

五、要点与讨论

神经胶质瘤（glioma）简称胶质瘤，是来源于神经上皮最常见的中枢神经系统肿瘤疾病。脑胶质瘤占颅内原发性肿瘤的 50%～60%。1998 年，WHO 公布按病死率顺序排位，恶性胶质瘤是 34 岁以下肿瘤患者的第 2 位死亡原因，是 35～54 岁患者的第 3 位死亡原因。WHO 分级 Ⅰ～Ⅱ 级星形细胞瘤和少突胶质细胞瘤统称为低级别胶质瘤，WHO 分级 Ⅲ～Ⅳ 级星形细胞瘤和少突胶质细胞瘤统称为高级别胶质瘤。

1. 临床表现

胶质瘤的病程依其病理类型和所在部位长短不一，低级别胶质细胞瘤生长缓慢，病程较长，自出现症状至就诊时间平均 2 年，高级别胶质细胞瘤瘤体生长快、病程短，自出现症状到就诊时 70%～80% 在半年以内。

临床症状主要有两方面的表现。一类是颅内压增高和其他一般症状，如头痛、呕吐、视盘水肿、癫痫样发作和精神症状等。首发症状大多为头痛、胀痛，部位多在额颞部或枕部，头痛开始为间歇性，多发生于清晨，随着肿瘤的发展，头痛逐渐加重，持续时间延长；部分患者可以癫痫症状为早期首发症状，局限性癫痫有定位意义；部分患者特别是肿瘤位于额叶者可逐渐出现精神症状，如性格改变、淡漠、言语及活动减少等，早期容易忽视或误诊。另一类是脑组织受肿瘤压迫、浸润、破坏所产生的局部症状，造成神经功能缺失，特别是恶性胶质瘤，生长较快，对脑组织浸润破坏，周围脑水肿亦显著，局部症状较明显，发展亦快。在脑室内肿瘤或位于静区的肿瘤早期可无局部症状。而在脑干等重要功能部位的肿瘤早期即出现局部症状，经过相当长时间才出现颅内压增高症状。

2. 影像学检查

包括头颅平片、脑室造影、CT 和 MRI 等。头颅平片可显示颅内压增高征、肿瘤钙化及松果体钙化移位等。脑室造影可显示脑血管移位及肿瘤血管情况等。这些异常改变，在不同部位、不同类型的肿瘤有所不同，可帮助定位。CT 扫描可显示肿瘤的部位、范围、形状、脑组织反应情况及脑室受压移位等情况。但仍需结合临床综合考虑，以便明确诊断。MRI 对脑瘤的诊断较 CT 更为准确，影像更为清楚，可发现 CT 所不能显示的微小肿瘤。不同病理类型的胶质瘤有其相对特征性的 CT 和 MRI 表现。

（1）星形细胞：肿瘤在 CT 最常见的表现为低密度脑内病灶，较均匀一致，占位效应多不明显，瘤内一般无出血或坏死灶，瘤周水肿不明显。MRI 的表现多为实性或囊性，边界不清，T1W 呈低信号，T2W 和 FLAIR 序列呈高信号。增强扫描多为不明显强化或不强化。部分星形细胞瘤与脑梗急性期和脱髓鞘疾病难以鉴别，MRS 技术可在鉴别中起到重要作用。

（2）少枝胶质瘤：多发生于额叶，最显著的特点是钙化。90% 的肿瘤在 CT 可见高密度钙化，非钙化部分表现为等、低密度的脑内病灶,瘤周水肿不明显。MRI 的表现多为 T1W 呈低信号,T2W 和 FLAIR 序列呈高信号,钙化区有信号缺失。增强扫描多为不明显强化。

(3)间变性星形细胞瘤:肿瘤在 CT 表现为低密度或不均匀低密度的混杂脑内病灶,占位效应明显,伴瘤周水肿。MRI 的 T1W 呈低信号,T2W 呈高信号,信号较多形胶母细胞瘤均匀。增强扫描 90% 肿瘤有不规则强化。

(4)多形胶母细胞瘤:肿瘤在 CT 表现为低密度或不均匀低密度的混杂脑内病灶,可见瘤内高密度出血区,占位效应明显伴瘤周广泛水肿,95% 肿瘤增强表现为不规则、明显强化,瘤内可见低密度坏死区。MRI 的 T1W 呈低信号,T2W 呈高信号的边界不清、水肿明显的占位病灶。增强后肿瘤表现为不规则、明显强化。

3. 诊断

脑胶质瘤的临床表现除却共性之外,不同类型、不同部位的肿瘤都有各自的症状、体征特点。故根据其年龄、性别、发生部位及临床过程等进行初步诊断、估计病理类型并辅以 CT/MR 多角度、多参数的对比,尤其是 MR 波谱分析等较为特异性的分析,脑胶质瘤的诊断多不困难。但需与非特异性的局限性脑炎、脱髓鞘、脑梗死早期以及某些脑内寄生虫等相鉴别。

4. 治疗手段

对神经胶质瘤的治疗以手术治疗为主,但由于肿瘤浸润性生长,与脑组织间无明显边界,除早期肿瘤小且位于适当部位者外,难以做到全部切除,一般都主张综合治疗,即术后配合以放射治疗、化学治疗等,可延缓复发及延长生存期。

(1)手术治疗:颅内胶质瘤手术原则是在保存神经功能的前提下尽可能切除肿瘤,手术主要目的如下。①明确病理诊断,为寻找有效治疗提供依据;②减少肿瘤体积降低肿瘤细胞数量;③改善症状缓解高颅压症状;④延长生命并为随后的其他综合治疗创造时机。早期肿瘤较小、位于非功能区者应争取全部切除肿瘤。肿瘤位于运动、言语区而无明显偏瘫、失语者,应注意保持神经功能适当切除肿瘤,避免遗有严重后遗症。脑室肿瘤可根据所在部位从非重要功能区切开脑组织进入脑室,尽可能切除肿瘤,解除脑室梗阻,但应注意避免损伤肿瘤邻近下丘脑或脑干,以防发生严重并发症。脑干肿瘤除小的结节性或囊性者可尝试作切除外,其他难以切除者可行分流术姑息治疗。

(2)放疗:一般认为分化差的颅内肿瘤较分化好的颅内肿瘤放射敏感性更高。神经上皮来源的颅内原发肿瘤以髓母细胞瘤对放疗最为敏感,其次为室管膜母细胞瘤,多形性胶质母细胞瘤为中度敏感,星形细胞瘤、少枝胶质细胞瘤、松果体细胞瘤对放疗均不敏感。对于新诊断的多形性胶质母细胞瘤强烈建议术后同步进行放、化疗。

(3)胶质瘤 X、γ(伽马)刀:X-刀、γ-刀均属放射治疗范畴,因肿瘤的部位、瘤体大小(一般限于 3 cm 以下)及瘤体对射线的敏感程度,治疗范畴局限,目前认为胶质瘤,特别是恶性的星形Ⅲ～Ⅳ级或胶质母细胞瘤均不适合采用伽马刀治疗。

(4)化疗:高脂溶性化疗药物可通过血脑屏障,故胶质瘤化疗选择的药物仍宜以脂溶性药物为主。但限于化疗药物的血脑屏障通过性欠佳及化疗药物的不良反应,故目前胶质瘤化疗的临床疗效尚不肯定。常用替莫唑胺、BCNU、CCNU、VM-26 等,有效率均不高。有研究尝试瘤(腔)内间质化疗、经动脉选择性区域灌注化疗以提高肿瘤局部药物浓度等,但效果仍有待进一步验证。

(5)药物联合治疗:生物反应调节剂(biological response modifiers,BRM)是免疫治疗剂的新术语。这些 BRM 药物包括对机体免疫功能有增强作用、调节作用及能恢复、重建免疫功能的药物,多种细胞因子如淋巴因子、单核因子、肿瘤生长抑制因子和胸腺因子等;免疫活性细胞如细胞毒性 T 淋巴细胞、淋巴因子激活的杀伤细胞、细胞因子激活的肿瘤浸润淋巴细胞等。另外,某些中药、多糖类、皂苷类及微量元素也能促进免疫功能,均可以作为生物调节剂。由于 BRM 类药物大多基本无不良反应,因此可作为其他治疗的最佳辅助药物选择。

（6）预后：低级别胶质瘤经手术辅以放、化疗后预后尚佳，肿瘤全切者 5 年生存率为 80%，部分切除者 5 年生存率为 50%。若肿瘤复发则预后不佳，约半数肿瘤复发后恶变，1/3 肿瘤复发后演变为多形性胶质母细胞瘤。高级别胶质瘤预后差，其中多形性胶质母细胞瘤预后最为恶劣，95% 未经治疗的患者生存期低于 3 个月。经综合治疗的多形性胶质母细胞瘤患者平均生存期为 18 个月。

六、思考题

1. 试述星形细胞瘤典型神经影像学特点。
2. 试述多形性胶母细胞瘤典型神经影像学特点。
3. 神经胶质瘤的主要治疗手段有哪些？

七、推荐阅读文献

1. 周良辅. 现代神经外科学[M]. 2 版. 上海：复旦大学出版社，2015：535 - 641.

2.《中国中枢神经系统胶质瘤诊断和治疗指南》编写组. 中国中枢神经系统胶质瘤诊断和治疗指南（简化版）[J]. 中华医学杂志，2012，92(33)：2309 - 2313.

3. Helseth R，Helseth E，Johannesen TB，et al. Overall survival，prognostic factors，and repeated surgery in a consecutive series of 516 patients with glioblastoma multiforme [J]. Acta Neurol Scand，2010，122：159 - 167.

4. Cairncross G，Berkey B，Shaw E，et al. Intergroup Radiation Therapy Oncology Group Trial 94021. Phase Ⅲ trial of chemotherapy plus radiotherapy compared with radiotherapy alone for pure and mixed anaplastic oligodendroglioma：Intergroup Radiation Therapy Oncology Group Trial 9402 [J]. J Clin Oncol，2006；24：2707 - 2714.

5. Karim AB，Afra D，Cornu P，et al. Randomized trial on the efficacy of radiotherapy for cerebral low-grade glioma in the adult：European Organization for Research and Treatment of Cancer Study 22845 with the Medical Research Council study BRO4：an interim analysis [J]. Int J Radiat Oncol Biol Phys，2002，52：316 - 324.

6. Park JK，Hodges T，Arko L，et al. Scale to predict survival after surgery for recurrent glioblastoma multiforme [J]. J Clin Oncol，2010，28：3838 - 3843.

7. Pignatti F，van den Bent M，Curran D，et al. Prognostic factors for survival in adult patients with cerebral low-grade glioma [J]. J Clin Oncol，2002，20：2076 - 2084.

8. Stummer W，Reulen HJ，Meinel T，et al. Extent of resection and survival in glioblastoma multiforme：Identification of and adjustment for bias [J]. Neurosurgery，2008，62：564 - 576.

（李　宁）

案例 100

听神经瘤

一、病历资料

1. 现病史

患者,女性,56岁,因"左耳耳鸣3年,听力下降5月"就诊。患者于3年前无明显诱因出现左耳耳鸣,偶有头晕,服用尼莫地平、弥可保未见明显改善,未予进一步就医。5个月前接听电话时自觉左耳听力较右侧明显下降,自行服用弥可保未见好转,近2个月自觉左耳听力进行性下降明显,遂至我院就诊。病程中无头痛呕吐,无面部疼痛麻木,无面部活动障碍和步态不稳表现。

2. 既往史

患者否认高血压、心脏病、糖尿病史,否认明确外伤史。

3. 神经系统查体

患者神志清楚,GCS 15分,问答正确,查体合作,双侧瞳孔正大等圆,对光反射灵敏。左耳耳聋,音叉试验显示左耳感音性耳聋。双侧额纹对称,鼻唇沟对称。双侧角膜反射正常,咬力对称。悬雍垂居中,软腭活动对称。颈软,无抵抗。四肢肌力、肌张力正常,双侧Babinsky征(一)。

4. 辅助检查

(1)电测听:左耳高频音听力减退。

(2)MRI检查:T1、T2加权像上均见桥小脑角等信号类圆形占位病灶,向内听道延伸生长,第四脑室、脑干及小脑轻度受压,脑室系统未见扩大(见图100-1、图100-2)。

(3)增强MRI检查:T1加权像上病灶明显强化(见图100-3)。

二、诊治经过

(1)初步诊断:左侧桥小脑角占位,听神经瘤。

(2)入院后完善相关检查后,经与患者及家属充分沟通后于全麻下行乙状窦后入路听神经瘤切除术,术中发现肿瘤沿听神经向内听孔内延伸,在神经电生理监测下予以显微镜下分块全切内听孔外部的肿瘤组织,内听孔内少量肿瘤组织残留。术中面神经、后组颅神经保护良好。硬膜缝合后颅骨回复成形。术后予以神经营养(神经生长因子、神经节苷脂)、甲强龙激素等治疗。病理诊断:左侧桥小脑角神经鞘瘤。术后患者恢复良好,仅有左耳耳聋,左鼻唇沟较右侧略浅表现。余颅神经检查均正常。患者于术后2周出院,门诊随访、定期复查。

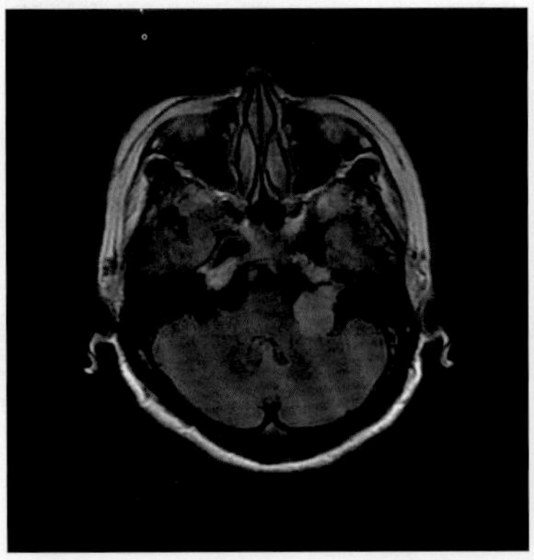

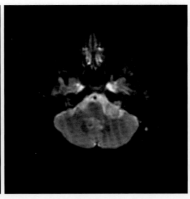
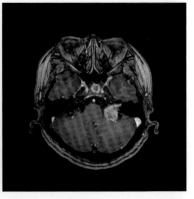

图 100－1　MRI 示 T1 加权像上左侧桥小脑角等信号类圆形占位病灶,向内听道延伸生长,第 4 脑室、脑干及小脑轻度受压,脑室系统未见扩大

图 100－2　MRI 示 T2 加权像上左侧桥小脑角等信号类圆形占位病灶

图 100－3　增强 MRI 可见 T1 加权像上左侧桥小脑角病灶明显强化

三、病例分析

1. 病史特点

(1)患者为中年女性,主诉左耳耳鸣伴听力下降。(2)神经系统查体:左耳耳聋,音叉试验示左耳感音性耳聋,余颅神经检查均基本正常。(3)MRI 示:T1、T2 加权像上均见桥小脑角等信号类圆形占位病灶,向内听道延伸生长。增强 MRI 可见 T1 加权像上病灶明显强化。

2. 诊断与诊断依据

(1)诊断:左侧桥小脑角占位,听神经瘤。

(2)诊断依据:①中年女性,以左耳耳鸣为首发症状,伴听力进行性下降。②神经系统查体示左耳听力下降,感音性耳聋;电测听显示左耳高频音听力减退;③MRI 示:T1、T2 加权像上桥小脑角等信号类圆形占位病灶,向内听道延伸生长。增强 MRI 可见 T1 加权像上病灶明显强化。

3. 鉴别诊断

(1)脑膜瘤:多以颅高压为主要表现,可伴有听力下降,但多不以前庭神经损害为首发症状。影像学表现可见肿瘤边界清,基底较宽,增强均匀明显,常见硬膜尾征。

(2)表皮样囊肿:病程较长,多以三叉神经刺激症状为首发症状。CT 表现为无明显强化的低密度病变。MR 表现为 T1 等信号,T2 高信号,DWI 高信号的占位病灶,与听神经瘤有明显差异。

四、处理方案和基本原则

(1)患者以左耳耳鸣为首发症状,伴听力进行性下降;术前 MRI 左侧桥小脑角占位,向内听道延伸生长,听神经瘤诊断明确。故手术指征明确。

(2)手术入路选择乙状窦后入路,术中神经电生理监测下颅神经保护、肿瘤次全切除。

(3)术后予以神经营养(神经生长因子、神经节苷脂)、甲强龙激素等治疗改善、保护颅神经功能。

(4)出院后继续随访、定期复查 MRI,若肿瘤复发可考虑 γ 刀治疗。

五、要点与讨论

听神经瘤是常见的颅内良性肿瘤之一，占颅内肿瘤的 $7\%\sim12\%$，占桥小脑角肿瘤的 $80\%\sim95\%$。听神经瘤多起源于第Ⅷ对颅神经前庭支，少数发自该神经的耳蜗部。一般为单侧，左右发生率相仿，偶见双侧性。多见于成年人，无明显性别差异。临床以桥小脑角综合征和颅内压增高征为主要表现。

1. 临床表现

（1）早期症状。①耳鸣：为一侧性，音调高低不等，渐进性加剧，多与听力减退同时开始，但也可能是早期唯一症状。②听力减退：一侧渐进性耳聋，逐渐发展为全聋。③眩晕：少数表现为短暂的旋转性眩晕；因肿瘤发展缓慢，前庭逐渐发生代偿而可致眩晕消失。

（2）后期肿瘤侵入颅后窝的症状：①三叉神经感觉支受累，同侧面部麻木；②可出现同侧周围性面瘫；③晚期肿瘤压迫小脑，则出现运动失调；④因颅内压增高引起相应症状。

2. 辅助检查

（1）放射学检查。①颅骨 X 线片：岩骨平片见患侧内耳道扩大，变形或有骨壁破坏。②CT 检查示瘤体呈等密度或低密度，少数呈高密度影像。肿瘤多为圆形或不规则形，位于内听道口区，多伴内听道扩张，增强效应明显。MRI 示 T1 加权像上呈略低或等信号，在 T2 加权像上呈高信号。第 4 脑室、脑干及小脑可有受压变形移位表现。增强后瘤实质部分明显强化，囊变区不强化。

（2）神经耳科检查。由于患者早期仅有耳鸣、耳聋，常在耳科就诊。常用的是听力检查及前庭神经功能检查。在听神经瘤患者的听力检查中，通常表现为不对称的高频下降型感音神经性聋听力曲线（SNHL）和患者不正常的言语鉴别能力。然而，正常的听力图也不可排除听神经瘤病变。目前已有的检测听神经瘤的听觉检查中最可信、最有效的检查是听觉脑干诱发电位（ABR），通常表现为 v 波潜伏期异常。

3. 诊断

听神经瘤早期诊断有时较为困难，需与突聋和梅尼埃病变鉴别。后期典型的听神经瘤具有上述渐进性加重的临床表现，借助影像学及神经功能检查多可明确诊断，但仍需注意与桥小脑角脑膜瘤和胆脂瘤鉴别。

4. 治疗

外科手术治疗为听神经瘤最常用的治疗方式。但由于桥小脑角区特殊的解剖结构，以及肿瘤与面神经、听神经和后组颅神经解剖关系密切（见图 100 - 4），因此，听神经瘤的治疗仍是神经外科医师面临的难题之一。近年来，随着 CT、MRI 在术前评估中的应用以及神经电生理监测下显微外科手术技术的发展，听神经瘤手术已由原先追求高全切率、低病死率，转向现在的注重神经功能保护及患者预后生活质量的提高。

（1）外科手术治疗：听神经瘤首选手术治疗，可以完全切除、彻底治愈。如果手术残留，可以考虑随访或辅助伽马刀治疗。主要包括 3 种术式：①经颅中窝入路，此入路存在手术视野狭小、骨性标志不易识别等缺点，临床应用较少。②经迷路入路，该入路由于要破坏内耳，在神经外科上的应用较为有限。③乙状窦后入路是神经外科最为常用的手术入路。

由于面神经与瘤体解剖关系较为密切，面神经损伤导致的面瘫是听神经瘤术后的主要并发症，严重影响患者生活质量，因此，术中面神经功能的保护越来越受到神经外科医师的重视。听神经瘤术中神经功能的保护主要依赖于细致的显微外科操作技术和术中神经电生理监测技术

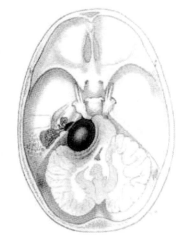

图 100 - 4　桥小脑角听神经瘤与周围解剖结构关系示意

的应用。

（2）立体定向放射治疗：近年来，随着 CT 和 MRI 等影像学技术的发展，使得听神经瘤的定位诊断更加准确，为立体定向放射神经外科在治疗听神经瘤方面的应用提供了保障，使其逐渐成为继显微神经外科手术之外的另一种治疗方法。目前，立体定向放射治疗主要的治疗设备有 X 刀、γ 刀、质子刀等。其中 γ 刀由于定位准确、无机械损耗及靶点偏移，已逐步成为听神经瘤放射治疗的主要手段。但近年来有大宗病例研究认为听神经瘤放疗效果并不优于手术，放疗不能对病变进行活检、对伴囊性变的肿瘤疗效不佳及治疗过程中可能对面神经、小脑甚至脑干产生影响，且放疗后会使肿瘤与周围组织粘连，使得手术的难度大为增加，因此外科手术仍是听神经瘤治疗的首选方式，临床需严格掌握放射治疗的指征，在选择治疗方案时需根据患者病情做出个性化选择。

六、思考题

1. 听神经瘤的典型临床表现和影像学特点有哪些？
2. 试述桥小脑角常见肿瘤的鉴别诊断。
3. 听神经瘤的常见术后并发症有哪些？

七、推荐阅读文献

1. 周良辅. 现代神经外科学[M]. 2 版. 上海：复旦大学出版社，2015：641-652.

2. British Association of Otorhinolaryngologists — Head & Neck Surgeons Clinical Practice Advisory Group. Clinical Effectiveness Guidelines Acoustic Neuroma (Vestibular Schwannoma) BAO-HNS Document 5 [M]. Heideberg：Spring，2002.

3. Wiet RJ，Mamikoglu B，Odom L，et al. Long-term results of the first 500 cases of acoustic neuroma surgery [J]. Otolaryngol Head Neck Surg，2001，124：645-651.

4. Goodden JR，Tranter R，Hardwidge C. Setting the standard — UK neurosurgical acoustic neuroma practice [J]. Ann R Coll Surg Engl，2006，88(5)：486-489.

（李　宁）

椎管内神经鞘瘤

一、病历资料

1. 现病史

患者,男性,60岁,因"腰骶部疼痛2年,行走乏力2个月"就诊。患者于入院前2年腰骶部针刺样疼痛,用力、憋气及夜间平卧时严重,坐立及下床行走后疼痛可减轻,当时无下肢感觉及活动障碍,二便正常,因自认腰肌劳损故未予重视就诊。2个月前患者自觉行走乏力,并出现左侧下肢麻木感,且腰骶部疼痛也较前明显加重。病程中无明显排尿困难及便秘表现。为进一步治疗至本院就诊。

2. 既往史

患者有高血压史,口服降压药控制满意;否认糖尿病史,否认明确外伤史。

3. 神经系统查体

患者神志清楚,GCS 15分,问答正确,查体合作,双侧瞳孔正大等圆,对光反射灵敏。双侧额纹对称,鼻唇沟无变浅。四肢肌力Ⅴ级,双下肢肌张力减退,髌阵挛(一),踝阵挛(一)。双上肢肌张力、腱反射正常。左下肢外侧针刺觉减退。提睾反射、肛周反射正常。双侧Babinsky征(一)。

4. 影像学检查

(1) MRI示:L₃~₄节段硬脊膜下见T1加权低信号T2加权高信号类圆形病灶,马尾神经根受压(见图101-1、图101-2)。

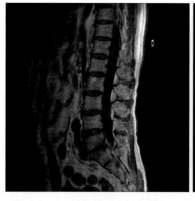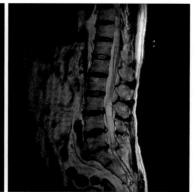

图101-1 MRI示T1加权像 L₃~₄
节段硬脊膜下见低信
号类圆形病灶

图101-2 MRI示T2加权像 L₃~₄
节段硬脊膜下见高信
号类圆形病灶,马尾神
经根受压

(2) MRI 增强示：T1 加权可见病灶环形包膜强化(见图 100 - 3、图 100 - 4)。

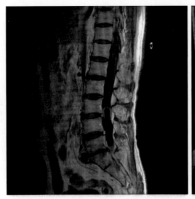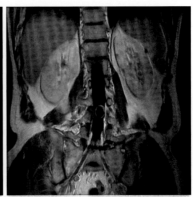

图 101 - 3   MRI 增强 T1 加权矢状
位可见 $L_{3\sim4}$ 节段硬脊
膜下类圆形病灶病灶，
环形包膜强化

图 101 - 4   MRI 增强 T1 加权冠状
位可见 $L_{3\sim4}$ 节段硬脊
膜下类圆形病灶病灶，
环形包膜强化

二、诊治经过

(1) 初步诊断：$L_3 \sim L_4$ 节段神经鞘瘤。

(2) 入院后给予甲强龙激素疗法改善神经根水肿症状，神经营养药物保护马尾神经功能。完善相关检查后，经与患者及家属充分沟通后于全麻下行 $L_{3\sim4}$ 节段神经鞘瘤切除术，术中肿瘤包膜完整，与马尾神经根关系密切，显微镜下仔细分离保护马尾神经后予以全切除肿瘤，肿瘤囊内呈胶冻样，硬膜缝合后椎板回复成形。术后予以神经营养（神经生长因子、神经节苷脂）、甲强龙激素等治疗。病理诊断：神经鞘瘤。患者术后恢复良好，腰骶部疼痛缓解，自诉行走时下肢乏力明显改善。于术后 2 周出院，门诊随访。

三、病例分析

1. 病史特点

(1) 老年男性，腰骶部疼痛伴行走乏力。

(2) 腰骶部疼痛呈针刺样，用力、憋气及夜间平卧时严重，坐立及下床行走后疼痛可减轻。

(3) 查体：四肢肌力Ⅴ级，双下肢肌张力减退，髌阵挛(一)，踝阵挛(一)；左下肢外侧针刺觉减退；提睾反射、肛周反射正常。双侧 Babinsky 征(一)。

(4) MRI：$L_{3\sim4}$ 节段硬脊膜下见 T1 加权低信号、T2 加权高信号类圆形病灶，马尾神经根受压；MRI 增强示 T1 加权可见病灶环形包膜强化。

2. 诊断与诊断依据

(1) 诊断：$L_{3\sim4}$ 节段神经鞘瘤。

(2) 诊断依据：①患者为老年男性，腰骶部疼痛伴下肢乏力；②疼痛有明显体位特征，夜间平卧时严重，坐立及下床行走后疼痛可减轻；③神经系统查体：双下肢运动神经元性运动障碍；④MRI 示：$L_{3\sim4}$ 节段硬脊膜下见 T1 加权低信号、T2 加权高信号类圆形病灶，马尾神经根受压；MRI 增强 T1 加权可见病灶环形包膜强化。

四、处理方案和基本原则

（1）患者存在由于肿瘤压迫、刺激马尾神经根引起的临床表现，故术前给予甲强龙激素疗法改善马尾神经根水肿、刺激症状，神经营养药物保护脊髓功能。

（2）$L_{3\sim4}$ 节段神经鞘瘤定位定性诊断明确，故行椎管探查 $L_{3\sim4}$ 节段神经鞘瘤切除术手术指征明确。

（3）术后予以神经营养（神经生长因子、神经节苷脂）、甲强龙激素等治疗改善神经功能。

（4）出院后继续随访及康复治疗，促进功能恢复。

五、要点与讨论

椎管内神经鞘瘤又叫椎管内雪旺细胞瘤，约占椎管肿瘤的 25%，多起源于背侧脊神经根，在整个椎管的各个节段均可发生，大多为单发，发病高峰年龄为 40~60 岁，不同性别间无显著差异。绝大多数椎管内神经鞘瘤完全位于硬脊膜内，10%~15% 通过背侧神经根袖套向椎管外生长而形成哑铃型；约 10% 的神经鞘瘤位居硬脊膜外或椎旁；约 1% 的神经鞘瘤生长在髓内，考虑多是沿着进入脊髓的血管周围的神经鞘膜生长而成。

1. 病因

肿瘤形成的确切原因至今仍不明确，大量研究认为肿瘤的发生及生长与基因水平的分子改变相关，是由于肿瘤抑制基因丢失及其癌基因激活所致。两种类型的神经纤维瘤病已被广泛研究遗传学研究认为 NF1 和 NF2 基因分别定位于第 17 号和 22 号染色体长臂上。两种类型的神经纤维瘤病均以常染色体显性遗传具有高度的外显率。

2. 临床表现

椎管内神经鞘瘤病程大多较长，胸段者病史最短，颈段和腰段者较长，肿瘤发生囊变或出血时呈急性过程。椎管神经鞘瘤主要的临床症状和体征表现为疼痛、感觉异常、运动障碍和括约肌功能紊乱。

首发症状最常见者为神经根痛，其次为感觉异常和运动障碍。上颈段肿瘤的疼痛主要在颈项部，偶向肩部及上臂放射；颈胸段的肿瘤疼痛多位于颈后或上背部，并向一侧或双侧肩部、上肢及胸部放射；上胸段的肿瘤常表现为背痛，放射到肩或胸部；胸段肿瘤的疼痛多位于胸腰部射到腹部、腹股沟。胸腰段肿瘤的疼痛位于腰部，可放射至腹股沟、臀部、大腿及小腿部。腰骶段肿瘤的疼痛位于腰骶部、臀部、会阴部和下肢。

以感觉异常为首发症状者占 20%，其可分感觉过敏和减退两类。前者表现为蚁行感、发麻、发冷、酸胀感、灼热；后者大多为痛、温及触觉的联合减退。感觉障碍一般从远端开始，逐渐向上发展。圆锥、马尾部已无脊髓实质，故感觉异常呈周围神经型分布，典型的是肛门和会阴部皮肤呈现马鞍区麻木。

运动障碍因肿瘤的部位不同，可产生神经根性或束性损害致运动障碍，随着症状的进展可出现锥体束的功能障碍，因而瘫痪范围和程度各不相同。运动障碍发现的时间因肿瘤部位而异，圆锥或马尾部的肿瘤在晚期时才会出现明显的运动障碍，胸段肿瘤较早出现。括约肌功能紊乱往往是晚期症状，表明脊髓部分或完全受压。

3. 辅助检查

（1）脊柱 X 线片：直接征象是神经鞘瘤钙化斑阴影，较少见，间接征象是指肿瘤压迫椎管及其邻近骨质结构而产生的相应改变，包括椎弓破坏、椎弓根间距离加宽，或椎间孔扩大等。

（2）椎管造影：蛛网膜下腔梗阻率约占 95% 以上，典型的呈杯口状充盈缺损。

（3）CT 与 MRI 检查：CT 扫描对椎管内肿瘤难以做出确切诊断。MRI T1 加权图像上呈髓外低信号瘤灶，在 T2 加权图像上呈高信号瘤灶；实体性肿瘤 MRI 增强扫描呈均匀强化，囊性肿瘤呈环形强化,少数肿瘤呈不均匀强化。

（4）实验室检查：因脊髓神经鞘瘤多发生于蛛网膜下腔肿瘤生长较容易造成蛛网膜下腔堵塞,使肿瘤所在部位以下脑脊液循环发生障碍以及肿瘤细胞脱落,所以腰椎穿刺脑脊液蛋白含量增高。

4. 诊断

有明显的神经根性疼痛,运动、感觉障碍自下而上发展,肿瘤节段水平有一个皮肤过敏区,特别是存在脊髓半切综合征（表现为病变节段以下,同侧上运动神经元性运动麻痹以及触觉、深感觉的减退,对侧的痛、温觉丧失）以及脑脊液动力学改变引起疼痛加剧时,均提示椎管内神经鞘瘤的可能,MRI 检查可以确诊。

5. 治疗

椎管内神经鞘瘤的治疗主要为外科手术切除,绝大多数病例均可通过标准的后路椎板切开或半椎板切开、肿瘤全切除而达到治愈。恶性神经鞘瘤手术切除后宜辅助放射治疗。

6. 预后

良性神经鞘瘤术后复发率低,预后佳。

六、思考题

1. 试述圆锥肿瘤与马尾肿瘤的鉴别诊断。
2. 试述椎管内神经鞘瘤与脊膜瘤的鉴别诊断。

七、推荐阅读文献

1. 周良辅. 现代神经外科学[M]. 2 版. 上海:复旦大学出版社,2015. 866 - 880.

2. Song KW, Shin SI, Lee JY, et al. Surgical results of intradural extramedullary tumors [J]. Clin Orthop Surg, 2009,1: 74 - 80.

3. Conti P, Pansini G, Mouchaty H, et al. Spinal neurinomas: retrospective analysis and long-term outcome of 179 consecutively operated cases and review of the literature [J]. Surg Neurol, 2004, 61(1): 34 - 43.

4. Jinnai T, Koyama T. Clinical characteristics of spinal nerve sheath tumors: analysis of 149 cases [J]. Neurosurgery, 2005,56(3): 510 - 515.

5. Celli P. Treatment of relevant nerve roots involved in nerve sheath tumors: removal or preservation? [J]Neurosurgery, 2002,51(3): 684 - 692.

6. Celli P, Trillò G, Ferrante L. Spinal extradural schwannoma [J]. J Neurosurg Spine, 2005,2 (4): 447 - 456.

7. Borges G, Bonilha L, Proa M Jr, et al. Imaging features and treatment of an intradural lumbar cystic schwannoma [J]. Arq Neuropsiquiatr, 2005,63(3A): 681 - 684.

8. Colosimo C, Cerase A, Denaro L, et al. Magnetic resonance imaging of intramedullary spinal cord schwannomas. Report of two cases and review of the literature [J]. J Neurosurg, 2003,99(1): 114 - 117.

（李　宁）

基底节区高血压性脑出血

一、病历资料

1. 现病史

患者,男性,62岁,因"突发左侧肢体活动不利9h,伴意识恶化"急诊。入院9h前患者晚餐后突发头晕,左侧肢体活动不利,无恶心呕吐、无意识障碍及肢体抽搐,为求治疗急送我院。就诊时血压为185 mmHg/100 mmHg,急诊查头颅CT示右侧基底节区少量出血,遂以降压、神经保护治疗及密切观察。保守治疗6 h后,患者出现恶心呕吐,继而意识进行性恶化,呼之不应,血压为190 mmHg/110 mmHg。急诊头颅CT复查示右侧基底节区脑出血增加,遂收入院手术治疗。

2. 既往史

患者有高血压史和糖尿病史。

3. 体格检查

患者昏迷,GCS 8分,查体不能合作,双侧瞳孔等大、直径3 mm、对光反射灵敏,颈部软、无抵抗,左侧肢体偏瘫,肌张力高,右侧肢体刺痛后躲避动作。双侧病理征(十)。肌力检查:感觉检查不能合作。心肺听诊无异常,腹软,肠鸣音正常。

4. 影像学检查

(1) 首次头颅CT示:右侧基底节区少量出血,中线结构未见移位(见图102-1)。

(2) 保守治疗6 h后头颅CT示:右侧基底节区大面积出血,中线结构移位明显(见图102-2)。

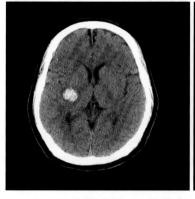 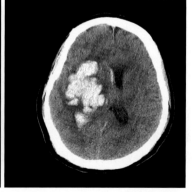

图102-1　首次头颅CT示右侧基底节区少量出血,中线结构未见移位　　图102-2　保守治疗6 h后复查头颅CT示右侧基底节区大面积出血,中线结构移位明显

二、诊治经过

（1）入院后初步诊断：右侧基底节区高血压性脑出血。

（2）入院后完善相关检查，经与患者及家属充分沟通后于急诊全麻下行右侧基底节区脑内血肿清除术，手术顺利，术中清除脑内血肿约 50 ml，脑组织张力降低脑搏动良好，硬膜减张缝合后骨板回复。术后予以血压控制、营养神经、预防癫痫和全身并发症预防等治疗，血压维持在 140 mmHg/90 mmHg 左右。患者于术后第 3 天起意识状态逐渐改善，术后 1 周复查头颅 CT 示：右侧基底节区术野少量残余血肿，中线结构轻度移位（见图 102-3）。患者于术后第 10 天出院进一步康复治疗，出院时神志清，GCS 15 分，左侧肢体肌力恢复至 2 级。

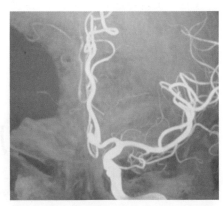

图 102-3　术后 1 周复查头颅 CT 示右侧基底节区术野少量残余血肿伴周围水肿，中线结构移位改善

三、病例分析

1. 病史特点

（1）患者为老年男性，既往有高血压和糖尿病史。餐后突发头晕，左侧肢体活动不利，就诊时血压为 185 mmHg/100 mmHg。

（2）急诊查头颅 CT 示右侧基底节区脑内血肿。

（3）保守治疗过程中患者意识进行性恶化，血压进行性上升至 190 mmHg/110 mmHg，头颅 CT 复查示基底节区脑出血增加，中线移位。

（4）体格检查：昏迷，GCS 8 分，查体不能合作，左侧肢体偏瘫，肌张力高，右侧肢体刺痛后躲避动作。双侧病理征（＋）。

2. 诊断及诊断依据

（1）诊断：右侧基底节区高血压性脑出血，原发性高血压，糖尿病。

（2）诊断依据：①老年男性，餐后突发左侧肢体活动不利；②病程中意识状态、肢体活动进行性恶化，血压持续升高至 190 mmHg/110 mmHg，查体：昏迷，GCS 8 分，左侧肢体偏瘫，肌张力高，双侧病理征（＋）；③既往有高血压和糖尿病史；④急诊头颅 CT 示右侧基底节区脑内血肿。

3. 鉴别诊断

脑动静脉畸形破裂出血：患者多以青壮年为主，出血部位常见于皮层下，CTA 和 DSA 脑血管造影能予以明确。

四、处理方案和基本原则

（1）右侧基底节区高血压性脑出血诊断明确。血肿量＞30 ml，中线结构移位明显，保守治疗过程中意识状态进行性恶化，故手术指征明确。与家属沟通后急诊全麻下行右侧基底节区脑内血肿清除术。

（2）术后予以血压控制、营养神经、预防癫痫和全身并发症预防等治疗，血压维持在 140 mmHg/90 mmHg 左右。

（3）患者于术后第 3 天起意识状态、肢体活动逐渐改善；术后头颅 CT 复查：右侧基底节区术野少量残余血肿，中线结构移位明显改善。故患者于术后第 10 天出院。

（4）出院后进行康复治疗、定期随访以及原发疾病（高血压、糖尿病）治疗。

五、要点与讨论

高血压性脑出血是非创伤性颅内出血最常见的病因，是高血压病最严重的并发症之一，常发生于50～70岁，男性略多，冬春季易发。

1. 病因

高血压病可导致脑底的小动脉发生病理性变化，突出的表现为小动脉的管壁发生玻璃样或纤维样变性和局灶性出血、缺血和坏死，削弱了血管壁的强度，出现局限性的扩张，并可形成微小动脉瘤。高血压性脑出血即是在这样的病理基础上，因情绪激动、饮酒饱餐、过度劳累或其他因素引起血压剧烈升高，导致已病变的脑血管破裂出血所致。其中豆纹动脉破裂最为多见，其他依次为丘脑穿通动脉、丘脑膝状动脉和脉络丛后内动脉等。因此，高血压性脑出血有其特别的好发部位（见图102-4），据大宗病例统计，55％在壳核（外囊）区，15％在脑叶皮层下白质内，10％在丘脑，10％在中脑桥，10％在小脑半球。

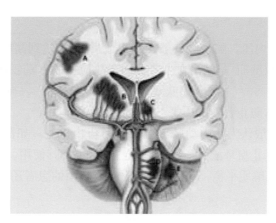

图 102 - 4　高血压脑出血常见出血部位示意

2. 临床表现

高血压性脑出血常在情绪激动、饮酒饱餐、过度劳累、用力排便等时刻发病，起病急骤，往往在短时间内病情发展到高峰。临床表现视出血部位、出血量、全身情况等因素而不同。一般发病为突然出现剧烈头痛，恶心、呕吐，可伴有不同程度意识障碍。当血肿扩大、脑水肿加重，遂出现颅内压增高，引起脑疝危象。

（1）壳核出血：是最常见的高血压性脑出血的部位，主要是豆纹动脉外侧支破裂。多损及内囊，患者常有头和眼转向出血病灶侧，呈"凝视病灶"状和"三偏"症状，即偏瘫、偏身感觉障碍和偏盲。

（2）丘脑出血：由丘脑膝状体动脉和丘脑穿通动脉破裂所致。丘脑出血特点是：上下肢瘫痪均等，深感觉障碍突出；大量出血使中脑上视中枢受损，眼球凝视鼻尖；意识障碍多见且较重，出血波及丘脑下部或破入第三脑室则昏迷加深，瞳孔缩小，出现去皮质强直等；如出血量大使壳核和丘脑均受累，难以区分出血起始部位，称为基底节区出血。

（3）脑桥出血：患者常突然起病，在数分钟内进入深度昏迷，病情危重。脑桥出血往往先自一侧脑桥开始，迅即波及两侧，出现双侧肢体瘫痪。大多数呈弛缓性，少数为痉挛性或呈去皮质强直，双侧病理反射阳性。两侧瞳孔极度缩小呈"针尖样"为其特征性体征，部分患者可出现中枢性高热、生命体征不稳定等严重表现。

（4）小脑出血：轻型患者起病时神志清楚，常诉一侧后枕部剧烈头痛和眩晕，呕吐频繁，眼球震颤，肢体常无瘫痪，但病变侧肢体出现共济失调。当血肿逐渐增大破入第4脑室，可引起急性脑积水。严重时出现枕骨大孔疝，患者突然昏迷，呼吸不规则甚至停止，最终因呼吸循环衰竭而死亡。

3. 诊断

中老年高血压患者在活动或情绪激动时突然发病，迅速出现偏瘫、失语等局灶性神经功能缺失症状，以及严重头痛、呕吐及意识障碍等，常高度提示脑出血可能。头颅 CT 可明确出血部位、出血量及出血周围脑组织水肿情况。

4. 治疗

1）内科治疗

患者应卧床，保持安静。重症患者严密观察体温、脉搏、呼吸和血压等生命体征，注意瞳孔和意识变化。应保持患者的呼吸道通畅，及时清理呼吸道分泌物；加强护理，保持肢体功能位。意识障碍和消化道出血者宜禁食，禁食 24～48 h 后放置胃管。

（1）控制高血压：对高血压性脑出血，应及时应用降压药物以控制过高的血压。但降压不可过速、过低。急性脑出血时，血压升高是颅内压增高情况下保持正常脑血流的脑血管自动调节机制，降压可影响脑血流量，导致低灌注或脑梗死，但持续高血压可使脑水肿恶化。收缩压维持在 140～160 mmHg 水平较为合理。

（2）控制脑水肿：降低颅内压。脑水肿一般在脑出血后 48 h 达到高峰，维持 3～5 d 或更长时间。脑水肿可使颅内压增高和导致脑疝，是脑出血主要死因。故应用脱水药物降低颅内压是脑出血急性期处理的重要环节，常用 20% 甘露醇、利尿药如呋塞米（速尿）等，或用 10% 血浆白蛋白。应用甘露醇的脱水作用迅速，但要监测肾功能，防止肾功能损害。

（3）止血药和凝血药：一般认为脑内动脉出血难以用药物止血。如需给药，可早期给予抗纤溶药物，如 6-氨基己酸、氨甲环酸（止血环酸）等，巴曲酶（立止血）也推荐使用。

（4）保持营养和维持水电解质平衡：高热、多汗、呕吐或腹泻的患者还需适当增加入液量；注意防止低钠血症，以免加重脑水肿。

（5）并发症防治：高血压脑出血后常见并发症包括感染（肺部感染最为常见）、应激性溃疡、稀释性低钠血症以及下肢深静脉血栓形成。

2）外科治疗

手术宜在发病后 6～24 h 内进行。

（1）手术适应证：①脑出血患者颅内压增高，如脉缓、血压升高、呼吸节律变慢、意识水平下降等；②大脑半球血肿量≥30 ml；小脑半球血肿量≥10 ml 或蚓部＞6 ml，血肿破入第4脑室，出现脑干受压症状或急性阻塞性脑积水征象者；③重症脑室出血导致梗阻性脑积水。而脑干出血、大脑深部出血、淀粉样血管病导致脑叶出血手术效果差，应谨慎手术。

（2）常用手术方法：①开颅血肿清除术；②小脑血肿清除＋后颅窝减压术；③小骨窗血肿清除术；④钻孔微创颅内血肿清除术；⑤脑室出血脑室引流术。

3）康复治疗

脑出血患者病情稳定后宜尽早进行康复治疗，对神经功能恢复，提高生活质量有益。如患者出现抑郁情绪，可及时给予药物治疗和心理支持。

4）饮食宜忌

处于恢复期的患者体质虚弱，应注意饮食调理。饮食宜清淡，宜食易消化、维生素含量高的饮食；多食白菜、萝卜等粗纤维食物，保持大便通畅；忌肥甘，戒烟酒。

六、思考题

1. 自发性高血压脑出血的好发部位及相应的典型临床表现有哪些？
2. 自发性高血压脑出血的内科治疗原则和措施是什么？
3. 自发性高血压脑出血的外科手术指征是什么？

七、推荐阅读文献

1. 周良辅. 现代神经外科学[M]. 2 版. 上海：复旦大学出版社, 2015：1004 - 1009.

2. Goldstein LB, Bushnell CD, Adams RJ, et al. American Heart Association Stroke Council. Guidelines for the primary prevention of stroke：a guideline for healthcare professionals from the American Heart Association/American Stroke Association [J]. Stroke, 2011, 42：517 - 584.

3. O'Donnell MJ, Xavier D, Liu L, et al. Interstroke investigators. Risk factors for ischaemic and intracerebral haemorrhagic stroke in 22 countries (the Interstroke study)：a case-control study [J]. Lancet, 2010, 376：112 - 123.

4. Furie KL, Kasner SE, Adams RJ, et al. American Heart Association Stroke Council, Council on Cardiovascular Nursing, Council on Clinical Cardiology, and Interdisciplinary Council on Quality of Care and Outcomes Research. Guidelines for the prevention of stroke in patients with stroke or transient ischemic attack：a guideline for healthcare professionals from the American Heart Association/American Stroke Association [J]. Stroke, 2011, 42：227 - 276.

5. Broderick J, Connolly S, Feldmann E, et al. Guidelines for the management of spontaneous intracerebral hemorrhage in adults：2007 update：a guideline from the American Heart Association/American Stroke Association Stroke Council, High Blood Pressure Research Council, and the Quality of Care and Outcomes in Research Interdisciplinary Working Group [J]. Stroke, 2007, 38：2001 - 2023.

（李　宁）

案例 103

颅内动脉瘤

一、病历资料

1. 现病史

患者,女性,48岁,因"突发剧烈头痛伴恶心呕吐6 h"就诊。患者于入院6 h前排便时突发剧烈头痛,伴恶心呕吐,无明显意识障碍、呼吸困难,无肢体活动障碍,为求治疗急送我院,急诊查头颅CT示蛛网膜下腔出血,遂以"蛛网膜下腔出血"收住院。

2. 既往史

患者否认高血压、心脏病、糖尿病史,家族中无相关病史记载。

3. 体格检查

患者神志清楚,GCS 15分,双侧瞳孔等大、等圆,对光反射灵敏,双侧眼睑无下垂。双侧额纹对称,鼻唇沟无变浅。颈部抵抗,克氏征阳性。四肢肌力肌张力正常,双侧病理征(+)。心肺听诊无异常,腹软,肠鸣音正常。

4. 影像学检查

头颅CT示:蛛网膜下腔出血(见图103-1)。

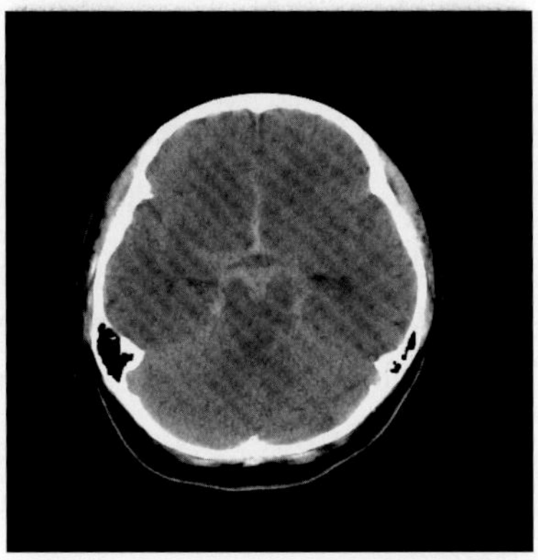

图 103-1 头颅 CT 显示蛛网膜下腔出血,鞍上池、环池、侧裂池及前纵裂池均可见高密度出血表现

二、诊治经过

(1) 初步诊断:自发性蛛网膜下腔出血,动脉瘤破裂待查。

(2) 入院后完善相关检查,患者予绝对卧床休息、流质饮食、镇痛、抗癫痫、安定剂、导泻药物使患者保持安静。患者平均动脉压维持在90 mmHg以上。予尼莫地平2.5 ml/h微泵输注预防脑血管痉挛。入院次日行全脑血管造影术,造影示前交通动脉动脉瘤(见图103-2、图103-3)。经与患者及家属充分沟通后,于次日全麻下行前交通动脉瘤夹闭术。手术顺利,术后予以尼莫地平微泵输注预防脑血管痉挛,以及血压控制、预防癫痫和营养神经等治疗。患者恢复良好,术后脑血管造影检查示动脉瘤夹闭完全,载瘤动脉通畅(见图103-4)。患者于1周后痊愈出院。

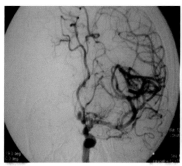 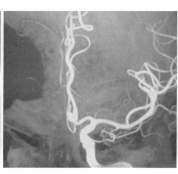 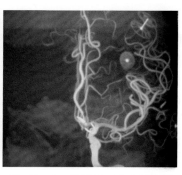

图 103-2　DSA 全脑血管造影术示前交通动脉动脉瘤　　图 103-3　DSA 脑血管造影 3D 重建示前交通动脉动脉瘤　　图 103-4　术后 DSA 脑血管造影显示前交通动脉瘤夹闭完全,载瘤动脉通畅

三、病例分析

1. 病史特点

(1) 患者为中年女性,48 岁,因"排便时突发剧烈头痛伴恶心呕吐 6 h"入院。

(2) 查体:患者神志清楚,GCS 15 分,颈部抵抗。

(3) 急诊查头颅 CT 示蛛网膜下腔出血。

(4) 全脑血管造影术示前交通动脉动脉瘤。

2. 诊断与诊断依据

(1) 诊断:前交通动脉瘤,自发性蛛网膜下腔出血,Hunt 及 Hess Ⅱ级

(2) 诊断依据:①中年女性排便时突发剧烈头痛伴恶心呕吐;②查体见颈部抵抗;③急诊头颅 CT 示蛛网膜下腔出血;④全脑血管造影术示前交通动脉动脉瘤。

3. 鉴别诊断

患者 CT 显示典型蛛网膜下腔出血,脑血管造影明确显示前交通动脉瘤,因此"前交通动脉瘤破裂,自发性蛛网膜下腔出血"诊断明确。

四、处理方案和基本原则

(1) 术前予卧床、流质饮食;平均动脉压维持在 90 mmHg 以上;予尼莫地平微泵输注预防脑血管痉挛,以及镇静、营养神经、保持大便通畅等治疗。

(2) 前交通动脉动脉瘤诊断明确,前交通动脉瘤破裂已致自发性蛛网膜下腔出血,故手术指征明确。与家属沟通后,全麻下行开颅前交通动脉瘤夹闭术。

(3) 术后予以尼莫地平微泵输注预防脑血管痉挛,以及血压控制、预防癫痫和营养神经等治疗。

(4) 术后 1 周复查脑血管造影检查,出院后随访,定期复查脑血管造影。

五、要点与讨论

颅内动脉瘤(intracranial aneurysm)是由颅内动脉内腔的局限性异常扩张所致动脉壁的一种瘤状突起,是一种常见的血管性疾病,临床常以自发性蛛网膜下腔出血(subarachnoid hemorrhage,SAH)为首发症状。未破裂动脉瘤在人群中患病率约为 2%,而动脉瘤破裂造成蛛网膜下腔出血的年发病率为(6~10)/10 万人口。动脉瘤破裂造成 SAH 可导致脑血管痉挛、脑水肿、脑梗死和脑积水等多种病理性

改变,病死率高达42%,严重威胁患者的生命。因此,颅内动脉瘤早期确诊后选择合适的治疗方法,对提高临床疗效、降低颅内动脉瘤患者死、残率有重要意义。

1. 疾病分类

依据颅内动脉瘤的不同特点,可以将其分为不同类型。

(1)根据病因分类:先天性动脉瘤、感染性动脉瘤、外伤性动脉瘤和动脉硬化性动脉瘤。

(2)根据形态分类:囊性动脉瘤、梭形动脉瘤、夹层动脉瘤和不规则形动脉瘤。

(3)根据肿瘤最大径分类:小型动脉瘤(<5 mm)、中型动脉瘤(5~10 mm)、大型动脉瘤(11~25 mm)和巨大型动脉瘤(>25 mm)。

(4)根据动脉瘤的发生部位分类:Willis环前循环动脉瘤和Willis环后循环动脉瘤。

(5)根据动脉瘤壁的结构不同分类:真性动脉瘤和假性动脉瘤。

2. 发病原因

动脉瘤的发病原因尚不十分清楚。动脉瘤形成的病因,概括有以下几种。

(1)先天性因素。脑动脉管壁的厚度为身体其他部位同管径动脉的2/3,周围缺乏组织支持,但承受的血流量大,尤其在动脉分叉部。管壁中层缺少弹力纤维,平滑肌较少,由于血流动力学方面的原因,分叉部又最易受到冲击,这与临床发现分叉部动脉瘤最多、向血流冲击方向突出是一致的。管壁的中层有裂隙、胚胎血管的残留、先天动脉发育异常或缺陷(如内弹力板及中层发育不良)都是动脉瘤形成的重要因素。

(2)后天性因素。①动脉硬化:动脉壁发生粥样硬化使弹力纤维断裂及消失,动脉壁削弱而不能承受血流冲击压力。②感染:感染性动脉瘤约占全部动脉瘤的4%。③创伤。④颅底异常血管网症、脑动静脉畸形、颅内血管发育异常及脑动脉闭塞等也可伴发动脉瘤。⑤其他一些少见的原因如肿瘤等也能引起动脉瘤。

3. 发病机制

颅内动脉瘤好发于脑底动脉环分叉处及其主要分支。约85%的动脉瘤位于Willis动脉环前半环颈内动脉系统,即颈内动脉颅内段、大脑前动脉、前交通动脉、大脑中动脉、后交通动脉。

血压突然升高、大小便、妊娠晚期、分娩、体力劳动、情绪变化、性生活及气候突变等均是动脉瘤破裂的诱发因素。在更多的情况下,出血可在没有明显诱因时突然发生的。动脉瘤破裂出血后,出血处由血凝块凝固以及血管痉挛收缩而达到止血的目的,破裂处停止出血。在出血后1~2周,纤溶现象亢进,使破裂处纤维网脆弱、血凝块液化,由于此时动脉壁破裂口的纤维化尚不牢固,故容易发生再出血。

颅内动脉瘤的大小悬殊,通常在0.5~2 cm。动脉瘤的破裂与其大小有一定关系,一般认为较大的动脉瘤易破裂。动脉瘤破裂的临界大小为直径在0.5~0.6 cm。直径超过0.5 cm的动脉瘤出血机会逐渐增多,但当其直径超过3.0 cm后,则颅内压增高的症状取代了出血症状。

4. 临床表现

颅内动脉瘤病人在破裂出血之前,90%的患者没有明显的症状和体征,只有极少数患者因动脉瘤影响到邻近神经或脑部结构而产生特殊的表现(如动眼神经麻痹)。动脉瘤症状和体征大致可分为破裂前先兆症状、破裂时出血症状、局部定位体征以及颅内压增高症状等。

(1)先兆症状:40%~60%的动脉瘤在破裂之前有某些先兆症状,其中动眼神经麻痹是后交通动脉动脉瘤最有定侧和定位意义的症状。

(2)出血症状:80%~90%的动脉瘤患者因为动脉瘤破裂出血才被发现,出血症状以自发性蛛网膜下腔出血的表现最多见。多数患者突然发病,通常以头痛和意识障碍为最常见和最突出的表现,可伴有局灶性神经症状。蛛网膜下腔出血引起的神经症状为脑膜刺激征,表现为颈项强硬,克氏征阳性。

(3)局部定位体征:若动脉瘤出血侵入大脑半球的脑叶则可引起相应的神经功能障碍,如偏瘫、偏盲、失语及颞叶疝等症状。临床分级:Hunt和Hess根据患者的临床表现将颅内动脉瘤患者分为五级,用以评估手术的危险性。Ⅰ级:无症状,或轻微头痛及轻度颈强直;Ⅱ级:中度至重度头痛,颈强直,除有脑神经麻痹外,无其他神经功能缺失;Ⅲ级:嗜睡、意识模糊,或轻微的灶性神经功能缺失;Ⅳ级:木僵,中度至重度偏侧不全麻痹,可能有早期的去皮质强直及自主神经系统功能障碍;Ⅴ级:深昏迷,去皮质强直,濒死状态。

(4) 颅内压增高症状:一般认为直径超过 2.5 cm 以上的未破裂巨大型动脉瘤或破裂动脉瘤伴有颅内血肿时可引起颅内压增高。

(5) 再出血:动脉瘤一旦破裂将会反复出血,再出血率为 9.8%～30%。据统计再出血通常发生在上一次出血后的 7～14 d,第 1 周占 10%,1 年内占 11%,3% 的患者可在更长时间后发生破裂再出血。

5. 诊断

(1) 确定有无蛛网膜下腔出血(SAH):出血急性期,CT 确诊 SAH 阳性率极高,安全、迅速、可靠。腰椎穿刺术压力升高伴有血性脑脊液常是诊断动脉瘤破裂后蛛网膜下腔出血的直接证据。但颅内压明显增高时,腰椎穿刺术要慎重进行。

(2) 确定病因及病变部位:脑血管造影是确诊颅内动脉瘤的"金标准",能够明确判断动脉瘤的部位、形态、大小、数目、是否存在血管痉挛以及最终手术方案的确定。首次造影阴性,应在 3～4 周后重复造影。CTA 在一定程度上能够代替脑血管造影检查,为动脉瘤的治疗决策提供更多的资料。

6. 治疗方法

1) 颅内动脉瘤破裂出血后的非外科治疗

(1) 防止再出血:采用绝对卧床休息、镇痛、抗癫痫、安定剂、导泻药物使患者保持安静,避免情绪激动。在动脉瘤处理前,控制血压是预防和减少动脉瘤再次出血的重要措施之一,但血压降得过低会造成脑灌注不足而引起损害,一般患者平均动脉压维持在 90 mmHg 以上。

(2) 降低颅内压:蛛网膜下腔出血后可能出现颅内压增高,可以应用甘露醇。

(3) 防治脑血管痉挛:动脉瘤破裂出血后,进入到蛛网膜下腔的血液容易导致脑血管痉挛发生。出血后 3～4 d 开始出现脑血管痉挛,7～10 d 达到高峰,10～14 d 开始消退。目前脑血管痉挛的治疗主要围绕三个方面进行:钙离子拮抗剂的应用;血性脑脊液的清除;3H 疗法(扩容、血液稀释及适当提升血压)。

2) 颅内动脉瘤的手术治疗

(1) 颅内动脉瘤的手术治疗。虽然现在采用血管内介入治疗动脉瘤日益增多,但传统手术夹闭仍是最成熟、可靠的方法,该方法长期以来已成为治疗颅内动脉瘤的经典方法(见图 103 - 5)。近年来,随着一些辅助技术的应用,开颅手术治疗颅内动脉瘤取得了长足的进步,治愈率可高达 95% 以上。

同时,开颅手术还具有血管内栓塞术无法取代的优势:可清除蛛网膜下腔积血和局部使用罂粟碱,防治脑血管痉挛;可清除颅内血肿降低颅内压;必要时还可以去骨瓣外减压等;术后再通复发率低。

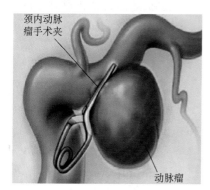

图 103 - 5　颅内动脉瘤手术夹闭示意

手术时机的选择:除首次出血外,动脉瘤的再次破裂出血和脑血管痉挛是致残、致死的另外 2 个主要因素。因此,开颅手术治疗动脉瘤应避开脑血管痉挛高峰期,一般认为在 3 d 以内(早期)或 14 d(延期)以后进行为宜。目前多数学者认为,已确诊的颅内动脉瘤 Hunt-Hess 分级Ⅲ级以下的患者,为防止再次出血、减轻脑血管痉挛,应在出血 3 d 内手术治疗;而对于 Hunt-Hess 分级Ⅲ级以上、颅内巨大动脉瘤或存在明显血管痉挛、脑水肿、脑积水等提示病情较严重者,早期手术风险大,应待病情稳定后再行手术治疗。

(2) 血管内介入治疗。血管内治疗技术是在脑血管造影的基础上,经血管内插入极细的导管进入动脉瘤腔,然后通过该导管送入栓塞材料闭塞动脉瘤而得到治愈的目的(见图 103 - 6)。随着栓塞技术和材料的不断进步,微弹簧圈血管内栓塞术已经成为科学、安全、可靠的治疗方法。

① 适应证:a. 窄颈的囊状动脉瘤(瘤颈:瘤体<1∶3,瘤颈宽度<4 mm)是血管内栓塞的最佳适应证;b. 动脉瘤破裂出血急性期,一经造影确诊即可行栓塞治疗;c. 解剖关系复杂、手术夹闭困难的动脉瘤,如颈内动脉颅外段、岩段、海绵窦段动脉瘤;d. 椎-基底动脉系统动脉瘤,此类动脉瘤行开颅手术的危

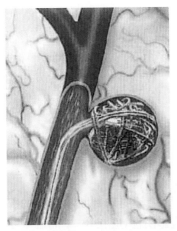

图103-6 颅内动脉瘤血管内栓塞介入治疗示意

险性和并发症较多；e. 手术夹闭失败或栓塞治疗后复发的动脉瘤；f. 不能耐受开颅手术或拒绝行开颅手术夹闭动脉瘤者。

②治疗方法。微弹簧圈栓塞术：微弹簧圈栓塞治疗颅内动脉瘤具有疗效好、创伤小等优点。在欧美等发达国家采用血管内介入治疗几乎占所有颅内动脉瘤治疗的80%以上。微弹簧圈栓塞术主要是指电解脱微弹簧圈（GDC）栓塞术和水解脱微弹簧圈（DCS）栓塞术，特别是 GDC 栓塞术已经逐渐成为动脉瘤治疗的一种主要方法。近年来，随着一些辅助技术和新型材料（球囊辅助再塑形技术、支架-微弹簧圈联合栓塞术、双微导管技术）在介入治疗中的应用，不仅扩大了血管内介入治疗的适应证，而且使介入治疗的成功率得到了很大的提高。

7. 预后

颅内动脉瘤的预后与患者的年龄、术前有无其他疾患、动脉瘤大小、部位、性质、手术前临床分级状况、手术时间的选择、有无血管痉挛及其严重程度有关，尤其是动脉瘤患者蛛网膜下腔出血后伴有血管痉挛和颅内血肿者均是影响预后的重要因素。术者的经验和技术熟练程度、是否应用显微手术、术后是否有颅内压增高（减压充分与否）等，都与预后有十分密切的关系。

六、思考题

1. 试述自发性蛛网膜下腔出血的 Hunt & Hess 分级。
2. 试述自发性蛛网膜下腔出血后防治脑血管痉挛的临床措施。
3. 试述颅内动脉瘤血管内介入治疗的临床适应证。

七、推荐阅读文献

1. 周良辅. 现代神经外科学[M]. 2版. 上海：复旦大学出版社，2015：1022-1064.

2. Lee MS. Guideline for management of ruptured aneurysm: preliminary report [J]. Neurointervention, 2007, 2：36-42.

3. Kim KH. Guideline for management of unruptured intracranial aneurysms: preliminary report [J]. Neurointervention, 2007, 2：43-49.

4. Bederson JB, Connolly ES, Jr Batjer HH, et al. Guidelines for the management of aneurysmal subarachnoid hemorrhage: a statement for healthcare professionals from a special writing group of the stroke council, American Heart Association [J]. Stroke, 2009, 40：994-1025.

5. Shin SH, Kwon SC, Suh DC. Recent update of guidelines for neurointerventional procedures [J]. Neurointervention, 2013, 8：68-72.

6. Cortnum S, Sorensen P, Jorgensen J. Determining the sensitivity of computed tomography scanning in early detection of subarachnoid hemorrhage [J]. Neurosurgery, 2010, 66：900-902.

7. Steiner T, Juvela S, Unterberg A, et al. European Stroke Organization guidelines for the management of intracranial aneurysms and subarachnoid haemorrahge [J]. Cerebrovasc Dis, 2013, 35：93-112.

（李 宁）

常用医学缩略语

一、临床常用缩略语

T	体温	Sig	乙状结肠镜检查术
P	脉搏	CG	膀胱造影
HR	心率	CAG	心血管造影,脑血管造影
R	呼吸	IVC	下腔静脉
BP	血压	RP	逆行肾盂造影
BBT	基础体温	RUG	逆行尿路造影
Wt	体重	UG	尿路造影
Ht	身长,身高	PTC	经皮肝穿刺胆管造影
AC	腹围	GA	胃液分析
CVP	中心静脉压	LNP	淋巴结穿刺
VE	阴道内诊	LP	肝穿刺,腰穿刺
ECG	心电图	Ca	癌
EEG	脑电图	LMP	末次月经
EGG	胃电图	PMB	绝经后出血
EMG	肌电图	PPH	产后出血
LS	腹腔镜手术	HSG	子宫输卵管造影术
MRI	磁共振成像	CS	剖宫产术
UCG	超声心动图	AID	异质(人工)授精
UT	超声检测	AIH	配偶间的人工授精
SEG	脑声波图	EPS	前列腺按摩液
BC	血液培养	DC	更换敷料
Bx	活组织检查	ROS	拆线
Cys	膀胱镜检查	KUB	尿路平片
ESO	食管镜检查	BB	乳房活检

二、实验室检查常用缩略语(1)

自动血液分析仪检测项目	WBC	白细胞计数		APTT	部分活化凝血活酶时间
	RBC	红细胞计数		CRT	血块收缩时间
	Hb	血红蛋白浓度		TT	凝血酶时间
	HCT	红细胞比容		3P 试验	血浆鱼精蛋白副凝固试验
	MCV	红细胞平均体积		ELT	优球蛋白溶解时间
	MCHC	红细胞平均血红蛋白浓度		FDP	纤维蛋白(原)降解产物
	MCH	红细胞平均血红蛋白量		HbEP	血红蛋白电泳
	RDW	红细胞分布宽度		ROFT	红细胞渗透脆性试验
	PLT	血小板计数	尿液分析仪检查项目	pH	酸碱度
	MPV	血小板平均体积		SG	比重
	LY	淋巴细胞百分率		PRO	蛋白质
	MO	单核细胞百分率		GLU	葡萄糖
	N	中性粒细胞百分率		KET	酮体
	LY#	淋巴细胞绝对值		UBG	尿胆原
	MO#	单核细胞绝对值		BIL	胆红素
	N#	中性粒细胞绝对值		NIT	亚硝酸盐

DC	白细胞分类计数	GR	粒细胞	N	中性粒细胞	WBC	白细胞
				E	嗜酸性粒细胞	RBC/BLD	红细胞/隐血
				B	嗜碱性粒细胞	Vc, VitC	维生素 C
		LY			淋巴细胞	GC	颗粒管型
		MO			单核细胞	HC	透明管型

Rt	常规检查	B	血	WC	蜡状管型
		U	尿	PC	脓细胞管型
		S	粪	UAMY	尿淀粉酶
EOS	嗜酸性粒细胞直接计数			EPG	粪便虫卵计数
Ret	网织红细胞计数			OBT	粪便隐血试验
ESR	红细胞沉降率			OCT	催产素激惹试验
MP	疟原虫			LFT	肝功能检查
Mf	微丝蚴			TB	总胆红素
LEC	红斑狼疮细胞			DB	结合胆红素,直接胆红素
BG	血型			IB	未结合胆红素,间接胆红素
BT	出血时间				
CT	凝血时间			TBA	总胆汁酸
PT	凝血酶原时间			II	黄疸指数
PTR	凝血酶原时间比值			CCFT	脑磷脂胆固醇絮状试验

三、实验室检查常用缩略语(2)

RFT	肾功能试验	β-LP	β-脂蛋白
BUN	尿素氮	ALT	丙氨酸氨基转移酶
SCr	血肌酐	AST	天门冬氨酸氨基转移酶
BUA	血尿酸	γ-GT	γ-谷氨酰转肽酶
Ccr	内生肌酐清除率	ALP/AKP	碱性磷酸酶
UCL	尿素清除率	ACP	酸性磷酸酶
NPN	非蛋白氮	ChE	胆碱酯酶
PFT	肺功能试验	LDH	乳酸脱氢酶
TP	总蛋白	AMY, AMS	淀粉酶
ALB	白蛋白	LPS	脂肪酶,脂多糖
GLB	球蛋白	LZM	溶菌酶
A/G	白蛋白球蛋白比值	CK	肌酸激酶
Fib	纤维蛋白原	RF	类风湿因子
SPE	血清蛋白电泳	ANA	抗核抗体
HbAlc	糖化血红蛋白	ASO	抗链球菌溶血素"O"
FBG	空腹血糖	C_3	血清补体C_3
OGTT	口服葡萄糖耐量试验	C_4	血清补体C_4
BS	血糖	RPR	梅毒螺旋体筛查试验
HL	乳酸	TPPA	梅毒螺旋体确证试验
PA	丙酮酸	WT	华氏反应
KB	酮体	KT	康氏反应
β-HB	β-羟丁酸	NG	淋球菌
TL	总脂	CT	沙眼衣原体
TC	总胆固醇	CP	肺炎衣原体
TG	甘油三酯	UU	解脲脲原体
FFA	游离脂肪酸	HPV	人乳头状瘤病毒
FC	游离胆固醇	HSV	单纯疱疹病毒
PL, PHL	磷脂	MPn	肺炎支原体
HDL-C	高密度脂蛋白胆固醇	TP	梅毒螺旋体
LDL-C	低密度脂蛋白胆固醇	HIV	人类免疫缺陷病毒
LPE	脂蛋白电泳		

四、实验室检查常用缩略语(3)

Hp	幽门螺杆菌	CEA	癌胚抗原
AFP	甲胎蛋白	PSA	前列腺特异抗原

（续表）

TGF	肿瘤生长因子	HLA	组织相容性抗原
PRL	催乳素	CO_2CP	二氧化碳结合力
LH	促黄体生成素	$PaCO_2$	二氧化碳分压
FSH	促卵泡激素	TCO_2	二氧化碳总量
TSTO，T	睾酮	SB	标准碳酸氢盐
E_2	雌二醇	AB	实际碳酸氢盐
PRGE，P	孕酮	BB	缓冲碱
HPL	胎盘泌乳素	BE	碱剩余
TT_4	总甲状腺素	PaO_2	氧分压
PTH	甲状旁腺激素	SaO_2	氧饱和度
ALD	醛固酮	AG	阴离子间隙
RI	胰岛素	BM - DC	骨髓细胞分类
Apo	载脂蛋白	CSF	脑脊液
EPO	促红细胞生成素	Ig(A，G，M，D，E)	免疫球蛋白
GH	生长激素	PA	前白蛋白

五、处方常用缩略语

ac	饭前	qn	每晚一次
am	上午	qod	隔日一次
aj	空腹时	sos	需要时（限用一次）
bid	1 天二次	st	立即
cm	明晨	tid	1 天三次
dol　urg	剧痛时	prn	必要时（可多次）
hn	今晚	pc	饭后
hs	临睡前	aa	各
int. cib	饭间	ad　us　ext	外用
qm	每晨一次	ad　us　int	内服
q10 min	每 10 分钟一次	co	复方的
pm	下午	dil	稀释的
qd	每天一次	dos	剂量
qh	每小时一次	D. S.	给予，标记
q4h	每 4 小时一次	g	克
q6h	每 6 小时一次	ivgtt	静脉滴注
q8h	每 8 小时一次	id	皮内注射
q12h	每 12 小时一次	ih	皮下注射

六、部分常用药品名缩写

青霉素	PEN	头孢曲松	CRO, CTR
氨苄青霉素	AMP	头孢他啶	CAZ
阿莫西林	AMO, AMX, AML	头孢哌酮	CFP, CPZ
甲氧西林(新青Ⅰ)	MET	头孢甲肟	CMX
苯唑西林(新青Ⅱ)	OXA	头孢匹胺	CPM
羧苄西林	CAR	头孢克肟	CFM
替卡西林	TIC	头孢泊肟	CPD
哌拉西林	PIP	第四代头孢菌素:	
阿帕西林	APA	头孢匹罗	CPO
阿洛西林	AZL	头孢吡肟	FEP
美洛西林	MEZ	其　他:	
美西林	MEC	头孢西丁	FOX
第一代头孢菌素:		头孢美唑	CMZ
头孢噻吩(先锋Ⅰ)	CEP	头孢替坦	CTT
头孢噻啶(先锋Ⅱ)	CER	头孢拉宗	CE
头孢来星(先锋Ⅲ)	CEG	拉氧头孢	MOX
头孢氨苄(先锋Ⅳ)	CEX	舒巴坦	SUL
头孢唑啉(先锋Ⅴ)	CFZ	克拉维酸	CLAV
头孢拉定(先锋Ⅵ)	RAD	氨曲南	ATM
头孢乙腈(先锋Ⅶ)	CEC, CAC	亚胺培南	IMI, IMP
头孢匹林(先锋Ⅷ)	HAP, CP	他唑巴坦	TAZ
头孢硫脒(先锋18)	CSU		
头孢羟氨苄	CFR, FAD	链霉素	STR
头孢沙定	CXD	卡那霉素	KAN
头孢曲秦	CFT	阿米卡星	AMK
第二代头孢菌素:		庆大霉素	GEN
头孢呋辛	CFX, CXM	妥布霉素	TOB
头孢呋辛酯	CXO	奈替米星	NET
头孢孟多	CFM, FAM	西索米星	SIS
头孢磺啶	CFS	地贝卡星	DBK
头孢替安	CTM	异帕米星	ISP, ISE
头孢克洛	CEC	新霉素	NEO
第三代头孢菌素:		大观霉素	SPE, STP
头孢噻肟	CTX	红霉素	ERY
头孢唑肟	CZX	螺旋霉素	SPI, SPM

（续表）

罗红霉素	ROX	四环素	TET，TCY
阿奇霉素	AZI，AZM	多西环素（强力霉素）	DOX
交沙霉素	JOS	米诺环素（美满霉素）	MIN，MNO
氯霉素	CMP	环丙沙星	CIP，COFX，CPLX
林可霉素	LIN	培氟沙星	PEF，PEFX
克林霉素	CLI	依诺沙星	ENO，ENX，ENOX
甲硝唑	MNZ	芦氟沙星	RUFX
替硝唑	TNZ	氨氟沙星	AMFX
利福平	RFP	妥苏沙星	TFLX
甲哌利福素	RFP	加替沙星	GTFX
利福定	RFD	洛美沙星	LOM，LFLX
异烟肼	INH	新三代喹诺酮类抗菌药：	
乙胺丁醇	EMB	氟罗沙星	FLE
吡嗪酰胺	PZA	左氧氟沙星	LEV，LVX，LVFX
磷霉素	FOS	司帕沙星	SPX，SPFX
褐霉素	FD	司巴沙星	SPA
对氨基水杨酸	PAS	短效磺胺药：	
杆菌肽	BAC	磺胺二甲嘧啶	SMZ
万古霉素	VAN	磺胺异噁唑	SIZ
壁霉素	TEC	磺胺二甲异嘧啶	SIMZ
原始霉素	PTN	中效磺胺药：	
曲古霉素	TSA	磺胺嘧啶	SD，SDI
丰加霉素	TMC	磺胺甲噁唑	SMZ
卷须霉素	CPM	磺胺苯唑	SPP
粘杆菌素	COM	长效磺胺药：	
争光霉素	BLM	磺胺邻二甲氧嘧啶	SDM
第一代喹诺酮类抗菌药：		磺胺对甲氧嘧啶	SMD
萘啶酸	NAL	磺胺间甲氧嘧啶	SMM
恶喹酸	OXO	磺胺甲氧嗪	SMP，SMPZ
西诺沙星	CIN	磺胺二甲氧嗪	SDM
第二代喹诺酮类抗菌药：		甲氧苄胺嘧啶	TMP
吡哌酸	PPA		
第三代喹诺酮类抗菌药：		两性霉素 B	AMB
诺氟沙星	NOR，NFLX	制霉菌素	NYS
氧氟沙星	OFL，OFX，OFLX	咪康唑	MIC

（续表）

益康唑	ECO	利巴韦林	RBV
酮康唑	KET	干扰素	IFN
氟康唑	FCZ，FLU	胸腺肽	XXT
伊曲康唑	ICZ，ITC	肌酐	HXR
阿昔洛韦	ACV	γ-氨酪酸（γ-氨基丁酸）	GABA
更昔洛韦	GCV	乙烯雌酚	DES
泛昔洛韦	FCV	6-氨基己酸	EACA
伐昔洛韦	VCV	破伤风抗毒素	TAT